Princípios de
Bioestatística

Tradução
Fernanda Thiesen Brum
Marcos Bergmann Carlucci

Revisão técnica
Leandro da Silva Duarte
Biólogo.
Professor adjunto do Departamento de Ecologia da UFRGS.
Mestre em Ecologia pela Universidade Federal do Rio Grande do Sul (UFRGS).
Doutor em Ciências em Ecologia pela UFRGS.
Membro da International Association of Vegetation Science (IAVS)
e da Associação Brasileira de Ciência Ecológica e Conservação (ABECO).

Luciana Neves Nunes
Bacharel em Estatística.
Professora Adjunta da UFRGS.
Professora de Estatística da Pós-graduação da UFRGS.
Mestre em Epidemiologia pela Universidade Federal de Pelotas (UFPEL).
Doutora em Epidemiologia pela UFRGS. Pós-doutora em Epidemiologia
pela International Agency for Research on Cancer, Lyon-França.

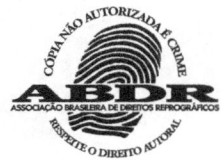

G545p Glantz, Stanton A.
      Princípios de bioestatística / Stanton A. Glantz ; [tradução: Fernanda Thiesen Brum, Marcos Bergmann Carlucci ; revisão técnica: Leandro da Silva Duarte, Luciana Neves Nunes]. – 7. ed. – Porto Alegre : AMGH, 2014.
      xiv, 306 p. : il. ; 25 cm. + 1 CD-ROM.

      ISBN 978-85-8055-300-0

      1. Ciências biológicas – Estatística. 2. Ciências da saúde – Estatística. I. Título.

CDU 57+61:311

Catalogação na publicação: Ana Paula M. Magnus – CRB 10/2052

Princípios de Bioestatística

7ª edição

Stanton A. Glantz, PhD

Professor of Medicine
American Legacy Foundation Distinguished Professor in Tobacco Control
Director, Center for Tobacco Control Research and Education
Member, Cardiovascular Research Institute
Member, Philip R. Lee Institute for Health Policy Studies
Member, Helen Diller Family Comprehensive Cancer Center
University of California, San Francisco
San Francisco, California

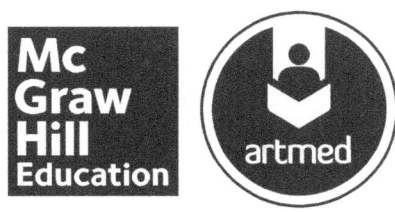

AMGH Editora Ltda.

2014

Obra originalmente publicada sob o título *Primer of biostatistics*, 7th ed.
ISBN 0071781501/9780071781503
Original edition copyright ©2012, The McGraw-Hill Global Education Holdings, LLC.,
New York, New York 10020. All rights reserved.
Portuguese translation copyright ©2014, AMGH Editora Ltda.,
a Grupo A Educação S.A. company. All rights reserved.

Gerente editorial
Letícia Bispo de Lima

Colaboraram nesta edição:
Editora
Daniela de Freitas Louzada
Preparação do original
Caroline Castilhos Melo
Leitura final
Matheus Silveira Hugo
Capa
Maurício Pamplona
Editoração
Armazém Digital® Editoração Eletrônica – Roberto Carlos Moreira Vieira

---

NOTA

A medicina é uma ciência em constante evolução. À medida que novas pesquisas e a experiência clínica ampliam o nosso conhecimento, são necessárias modificações no tratamento e na farmacoterapia. Os autores desta obra consultaram as fontes consideradas confiáveis, em um esforço para oferecer informações completas e, geralmente, de acordo com os padrões aceitos à época da publicação. Entretanto, tendo em vista a possibilidade de falha humana ou de alterações nas ciências médicas, os leitores devem confirmar estas informações com outras fontes. Por exemplo, e em particular, os leitores são aconselhados a conferir a bula de qualquer medicamento que pretendam administrar, para se certificar de que a informação contida neste livro está correta e de que não houve alteração na dose recomendada nem nas contraindicações para o seu uso. Essa recomendação é particularmente importante em relação a medicamentos novos ou raramente usados.

Reservados todos os direitos de publicação, em língua portuguesa, à
AMGH EDITORA LTDA., uma parceria entre GRUPO A EDUCAÇÃO S.A.
e MCGRAW-HILL EDUCATION
Av. Jerônimo de Ornelas, 670 – Santana
90040-340 Porto Alegre RS
Fone: (51) 3027-7000 Fax: (51) 3027-7070

É proibida a duplicação ou reprodução deste volume, no todo ou em parte,
sob quaisquer formas ou por quaisquer meios (eletrônico, mecânico, gravação,
fotocópia, distribuição na Web e outros), sem permissão expressa da Editora.

SÃO PAULO
Av. Embaixador Macedo Soares, 10.735 – Pavilhão 5
Cond. Espace Center – Vila Anastácio
05095-035 – São Paulo – SP
Fone: (11) 3665-1100 – Fax: (11) 3667-1333

SAC 0800 703-3444 – www.grupoa.com.br

IMPRESSO NO BRASIL
PRINTED IN BRAZIL

Para Marsha Kramar Glantz

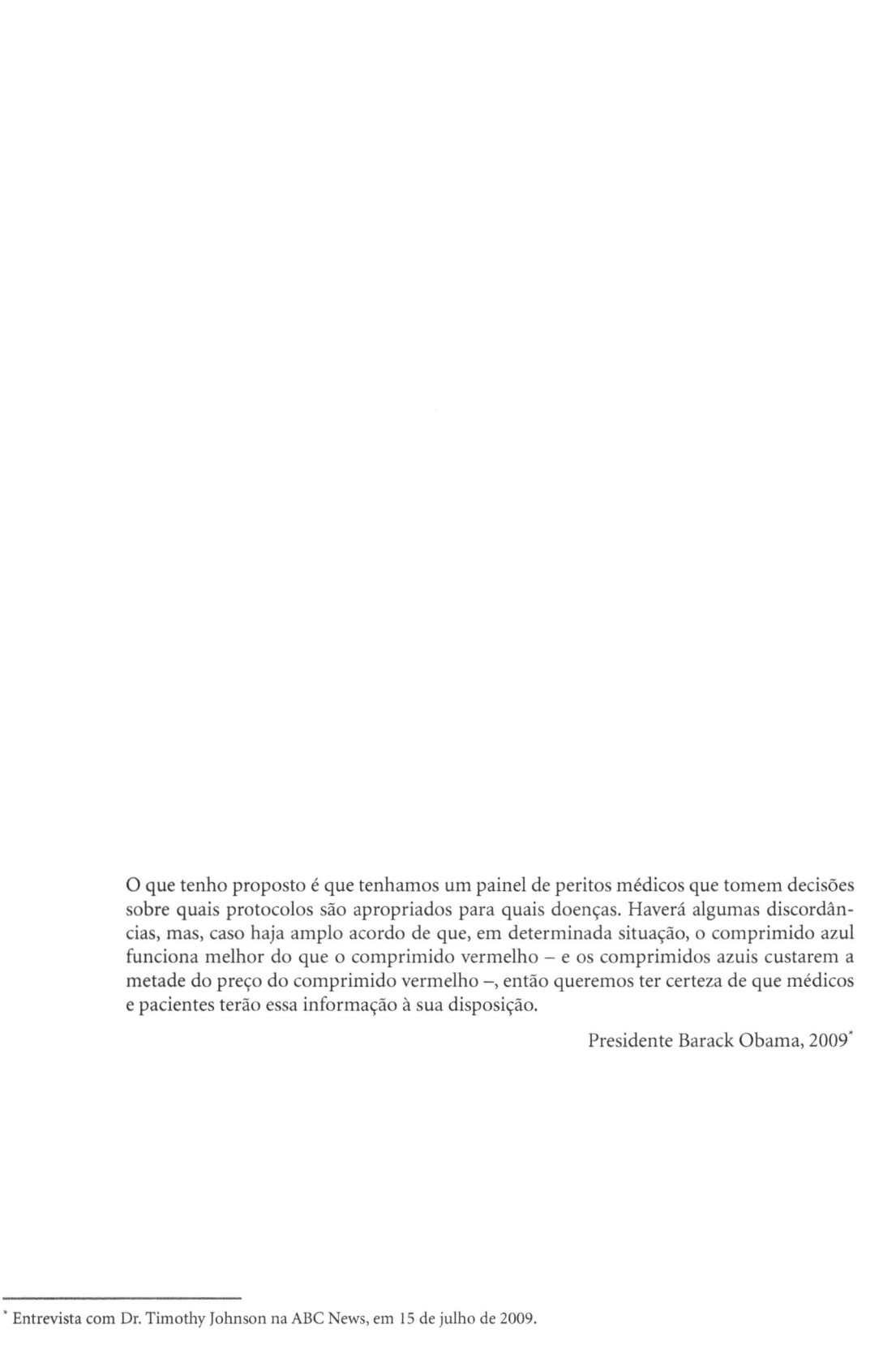

O que tenho proposto é que tenhamos um painel de peritos médicos que tomem decisões sobre quais protocolos são apropriados para quais doenças. Haverá algumas discordâncias, mas, caso haja amplo acordo de que, em determinada situação, o comprimido azul funciona melhor do que o comprimido vermelho – e os comprimidos azuis custarem a metade do preço do comprimido vermelho –, então queremos ter certeza de que médicos e pacientes terão essa informação à sua disposição.

Presidente Barack Obama, 2009*

---

* Entrevista com Dr. Timothy Johnson na ABC News, em 15 de julho de 2009.

Prefácio

Sempre me considerei um pouco inquieto e implicante, de modo que é com alguma humildade que preparo a 7ª edição deste livro, 30 anos após a publicação da 1ª edição. Naquela época, assim como agora, o livro possuía uma perspectiva incomum: a de que muitos artigos na literatura médica continham erros evitáveis. Naquele tempo, a Editora McGraw-Hill expressou a preocupação de que essa "abordagem de confronto" espantasse leitores e prejudicasse as vendas. Eles também se preocupavam com o fato de o livro não ser organizado como um texto estatístico tradicional.

O tempo mostrou que a comunidade biomédica estava pronta para uma abordagem desse tipo, e o livro atingiu um sucesso notável.

A natureza dos problemas com a literatura médica, contudo, evoluiu ao longo do tempo, e esta nova edição reflete essa evolução. Muitos periódicos possuem, agora, revisores estatísticos, de modo que os tipos de erros simples que costumavam prevalecer foram substituídos por problemas mais sutis de medidas enviesadas e estudos de pouco poder (embora ainda haja muitos testes t inapropriados por aí). Ao longo do tempo, este livro evoluiu, incluindo mais tópicos, como poder e tamanho amostral, mais conteúdo sobre procedimentos de comparação múltipla, riscos relativos e razões de chances, além de análise de sobrevivência.

Nesta edição, destaco ainda, retirei a discussão de testes de comparação múltipla para focar em testes corrigidos de Bonferroni, Holm e Holm-Sidak, para métodos tanto paramétricos quanto não paramétricos.

Ao mesmo tempo, esta é a revisão mais ampla feita para uma nova edição desde que o livro foi publicado pela primeira vez. O livro agora está publicado em um formato maior e com o texto mais amplo, com mais exemplos resolvidos. Há novas introduções breves para a análise de variância de ordens maiores, a regressão múltipla e a regressão logística,[*] bem como discussões expandidas de problemas com desenhos de estudo e mais instruções sobre como combinar informações de diferentes estudos. Os exemplos e os problemas foram extensivamente retrabalhados, sendo que quase todos são provenientes de estudos publicados no século XXI.

Este livro tem sua origem em 1973, quando eu era bolsista de pós-doutorado. Muitos amigos e colegas vinham até mim para pedir conselhos e explicações sobre bioestatística. Como a maioria deles tinha ainda menos conhecimento do que eu em estatística, eu tentava aprender o que precisava para ajudá-los. A necessidade de desenvolver explicações rápidas e intuitivas, porém corretas, dos vários testes e procedimentos lentamente evoluiu para um conjunto de explicações armazenadas e uma apresentação de *slides* de duas horas sobre erros estatísticos comuns na literatura biomédica e como lidar com eles. O sucesso dessa apresentação levou muitas pessoas a sugerir que ela virasse um livro introdutório sobre bioestatística, o que finalmente ocorreu em 1981.

Como resultado, este livro é orientado tanto para o leitor individual – seja um estudante, bolsista de pós-doutorado, professor ou médico – quanto para o estudante participando de aulas formais na faculdade.

Esta obra pode ser utilizada em vários níveis. Ela tem sido o conteúdo solicitado para a porção bioestatística do curso de epidemiologia e bioestatística exigido dos estudantes da área médica, abor-

---

[*] N. de R. Estas questões são tratadas detalhadamente em outro livro sobre regressão múltipla e análise de variância, escrito com a mesma abordagem de *Princípios de bioestatística*. Este livro é Glantz SA, Slinker BK. *Primer of applied regression and analysis of variance*, 2nd ed. New York: McGrawHill; 2001.

dando a matéria dos primeiros oito capítulos em oito horas-aula. O livro também tem sido utilizado para um conjunto mais resumido de aulas de bioestatística (cobrindo os três primeiros capítulos) para os nossos estudantes de odontologia. Além disso, tem servido bem a mim (e a outros) em um curso de um trimestre com quatro unidades, no qual abordamos o livro inteiro em detalhes. Esse curso tem encontros que totalizam quatro horas-aula mais uma sessão sobre problemas, que dura uma hora-aula. É cursado por uma ampla variedade de estudantes, desde graduandos, passando por estudantes de pós-graduação e bolsistas de pós-doutorado, bem como professores universitários.

Como este livro inclui o conteúdo técnico abordado em todo curso introdutório de estatística, ele é apropriado tanto como livro-texto quanto leitura complementar para um curso introdutório geral de estatística para nível de graduação (que é essencialmente o nível no qual essa matéria é ensinada nas escolas médicas), especialmente para um professor buscando uma maneira de tornar a estatística relevante para estudantes que estão se graduando na área

DIFERENCIAIS DESTA OBRA

- Em primeiro lugar, porque a utilização inapropriada do teste t para analisar estudos com múltiplos grupos continua a ser um erro comum, provavelmente devido ao fato de o teste t ser, em geral, o primeiro procedimento apresentado em um livro de estatística que irá fornecer o tão apreciado valor de P. A análise de variância, se de alguma forma apresentada em outros livros, é deixada para o final para ser ignorada ou ensinada às pressas no final do curso. Considerando que tantas publicações deveriam ser analisadas com análise de variância, e considerando que a análise de variância é realmente o paradigma de todos os testes estatísticos paramétricos, eu a apresento primeiro, e então discuto o teste t como um caso especial.
- Em segundo lugar, de maneira condizente com os problemas que vejo na literatura, há uma discussão de testes de comparação múltipla.
- Em terceiro lugar, o livro é organizado em torno do teste de hipóteses e da estimativa da magnitude dos efeitos de tratamentos, de maneira oposta à organização tradicional (e lógica, da perspectiva da teoria de estatística) que vai desde estimativas de uma amostra a duas amostras até estimativas gerais de amostras k e procedimentos de teste de hipóteses. Essa abordagem é direcionada aos tipos de problemas comumente encontrados quando se lê sobre ou se pratica a pesquisa biomédica.

Os exemplos são, em sua maior parte, baseados em estudos interessantes da literatura e são razoavelmente verdadeiros em relação aos dados originais. Tenho, contudo, tomado alguma liberdade em recriar os dados brutos para simplificar os problemas estatísticos (p. ex., tornando os tamanhos amostrais iguais), de modo que possa focar nas importantes ideias intuitivas por trás dos procedimentos estatísticos em vez de me envolver em álgebra e aritmética. Ainda há alguns tópicos comuns em textos introdutórios que deixei de fora ou tratei implicitamente. Não há uma discussão explícita do cálculo de probabilidades e valores esperados e ainda não vejo claramente a distinção entre P e α.

Assim como em qualquer livro, há muitas pessoas que merecem agradecimento. Julien Hoffman me deu o primeiro curso de bioestatística realmente claro e orientado na prática, o que me permitiu estar um passo à frente das pessoas que vinham à procura de minha ajuda especializada. Ao longo dos anos, Virgina Ernster, Susan Sacks, Philip Wilkinson, Marion Nestle, Mary Giammona, Bryan Slinker, Jim Lightwood, Kristina Thayer, Joaquin Barnoya, Jeniffer Ibrahim e Sara Shain me ajudaram a encontrar bons exemplos para utilizar no texto e outros para utilizar como problemas. Bart Harvey e Evelyn Schlenker foram particularmente gentis ao oferecerem sugestões e comentários detalhados sobre o conteúdo novo desta edição. Agradeço a todos. Por fim, agradeço a outras pessoas que têm utilizado o livro, tanto estudantes como professores de bioestatística, que se dispuseram a me escrever com questões, comentários e sugestões sobre como melhorá-lo. Fiz o meu melhor para seguir seus conselhos na preparação desta 7ª edição.

Muitas das figuras neste livro são descendentes diretas dos meus *slides* originais. Na verdade, à medida que você lê este livro, faria melhor se pensasse nele como uma apresentação de *slides* feita para ser impressa. A maioria das pessoas que assiste à minha apresentação sai mais crítica em relação ao que lê na literatura biomédica, e as pessoas que leram edições anteriores disseram que o livro teve um efeito similar nelas. Nada poderia ser mais lisonjeiro ou dar-me maior satisfação. Espero que este livro continue tornando mais pessoas mais críticas e ajude a melhorar a qualidade da literatura biomédica e, em última análise, o cuidado das pessoas.

Stanton A. Glantz

Sumário

1. **Bioestatística e prática clínica** 1
   O que os procedimentos
   estatísticos dizem? 2
   Por que não depender
   somente dos periódicos? 4
   Por que o problema persiste? 5

2. **Como sintetizar dados** 7
   Três tipos de dados 7
   Média 9
   Medidas de variação 9
   Distribuição normal 10
   Obtendo os dados 11
   Amostragem aleatória 11
   Viés 12
   *Estudos observacionais
   e experimentais* 13
   Ensaios clínicos aleatorizados ... 15
   Como estimar a média e o
   desvio-padrão de uma amostra ... 16
   Quão boas são essas estimativas? ... 16
   Percentis 20
   *Dor associada à neuropatia
   diabética* 22
   Resumo 24
   Problemas 26

3. **Como testar diferenças
   entre grupos?** 27
   Abordagem geral 27
   Duas estimativas diferentes
   da variância populacional 30
   O que é um f alto? 32
   Telefones celulares e esperma 39
   Um estudo pioneiro 39
   Um grupo-controle melhor 41
   Um estudo experimental 42
   Tamanho amostral desbalanceado ... 44
   Análise de variância bifatorial 44
   Problemas 44

4. **O caso especial de
   dois grupos: o teste t** 49
   Abordagem geral 49
   Desvio-padrão de uma
   diferença ou de uma soma 50
   Uso de t no teste de
   hipóteses com dois grupos 52
   O que fazer quando as
   duas amostras não são do
   mesmo tamanho? 56
   Telefones celulares rediscutidos ... 56
   O teste t é uma análise de variância ... 57
   Erros comuns no uso do
   teste t e como compensá-los 60
   Como utilizar testes t para isolar
   diferenças entre grupos na análise
   de variância 62
   Teste t de Bonferroni 62
   *Mais sobre telefones celulares
   e esperma de coelhos* 63
   *Uma melhor abordagem
   para comparações múltiplas:
   o teste t de Holm* 64
   Teste t de Holm-Sidak 65
   Comparações múltiplas
   contra um controle único 69
   Significado de P 69
   *Pensamento estatístico versus
   pensamento real (clínico)* 70
   Por que P < 0,05? 71
   Problemas 72

5. Como analisar taxas e proporções 75
De volta a marte 75
Estimando proporções a partir de amostras 77
Testes de hipóteses para proporções 80
   Correção de Yates para continuidade 81
   Efeito do aconselhamento sobre o planejamento do fim da vida em moradores de rua 81
Outra abordagem para testar dados nominais: análise de tabelas de contingência 82
   Estatística de teste qui-quadrado 84
   Correção de Yates para continuidade 86
Aplicações do qui-quadrado em experimentos com mais de dois tratamentos ou resultados 88
   Comparações múltiplas 89
Teste Exato de Fisher 91
Medidas de associação entre duas variáveis nominais 94
   Estudos prospectivos e risco relativo 94
   Aumento (ou redução) do risco absoluto e número necessário de se tratar 95
   Estudos de caso-controle e a razão de chances 95
   Fumo passivo e câncer de mama 97
Problemas 97

6. Qual é o significado real de "não significativo"? 103
Um diurético eficaz 103
Dois tipos de erros 106
O que determina o poder de um teste? 106
   Magnitude do erro do Tipo I (α) 107
   Magnitude do efeito do tratamento 111
   Variabilidade da população 112
   Amostras maiores significam testes mais robustos 113
   O que determina o poder? Uma síntese 114
   Força muscular em pessoas com doença pulmonar obstrutiva crônica 116

Poder e tamanho amostral para análise de variância 117
   Poder e mobilidade do esperma 118
Poder e tamanho amostral para comparar duas proporções 119
   Poder e sacos de polietileno 121
   Tamanho amostral para comparar duas proporções 122
Poder e tamanho amostral para o risco relativo e razão de chances 122
Poder e tamanho amostral para tabelas de contingência 123
   Poder e sacos de polietileno (novamente) 123
Problemas práticos na utilização de poder 124
Que diferença isso faz? 124
Problemas 126

7. Intervalos de confiança 127
Magnitude do efeito do tratamento medida como diferença entre duas médias 127
Diurético eficaz 129
   Mais experimentos 129
O que significa "confiança"? 131
Intervalos de confiança podem ser utilizados para o teste de hipóteses 132
Intervalo de confiança para a média populacional 133
Magnitude do efeito do tratamento medido como a diferença de duas taxas ou proporções 135
   Diferença na sobrevivência em dois métodos para manter aquecidos bebês nascidos com peso extremamente baixo 135
Quão negativo é um ensaio clínico "negativo"? 136
   Metanálise 136
Intervalo de confiança para taxas e proporções 138
   Qualidade da evidência utilizada como base para intervenções para melhorar a prescrição de antibióticos em hospitais 138
Intervalos de confiança exatos para taxas e proporções 139
Intervalos de confiança para risco relativo e razão de chances 140

Efeito do aconselhamento no envio de testamentos vitais para o cuidado no fim de vida entre moradores de rua 141
Fumo passivo e câncer de mama 141
Intervalo de confiança para a população inteira 142
Problemas 144

8. Como testar tendências 145
Mais sobre os marcianos 145
Parâmetros populacionais 146
Como estimar tendências a partir de uma amostra 149
A melhor reta através dos dados 150
Variabilidade sobre a reta de regressão 151
Erros-padrão dos coeficientes de regressão 153
Quão convincente é a tendência? 156
Intervalo de confiança da linha de médias 157
Intervalo de confiança para uma observação 157
Celulares e radiação, espécies reativas a oxigênio e danos em DNA em esperma humano 159
Como comparar duas retas de regressão 162
Teste global de coincidência de duas retas de regressão 162
Relação entre fraqueza e perda de massa muscular na artrite reumatoide 163
Correlação e coeficientes de correlação 165
Coeficiente de correlação de momento-produto de Pearson 166
Relação entre regressão e correlação 167
Como testar hipóteses sobre coeficientes de correlação 169
Tamanho da revista e seletividade 169
Coeficiente de correlação de postos de Spearman 171
Radiação de telefones celulares e espécies de oxigênio mitocondrial reativo em esperma 172
Poder e tamanho amostral em regressão e correlação 173

Comparando duas medidas diferentes do mesmo objeto de pesquisa: método de Bland-Altman 173
Avaliação da regurgitação mitral com ecocardiografia 176
Regressão múltipla 178
Resumo 179
Problemas 180

9. Experimentos em que cada sujeito recebe mais de um tratamento 185
Experimentos nos quais os sujeitos são observados antes e depois de um único tratamento: teste *t* pareado 185
Consumo de cigarro e função plaquetária 187
Outra abordagem para análise de variância 189
Algumas notações novas 190
Considerando toda a variabilidade nas observações 193
Experimentos nos quais os sujeitos são observados depois de vários tratamentos: análise de variância de medidas repetidas 194
Medicamentos antiasmáticos e endotoxinas 197
Como isolar diferenças em análise de variância de medidas repetidas 199
Poder em análise de variância de medidas repetidas 200
Experimento em que os resultados são medidos em uma escala nominal: teste de McNemar 200
Expressão do antígeno p7 em câncer de mama humano 200
Problemas 202

10. Alternativas para análise de variância e Teste *t* baseada em postos 205
Como escolher entre métodos paramétricos e não paramétricos 205
Duas amostras diferentes: teste de soma de posto de Mann-Whitney 207
Uso de medicação baseada em cannabis em neuropatia diabética dolorosa 211

Cada sujeito observado antes
e depois de um tratamento:
teste de soma de postos
sinalizados de Wilcoxon 213
   *Consumo de cigarro
e função plaquetária* 217
Experimentos com três ou
mais grupos quando cada grupo
contém indivíduos diferentes:
Teste de Kruskal-Wallis 217
   *Exposição parenteral à
maconha e comportamento
infantil* 219
   *Comparações múltiplas
não paramétricas* 220
Experimentos em que cada
sujeito recebe mais de um
tratamento: Teste de Friedman 222
   *Medicação antiasmática
e endotoxina* 225
   *Comparações múltiplas
após o teste de Friedman* 225
Resumo 225
Problemas 226

11. Como analisar dados de sobrevivência 229

Censura em plutão 230
Estimando a curva
de sobrevivência 231
   Tempo mediano de sobrevivência 234
   *Erros-padrão e limites de
confiança para a curva
de sobrevivência* 235
Comparando duas curvas
de sobrevivência 236
   *Transplante de medula óssea
para tratar leucemia em adultos* 238
   *Correção de Yates
para o teste de log rank* 243
Teste de Gehan 243
Poder e tamanho amostral 243
   Poder 244
   Tamanho amostral 244
Resumo 245
Problemas 245

12. O que os dados realmente mostram? 247

Telefones celulares:
juntando todas as peças 247
Quando usar cada teste 248
Problemas de delineamento
no estudo 250
Aleatorizar e controlar 250
   *Ligadura da artéria mamária
interna para tratar angina
de peito* 251
   *Anastomose porto-cava
para tratar cirrose hepática* 252
   *A aleatorização de pessoas
é ética?* 253
   *Um ensaio controlado
aleatorizado é sempre
necessário?* 254
A aleatorização garante
conclusões corretas? 255
Problemas com a população 257
Como melhorar os estudos 257

Apêndice A
Formas computacionais 261

Para interpolar entre dois valores
em uma tabela estatística 261
Variância 261
Análise de variância unifatorial 261
   *Médias amostrais
e desvios-padrão* 261
   Dados brutos 261
Teste t não pareado 262
   *Médias amostrais e
desvios-padrão* 262
   Dados brutos 262
Tabelas de contingência 2×2
(incluindo a correção de Yates
para continuação) 262
   Qui-quadrado 262
   Teste de McNemar 262
   Teste exato de Fischer 262
Regressão linear e correlação 262
Análise de variância
de medidas repetidas 263
Teste de Kruskal-Wallis 263
Teste de Friedman 263

Apêndice B
Tabelas estatísticas
e gráficos de poder 265

Tabelas estatísticas 265
Gráficos de poder da análise
de variância 265
Gráficos de poder da análise
de variância 278

Apêndice C
Respostas dos exercícios 287

Índice 297

1
Bioestatística e prática clínica

Até o segundo quarto do século XX, o tratamento médico teve pouco efeito positivo sobre quando, ou inclusive se, pessoas doentes se recuperariam. Com a descoberta de caminhos para reverter as deficiências bioquímicas que causam algumas doenças e o desenvolvimento de fármacos antibacterianos, tornou-se possível a cura de pessoas doentes. Esses sucessos pioneiros e o otimismo terapêutico que geraram estimularam a comunidade científica biomédica a desenvolver um promotor de agentes mais poderosos para tratar doenças cardíacas, câncer, desordens neurológicas e outras enfermidades. Essas oportunidades crescentes para a intervenção produtiva, bem como uma reestruturação fundamental do mercado para além de agentes de saúde sem objetivos lucrativos para entidades com fins lucrativos e a expansão das indústrias de seguros, aparelhos médicos e farmacêuticos – que viram oportunidades de fazer dinheiro fornecendo serviços médicos –, com as crescentes expectativas do público, levaram ao gasto acelerado de dinheiro em serviços médicos, alcançando US$ 2,6 trilhões e aproximadamente um quinto do produto interno bruto (PIB) dos Estados Unidos em 2011 (Fig. 1.1).

Essa situação levou a contínuos pedidos de reforma por parte de um grande número de partes interessadas, como líderes empresariais que viram seus custos aumentarem rapidamente, líderes trabalhistas, que assistiram aos custos de seguros de saúde pressionarem fortemente os salários, advogados, que atendiam ao crescente número de pessoas não seguradas que foram simplesmente excluídas do sistema, e tomadores de decisões políticas, que viram os custos para fornecimento de cuidado médico saírem do controle por meio de programas do governo (p. ex., Medicare e Medicaid), pondo em ameaça outros serviços governamentais importantes.

Devido ao fato de o cuidado médico afetar a vida de todos de alguma maneira e devido aos altos investimentos – financeiros, entre outros – para os indivíduos e as organizações que oferecem esses serviços, a reforma do sistema de saúde tem sido um tema controverso e carregado politicamente.

Após mais de um ano de crescente debate partidário, em março de 2010, o Partido Democrata dos Estados Unidos (EUA) aprovou o Patient Protection and Affordable Care Act, sem um único voto dos membros do Partido Republicano. Em 23 de março de 2010, o presidente Barack Obama assinou o projeto, transformando-o em lei.

Ao mesmo tempo em que essa lei tem diversas provisões, incluindo requerer que as pessoas tenham ou comprem seguro de saúde e impor várias regulamentações sobre a indústria de seguros de saúde, ela também reconhece que o sistema médico atual é insustentável financeiramente e inclui diversos decretos planejados de modo a manter os custos do sistema médico sob controle. (Na verdade, um dos principais fatos a guiar o debate foi a observação, por parte de um projeto de pesquisa em execução na Dartmouth University, o Dartmouth Atlas of Health Care,[*] de que 30% dos gastos médicos da nação seriam desnecessários se todas as regiões dos EUA oferecessem serviços ao nível observado em regiões que tiveram baixos gastos e atingiram a mesma qualidade.) A lei es-

---

[*] A pesquisa por trás dessa afirmação, juntamente com outras descobertas sobre variações geográficas nos serviços médicos e resultados em saúde, está disponível em www.dartmouthatlas.org.

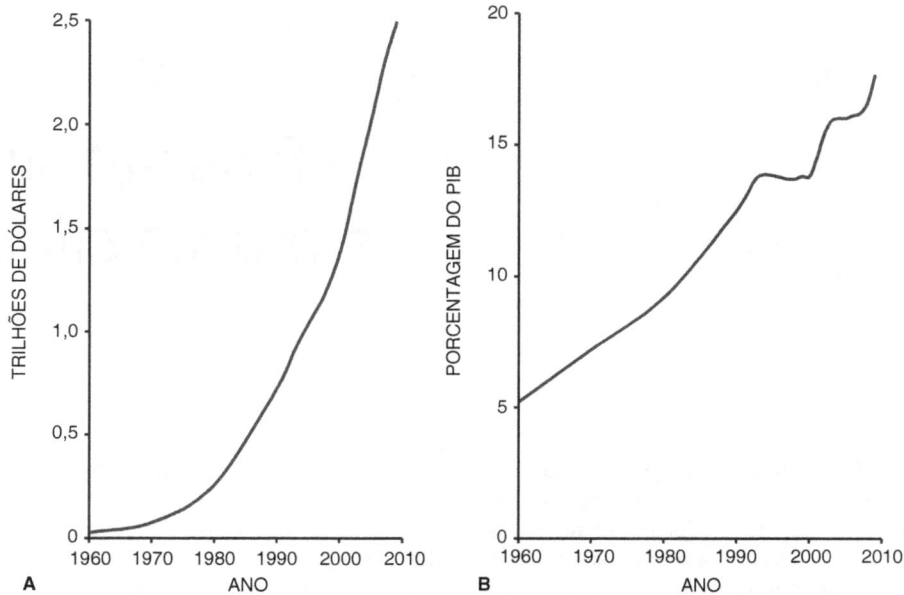

Figura 1.1 (A) Investimento total anual em serviços médicos nos Estados Unidos entre 1960 e 2010. **(B)** Investimentos em serviços médicos como uma porcentagem do produto interno bruto (PIB). (*Fonte*: Statistical Abstract of the United States, 2011. Washington, DC: US Department of Commerce, pp. 99.)

tabeleceu um Patient-Centered Outcomes Research Institute para conduzir *pesquisa de efetividade comparativa* sobre os "resultados de saúde relativos, efetividade clínica e adequação" de diferentes tratamentos médicos. A lei também criou forças-tarefa em Serviços Preventivos e Serviços Preventivos Comunitários para desenvolver, atualizar e disseminar recomendações baseadas em evidência sobre o uso de serviços clínicos e serviços comunitários de prevenção.

Esses problemas são, em sua essência, problemas estatísticos. Devido a fatores como a variabilidade biológica natural entre pacientes e o efeito placebo,** em geral não se pode concluir que alguma terapia foi benéfica com base em simples experiência. A Bioestatística oferece as ferramentas para transformar a experiência clínica e laboratorial em afirmações quantitativas sobre se e quanto um tratamento ou procedimento afeta um grupo de pacientes.

Portanto, a evidência coletada e analisada utilizando métodos bioestatísticos pode afetar potencialmente não somente a maneira pela qual os clínicos escolhem praticar sua profissão, mas, também, quais opções estão à sua disposição. A participação inteligente nessas decisões requer um entendimento de métodos e modelos bioestatísticos que permitirão avaliar a qualidade da evidência e a análise da evidência utilizada para embasar uma posição ou outra.

Em geral, clínicos não têm participado de debates nessas questões quantitativas, provavelmente porque os problemas parecem ser técnicos demais e ter impactos pequenos em suas atividades cotidianas. É necessário que os clínicos sejam capazes de fazer julgamentos mais consistentes sobre alegações de eficácia médica, de maneira a poder participar de forma mais inteligente no debate sobre como alocar recursos de cuidado em saúde. Esses julgamentos serão embasados, em grande parte, pelo raciocínio estatístico.

■ O QUE OS PROCEDIMENTOS ESTATÍSTICOS DIZEM?

Em uma situação hipotética, pesquisadores acreditam que administrar algum medicamento aumenta a produção de urina em proporção à dosagem e, para estudar isso, eles dão diferentes doses do me-

---

** O efeito placebo é uma resposta positiva à terapia *per se*, mas não aos efeitos específicos da terapia. Por exemplo, cerca de um terço das pessoas às quais são administrados placebos em vez de analgésicos relata ter sentido alívio da dor. O efeito placebo será discutido em detalhes mais adiante neste livro.

dicamento a cinco pessoas diferentes, plotando sua produção de urina contra a dosagem de medicamento. Os dados resultantes, mostrados na Figura 1.2A, revelam uma forte relação entre a dosagem de medicamento e a produção diária de urina nas cinco pessoas estudadas. Esse resultado provavelmente levaria os investigadores a publicar um artigo afirmando que o fármaco teve um efeito diurético.

A única afirmação que pode ser feita com absoluta certeza é a de que, na medida em que a dosagem de medicamento aumentou, a produção de urina também aumentou *nas cinco pessoas do estudo*. A questão real de interesse, contudo, é: Qual é a probabilidade de o medicamento afetar *todas as pessoas que o consumiram?* A afirmação de que o medicamento é efetivo requer um voto de confiança de uma experiência limitada, mostrada na Figura 1.2A, para todas as pessoas.

Agora, pode-se imaginar que era conhecida a maneira como cada pessoa que receberia o medicamento responderia. A Figura 1.2B mostra essa informação. Não existe relação sistemática entre a dosagem de medicamento e a produção de urina! O medicamento não é um diurético efetivo.

Como tal engano pode ter acontecido? Os pontos escuros na Figura 1.2B representam os indivíduos específicos que acabaram sendo estudados para a obtenção dos resultados mostrados na Figura 1.2A. Enquanto esses são todos os membros da população de pessoas sobre as quais há interesse em estudar, os cinco indivíduos específicos estudados, tomados como um grupo, não representaram realmente como a população inteira de pessoas responde ao medicamento.

Observar a Figura 1.2B deve ser convincente o bastante de que obter uma amostra de pessoas não representativa como essa, embora possível, não é muito provável. Um conjunto de procedimentos estatísticos, chamado *testes de hipóteses*, permite que seja estimada a probabilidade de concluir a relação entre dois itens, como a Figura 1.2A sugere, quando a relação ocorre, na verdade, devido à má sorte na seleção de pessoas para o estudo, e não por um efeito verdadeiro do medicamento. Nesse exemplo, pode-se estimar que tal amostra de pessoas fará parte de um estudo do medicamento somente cerca de cinco vezes em 1.000 quando, na verdade, o medicamento não tem efeito.

Com certeza é importante que se perceba que, embora a estatística seja um ramo da matemática, podem haver diferenças consideráveis de opinião sobre a melhor maneira de analisar um problema. Esse fato surge pois todos os métodos estatísticos são baseados em modelos

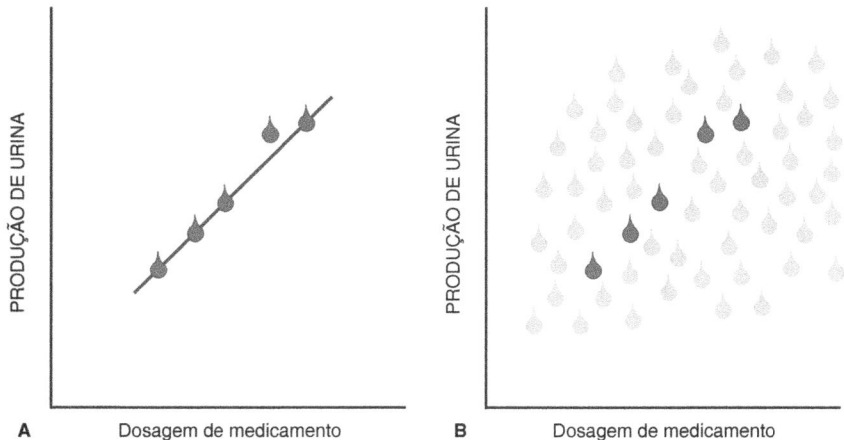

Figura 1.2 (A) Resultados de um experimento no qual pesquisadores administraram cinco doses diferentes de medicamento a cinco pessoas diferentes e mediram sua produção diária de urina. A produção aumentou na medida em que a dosagem do medicamento cresceu nessas cinco pessoas, sugerindo que o medicamento é um diurético efetivo em todas as pessoas, de maneira similar àquelas que foram testadas. **(B)** Se os pesquisadores tivessem sido capazes de administrar o medicamento a todas as pessoas e medir sua produção diária de urina, teria ficado claro que não há relação entre a dosagem de medicamento e a produção de urina. Os cinco indivíduos específicos que acabaram sendo selecionados para o estudo na Figura A são mostrados como pontos acinzentados. É possível, mas não provável, de se obter uma amostra não representativa como essa, que induz ao pensamento de que há uma relação entre duas variáveis quando não há nenhuma. Um conjunto de procedimentos estatísticos chamado testes de hipóteses permite estimar a probabilidade de obtenção de uma amostra não representativa como essa.

matemáticos relativamente simples da realidade, de modo que os resultados dos testes estatísticos são acurados somente na proporção em que a realidade e o modelo matemático que embasa o teste estatístico estão razoavelmente de acordo.

■ POR QUE NÃO DEPENDER SOMENTE DOS PERIÓDICOS?

Experiência pessoal à parte, a maioria dos profissionais da saúde dependem de periódicos médicos para continuar informada acerca dos conceitos atuais sobre como diagnosticar e tratar seus pacientes. Como poucos membros da comunidade de pesquisa clínica e biomédica são proficientes no uso e interpretação da bioestatística, a maioria dos leitores assume que quando um artigo é publicado em um periódico, os revisores e os editores examinaram cuidadosamente cada aspecto do manuscrito, incluindo o uso da estatística. Infelizmente, com frequência isso não ocorre dessa maneira.

Começando nos anos 1950, diversas revisões críticas[*] do uso de estatística na literatura médica geral constataram, consistentemente, que cerca da metade dos artigos utilizaram métodos estatísticos incorretos. Essa situação levou vários dos grandes periódicos a incorporarem revisões formais de estatística (por um estatístico) no processo de revisão por pares. Revisões da eficácia de fornecer revisões estatísticas secundárias aos artigos prestes a serem aceitos revelou que cerca da metade (ou mais) dos artigos, prestes a serem aceitos para publicação, tinham problemas estatísticos.[†] Para a maior parte, esses erros são resolvidos antes da publicação, junto com os problemas substanciais apontados pelos outros revisores (de conteúdo), e a proporção de problemas estatísticos nos artigos finais publicados é muito menor.

Por volta de 1995, a maioria (82%) dos periódicos médicos gerais de grande circulação tinha incorporado uma revisão estatística formal no processo de revisão por pares. Havia uma probabilidade de 52% de que um artigo publicado em um desses periódicos recebesse uma revisão estatística antes de ser publicado.[‡] Essa situação não foi tão comum entre os periódicos menores, especializados e subespecializados. Somente 31% desses periódicos tiveram um revisor estatístico disponível e somente 27% dos artigos publicados foram revisados por um estatístico.

À medida que as demandas por evidência de eficácia cresceram, também cresceu a apreciação do problema de estudos tendenciosos nos quais o resultado é influenciado pela seleção de pessoas incluídas no estudo ou pelas terapias que estão sendo comparadas. O financiamento da pesquisa por companhias com um interesse financeiro no resultado do estudo pode influenciar as conclusões dos artigos resultantes. Esses problemas são mais sutis do que apenas utilizar o teste estatístico errado. De fato, revisões de periódicos especializados continuam a mostrar uma frequência alta de problemas estatísticos em artigos publicados.[§]

[‡] Goodman SN, Altman DG, George SL. Statistical reviewing policies of medical journals: caveat lector? *J Gen Intern Med.* 1998;13:753-756.

[§] Revisões mais recentes, trabalhando com uma seleção mais limitada de periódicos, mostraram que esse problema ainda persiste. Ver Rushton L. Reporting of occupational and environmental research: use and misuse of statistical and epidemiological methods. *Occup Environ Med.* 2000;57:1-9; Dimick JB, Diener-West M, Lipsett PA. Negative results of randomized clinical trials published in the surgical literature. *Arch Surg.* 2001;136:796-800; Dijkers M, Kropp GC, Esper RM, Yavuzer G, Cullen N, Bakdalieh Y. Quality of intervention research reporting in medical rehabilitation journals. *Am J Phys Med Rehab.* 2002;81:21-33; Welch GE II, Gabbe SG. Statistics usage in the *American Journal of Obstetrics and Gynecology:* has anything changed? *Am J Obstet Gynecol.* 2002;186:584-586; Maggard MA, O'Connell JB, Liu JH, Etzioni DA, Ko CY. Sample size calculations in surgery: are they done correctly. *Surgery.* 2003;134:275-279; Bedard PL, Kryzzanowska MK, Pintille M, Tannock IF. Statistical power of negative randomized controlled trials presented at American Society for Clinical Oncology annual meetings. *J Clin Oncol.* 2007;25:3482-3487; Tsang R, Colley L, Lynd LD. Inadequate statistical power to detect clinically significant differences in adverse event rates in randomized controlled trials. *J Clin Epidemiol.* 2009;62:609-616; Boutron I, Dutton S, Ravaud P, Altman DG. Reporting and interpretation of randomized controlled trials with statistically nonsignificant results for primary outcomes. *JAMA.* 2010;303:2058-2064.

---

[*] Ross OB Jr. Use of controls in medical research. *JAMA.* 1951;145:72-75; Badgley RF. An assessment of research methods reported in 103 scientific articles from two Canadian medical journals. *Can MAJ.* 1961;85:256-260; Schor S, Karten I. Statistical evaluation of medical journal manuscripts. *JAMA.* 1966;195:1123-1128; Gore S, Jones IG, Rytter EC. Misuses of statistical methods: critical assessment of articles in B.M.J. from January to March, 1976. *Br Med J.* 1977;1(6053):85-87.

[†] Para uma discussão das experiências de dois periódicos, ver Gardner MJ, Bond J. An exploratory study of statistical assessment of papers published in the British Medical Journal. *JAMA.* 1990;263:1355-1357; Glantz SA. It is all in the numbers. *J Am Coll Cardiol.* 1993;21:835-837.

Quando confrontadas com essa observação – ou com a confusão que surge quando dois artigos aparentemente comparáveis chegam a conclusões diferentes – as pessoas frequentemente concluem que as análises estatísticas são manipuláveis de acordo com as necessidades de cada um, ou que não têm significado, ou que são difíceis de se entender.

Infelizmente, exceto quando um procedimento estatístico apenas confirma um efeito óbvio (ou o artigo inclui dados brutos), um leitor não pode dizer se os dados, de fato, suportam ou não as conclusões do autor. Ironicamente, os erros raramente envolvem problemas sofisticados que provoquem debate entre estatísticos profissionais, mas são apenas erros simples, como não incluir um grupo controle, não alocar os tratamentos às cobaias aleatoriamente, ou utilizar erroneamente testes elementares de hipóteses. Esses erros, em geral, enviesam o estudo por meio dos tratamentos.

A existência de erros no desenho experimental ou de amostras enviesadas em estudos observacionais, e o mau uso de técnicas estatísticas elementares em uma fração substancial de artigos publicados são especialmente importantes em estudos clínicos. Esses erros podem levar os investigadores a noticiarem que um tratamento ou um teste diagnóstico possuem valor estatisticamente demonstrado quando, na verdade, os dados disponíveis não podem servir de base para essa conclusão. Profissionais da saúde que acreditam que um tratamento provou ser efetivo com base em uma publicação em um periódico de boa reputação podem usá-lo em seus pacientes. Como todos os procedimentos médicos envolvem algum risco, desconforto ou custo, as pessoas tratadas com base em publicações de pesquisas que contêm erros não têm benefícios e podem sofrer danos. Por outro lado, erros poderiam produzir atraso desnecessário na utilização de tratamentos úteis. Estudos científicos que documentam a efetividade de procedimentos médicos tornar-se-ão ainda mais importantes na medida em que aumentam os esforços para controlar os custos médicos sem sacrificar a qualidade. Esses estudos devem ser planejados e interpretados de maneira correta.

Além dos custos indiretos, há custos diretos significativos associados a esses erros: dinheiro é gasto, animais podem ser sacrificados, e humanos participantes dos estudos são incomodados e podem, inclusive, ser colocados em risco na coleta de dados não interpretados corretamente.

■ POR QUE O PROBLEMA PERSISTE?

Como são muitas as pessoas que cometem esses erros, há pouca pressão sobre os investigadores acadêmicos por parte de seus pares para a utilização cuidadosa de técnicas estatísticas. Na verdade, raramente se ouve uma crítica. Bem pelo contrário, alguns pesquisadores temem que os seus colegas – e, especialmente, que os revisores – considerem uma análise correta desnecessariamente teórica e complicada.

A maioria dos editores ainda assume que os revisores examinarão a metodologia estatística em um artigo com o mesmo nível de cuidado que eles examinam o protocolo clínico ou a preparação experimental. Se esse pressuposto fosse correto, poderia se esperar que todos os artigos descrevessem, tão detalhadamente como na descrição do protocolo ou da preparação, como os autores analisaram seus dados. Contudo, com frequência os procedimentos estatísticos utilizados para o teste de hipóteses em periódicos médicos não são nem mesmo identificados. É difícil acreditar que os revisores examinaram os métodos de análise de dados com o mesmo zelo com o qual avaliaram o experimento utilizado para a coleta de dados.

Para ler a literatura médica de maneira inteligente, deve-se ser capaz de entender e avaliar o uso de métodos estatísticos utilizados na análise de resultados experimentais, bem como métodos laboratoriais utilizados na coleta de dados. Felizmente, as ideias básicas necessárias para ser um leitor inteligente – e, de fato, para ser um pesquisador inteligente – são bastante simples. O próximo capítulo começa a discussão sobre essas ideias e esses métodos.

2
Como sintetizar dados

Um pesquisador coletando dados geralmente tem dois objetivos: obter informação descritiva sobre a população da qual a amostra foi obtida e testar hipóteses sobre essa população. Aqui, o enfoque será dado ao primeiro objetivo: sintetizar dados coletados de uma única variável de maneira a melhor descrever a população maior, não observada.

Quando o valor da variável associada a um dado indivíduo tem maior probabilidade de cair próximo do valor médio para todos os indivíduos na população estudada do que distante dele, e tem a mesma probabilidade de estar acima ou abaixo da média, a *média* e o *desvio-padrão* para as observações da amostra descrevem a posição e a quantidade de variação entre indivíduos da população. Quando o valor da variável tem maior probabilidade de cair abaixo (ou acima) da média, deve-se registrar a *mediana* e valores de, no mínimo, dois outros *percentis*.

Para entender essas regras, pode-se pressupor que sejam observados *todos* os indivíduos da população, não somente uma amostra limitada (idealmente representativa) como em um experimento.

Por exemplo, pode-se supor que se quer estudar a altura dos marcianos e, para evitar qualquer trabalho de adivinhação, visita-se Marte e mede-se a população inteira – todos os 200 deles. A Figura 2.1 mostra os dados resultantes com a altura de cada marciano arredondada ao centímetro mais próximo e representada por um círculo. Há uma *distribuição* das alturas da população marciana. A maioria dos marcianos tem entre 35 e 45 cm de altura, e somente alguns (10 dos 200) têm 30 cm ou menos, ou 50 cm ou mais.

Ao completar esse projeto com sucesso e demonstrar a metodologia, será submetida uma proposta para medir a altura dos venusianos. O registro de bom trabalho assegura o financiamento, e prossegue-se para fazer as medidas. Seguindo a mesma abordagem conservadora, são medidas as alturas de *todos* os 150 venusianos. A Figura 2.2 mostra as alturas medidas para a população inteira de Vênus, utilizando a mesma apresentação da Figura 2.1. Como em Marte, há uma distribuição de alturas entre indivíduos da população, e todos os venusianos possuem em torno de 15 cm de altura, quase todos deles sendo maiores do que 10 cm e menores do que 20 cm.

A comparação das Figuras 2.1 e 2.2 demonstra que os venusianos são menores do que os marcianos e que a variabilidade de alturas dentro da população de venusianos é menor. Enquanto as alturas de quase todos (194 de 200) os marcianos caem em uma amplitude de 20 cm (30 a 50 cm), a amplitude análoga para venusianos (144 de 150) é de somente 10 cm (10 a 20 cm). Apesar dessas diferenças, há similaridades importantes entre essas duas populações. Em ambas, qualquer indivíduo ao acaso tem maior probabilidade de estar próximo do "meio" da população do que distante do mesmo e a mesma probabilidade de ser mais baixo ou mais alto do que a média. Na verdade, apesar de existirem diferenças no tamanho populacional, na altura média e na variabilidade, os *formatos* das distribuições de alturas dos habitantes de ambos os planetas são quase idênticos. Um resultado surpreendente!

■ TRÊS TIPOS DE DADOS

As alturas dos marcianos e venusianos são conhecidas como dados em *intervalos*, pois as alturas são medidas em uma escala com intervalos constantes – nesse caso, em centímetros. Para dados em intervalos, a diferença absoluta entre dois valo-

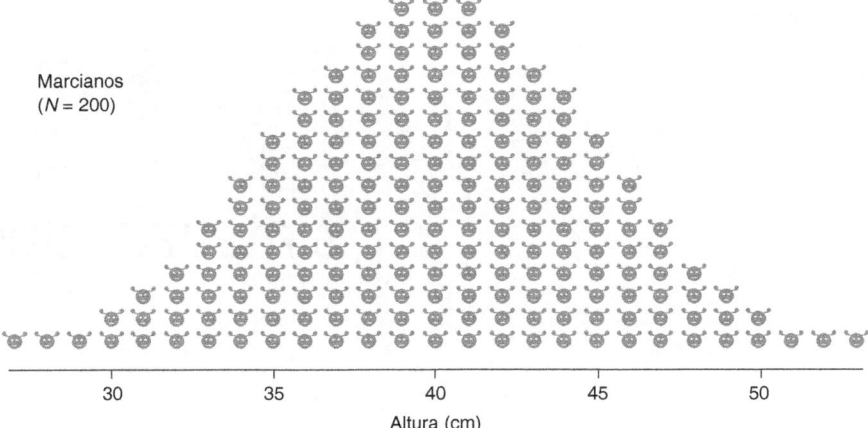

Figura 2.1 Distribuição de alturas de 200 marcianos, sendo que a altura de cada marciano está representada por um único ponto. Pode-se observar que qualquer indivíduo marciano tem maior probabilidade de possuir uma altura próxima da altura média da população (40 cm) do que distante desta e tem a mesma probabilidade de ser mais baixo ou mais alto do que a média.

res sempre pode ser determinada por subtração.* A diferença de alturas de marcianos que têm 35 e 36 cm de altura é a mesma diferença em altura entre marcianos que possuem 48 e 49 cm de altura. Outras variáveis medidas em escalas de intervalo incluem temperatura (pois uma diferença de 1ºC sempre significa o mesmo), pressão arterial (pois uma diferença de 1 mmHg sempre significa o mesmo), altura ou peso.

Existem outros dados, como gênero, situação de nascimento, ou se uma pessoa possui ou não certa doença, que não são medidos em escala de intervalo. Essas variáveis são exemplos de *dados categóricos* ou *nominais*, em que indivíduos são classificados em duas ou mais *categorias completas* e *mutuamente exclusivas*. Por exemplo, pessoas poderiam ser categorizadas como macho ou fêmea, morto ou vivo, ou como tendo nascido em um entre 50 estados, Distrito de Colúmbia, ou fora dos EUA. Em cada caso, é possível categorizar cada indivíduo em uma e somente uma categoria. Além disso, não há relação aritmética ou ordenamento entre as categorias.†

Dados ordinais estão entre os dados nominais e dados em intervalos. Assim como os dados nominais, dados ordinais estão em categorias, mas há um ordenamento inerente (ou *ranking*) das categorias. O nível de saúde (excelente, muito bom, bom, razoável ou ruim) é um exemplo comum de uma variável medida em escala ordinal. Os diferentes valores possuem uma ordem natural, mas as diferenças ou "distâncias" entre valores adjacentes em uma escala ordinal não são necessariamente as mesmas e podem não ser comparáveis. Por exemplo, saúde excelente é melhor do que saúde muito boa, mas essa diferença não é, de maneira obrigatória, a mesma diferença entre saúde razoável e saúde ruim. De fato, essas diferenças podem não ser nem estritamente comparáveis.

No restante deste capítulo, o ponto principal será como descrever dados em intervalos, particularmente, como descrever a posição e o for-

---

* Diferenças relativas só podem ser calculadas quando há um *ponto zero natural*. Por exemplo, a altura tem um ponto zero natural, de modo que um marciano que possui 45 cm de altura é 1,5 vezes mais alto do que um marciano que possui 30 cm de altura. Por outro lado, a temperatura medida em graus Celsius ou Fahrenheit não possui um ponto zero natural, de modo que seria incorreto dizer que 100ºC é 2 vezes mais quente do que 50ºC. Contudo, a escala Kelvin de temperatura possui um ponto zero natural. Dados em intervalos que possuem um ponto zero natural são chamados *dados racionais*. Os métodos que serão desenvolvidos requerem somente dados em intervalos.

† Variáveis medidas em uma escala nominal na qual há somente duas categorias são também conhecidas como *variáveis dicotômicas*.

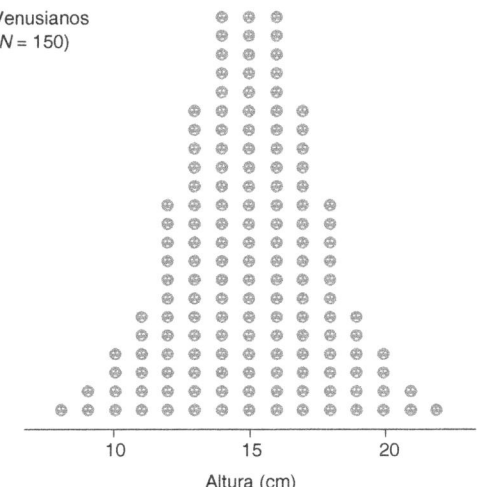

Figura 2.2 Distribuição de alturas de 150 venusianos. Pode-se observar que, embora a altura média e a dispersão das alturas em torno da média sejam diferentes das dos marcianos (Fig. 2.1), ambas possuem uma aparência similar em formato de sino.

mato das distribuições.* Devido aos formatos de distribuições de alturas de marcianos e venusianos terem sido similares, toda a informação das Figuras 2.1 e 2.2 será reduzida a poucos números, chamados *parâmetros*, das distribuições. De fato, como os formatos das duas distribuições são bastante similares, é preciso somente descrever como elas diferem; isso é feito calculando a altura média e a *variação* das alturas em torno da média.

■ MÉDIA

Para indicar a posição ao longo da escala de alturas, deve-se definir a *média populacional* como a altura média de todos os indivíduos da população. Médias populacionais são frequentemente simbolizadas por μ, a letra grega "mi". Quando a população é formada por indivíduos discretos,

$$\text{Média populacional} = \frac{\text{Somatório de, p. ex., alturas, de cada indivíduo da população}}{\text{Número de indivíduos da população}}$$

---
* Serão apresentadas as abordagens correspondentes para dados nominais (nos Caps. 5 e 11) e ordinais (no Cap. 10). Os princípios básicos são os mesmos para todos os três tipos de dados.

A afirmação matemática equivalente é

$$\mu = \frac{\sum X}{N}$$

em que Σ, a letra grega "sigma" maiúscula, indica o somatório dos valores da variável X para todos os N indivíduos da população. A aplicação dessa definição aos dados das Figuras 2.1 e 2.2 fornece o resultado de que a altura média dos marcianos é 40 cm e de que a altura média dos venusianos é 15 cm. Esses números sintetizam a conclusão qualitativa de que a distribuição das alturas dos marcianos é maior do que a distribuição das alturas dos venusianos.

■ MEDIDAS DE VARIAÇÃO

Em seguida, é necessária uma medida de dispersão em torno da média. Um valor com a mesma distância acima ou abaixo da média deve contribuir o mesmo para o índice de variação, embora no primeiro caso o desvio em relação à média seja positivo, enquanto no segundo o desvio seja negativo. Elevar um número ao quadrado torna-o positivo, então será descrita a variabilidade da população em torno da média pelo cálculo do *desvio quadrado médio em relação à média*. O desvio quadrado médio em relação à média é maior quando há maior variação entre os indivíduos da população (comparar os marcianos e os venusianos). Isso é chamado de *variância populacional*, e é simbolizado por σ^2, a letra grega "sigma" minúscula ao quadrado. Sua definição precisa para populações formadas por indivíduos discretos é

$$\text{Variância populacional} = \frac{\text{Somatório de (valor associado com indivíduo da população } - \text{ média populacional})^2}{\text{Número de indivíduos da população}}$$

A afirmação matemática equivalente é

$$\sigma^2 = \frac{\Sigma(X-\mu)^2}{N}$$

Pode-se observar que as unidades de variância são o quadrado das unidades da variável de interesse. Em particular, a variância das alturas dos marcianos é de 25 cm² e a variância das alturas dos venusianos é de 6,3 cm². Esses números sintetizam a conclusão qualitativa de que há maior variação nas alturas dos marcianos do que nas alturas dos venusianos.

Como as variâncias são geralmente difíceis de visualizar, é mais comum apresentar-se a raiz quadrada da variância, a qual poderia ser chamada de *raiz quadrada do desvio quadrado médio em relação à média*. Como esse nome é muito longo, essa medida foi nomeada de *desvio-padrão*, σ. Portanto, por definição,

$$\text{Desvio-padrão populacional} = \sqrt{\text{Variância populacional}}$$

$$= \sqrt{\frac{\text{Somatório de (valor associado com indivíduo da população } - \text{ média populacional})^2}{\text{Número de indivíduos da população}}}$$

ou matematicamente,

$$\sigma = \sqrt{\sigma^2} = \sqrt{\frac{\Sigma(X-\mu)^2}{N}}$$

em que os símbolos são definidos como previamente. É possível observar que o desvio-padrão tem a mesma unidade que a das observações originais. Por exemplo, o desvio-padrão das alturas dos marcianos é de 5 cm, e o desvio-padrão das alturas dos venusianos é de 2,5 cm.

■ DISTRIBUIÇÃO NORMAL

A Tabela 2.1 resume o que foi encontrado sobre marcianos e venusianos. Os três números na tabela fornecem bastante informação: o tamanho da população, a altura média e o quanto as alturas variam em torno da média. As distribuições das alturas em ambos os planetas têm um formato similar, de modo que *aproximadamente 68% das alturas ficam dentro de 1 desvio-padrão em relação à média e aproximadamente 95% dentro de 2 desvios-padrão em relação à média*. Esse padrão ocorre com tanta frequência que matemáticos o estudaram e constataram que se a medida observada for a soma de vários fatores aleatórios, pequenos e independentes, as medidas resultantes terão valores que são distribuídos, assim como as alturas observadas em Marte e em Vênus. Essa distribuição é chamada *distribuição normal (ou Gaussiana)*.

Sua altura a dado valor de X é

$$\frac{1}{\sigma\sqrt{2\pi}} \exp\left[-\frac{1}{2}\left(\frac{X-\mu}{\sigma}\right)^2\right]$$

Pode-se perceber que a distribuição é completamente definida pela média populacional μ e pelo desvio-padrão populacional σ. Portanto, a informação fornecida na Tabela 2.1 é não somente um bom resumo dos dados, mas também *toda* a informação de que se necessita para descrever plenamente a população *se a distribuição dos valores segue uma distribuição normal*.

■ Tabela 2.1 Parâmetros populacionais para alturas de marcianos e venusianos

	Tamanho da população	Média populacional (cm)	Desvio-padrão populacional (cm)
Marcianos	200	40	5,0
Venusianos	150	15	2,5

OBTENDO OS DADOS

Até agora, tudo o que foi feito foi exato porque seguimos a conduta conservadora de examinar cada indivíduo da população. Em geral, é física ou financeiramente impossível de se fazer isso, e fica-se limitado a examinar uma *amostra* ou n indivíduos tomados da população com a esperança de que essa amostra seja representativa da população completa. Sem conhecimento da população inteira, não podemos mais conhecer a média populacional, μ, e o desvio-padrão populacional, σ. Entretanto, pode-se estimá-los a partir da amostra. Para isso, contudo, a amostra tem de ser "representativa" da população da qual ela foi tomada.

Amostragem aleatória

Todo método estatístico é construído sobre o pressuposto de que os indivíduos incluídos na sua amostra representam uma *amostra aleatória* da população subjacente (e não observada). Em uma amostra aleatória, *todo indivíduo da população possui a mesma probabilidade (chance) de ser selecionado para a amostra*. Para que os resultados de quaisquer dos métodos desenvolvidos neste livro sejam confiáveis, esse pressuposto precisa ser atendido.

A maneira mais direta de se criar uma amostra aleatória simples seria obter uma lista de todos os indivíduos da população de interesse, numerá-los de 1 a N (em que N é o número de indivíduos da população), e então usar um *gerador de números aleatórios* computadorizado para selecionar os n indivíduos da amostra. A Tabela 2.2 mostra 100 números aleatórios entre 1 e 150 criados com um gerador de números aleatórios. Cada número tem a mesma probabilidade de aparecer e não há relação entre números adjacentes.

Pode-se utilizar essa tabela para selecionar uma amostra aleatória de venusianos da população mostrada na Figura 2.2. Para isso, os venusianos são numerados de 1 a 150, começando com o número 1 para o indivíduo mais à esquerda na Figura 2.2, números 2 e 3 para os dois próximos indivíduos na segunda coluna na Figura 2.2, números 4, 5, 6 e 7 para os indivíduos na próxima coluna, até chegar ao indivíduo mais à direita da distribuição, ao qual é atribuído o número 150. Para obter uma amostra aleatória simples de seis venusianos a partir dessa população, toma-se os seis primeiros números na tabela – 2, 101, 49, 54, 30 e 137 – e seleciona-se os indivíduos correspondentes. A Figura 2.3 mostra o resultado desse processo. (Quando um número é repetido, como os dois 7 na primeira coluna da Tab. 2.2, deve-se sim-

■ Tabela 2.2   Cem números aleatórios entre 1 e 150

2	135	4	138	57
101	26	116	131	77
49	99	146	137	129
54	83	4	121	129
30	102	7	128	15
137	85	71	114	7
40	67	109	34	123
6	23	120	6	72
112	7	131	58	38
74	30	126	47	79
108	82	96	57	123
55	32	16	114	41
7	81	81	37	21
4	52	131	62	7
7	38	55	102	5
37	61	142	42	8
116	5	41	111	109
76	83	51	37	40
100	82	49	11	93
83	146	42	50	35

plesmente "pular" as repetições, pois o indivíduo correspondente já foi selecionado.)

Pode ser criada uma segunda amostra aleatória simplesmente seguindo a tabela, começando com o sétimo valor, 40, ou começando em outra coluna. O detalhe importante é não reutilizar qualquer sequência de números aleatórios já utilizados para a seleção de uma amostra. (Por uma questão prática, provavelmente, poderia ser utilizado um gerador computadorizado de números aleatórios, que automaticamente faz cada sequência de números aleatórios ser independente das outras sequências por ele geradas.) Dessa maneira, assegura-se que todo indivíduo da população tem a mesma probabilidade de ser selecionado para observação na amostra.

A lista de indivíduos da população a partir dos quais toma-se uma amostra aleatória é conhecida como *universo amostral*. Algumas vezes, é possível obter essa lista (p. ex., uma lista de todas as pessoas hospitalizadas em certo hospital em determinado dia), mas, com frequência, essa lista não existe. Quando não há lista, os pesquisadores utilizam outras técnicas para criar uma amostra aleatória, como discar números de telefone aleatoriamente para pesquisa de opinião pública ou selecionar ao acaso localidades geográficas a partir de mapas. A questão de como o universo amostral é construído pode ser muito importante em termos de quão bem e para quais indivíduos, além dos indivíduos específicos na amostra, os resultados de um estudo podem ser generalizados.[*]

O procedimento que acabou-se de discutir é conhecido como *amostra aleatória simples*. Em desenhos mais complexos, sobretudo em grandes levantamentos ou ensaios clínicos, os pesquisadores algumas vezes utilizam *amostras aleatórias estratificadas*, em que eles primeiramente dividem a população em diferentes subgrupos (talvez com base em gênero, raça ou localização geográfica), e então constroem amostras aleatórias simples dentro de cada subgrupo (estrato). Esse procedimento é utilizado quando há números amplamente variáveis de pessoas nas subpopulações, de modo que a obtenção de tamanhos amostrais adequados nos subgrupos menores demandaria a coleta de mais dados do que o necessário nas subpopulações maiores se a amostragem fosse feita com uma amostra aleatória simples. A estratificação reduz os custos com coleta de dados por meio da redução do tamanho total da amostra necessária para a obtenção da precisão desejada nos resultados, mas torna a análise dos dados mais complicada. A necessidade básica de se criar uma amostra aleatória em que cada indivíduo de cada subpopulação (estrato) tem a mesma probabilidade de ser selecionado é a mesma existente na amostra aleatória simples.

Viés

A razão primária para a amostragem aleatória — tanto uma amostra aleatória simples como uma amostra estratificada mais complexa — é a de evitar *viés* na seleção dos indivíduos a serem incluídos na amostra. Um viés é uma diferença sistemática entre as características dos indivíduos da amostra e da população da qual eles são tomados.

Vieses podem ser incorporados propositadamente ou por acidente. Por exemplo, pode-se supor que haja interesse em descrever a distribuição etária da população. A maneira mais fácil de se obter uma amostra seria simplesmente selecionar as pessoas cujas idades serão medidas a partir das pessoas em uma aula de bioestatística. O proble-

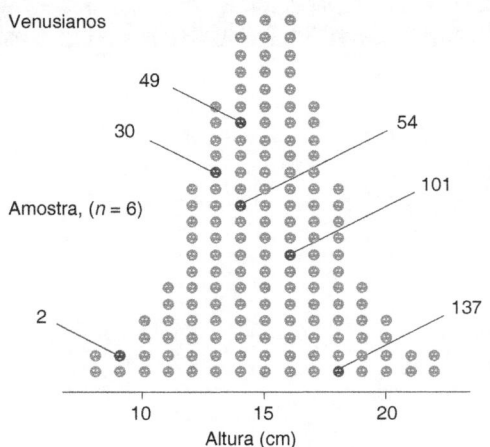

Figura 2.3 Para selecionar $n = 6$ venusianos aleatoriamente, numera-se a população inteira de $N = 150$ venusianos de 1 a 150, começando com o primeiro indivíduo mais à esquerda da população como o número 1. Então, selecionam-se seis números aleatórios da Tabela 2.2 e os indivíduos correspondentes para que a amostra seja observada.

---

[*] Essa questão será retomada no Capítulo 12, com ênfase específica na execução de pesquisa clínica sobre pessoas servindo em centros médicos acadêmicos.

ma com a *amostra conveniente* é que ficará de fora toda pessoa que ainda não possui idade suficiente para aprender bioestatística ou aquelas que já perderam o desejo de fazê-lo. Os resultados obtidos a partir dessa amostra conveniente provavelmente subestimariam tanto a idade média das pessoas na população inteira quanto a quantidade de variação na população. Vieses podem também ser incorporados quando alocam-se pessoas de maneira seletiva em um ou outro grupo de comparação. Por exemplo, se está sendo conduzido um experimento para comparar um novo medicamento com uma terapia convencional, seria possível enviesar os resultados, colocando as pessoas mais adoecidas no grupo de terapia convencional esperando-se que elas fossem ficar pior do que pessoas que não estavam tão doentes e estavam recebendo o novo medicamento. A amostragem aleatória protege contra esses dois tipos de vieses.

Vieses também podem ser incorporados quando há um erro sistemático no aparelho de medida, como quando o zero em uma balança de banheiro é ajustado em um valor muito alto ou muito baixo, de maneira que todas as medidas estão acima ou abaixo do peso real.[†]

Outra fonte de viés pode ser originada em pessoas fazendo ou registrando as medidas, no caso de elas esperarem ou acreditarem que o tratamento que está sendo testado é ou não é superior ao grupo-controle ou à terapia convencional que estão sendo estudados. É comum, sobretudo na pesquisa clínica, haver algum espaço para julgamento na execução e registro de medidas. Se o investigador quer que o estudo saia de uma maneira ou de outra, há sempre a possibilidade de ler as medidas de modo sistematicamente baixo em um grupo e sistematicamente alto em outro.

A melhor maneira de evitar esse viés nas medidas é fazer a pessoa, ao fazer as medidas, estar "cega" quanto ao tratamento aos quais os dados sendo medidos se referem. Por exemplo, pode-se supor que esteja sendo feita uma comparação da eficácia de dois diferentes *stents* (pequenos tubos inseridos nas artérias) para manter as artérias coronárias (artérias no coração) abertas. Para as medidas serem "cegas", a pessoa que lê os dados de tamanho da artéria não saberia se os dados vieram de uma pessoa do grupo-controle (que não recebeu um *stent*), ou qual dos diferentes *stents* foi utilizado em uma certa pessoa.

Um outro tipo de viés é devido ao *efeito placebo*, a tendência de as pessoas relatarem uma mudança de condição simplesmente porque receberam um tratamento, inclusive quando o tratamento não teve efeito biológico. Por exemplo, aproximadamente um terço das pessoas que não receberam uma injeção inerte, que elas pensavam ser anestésica, relatou alívio da dor de dente. Para controlar esse efeito em experimentos clínicos, é comum dar um placebo a um grupo, de modo que as pessoas pensem que estão recebendo um tratamento. Exemplos de placebos incluem uma injeção de soro fisiológico, um comprimido de açúcar ou, cirurgicamente, abrir e fechar sem efetuar qualquer procedimento no órgão de interesse. A não inclusão de um controle por placebo pode enviesar seriamente os resultados de um experimento em favor do tratamento. De maneira ideal, os sujeitos do experimento não saberiam se estão recebendo um placebo ou um tratamento ativo. Quando os sujeitos não sabem se receberam um placebo ou não, o sujeito é *"cego"*.

Quando nem o pesquisador nem o sujeito sabem quem recebeu qual tratamento, o estudo é *duplamente cego*. Por exemplo, em estudos duplamente cegos de medicamentos, pessoas são alocadas aleatoriamente aos tratamentos e nem o sujeito nem a pessoa que entrega o medicamento e mede o resultado sabe se o sujeito recebeu um medicamento ativo ou um placebo. Os medicamentos são entregues com somente um código numérico os identificando. O código é revelado somente depois de todos os dados terem sido coletados.

Estudos observacionais e experimentais

Há duas maneiras de se obter dados: *estudos observacionais* e *estudos experimentais*. Os experimentos permitem chegar a conclusões mais fortes do que os estudos observacionais, embora frequentemente seja somente possível desenvolver estudos observacionais.

Em um *experimento*, o pesquisador seleciona indivíduos da população de interesse (utilizando um universo amostral apropriado), e então aloca os indivíduos selecionados em diferentes *grupos de tratamento*, aplica os tratamentos e mede as variáveis de interesse. Ensaios de medicamentos em

---

[†] Para o propósito deste texto, assume-se que as medidas em si não são enviesadas. Os erros aleatórios associados ao processo de medida são absorvidos por outros elementos aleatórios associados ao processo de amostragem.

que as pessoas são aleatoriamente alocadas para receber terapia convencional ou um medicamento que, espera-se, melhore sua condição são experimentos biomédicos comuns. Considerando que a única diferença sistemática entre os diferentes grupos-tratamento é o tratamento em si, pode-se ter confiança razoável de que o tratamento *causou* as diferenças observadas.

A seleção de pessoas e sua alocação aleatória a diferentes condições experimentais nem sempre é possível ou ético. Em um *estudo observacional*, os pesquisadores obtêm dados simplesmente observando eventos sem controlá-los. Esses estudos são suscetíveis a dois problemas potencialmente sérios. Primeiro, os grupos podem variar de maneiras que os pesquisadores não percebem ou escolhem ignorar, e essas diferenças, em vez do tratamento em si, podem explicar as diferenças encontradas pelos pesquisadores. Segundo, esses estudos podem estar sujeitos a viés na memória do paciente, na análise pelo pesquisador, ou na seleção do grupo de tratamento ou grupo-controle.

Entretanto, estudos observacionais realmente possuem vantagens. Primeiro, são relativamente baratos pois, em geral, são baseados em revisões de informação existente ou informação que já está sendo coletada para outros propósitos (como registros médicos) e porque normalmente não requerem intervenção direta pelo pesquisador. Segundo, as considerações éticas e a prática médica prevalecente podem impossibilitar a execução de manipulação ativa da variável que está sendo estudada.

Devido às dificuldades potenciais em todos os estudos observacionais, é essencial que os pesquisadores especifiquem explicitamente os critérios por eles utilizados para classificar cada sujeito no grupo-controle ou no grupo de tratamento. Essas especificações ajudam a minimizar vieses enquanto o estudo é feito, bem como ajudam você como o consumidor da informação resultante, a julgar se as regras de classificação fizeram sentido.

Por exemplo, epidemiologistas compararam as taxas de câncer de pulmão e doença cardíaca em não fumantes, cujas esposas ou colegas de trabalho fumavam, com as taxas observadas em não fumantes que viviam em ambientes livres do fumo. Esses estudos têm mostrado maiores taxas de câncer de pulmão entre pessoas expostas ao fumo passivo, levando à conclusão de que o fumo passivo aumenta o risco da doença (Fig. 2.4A).

Durante a execução de um estudo observacional, contudo, o pesquisador sempre deve se perguntar se a associação observada nos dados é não devido a uma relação de causa e efeito entre as duas variáveis (nesse caso, fumo passivo causando câncer de pulmão), mas sim à presença de alguma *variável de confusão* não observada que se relacionava de maneira causal às outras duas variáveis, e então fazia as duas variáveis observadas parecerem estar relacionadas de maneira causal quando elas não estavam (Fig. 2.4B). Por exemplo, um consultor da indústria do tabaco alegou que não fumantes casados com fumantes têm maior probabilidade de possuir pássaros de estimação e que os pássaros transmitiriam doenças que aumentam o risco de câncer de pulmão.[*]

A única maneira de se excluir completamente a possibilidade de variáveis de confusão seria conduzir um ensaio aleatorizado em que não fumantes fossem aleatoriamente selecionados na população, aleatoriamente alocados para casar com não fumantes ou fumantes, e então monitorados por muitos anos para avaliar quem desenvolveu doença cardíaca ou câncer de pulmão. (Presumivelmente, a posse dos pássaros de estimação seria distribuída de maneira aleatória entre as pessoas alocadas para casar com não fumantes e alocadas para casar com fumantes.) Um experimento desse tipo nunca poderia ser feito.

Entretanto, é ainda possível concluir que há relações causais entre a exposição a alguns agentes (como o fumo passivo) e um resultado (como o câncer de pulmão) a partir de estudos observacionais. Fazer esse tipo de conclusão requer estudos que considerem variáveis de confusão conhecidas por meio de um desenho experimental que separa as pessoas com base no efeito da variável de confusão (estratificando a variável de confusão) ou do controle de seus efeitos, utilizando procedimentos estatísticos mais avançados,[†] e também considerar outras evidências experimentais relacionadas que ajudem a explicar os mecanismos biológicos que causam a doença. Essas considerações têm levado cientistas notáveis e autoridades da área da saúde a concluir que o fumo passivo causa tanto câncer de pulmão quanto doenças cardíacas.

---

[*] Gardiner A, Lee P. Pet birds and lung cancer. *BMJ*. 1993;306 (6869):60.
[†] Para uma discussão sobre as abordagens estatísticas para controlar variáveis de confusão, ver Glantz SA, Slinker BK. Regression with a qualitative dependent variable. In: *Primer of Applied Regression and Analysis of Variance*, 2nd ed. New York: McGraw-Hill; 2001:chap. 12.

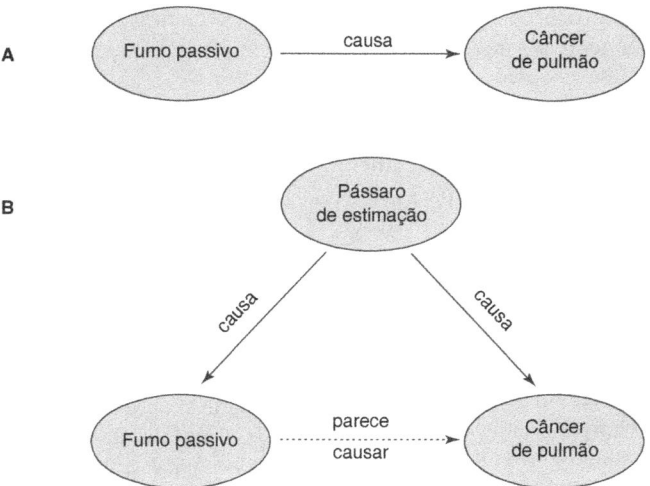

Figura 2.4 A Figura **A** mostra a situação que existiria caso o fumo passivo causasse câncer de pulmão. A Figura **B** mostra a situação que existiria se, como sugerido por um consultor da indústria do tabaco, as pessoas expostas ao fumo passivo tivessem maior probabilidade de possuir pássaros de estimação e os pássaros transmitissem doenças causadoras de câncer de pulmão, não havendo conexão entre fumo passivo e câncer de pulmão. Como possuir um pássaro de estimação seria relacionado tanto ao fumo passivo quanto ao câncer de pulmão, essa *variável de confusão* (não observada) poderia fazer parecer que o fumo passivo causou o câncer de pulmão quando, na verdade, não houve relação.

As técnicas estatísticas para a análise de dados coletados a partir de estudos observacionais e experimentais são as mesmas. As diferenças estão em como os resultados são interpretados, particularmente o quão seguro pode-se estar ao utilizar a palavra "causa".

Ensaios clínicos aleatorizados

Um procedimento, chamado *ensaio clínico aleatorizado*, é o método escolhido para a avaliação de terapias pois evita os vieses de seleção que podem acabar afetando estudos observacionais. O teste clínico aleatorizado é um exemplo do que os estatísticos chamam de um *estudo experimental*, porque o pesquisador manipula ativamente o tratamento que está sendo estudado, tornando possível tirar conclusões bem mais consistentes do que as possíveis a partir de estudos observacionais, no que se refere a se um tratamento produziu ou não um efeito. Estudos experimentais são a regra nas ciências físicas e em estudos com animais nas ciências biológicas, mas são menos comuns em estudos envolvendo apenas humanos.

A aleatorização reduz os vieses que podem aparecer em estudos observacionais e, dado que todos os ensaios clínicos são *prospectivos*, no início, ninguém sabe como as coisas se desenvolverão. Esse fato também reduz a chance de viés. Talvez por essas razões, os ensaios clínicos aleatorizados frequentemente mostrem que terapias têm valor pequeno ou nulo, inclusive quando os estudos observacionais sugeriram que elas são eficazes.[*]

Por que, então, nem todas as terapias são submetidas a ensaios clínicos aleatorizados? Uma vez que algo se tornou parte da prática médica amplamente aceita — mesmo que isso tenha ocorrido sem qualquer demonstração objetiva de seu valor — é extremamente difícil de convencer os pacientes e seus médicos a participarem de um estudo que requer sonegar essa demonstração a alguns dos pacientes. Além disso, ensaios clínicos aleatorizados são sempre prospectivos; uma pes-

---

[*] Para uma discussão clássica e didática sobre a função de ensaios clínicos aleatorizados no fornecimento de conhecimento clínico útil, juntamente com uma discussão sensata de quão pouco da prática médica comumente aceita foi alguma vez realmente provada como promotora de qualquer benefício, ver Cochran K. *Effectiveness and Efficiency: Random Reflections on Health Services*. London: Nuffield Provincial Hospitals Trust; 1972.

soa recrutada no estudo tem de ser monitorada por algum tempo, em geral, por muitos anos. As pessoas mudam de endereço, perdem o interesse, ou morrem por razões não relacionadas ao estudo. Simplesmente, seguir os passos das pessoas em um ensaio clínico aleatorizado é uma tarefa difícil.

Para fazer coletas suficientes de pacientes a fim de se ter uma amostra significativa, é frequentemente necessário que participem vários grupos de diferentes instituições. Ao mesmo tempo em que isso é uma grande diversão para as pessoas que estão executando o estudo, é apenas mais uma tarefa para as pessoas das instituições colaboradoras. Todos esses fatores em geral se combinam e tornam os ensaios clínicos aleatorizados caros e difíceis de serem executados. Porém, quando bem feitos, eles fornecem as respostas mais definitivas para questões sobre a eficácia relativa de diferentes tratamentos.

■ COMO ESTIMAR A MÉDIA E O DESVIO-PADRÃO DE UMA AMOSTRA

Tendo obtido uma amostra aleatória de uma população de interesse, pode-se, a partir daí, utilizar informações da amostra para estimar as características da população subjacente. A estimativa da média populacional é chamada *média amostral* e é definida analogamente à média populacional:

$$\text{Média amostral} = \frac{\text{Somatório de valores, p. ex., alturas, de cada observação na amostra}}{\text{Número de observações na amostra}}$$

A afirmação matemática equivalente é

$$\overline{X} = \frac{\sum X}{n}$$

em que a barra sobre o X simboliza que essa é a média das n observações de X.

A estimativa do desvio-padrão populacional é chamado de *desvio-padrão amostral s* e é definido como

$$\text{Desvio-padrão amostral} = \sqrt{\frac{\text{Somatório de (valores observados na amostra} - \text{média amostral})^2}{\text{Número de observações na amostra} - 1}}$$

ou, matematicamente,*

$$s = \sqrt{\frac{\sum(X - \overline{X})^2}{n-1}}$$

(O desvio-padrão é também frequentemente abreviado como DP.)

A definição do desvio-padrão amostral, s, difere da definição do desvio-padrão populacional σ de duas maneiras: (1) a média populacional μ foi substituída pela estimativa, a média amostral $\overline{X}$, e (2) calcula-se o desvio quadrado "médio" de uma amostra por meio da divisão por $n-1$ em vez de n. A razão exata para dividir por $n-1$ em vez de por n requer argumentos matemáticos substanciais, mas pode-se apresentar a seguinte justificativa intuitiva: a amostra nunca mostrará tanta variabilidade quanto a população inteira e, dividir por $n-1$ em vez de n compensa a tendência resultante do desvio-padrão amostral de subestimar o desvio-padrão populacional.

Em conclusão, se a pretensão é assumir que a amostra foi tomada de uma distribuição normal, deve-se sintetizar os dados com a média amostral e o desvio-padrão amostral, as melhores estimativas da média populacional e do desvio-padrão populacional, porque esses dois parâmetros definem completamente a distribuição normal. Quando há evidência de que a população estudada não segue uma distribuição normal, sintetizar os dados com a mediana e os percentis superior e inferior, discutidos mais adiante neste capítulo.

■ QUÃO BOAS SÃO ESSAS ESTIMATIVAS?

A média e o desvio-padrão calculados a partir de uma amostra aleatória são estimativas da média e do desvio-padrão da população inteira da qual a amostra foi tomada. Não há nada de especial acerca da amostra aleatória específica utilizada para o cálculo dessas estatísticas, e diferentes amostras aleatórias fornecerão estimativas levemente dife-

---

* Todas as equações no texto serão apresentadas de forma mais intuitiva para o entendimento dos conceitos estatísticos. Em geral, há uma outra forma de equação, matematicamente equivalente, que seria mais apropriada para o cálculo. Essas formas estão tabuladas no Apêndice A.

rentes da média e do desvio-padrão populacionais verdadeiros. Para quantificar quão provavelmente acuradas essas estimativas são, pode-se calcular seus *erros-padrão*. É possível calcular um erro-padrão para qualquer estatística, mas aqui deve-se focar no *erro-padrão da média*. Essa estatística quantifica a certeza com a qual a média calculada a partir de uma amostra aleatória estima a média verdadeira da população a partir da qual a amostra foi tomada.

O que é o erro-padrão da média?

A Figura 2.5A mostra a mesma população de alturas de marcianos considerada anteriormente. Considerando que tem-se conhecimento completo da altura de todos os marcianos, será utilizado esse exemplo para explorar quão acuradamente as estatísticas calculadas para uma amostra aleatória descrevem a população inteira. Pode-se supor que foi tomada uma amostra aleatória de 10 marcianos a partir da população inteira de 200 e, então, foram calculados a média amostral e o desvio-padrão amostral. Os 10 marcianos na amostra são indicados por pontos sólidos na Figura 2.5A. A Figura 2.5B mostra os resultados dessa amostra aleatória no formato em que ela pode ser apresentada em um artigo de periódico, junto com a média amostral ($\overline{X} = 41,5$ cm) e o desvio-padrão amostral ($s = 3,8$ cm). Os valores são próximos mas não iguais à média populacional ($\mu = 40$ cm) e ao desvio-padrão populacional ($\sigma = 5$ cm).

Não há nada de especial com relação a essa amostra – afinal de contas, ela foi tomada ao acaso – então, considere-se uma segunda amostra aleatória de 10 marcianos a partir da mesma população de 200. A Figura 2.5C apresenta os resultados dessa amostra, com os marcianos que formam a amostra identificados de maneira correspondente à da Figura 2.5A. Enquanto a média e o desvio-padrão, 36 e 5 cm, desta segunda amostra aleatória

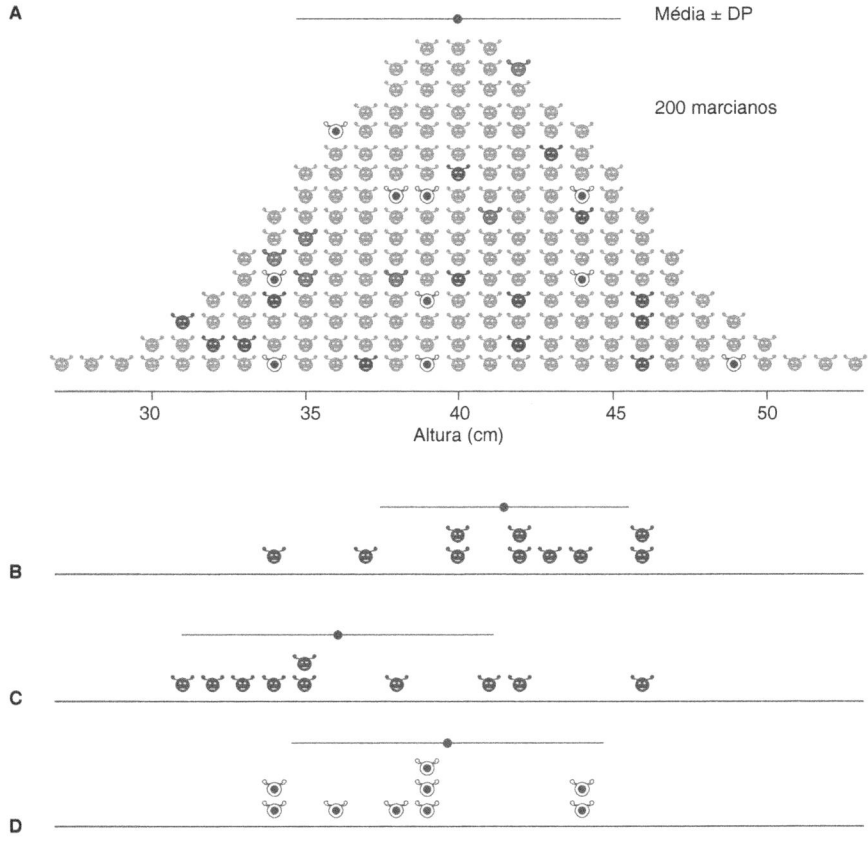

Figura 2.5 Se forem tomadas três amostras diferentes de 10 indivíduos a partir de uma única população, serão obtidas três estimativas diferentes da média e do desvio-padrão.

são também similares à média e ao desvio-padrão da população como um todo, seus valores não são os mesmos. Do mesmo modo, os valores das estatísticas são também similares, mas não idênticos, àqueles da primeira amostra.

A Figura 2.5D mostra uma terceira amostra aleatória de 10 marcianos, identificados na Figura 2.5A com círculos com um ponto no meio. Essa amostra leva às estimativas de 40 e 5 cm para a média e para o desvio-padrão.

Agora, será feita uma mudança importante de ênfase. Em vez de concentrar na população de todos os 200 marcianos, serão examinadas as *médias de todas as amostras aleatórias possíveis de 10 marcianos*. Já foram encontrados três valores possíveis para essa média, 41,5, 36 e 40 cm, e há muitas outras possibilidades. A Figura 2.6 mostra essas três médias, utilizando os mesmos símbolos da Figura 2.5. Para melhor entender a quantidade de variação nas médias das amostras de 10 marcianos, serão tomadas outras 22 amostras aleatórias de 10 marcianos cada e calculadas a média de cada amostra. Essas médias adicionais estão plotadas na Figura 2.6 como círculos vazios.

Agora que já foram tomadas 25 amostras aleatórias de 10 marcianos cada, já exauriu-se a população inteira de 200 marcianos? Não. Há mais de 10^{16} diferentes maneiras de selecionar 10 marcianos ao acaso da população de 200 marcianos.

Na Figura 2.6, o conjunto de médias das 25 amostras aleatórias, cada uma com 10 marcianos, tem uma distribuição aproximadamente em formato de sino, o que se assemelha à distribuição normal. Quando a variável de interesse é a soma de várias outras variáveis aleatórias independentes, sua distribuição tenderá a ser normal, a despeito das distribuições das variáveis utilizadas para compor a soma. Como a média amostral é exatamente como uma soma, sua distribuição tenderá a ser normal, com a aproximação melhorando na medida em que o tamanho amostral aumenta. (Se a amostra fosse tomada de uma população normalmente distribuída, a distribuição das médias amostrais teria uma distribuição normal, não importando o tamanho amostral.) Portanto, faz sentido descrever os dados na Figura 2.6 por meio do cálculo de sua média e desvio-padrão. Como o valor médio dos 25 pontos na Figura 2.6 é a média das médias de 25 amostras, ele será simbolizado como $\overline{X}_{\overline{X}}$. O desvio-padrão é o *desvio-padrão das médias* de 25 amostras aleatórias independentes de 10 marcianos cada e, então, será simbolizado como $\sigma_{\overline{X}}$. Utilizando as fórmulas para média e desvio-padrão apresentadas anteriormente, calcula-se $\overline{X}_{\overline{X}} = 40$ cm e $\sigma_{\overline{X}} = 1,6$ cm.

A média das médias amostrais $\overline{X}_{\overline{X}}$ é (dentro dos erros de medida e de arredondamento) igual à altura média μ da população inteira de 200 marcianos a partir da qual tomou-se amostras aleatórias. Esse resultado é notável, visto que $\overline{X}_{\overline{X}}$ não é a média de uma amostra tomada diretamente da população original de 200 marcianos; $\overline{X}_{\overline{X}}$ é a média de 25 amostras aleatórias de tamanho 10 tomadas da *população consistindo de todos os 10^{16} valores possíveis da média de amostras aleatórias de tamanho 10 tomadas da população original de 200 marcianos*.

Seria $\sigma_{\overline{X}}$ igual ao desvio-padrão σ da população de 200 marcianos? Não. Na verdade, ele é bastante menor; o desvio-padrão do conjunto de médias amostrais $\sigma_{\overline{X}}$ é de 1,6 cm, enquanto o desvio-padrão para toda a população é de 5 cm. Assim como o desvio-padrão da amostra original de 10 marcianos s é uma estimativa da variabilidade de alturas dos marcianos, $\sigma_{\overline{X}}$ é uma estimativa da *variabilidade de possíveis valores de médias de amostras de 10 marcianos*. Uma vez que se calcula a média, valores extremos tenderão a balançar entre si, e haverá menos variabilidade nos valores das médias amostrais do que na população original. $\sigma_{\overline{X}}$ é uma medida da precisão com a qual uma média amostral $\overline{X}$ estima a média populacional μ. Pode-se denominar $\sigma_{\overline{X}}$ de "desvio-padrão das médias de amostras aleatórias de tamanho 10 toma-

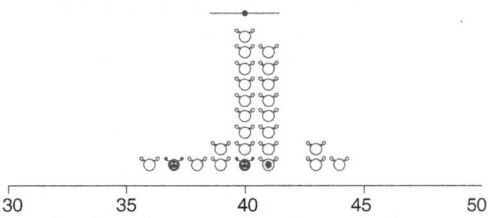

Figura 2.6 Quando são tomadas mais e mais amostras – cada uma com 10 indivíduos – de uma única população, finalmente se obtém a população de todas as médias amostrais possíveis. Esta figura ilustra as médias de 25 amostras com 10 marcianos, cada uma tomada a partir da população de 200 marcianos mostrados nas Figuras 2.1 e 2.5A. As médias das três amostras específicas mostradas na Figura 2.5 são apresentadas utilizando-se os símbolos correspondentes. Essa nova população de todas as médias amostrais possíveis será normalmente distribuída a despeito da natureza da população original; sua média equivalerá à média da população original; seu desvio-padrão é chamado de erro-padrão da média.

das da população original". Para abreviar, os estatísticos criaram um nome mais curto: *erro-padrão da média* (EPM).

Considerando que a precisão com a qual pode-se estimar a média aumenta na medida em que aumenta o tamanho amostral, o erro-padrão da média diminui na medida em que aumenta o tamanho amostral. Por outro lado, quanto maior a variabilidade na população original, mais variação aparecerá nos valores médios possíveis das amostras; portanto, o erro-padrão da média aumenta na medida em que aumenta o desvio-padrão populacional. O erro-padrão verdadeiro da média das amostras de tamanho n tomadas de uma população com desvio-padrão σ é[*]

$$\sigma_{\bar{X}} = \frac{\sigma}{\sqrt{n}}$$

A melhor estimativa de $\sigma_{\bar{X}}$ a partir de uma única amostra é

$$s_{\bar{X}} = \frac{s}{\sqrt{n}}$$

Visto que os valores possíveis da média amostral tendem a seguir uma distribuição normal, a média verdadeira (e não observada) da população original ficará dentro de 2 erros-padrão da média amostral em cerca de 95% das vezes.

Como já notado, os matemáticos mostraram que a distribuição de valores médios sempre seguirá aproximadamente uma distribuição normal a despeito de como a população da qual as amostras originais foram tomadas é distribuída. Desenvolveu-se o que os estatísticos chamam de *Teorema do Limite Central*. Esse teorema diz que:

- A distribuição de médias amostrais será aproximadamente normal a despeito da distribuição de valores na população original da qual as amostras foram tomadas.
- O valor médio do conjunto de todas as médias amostrais possíveis equivalerá ao da média da população original.
- O desvio-padrão do conjunto de todas as médias possíveis de amostras de um certo tamanho, chamado de erro-padrão da média, depende tanto do desvio-padrão da população original quanto do tamanho da amostra.

A Figura 2.7 ilustra a relação entre a média amostral, o desvio-padrão amostral e o erro-padrão da média e como variam com o tamanho amostral na medida em que mede-se cada vez mais marcianos.[†] À medida que são adicionados mais marcianos à amostra, a média amostral $\bar{X}$ e o desvio-padrão amostral s estimam a média populacional μ e o desvio-padrão populacional σ com precisão crescente. Esse aumento na precisão com a qual a média amostral estima a média populacional é refletido pelo menor erro-padrão da média em tamanhos amostrais maiores. Portanto, o erro-padrão da média informa não sobre a variabilidade na população original, como o faz o desvio-padrão, mas sim sobre a certeza com a qual uma média amostral estima a média populacional.

O *desvio-padrão* e o *erro-padrão da média* medem duas coisas diferentes e são, com frequência, confundidos. A maioria dos pesquisadores da área médica sintetiza seus dados com o erro-padrão da média pois ele é sempre menor do que o desvio-padrão. Isso faz seus dados parecerem melhores. Entretanto, diferentemente do desvio-padrão, que quantifica a *variabilidade na população*, o erro-padrão da média quantifica a *incerteza na estimativa da média*. Considerando que os leitores estão, em geral, interessados em saber sobre a população, na maioria das vezes os dados não deveriam ser sintetizados com o erro-padrão da média.

Para entender a diferença entre o desvio-padrão e o erro-padrão da média e por que se deve sintetizar os dados com o desvio-padrão, pode-se supor que, em uma amostra de 20 pacientes, um pesquisador registrou que o débito cardíaco médio foi de 5,0 L/min com um desvio-padrão de 1 L/min. Dado que 95% de todos os indivíduos da população ficam dentro de cerca de 2 desvios-padrão da média, esse registro informaria que, assumindo que a população de interesse segue uma distribuição normal, seria atípico observar um débito cardíaco abaixo de 3 ou acima de 7 L/min. Desse modo, há uma síntese rápida da população descrita no artigo e uma amplitude contra a qual

---

[*] Esta equação é derivada no Capítulo 4.

[†] A Figura 2.7 foi obtida por meio da seleção de dois marcianos da Figura 2.1 ao acaso e, então, pelo cálculo de $\bar{X}$, s e $\sigma_{\bar{X}}$. Após isso, mais um marciano foi selecionado e os cálculos feitos novamente. Então, um quarto, um quinto, e daí por diante, sempre adicionando à amostra já tomada. Se fossem selecionadas diferentes amostras aleatórias ou as mesmas amostras em uma ordem distinta, a Figura 2.7 seria diferente.

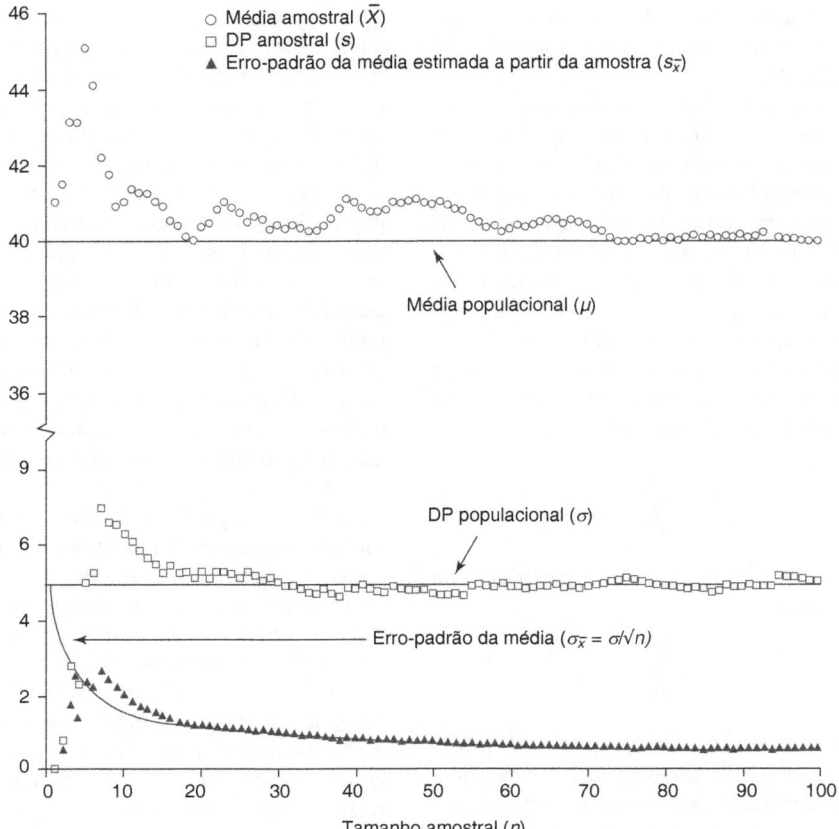

Figura 2.7 À medida que uma amostra aleatória de marcianos tomada da população ilustrada na Figura 2.1 cresce, a precisão com a qual a média amostral e o desvio-padrão amostral, $\bar{X}$ e s, estimam a média populacional e o desvio-padrão verdadeiros, μ and σ, aumenta. Esse aumento na precisão aparece de duas formas: (1) a diferença entre as estatísticas calculadas a partir da amostra (círculos) aproxima-se dos valores da população verdadeira (linhas), e (2) o tamanho do erro-padrão da média diminui.

comparar pacientes específicos examinados. Infelizmente, é improvável que esses números sejam relatados, sendo que o pesquisador provavelmente diria que o débito cardíaco foi de 5,0 ± 0,22 L/min (EPM). Se fosse confundido o erro-padrão da média com o desvio-padrão, seria possível pensar que a amplitude da maior parte da população era realmente pequena – 4,56 a 5,44 L/min. Esses valores descrevem a amplitude que, com cerca de 95% de confiança, contém o débito cardíaco médio da população inteira da qual a amostra de 20 pacientes foi tomada. (O Capítulo 7 discute essas ideias em detalhes.) Na prática, geralmente se quer comparar o débito cardíaco de um paciente específico não somente com a média populacional, mas também com a extensão na população como um todo.

PERCENTIS

Munidos com o entendimento sobre como descrever populações normalmente distribuídas e utilizando a média e o desvio-padrão, estende-se os esforços de pesquisa e mede-se as alturas de todos os habitantes de Júpiter, mas também calcula-se a média e o desvio-padrão de todos os jupiterianos. Os dados resultantes mostram que a altura média é de 37,6 cm e o desvio-padrão das alturas, 4,5 cm. Por comparação com a Tabela 2.1, os jupiterianos parecem similares, em altura, aos marcianos, já que esses dois parâmetros especificam completamente uma distribuição normal.

A distribuição real de alturas em Júpiter, contudo, conta uma história diferente. A Figura

2.8A mostra que, diferentemente daqueles vivendo em outros planetas, um certo jupiteriano não tem a mesma probabilidade de possuir uma altura acima da média tanto quanto a tem para estar abaixo da média; a distribuição de alturas de todos os indivíduos da população não é mais simétrica, mas sim, *assimétrica*. Os poucos indivíduos que são bem mais altos do que os demais aumentam a média e o desvio-padrão de maneira que leva a pensar que a maioria das alturas foi maior do que realmente é, e que a variação das alturas foi maior do que ela realmente é. Especificamente, a Figura 2.8B mostra uma população de 100 indivíduos cujas alturas são distribuídas de acordo com uma distribuição normal ou gaussiana com a mesma média e o mesmo desvio-padrão dos 100 jupiterianos da Figura 2.8A. São bastante diferentes. Então, embora seja possível calcular a média e o desvio-padrão das alturas da população de Júpiter – ou, igualmente, de qualquer população –, esses dois números não sintetizam a distribuição de alturas tão acuradamente quanto o fizeram com relação à população que seguia uma distribuição normal.

Uma abordagem alternativa que descreve melhor esses dados é informar a *mediana*. A mediana é o valor sob o qual metade dos indivíduos da população estão situados. A Figura 2.9A mostra que metade dos jupiterianos são mais baixos do que 36 cm; 36 cm é a mediana. Como 50% dos valores da população ficam sob a mediana, ela também é chamada de *50º percentil*.

O cálculo da *mediana* e de outros *percentis* é simples. Primeiramente, listar as n observações em ordem. A mediana, o valor que define a metade inferior das observações, é simplesmente a observa-

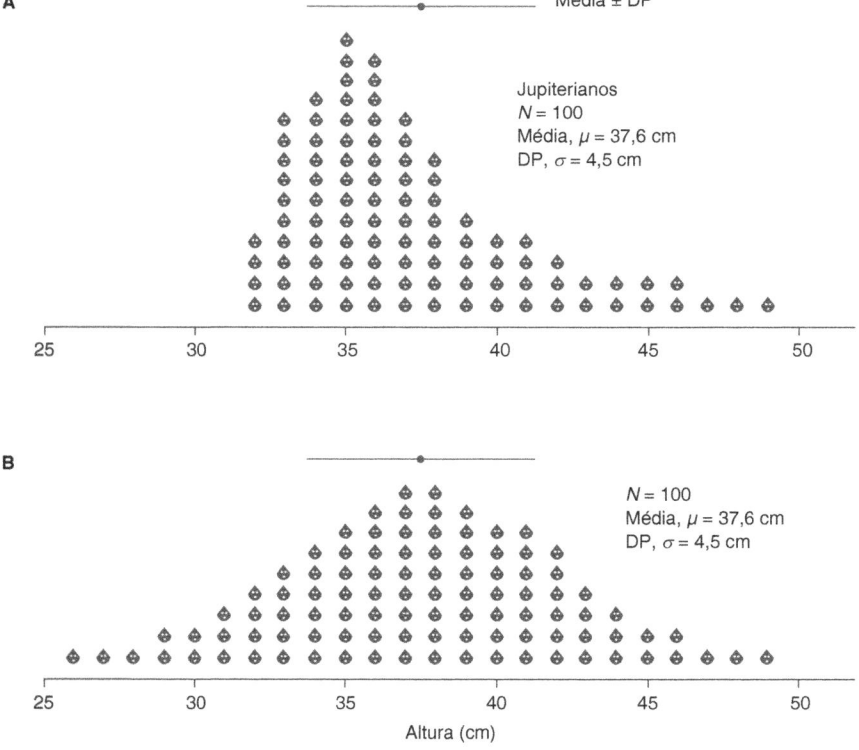

Figura 2.8 Quando os valores populacionais não estão distribuídos simetricamente em torno da média, informar a média e o desvio-padrão pode dar uma impressão errônea ao leitor sobre a distribuição dos valores na população. A Figura **A** mostra a distribuição verdadeira das alturas dos 100 jupiterianos (observar que a distribuição é assimétrica em direção a alturas maiores). A Figura **B** mostra uma população normalmente distribuída com 100 indivíduos e média e desvio-padrão iguais ao da Figura **A**. Apesar de as médias e os desvios-padrão serem os mesmos, as distribuições de altura nas duas populações são bem diferentes.

ção de ordem 0,5 $(n + 1)$. Quando há um número ímpar de observações, a mediana cai em uma das observações. Por exemplo, se há 27 observações, a mediana é igual a 0,5 $(27 + 1)$, o que equivale a 14ª observação (listada da menor para a maior). Quando há um número par de observações, a mediana cai entre duas observações. Por exemplo, se há 40 observações, a mediana seria igual a 0,5 $(40 + 1)$, o que equivale a 20,5ª observação. Como não existe a 20,5ª observação, toma-se a média da 20ª e da 21ª observações.

Outros pontos percentis são definidos analogamente. Por exemplo, o 25º ponto percentil, o ponto que define o quarto inferior das observações, é somente a observação de ordem 0,25 $(n + 1)$. Novamente, caso o valor fique situado entre duas observações, tomar a média das duas observações adjacentes. Em geral, o p-ésimo ponto percentil é a observação de ordem $(p/100)(n + 1)$.*

Para dar alguma ideia sobre a dispersão das alturas na população, informar o valor que separa os 25% mais baixos da população dos demais e o valor que separa os 75% mais baixos da população dos demais. Esses dois pontos são chamados de *25º* e *75º percentis*, respectivamente, e o intervalo por eles definido é chamado de *amplitude interquartil*. Para os jupiterianos, a Figura 2.9B mostra que esses percentis são 34 e 40 cm. Estes três números (o 25º, o 50º e o 75º pontos percentis, 34, 36 e 40 cm) não descrevem precisamente a distribuição das alturas, mas sim, indicam qual é a ampli-

tude de alturas e que há alguns jupiterianos muito altos mas não muitos jupiterianos muito baixos.

Embora esses percentis sejam frequentemente utilizados, poder-se-ia igualmente informar o 5º e o 95º pontos percentis ou, da mesma forma, informar o 5º, 25º, 50º, 75º e o 95º pontos percentis.

Calcular os pontos percentis de uma população é uma boa forma de se avaliar quão próxima ela está de uma distribuição normal. Anteriormente comentou-se que em uma população que exibe uma distribuição normal de valores, aproximadamente 95% dos indivíduos da população situam-se dentro de 2 desvios-padrão da média e aproximadamente 68% situam-se dentro de 1 desvio-padrão da média. A Figura 2.10 mostra que, para uma distribuição normal, os valores dos pontos percentis associados são:

2,5º	percentil	Média − 2 desvios-padrão
16º	percentil	Média − 1 desvio-padrão
25º	percentil	Média − 0,67 desvio-padrão
50º	percentil (mediana)	Média
75º	percentil	Média + 0,67 desvio-padrão
84º	percentil	Média + 1 desvio-padrão
97,5º	percentil	Média + 2 desvios-padrão

Se os valores associados aos percentis não são tão diferentes do que se esperaria com base na média e no desvio-padrão, a distribuição normal é uma boa aproximação à população verdadeira e, então, a média e o desvio-padrão descrevem a população adequadamente.

Por que se importar se a distribuição normal é ou não é uma boa aproximação? Porque muitos dos procedimentos estatísticos utilizados para o teste de hipóteses – incluindo os que serão explorados nos Capítulos 3, 4 e 9 – requerem que a população siga uma distribuição no mínimo aproximadamente normal para que os testes sejam confiáveis. (Os Caps. 10 e 11 apresentam testes alternativos que não requerem esse pressuposto.)

Dor associada à neuropatia diabética

A neuropatia periférica é uma complicação do diabetes melito na qual nervos periféricos são danificados, levando a vários sintomas, incluindo espasmos, formigamento, torpor e dor. Considerando que os tratamentos convencionais são frequentemente ineficazes ou acarretam sérios efei-

---

* Uma definição alternativa para o valor percentil quando o ponto percentil fica entre duas observações é fazer uma interpolação entre a observação acima e abaixo do ponto percentil, em vez de somente fazer a média das observações. Por exemplo, em um problema no qual há 14 pontos de dados, o 75º percentil seria a observação 11,25, equivalente a $(p/100)(n + 1) = (75/100)(14 + 1)$. Utilizando-se a abordagem do texto, apenas seria feita a média da 11ª e da 12ª observações. Utilizando a definição alternativa seria usado o valor 0,25 entre a 11ª e 12ª observações. Se a 11ª observação é 34 e a 12ª é 40, utilizando-se a definição de percentil do texto, seria estimado o 75º percentil como $(34 + 40)/2 = 37$. Fazendo a interpolação entre as duas observações, seria calculado o 75º percentil como $34 + 0,25(40 − 34) = 35,5$. (O Apêndice A descreve como geralmente são feitas as interpolações.) A maioria dos programas de computador utilizam a abordagem de interpolação. Por uma questão prática, quando os tamanhos amostrais são grandes, há pouca ou nenhuma diferença entre duas maneiras diferentes de calcular os percentis.

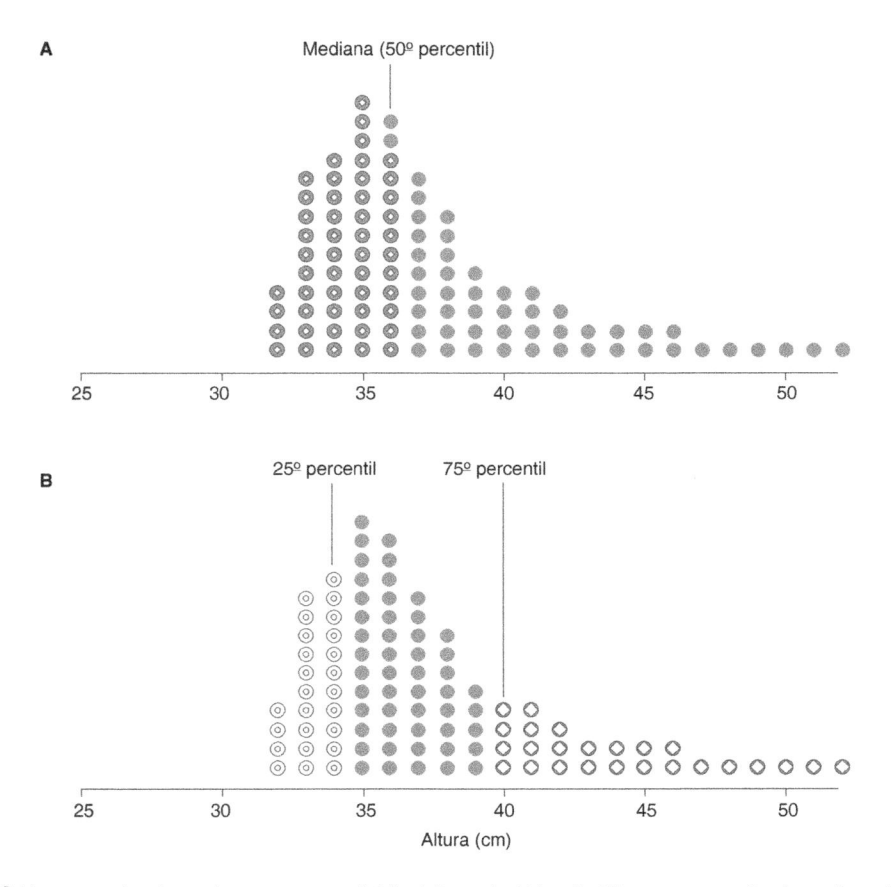

Figura 2.9 Uma maneira de se descrever uma distribuição assimétrica é utilizar os percentis. A mediana é o ponto que divide a população pela metade. A Figura **A** mostra que 36 cm é o valor da mediana da altura em Júpiter. A Figura **B** mostra o 25º e o 75º percentis, os pontos situados nos quartos inferior e superior (da distribuição) das alturas, respectivamente. O fato de o 25º percentil ser mais próximo da mediana do que o 75º percentil indica que a distribuição é assimétrica em direção aos valores mais altos.

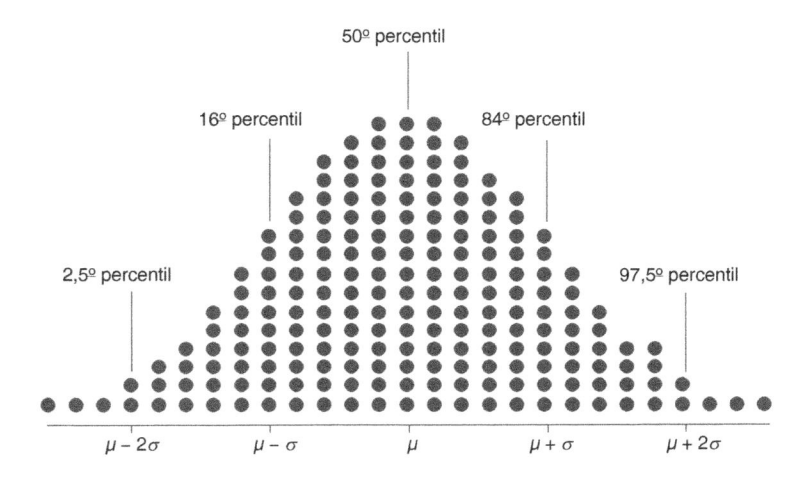

Figura 2.10 Pontos percentis da distribuição normal.

tos colaterais, Dinesh Selvarajah e colaboradores[*] conduziram um ensaio clínico duplamente cego, aleatorizado e controlado com placebo sobre um extrato medicinal baseado em *Cannabis* em pessoas com dor intratável.

Eles recrutaram para o estudo pessoas que não tivessem tido sua dor controlada com outros medicamentos e as distribuíram aleatoriamente para receberem extrato de *Cannabis* ou placebo por 12 semanas. A utilização de um placebo foi particularmente importante devido ao *efeito placebo* – quando a pessoa relata sentir-se melhor porque ela está sendo tratada, mesmo que o tratamento não tenha efeito biológico no processo patológico subjacente. O experimento também foi *duplamente cego*, pois nem os sujeitos submetidos aos experimentos nem os pesquisadores sabiam quem estava recebendo o fármaco ou o placebo. O teste duplamente cego foi sobretudo importante porque o resultado era uma medida subjetiva de dor que poderia ser enviesada não somente pelo efeito placebo, mas por um desejo de parte dos sujeitos ao experimento de agradar aos pesquisadores, relatando menos dor. Foi também importante o fato de que os pesquisadores também foram "cegos" ao grupo de tratamento, a fim de evitar análises clínicas enviesadas ou sutilmente estimular os sujeitos ao experimento a enviesar seus escores de dor relatados de maneira subjetiva.

Os pesquisadores utilizaram questionários para mensurar dores superficial, profunda e muscular e, então, calcularam a média dos três escores para obterem um escore de dor total. Escores maiores indicam dor mais forte. Os dados referentes ao placebo aparecem na Tabela 2.3.

A Figura 2.11 mostra a plotagem desses dados de maneira a mostrar como eles estão distribuídos ao longo da escala de dor. Esse tipo de plotagem é chamada de *histograma*.[†] Simplesmente olhando-se esse histograma sugere-se que os dados não são provenientes de uma população distribuída normalmente, porque as observações não parecem distribuídas de maneira simétrica em torno da média, seguindo a curva em formato de sino que descreve a distribuição normal.

Como o Quadro 2.1 mostra, o escore de dor médio é de 27,4 com um desvio-padrão de 24,5. Se esses dados tivessem sido tomados de uma distribuição normal, aproximadamente 95% dos indivíduos da população teriam ficado dentro de cerca de 2 desvios-padrão da média, desde cerca de 27,4 − 2 × 24,5 = −21,6 até cerca de 27,4 + 2 × 24,5 = 76,4. Os escores de dor variam de 0 a 100 e, enquanto a extremidade superior dessa amplitude é plausível, a extremidade inferior não é: o escore de dor não pode ser negativo, de modo que a população tem probabilidade muito baixa de ser distribuída de maneira normal. (Essa comparação pode ser utilizada como um teste informal de normalidade quando a medida não pode ser negativa.)

Como esses dados não parecem seguir uma distribuição normal, a melhor maneira de descrevê-los é com a mediana e os quartis superior e inferior. O Quadro 2.1 mostra que a mediana desses dados é 19 e o 25º e o 75º pontos percentis são 11 e 35. O fato de que o 25º ponto percentil é muito mais próximo da mediana do que o 75º ponto percentil é um reflexo do fato de que a distribuição não é simétrica, o que é uma evidência adicional de que a população subjacente não é distribuída normalmente.

■ RESUMO

Quando uma população segue uma distribuição normal, podemos descrever sua posição e variabilidade completamente com dois parâmetros – a média e o desvio-padrão. Quando a popula-

---

[*] Selvarajah D, Gandhi R, Emery CJ, Tesfaye S. Randomized placebo-controlled double-blind clinical trial of cannabis-based medicinal product (Sativex) in painful diabetic neuropathy. *Diabetes Care* 2010;33:128-130.
[†] Em geral, os histogramas podem exibir os dados sobre uma amplitude de valores em cada intervalo. O histograma da Figura 2.11 que possui intervalos com largura igual a 1 unidade (i.e., que mostra o número de observações em cada valor observado) é também chamado de *dot plot*.

■ **Tabela 2.3 Dor mensurada em 29 pessoas com neuropatia diabética ($n = 29$)**

13	4	19
8	16	37
46	23	13
61	33	8
28	18	28
7	51	25
93	26	4
10	19	12
7	20	12
100	54	

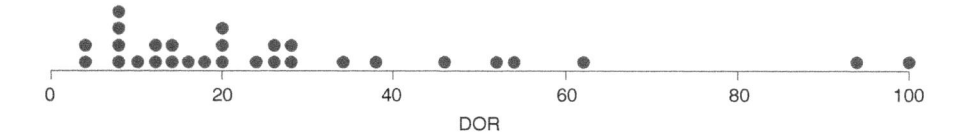

Figura 2.11 Grau de dor relatado entre pessoas com neuropatia diabética, após 12 semanas recebendo um placebo.

ção não segue uma distribuição normal ao menos aproximada, é mais apropriado descrevê-la com a mediana e outros percentis. Considerando que raramente se pode observar todos os indivíduos de uma população, estima-se esses parâmetros a partir de uma amostra tomada aleatoriamente da população. O erro-padrão quantifica a precisão dessas estimativas. Por exemplo, o erro-padrão da média quantifica a precisão com a qual a média amostral estima a média populacional.

Além de serem úteis para a descrição de uma população ou amostra, esses números podem ser utilizados para estimar o quão compatíveis com as medidas são as afirmações científicas ou clínicas de que uma intervenção afetou alguma variável. Agora a atenção é voltada a esse problema.

Quadro 2.1 • Estatísticas descritivas para os dados sobre neuropatia diabética da Tabela 2.3

Dados organizados a partir da Tabela 2.3

Dados	Número da observação	Dados	Número da observação
4	1	20	16
4	2	23	17
7	3	25	18
7	4	26	19
8	5	28	20
8	6	28	21
10	7	33	22
12	8	37	23
12	9	46	24
13	10	51	25
13	11	54	26
16	12	61	27
18	13	93	28
19	14	100	29
19	15		

Para estimar a média, simplesmente soma-se todas as observações e divide-se pelo número de observações. A partir dos dados da Tabela 2.3,

$$\bar{X} = \frac{\sum X}{n} = \frac{13 + 8 + 46 + ... + 12 + 12}{29} = 27,4$$

Portanto, a estimativa do desvio-padrão da amostra é

$$s = \sqrt{\frac{\sum (X - \bar{X})^2}{n-1}} = \sqrt{\frac{(13 - 27,4)^2 + (13 - 27,4)^2 + (46 - 27,4)^2 + ... + (12 - 27,4)^2 + (12 - 27,4)^2}{29 - 1}} = 24,5$$

Para calcular a mediana e os pontos percentis, primeiramente organiza-se as observações da Tabela 2.3 em ordem crescente, como mostrado na tabela deste quadro. A mediana, o 50º ponto percentil, das $n = 29$ observações é o 14º° ponto dos dados, equivalente a $(p/100)(n + 1) = (50/100)(29 + 1)$, com um valor de 19. O 25º percentil é o 7,5º ponto, equivalente a $(25/100)(29 + 1)$. Tomando a média da 7ª e da 8ª observações, descobre-se que o 25º ponto percentil é $(12 + 12)/2 = 11$. Da mesma forma, o 75º ponto percentil é a 22,5ª observação, equivalente a $(75/100)(29 + 1)$. Tomando a média da 22ª e da 23ª observações, encontra-se que o 75º ponto percentil é $(33 + 37)/2 = 35$.

PROBLEMAS

2.1 Os escores de dor para as pessoas tratadas com *Cannabis* medicinal no estudo discutido anteriormente neste capítulo são 90, 10, 45, 70, 13, 27, 11, 70, 14, 15, 13, 75, 50, 30, 80, 40, 29, 13, 9, 7, 20, 85, 55 e 94. Encontre a média, a mediana, o desvio-padrão, o 25º e o 75º percentis. Esses dados parecem ter sido tomados de uma população normalmente distribuída? Por que sim ou por que não?

2.2 A carga viral de HIV-1 é um fator de risco conhecido para a transmissão sexual de HIV; pessoas com cargas virais maiores de HIV-1 têm probabilidade significativamente maior de transmitir o vírus para seus parceiros não infectados. Thomas Quinn e colaboradores[*] estudaram essa questão medindo a quantidade de RNA de HIV-1 detectada no soro sanguíneo. Os dados a seguir representam os níveis de RNA de HIV-1 no grupo cujos parceiros tornaram-se soropositivos, significando que um parceiro não infectado inicialmente se tornou HIV positivo durante o desenvolvimento do estudo; 79.725, 12.862, 18.022, 76.712, 25.6440, 14.013, 46.083, 6.808, 85.781, 1.251, 6.081, 50.397, 11.020, 13.633, 1.064, 496, 433, 25.308, 6.616, 11.210, 13.900 cópias de RNA/mL. Encontre a média, a mediana, o desvio-padrão, o 25º e o 75º percentis dessas concentrações. Esses dados parecem ter sido tomados de uma população normalmente distribuída? Por que sim ou por que não?

2.3 Quando os dados não são normalmente distribuídos, os pesquisadores podem, algumas vezes, *transformar* seus dados para valores que se aproximam mais de uma distribuição normal. Uma abordagem para isso é tomar o logaritmo das observações. Os números a seguir representam os mesmos dados descritos no Problema 2.1 após a transformação em log (base 10): 4,90; 4,11; 4,26; 4,88; 5,41; 4,15; 4,66; 3,83; 4,93; 3,10; 3,78; 4,70; 4,04; 4,13; 3,03; 5,70; 4,40; 3,82; 4,05; 4,14. Encontre a média, a mediana, o desvio-padrão, o 25º e o 75º percentis dessas concentrações. Esses dados parecem ter sido tomados de uma população normalmente distribuída? Por que sim ou por que não?

2.4 Bifenis policlorados (PCBs, do inglês *polychlorinated byphenyls*) são uma classe de químicos ambientais associados a uma variedade de efeitos adversos na saúde, incluindo danos intelectuais a crianças expostas *in utero* enquanto suas mães estão grávidas. PCBs também são um dos contaminantes mais abundantes encontrados na gordura humana. Tu Binh Minh e colaboradores[†] analisaram as concentrações de PCB na gordura de um grupo de adultos japoneses. Eles detectaram 1.800, 1.800, 2.600, 1.300, 520, 3.200, 1.700, 2.500, 560, 930, 2.300, 2.300, 1.700, 720 ng de PCB/g de peso de lipídeo nas pessoas estudadas. Encontre a média, a mediana, o desvio-padrão, o 25º e o 75º percentis dessas concentrações. Esses dados parecem ter sido tomados de uma população normalmente distribuída? Por que sim ou por que não?

2.5 Esboce a distribuição de todos os valores possíveis do número na face virada para cima de um dado. Qual é a média dessa população de valores possíveis?

2.6 Jogue um *par* de dados e observe os números em cada uma das faces viradas para cima. Esses dois números podem ser considerados uma amostra de tamanho 2 tomada da população descrita no Problema 2.4. Pode-se calcular a média dessa amostra. O que essa média estima? Repita esse procedimento 20 vezes e plote as médias observadas após cada jogada. Qual é a distribuição? Calcule sua média e seu desvio-padrão. O que esses números representam?

---

[*] Quinn TC, Wawer MJ, Sewankambo N, Serwadda D, Li C, Wabwire-Mangen F, Meehan MO, Lutalo T, Gray RH. Viral load and heterosexual transmission of human immunodeficiency virus type 1. *N Engl J Med.* 2000;342:921-929.

[†] Minh TB, Watanabe M, Tanabe S, Yamada T, Hata J, Watanabe S. Occurrence of tris (4-chlorophenyl)methane, tris (4-chlorophenyl)methanol, and some other persistent organochlorines in Japanese human adipose tissue. *Environ Health Perspect.* 2000;108:599-603.

3
Como testar diferenças entre grupos?

Os métodos estatísticos são utilizados para sintetizar dados e testar hipóteses com esses dados. O Capítulo 2 discutiu como utilizar a média, o desvio-padrão, a mediana, e os percentis para sintetizar dados e como utilizar o erro-padrão da média para estimar a precisão com a qual a média amostral estima a média populacional. Neste capítulo, a atenção será focada em como utilizar dados para testar hipóteses científicas. As técnicas estatísticas usadas para executar tais testes são chamadas *testes de significância*; estes fornecem o tão apreciado *valor de P*. Agora serão desenvolvidos procedimentos para testar a hipótese de que, em média, diferentes tratamentos em geral afetam alguma variável de maneira idêntica. Especificamente, será desenvolvido um procedimento para testar a hipótese de que a dieta não possui efeito sobre o débito cardíaco médio das pessoas que vivem em uma cidade pequena. Os estatísticos chamam essa hipótese de não efeito de *hipótese nula*.

O teste resultante pode ser generalizado para a análise de dados obtidos em experimentos envolvendo qualquer número de tratamentos. Além disso, esse é o arquétipo para uma classe inteira de procedimentos relacionados conhecidos como *análise de variância*.

▪ ABORDAGEM GERAL

Para começar o experimento, foram selecionados, aleatoriamente, quatro grupos de sete pessoas de uma pequena cidade com 200 habitantes adultos saudáveis. Todos os participantes informaram consentimento. As pessoas do grupo-controle continuaram comendo normalmente; as pessoas do segundo grupo comeram somente espaguete; as pessoas do terceiro grupo comeram somente bife; e as pessoas do quarto grupo comeram somente frutas e amêndoas. Após um mês, cada pessoa teve um cateter cardíaco inserido e seu débito cardíaco foi medido.

Como a maioria dos testes foi significativa, começamos com a hipótese de que todos os tratamentos (dietas) possuem o mesmo efeito (sobre o débito cardíaco). Como o estudo inclui um grupo-controle (como os experimentos, em geral, devem fazer), essa hipótese é equivalente à hipótese de que a dieta não possui efeito sobre o débito cardíaco. A Figura 3.1 mostra a distribuição dos débitos cardíacos para a população inteira, com o débito cardíaco de cada indivíduo sendo representado por um círculo. Os indivíduos específicos selecionados aleatoriamente para cada dieta são indicados por círculos marcados, com diferentes marcas para diferentes dietas. A Figura 3.1 mostra que a hipótese nula é, de fato, verdadeira. Infelizmente, pesquisadores não podem observar a população inteira e ficam com o problema de decidir rejeitar ou não a hipótese nula a partir dos dados limitados mostrados na Figura 3.2. Há, obviamente, diferenças entre as amostras. A questão é: *essas diferenças são devidas ao fato de grupos diferentes de pessoas comerem de maneiras diferentes ou essas diferenças são um mero reflexo da variação aleatória no débito cardíaco entre indivíduos?*

Para utilizar os dados da Figura 3.2 a fim de trabalhar essa questão, segue-se o pressuposto de que a hipótese nula que diz que a dieta não possui efeito sobre o débito cardíaco é correta. Como assumiu-se que não importa qual dieta qualquer indivíduo, em particular, comeu, *assumiu-se* que os quatro grupos de sete pessoas cada são quatro

- Grupo-controle
- Espaguete
- Bife
- Frutas e amêndoas

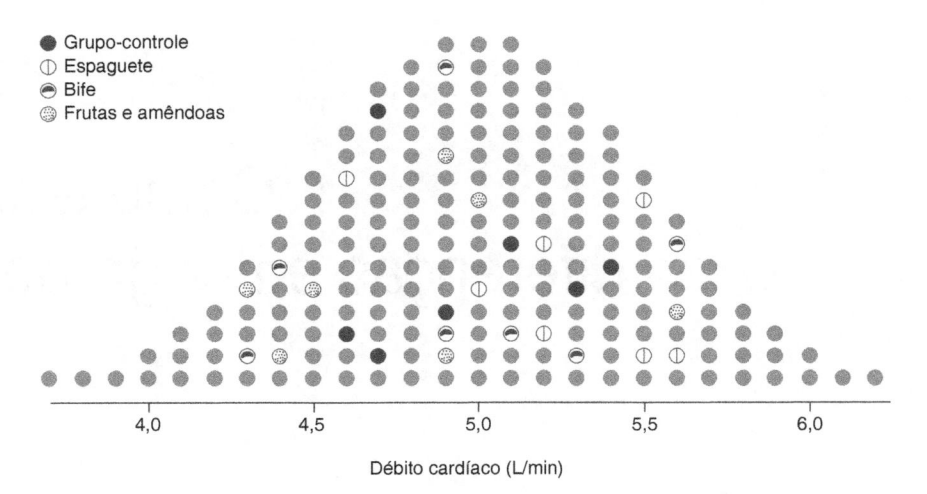

Figura 3.1 Valores de débito cardíaco associados a todos os 200 indivíduos da população de uma cidade pequena. Como a dieta não afeta o débito cardíaco, os quatro grupos de sete pessoas selecionados de maneira aleatória para participar do experimento (grupo-controle, espaguete, bife, e frutas e amêndoas) simplesmente representam amostras aleatórias tomadas de uma única população.

amostras aleatórias de tamanho 7 *tomadas de uma única população* de 200 indivíduos.

Como as amostras são tomadas ao acaso a partir de uma população com alguma variância, espera-se que as amostras tenham diferentes médias e desvios-padrão, mas *se a hipótese nula de que a dieta não possui efeito sobre o débito cardíaco for verdadeira*, as diferenças observadas são devidas simplesmente à amostragem aleatória.

Ao esquecer a estatística por um momento, o que pode-se dizer de diferentes amostras que levam alguém a acreditar que elas são amostras representativas tomadas de diferentes populações? As Figuras 3.2, 3.3 e 3.4 mostram três diferentes conjuntos possíveis de amostras de alguma variável de interesse. Simplesmente observar essas figuras faz a maioria das pessoas pensarem que as quatro amostras da Figura 3.2 foram todas tomadas de uma única população, enquanto as amostras das Figuras 3.3 e 3.4 não foram. Por quê? A variabilidade dentro de cada amostra, quantificada com o desvio-padrão, é aproximadamente a mesma. Na Figura 3.2, a variabilidade nos valores médios das amostras é consistente com a variabilidade observada dentro das amostras individuais. Em contrapartida, nas Figuras 3.3 e 3.4, a variabilidade entre médias amostrais é muito maior do que se poderia esperar da variabilidade dentro de cada amostra. Pode-se perceber que chegou-se a essa conclusão se todas (Fig. 3.3) ou somente uma (Fig. 3.4) das médias amostrais parece diferir das demais.

Agora, será formalizada essa análise de variabilidade para analisar o experimento de dieta. O desvio-padrão ou seu quadrado, a variância, é uma boa medida de variabilidade. Será utilizada a variância para construir um procedimento para testar a hipótese de que a dieta não afeta o débito cardíaco.

O Capítulo 2 mostrou que os dois parâmetros populacionais – a média e o desvio-padrão (ou, equivalentemente, a variância) – descrevem completamente uma população normalmente distribuída. Portanto, serão utilizados os dados brutos para calcular esses parâmetros e então embasar a análise em seus valores em vez de fazê-lo nos dados brutos diretamente. Como os procedimentos a serem desenvolvidos agora são baseados nesses parâmetros, eles são chamados *métodos estatísticos paramétricos*. Considerando que esses métodos assumem que a população da qual as amostras são tomadas podem ser completamente descritas por esses dois parâmetros, eles são válidos somente quando a população real segue aproximadamente a distribuição normal. Outros procedimentos, chamados de *métodos estatísticos não paramétricos*, são baseados em frequências, *rankings*, ou percentis, não requerem

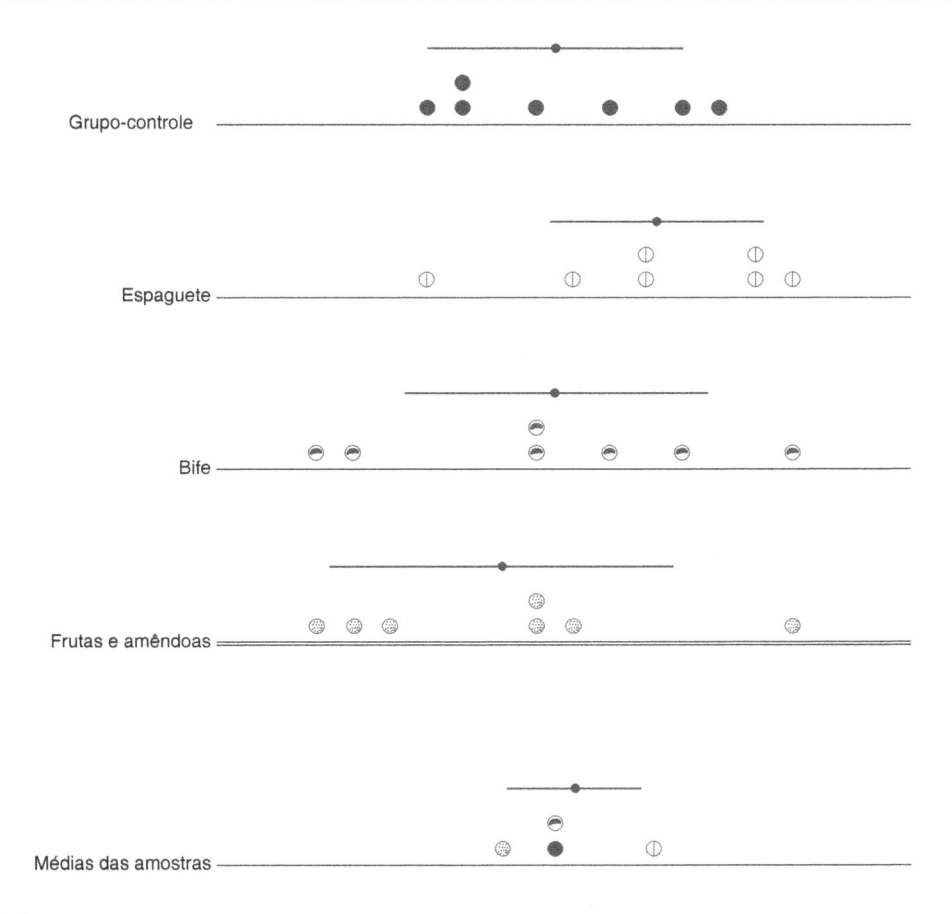

Figura 3.2 Um pesquisador não pode observar a população inteira, mas somente as quatro amostras selecionadas aleatoriamente para o tratamento. Esta figura mostra os mesmos quatro grupos de indivíduos da Figura 3.1 com suas médias e desvios-padrão da maneira que apareceriam ao pesquisador. A questão que desafia o pesquisador é: as diferenças observadas são devidas às diferentes dietas ou simplesmente à variação ao acaso? A figura também mostra o conjunto de médias amostrais com seu desvio-padrão, que é uma estimativa do erro-padrão da média.

esse pressuposto.* Métodos paramétricos geralmente fornecem mais informação sobre o tratamento sendo estudado e têm maior probabilidade de detectar um efeito real do tratamento quando a população subjacente é distribuída de maneira normal.

Será estimado o parâmetro variância populacional de duas maneiras diferentes:

1. O desvio-padrão ou variância calculados de cada amostra é uma estimativa do desvio-padrão ou variância da população inteira. Como cada uma dessas estimativas da variância populacional é calculada dentro de cada grupo amostral, as estimativas não serão afetadas por quaisquer diferenças nos valores médios de diferentes grupos.
2. Serão utilizados os valores das médias de cada amostra para determinar uma segunda estimativa da variância populacional.

No segundo caso, as diferenças entre as médias obviamente afetarão a estimativa resultante da variância populacional. Se todas as amostras

---
* Na verdade, esses métodos não possuem pressuposto sobre o formato específico da distribuição da população subjacente; eles também são chamados de métodos *livres de distribuição*. Esses procedimentos serão estudados nos Capítulos 5, 8, 10 e 11.

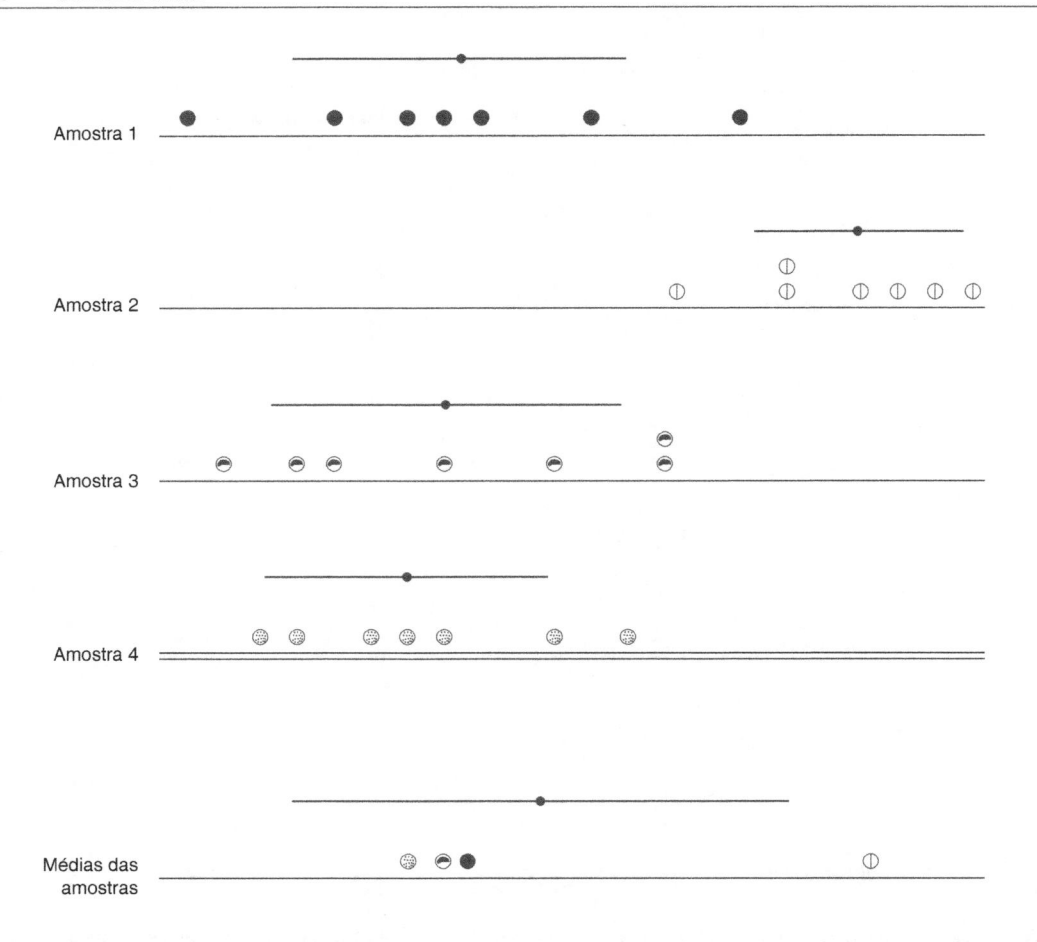

Figura 3.3 As quatro amostras mostradas são idênticas às da Figura 3.2, exceto pelo fato de que a variabilidade nos valores médios foi aumentada substancialmente. As amostras agora parecem diferir umas das outras porque a variabilidade entre as médias amostrais é maior do que se esperaria da variabilidade dentro de cada amostra. Comparar a variabilidade relativa nos valores médios com a variabilidade dentro dos grupos amostrais com aquela vista na Figura 3.2.

fossem, na verdade, tomadas da mesma população (i.e., a dieta não possui efeito), essas duas maneiras diferentes de estimar a variância populacional deveriam fornecer aproximadamente o mesmo número. Quando isso é verdade, conclui-se que as amostras tinham a probabilidade de serem tomadas de uma única população; quando não é verdade, rejeita-se essa hipótese e conclui-se que, no mínimo, uma das amostras foi tomada de uma população diferente. No experimento, rejeitar a hipótese original levaria à conclusão de que a dieta *realmente* altera o débito cardíaco.

■ DUAS ESTIMATIVAS DIFERENTES DA VARIÂNCIA POPULACIONAL

Como deve-se estimar a variância populacional a partir de quatro variâncias amostrais? Quando a hipótese de que a dieta não afeta o débito cardíaco é verdadeira, as variâncias de cada amostra de sete pessoas, a despeito do que elas comem, são estimativas igualmente boas da variância populacional, de modo que simplesmente calcula-se a média das quatro estimativas de *variância dentro dos grupos de tratamento*:

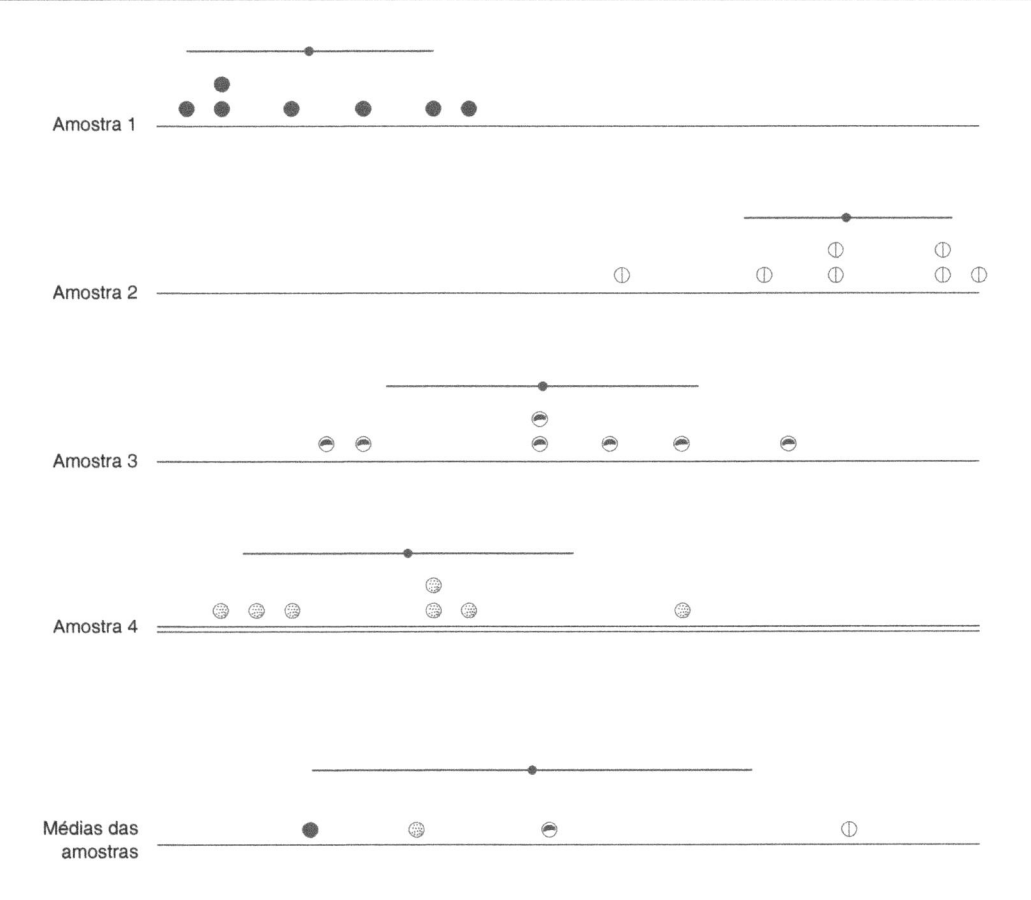

Figura 3.4 Quando a média de mesmo uma das amostras (Amostra 2) difere substancialmente das demais amostras, a variabilidade calculada entre as médias é substancialmente maior do que se esperaria a partir do exame da variabilidade dentro dos grupos.

Variância média do débito cardíaco dentro dos grupos de tratamento = ¼ (variância no débito cardíaco dos controles + variância no débito cardíaco dos que comeram espaguete + variância no débito cardíaco dos que comeram bife + variância no débito cardíaco dos que comeram frutas e amêndoas)

O equivalente matemático é

$$s^2_{dentro} = \frac{1}{4}\left(s^2_{controle} + s^2_{espaguete} + s^2_{bife} + s^2_{frutas}\right)$$

em que s^2 representa a variância. A variância de cada amostra é calculada em relação à média daquela amostra. Portanto, a variância populacional estimada de dentro dos grupos, *a variância dentro de grupos* s^2_{dentro}, será a mesma independentemente de a dieta alterar ou não o débito cardíaco.

Em seguida, estima-se a variância populacional a partir das médias das amostras. Como havia sido considerada a hipótese de que todas as quatro amostras haviam sido tomadas de uma única população, o desvio-padrão das médias das quatro amostras se aproximaria do erro-padrão da média. Relembrar que o erro-padrão da média $\sigma_{\bar{X}}$ é relacionado ao tamanho amostral n (neste caso, 7) e ao desvio-padrão populacional σ, de acordo com

$$\sigma_{\bar{X}} = \frac{\sigma}{\sqrt{n}}$$

Portanto, a variância populacional verdadeira σ^2 é relacionada ao tamanho amostral e ao erro-padrão da média, de acordo com

$$\sigma^2 = n\sigma_{\bar{X}}^2$$

Utiliza-se essa relação para estimar a variância populacional a partir da variabilidade entre as médias amostrais, utilizando

$$s_{entre}^2 = ns_{\bar{X}}^2$$

em que s_{entre}^2 é a estimativa da variância populacional calculada entre as médias amostrais e $s_{\bar{X}}$ é o desvio-padrão das médias dos quatro grupos de amostras, o erro-padrão da média. Essa estimativa da variância populacional, calculada entre as médias dos grupos é chamada de *variância entre grupos*.

Se a hipótese nula de que todas as quatro amostras foram tomadas da mesma população é verdadeira (i.e., que a dieta não afeta o débito cardíaco), a variância dentro de grupos e a variância entre grupos são boas estimativas da mesma variância populacional e então poderiam ser praticamente iguais. Assim, será calculada a seguinte razão, chamada de estatística do teste *F*:

$$F = \frac{\text{Variância populacional estimada a partir das médias amostrais}}{\text{Variância populacional estimada como média das variâncias amostrais}}$$

$$F = \frac{s_{entre}^2}{s_{dentro}^2}$$

Considerando que tanto o numerador quanto o denominador são estimativas da mesma variância populacional σ^2, *F* deveria estar próximo de $\sigma^2/\sigma^2 = 1$. Para as quatro amostras da Figura 3.2, *F* é quase igual a 1, conclui-se que os dados da Figura 3.2 não são inconsistentes com a hipótese de que a dieta não afeta o débito cardíaco e continua-se a aceitar essa hipótese.

Agora, há uma regra para decidir quando rejeitar a hipótese nula de que as amostras foram tomadas da mesma população:

Se F é um número alto, a variabilidade entre as médias amostrais é maior do que o espera-do para a variabilidade dentro das amostras, então deve-se rejeitar a hipótese nula de que todas as amostras foram tomadas da mesma população.

Essa afirmação quantitativa formaliza a lógica quantitativa utilizada ao discutir as Figuras 3.2 a 3.4. O *F* associado à Figura 3.3 é de 68,0, e aquele associado à Figura 3.4 é de 24,5.

■ O QUE É UM *F* ALTO?

O valor exato de *F* computado depende de quais indivíduos foram tomados para as amostras aleatórias. Por exemplo, a Figura 3.5 mostra ainda outro conjunto de quatro amostras de sete pessoas tomadas da população de 200 pessoas da Figura 3.1. Neste exemplo, *F* = 0,5. Ao supor que o experimento fosse repetido 200 vezes na mesma população, cada vez que fossem tomadas quatro amostras diferentes de pessoas e – mesmo que a dieta não tivesse efeito sobre o débito cardíaco – seriam obtidos valores ligeiramente diferentes de *F* devido à variação aleatória. A Figura 3.6A mostra o resultado desse procedimento, com os *F*s resultantes arredondados para uma casa decimal e representados por círculos; os dois círculos escuros representam os valores de *F* calculados dos dados das Figuras 3.2 e 3.5. O formato exato da distribuição de valores de *F* depende de quantas amostras forem tomadas, do tamanho de cada amostra, e da distribuição da população da qual as amostras forem tomadas.

Como esperado, a maioria dos *F*s calculados estão em torno de 1 (i.e., entre 0 e 2), mas alguns são muito maiores. Portanto, embora a maioria dos experimentos produza valores relativamente baixos de *F*, é possível que, por puro azar, pudesse se selecionar amostras aleatórias que não representem bem a população inteira. O resultado é ocasionalmente um valor relativamente alto de *F* mesmo que o tratamento não tenha efeito. A Figura 3.6B mostra, entretanto, que tais valores são muito improváveis. Somente 5% dos 200 experimentos (i.e., 10 experimentos) produziram valores de *F* iguais ou maiores do que 3,0. Agora tem-se uma estimativa potencial de o que pode-se considerar um valor "alto" de *F*. Como *F* excedeu 3,0 somente 10 das 200 vezes *em que todas as amostras foram tomadas da mesma população*, poderia ser decidido que *F* é alto quando excede 3,0 e rejeitada a hipótese nula de que todas as amos-

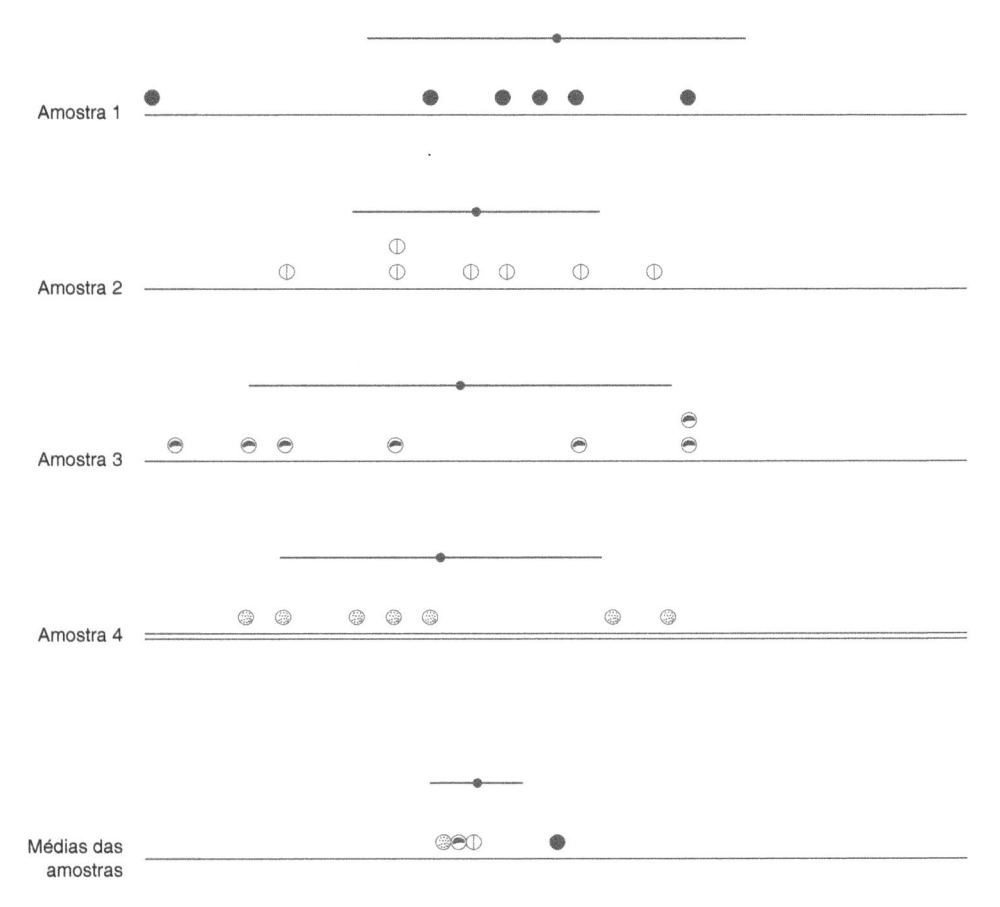

Figura 3.5 Quatro amostras de sete indivíduos tomadas da população mostrada na Figura 3.1. Observar que a variabilidade nas médias amostrais é consistente com a variabilidade dentro de cada uma das amostras, $F = 0,5$.

tras foram tomadas da mesma população (i.e., que o tratamento não teve efeito). Ao decidir pela rejeição da hipótese de não efeito quando F é alto, aceita-se o risco de rejeitar erroneamente essa hipótese 5% das vezes porque F será igual ou maior do que 3,0 cerca de 5% das vezes, mesmo quando o tratamento não altera a resposta média.

Quando obtém-se um F alto, rejeita-se a hipótese nula original de que todas as médias são a mesma e registra-se $P < 0,05$. Um $P < 0,05$ significa que há uma probabilidade menor do que 5% de obter um valor de F tão alto ou mais alto do que o valor calculado se a hipótese original fosse verdadeira (i.e., de que a dieta não afeta o débito cardíaco).

O valor crítico de F deveria ser selecionado não com base em somente 200 experimentos, mas em todos os 10^{42} experimentos possíveis. É possível supor que tivessem sido executados todos os 10^{42} experimentos e calculados os valores de F correspondentes, e então fossem plotados os resultados da maneira feita na Figura 3.6B. A Figura 3.6C mostra os resultados com "grãos de areia" para representar cada valor de F observado. A "areia" mais escura indica os 5% de valores de F mais altos. Observar o quão similar isso é com a Figura 3.6B. Essa similaridade não deveria surpreender, já que os resultados da Figura 3.6B são apenas uma amostra aleatória da população da Figura 3.6C. Finalmente, deve-se lembrar que tudo até agora foi baseado em uma população original contendo somente 200 indivíduos. Na realidade, as populações são geralmente muito maiores, de maneira que pode haver muito mais do que 10^{42} valores possíveis de F. Muitas vezes, há essencialmente um número infinito de experimentos pos-

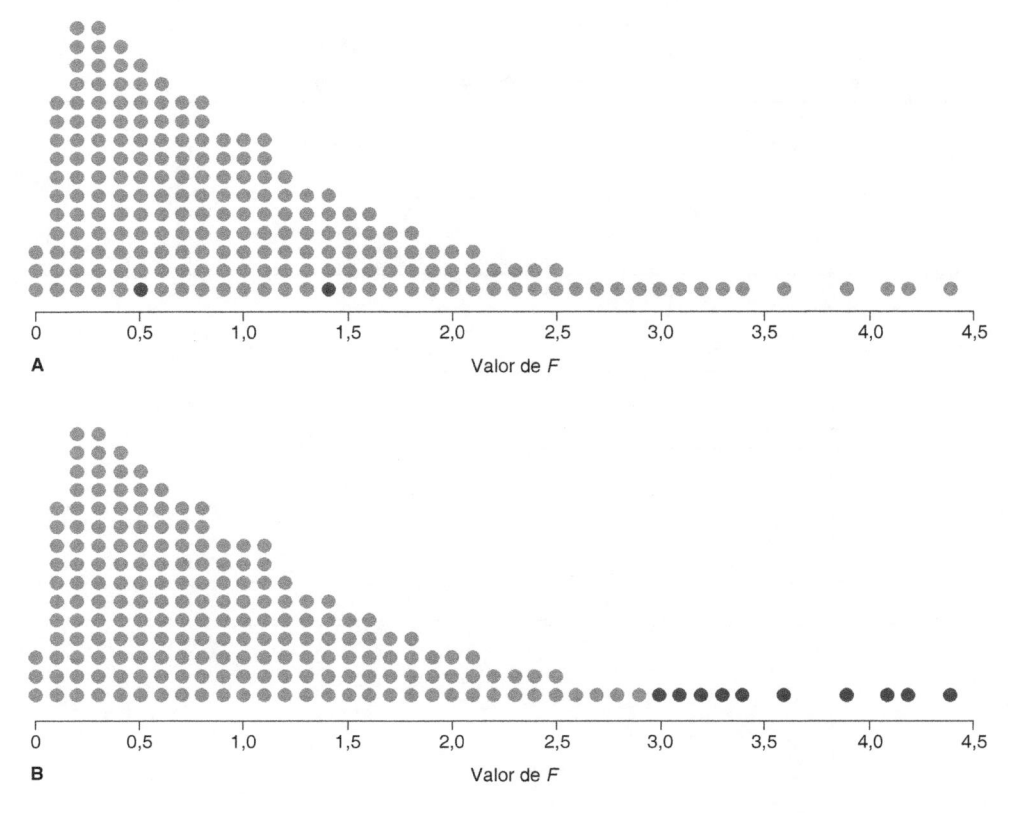

Figura 3.6 (A) Valores de *F* calculados a partir de 200 experimentos envolvendo quatro amostras, cada uma com tamanho 7, tomadas da população da Figura 3.1. **(B)** Espera-se que *F* exceda 3,0 somente 5% das vezes, quando todas as amostras forem, de fato, tomadas de uma única população. *(continua)*

síveis. No que concerne à Figura 3.6C, é como se todos os "grãos de areia" tivessem se fundido para gerar a linha contínua da Figura 3.6D.

Portanto, as *áreas sob a curva* são análogas às frações do número total de círculos ou "grãos de areia" das Figuras 3.6B e 3.6C. Como a região sombreada na Figura 3.6D representa 5% da área total sob a curva, ela pode ser utilizada para calcular que o ponto de corte para um valor "alto" de *F* com o número de amostras e tamanho amostral neste estudo é de 3,01. Este e outros valores de corte que correspondem a $P < 0,05$ e $P < 0,01$ estão listados na Tabela 3.1.

Para construção dessas tabelas, os matemáticos assumiram quatro coisas sobre a população subjacente que devem ser pelo menos aproximadamente satisfeitas para as tabelas serem aplicáveis a dados reais:

- *Cada amostra deve ser independente das outras.*
- *Cada amostra deve ser selecionada aleatoriamente da população estudada.*
- *As populações das quais as amostras foram tomadas devem ser normalmente distribuídas.*[*]
- *As variâncias de cada população devem ser iguais, mesmo quando as médias são diferentes, isto é, quando o tratamento tem um efeito.*[†]

Quando os dados sugerem que esses pressupostos não se aplicam, não se deve utilizar esse procedimento recém-desenvolvido, a análise de

---

[*] Essa é outra razão pela qual os métodos estatísticos paramétricos requerem dados de populações normalmente distribuídas.
[†] Pode-se comparar formalmente duas variâncias com um teste *F*; os graus de liberdade do numerador e do denominador são um número menor do que o número de observações na variância no numerador e no denominador que são comparados.

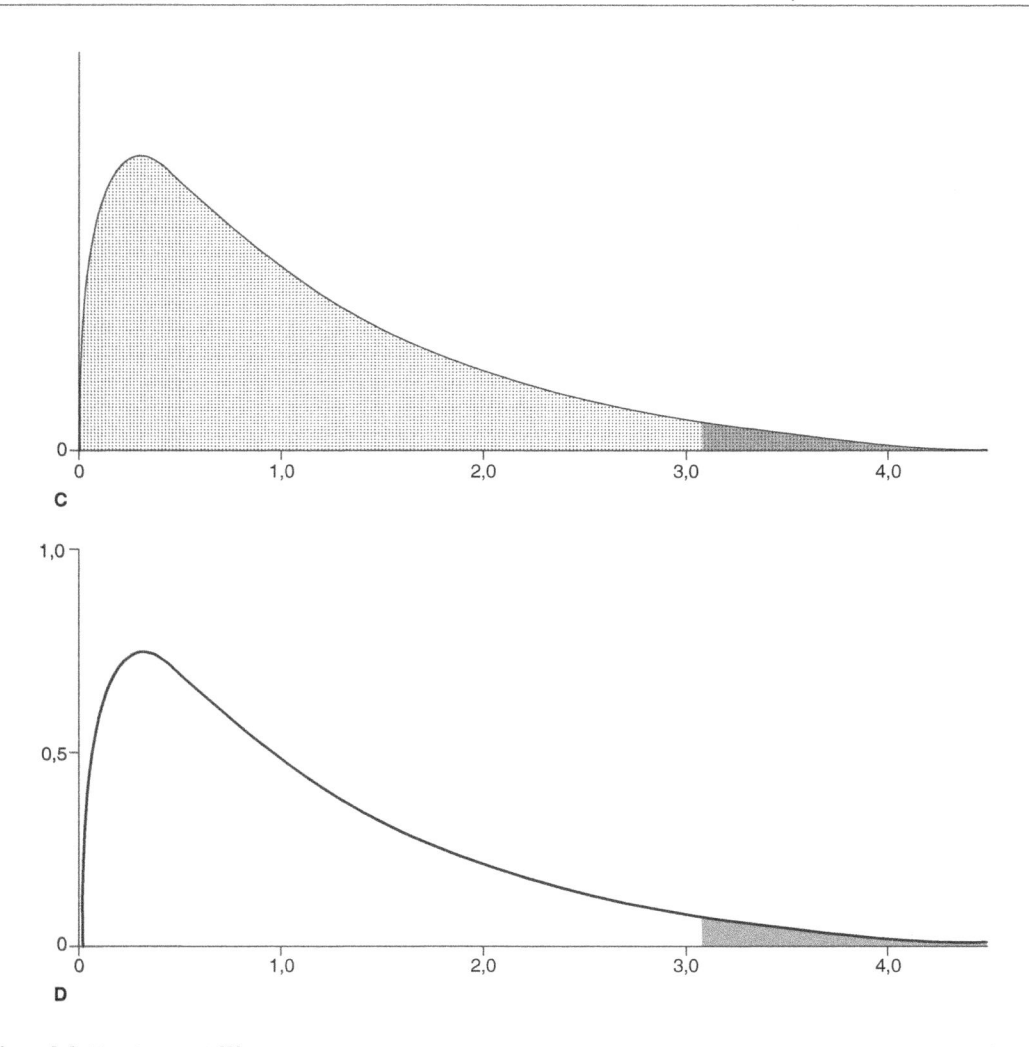

Figura 3.6 *(Continuação)* **(C)** Resultados do cálculo da razão *F* para todas as amostras possíveis tomadas da população original. Os 5% de valores de *F* mais extremos são mostrados mais escurecidos do que os demais. **(D)** Distribuição de *F* que seria obtida no caso da amostragem de uma população infinita. Nesse caso, o valor de corte para considerar *F* como alto é o valor de *F* que marca os 5% superiores da área total sob a curva.

variância. Como há um fator (a dieta) que distingue os diferentes grupos experimentais, isso é conhecido como uma *análise de variância unifatorial*. Outras formas de análise de variância (não discutidas aqui) podem ser utilizadas para a análise de experimentos nos quais há mais do que um fator experimental.

Como a distribuição de valores de *F* possíveis depende do tamanho de cada amostra e do número de amostras em consideração, o mesmo acontece com o valor exato de *F* que corresponde ao ponto de corte de 5%. Por exemplo, no estudo sobre dieta, o número de amostras foi 4 e o tamanho de cada amostra foi 7. Essa dependência entra nas fórmulas matemáticas utilizadas para determinar o valor no qual *F* fica "alto" como dois parâmetros conhecidos como parâmetros de *graus de liberdade*, frequentemente simbolizados como v (letra grega "ni"). Para esta análise, os graus de liberdade entre grupos (também chamados de graus de liberdade do numerador, pois a variância entre grupos está no numerador de *F*) são definidos como o número de amostras *m* menos 1, ou $v_n = m - 1$. Os graus de liberdade dentro de grupos (ou do denominador) são definidos como o número de amostras vezes o tamanho de cada amos-

Tabela 3.1 — Valores críticos de F correspondentes a $P < 0.05$ (letras suaves) e $P < 0.01$ (letras em negrito)

v_d	1	2	3	4	5	6	7	8	9	10	11	12	14	16	20	24	30	40	50	75	100	200	500	∞
1	161 **4.052**	200 **4.999**	216 **5.403**	225 **5.625**	230 **5.764**	234 **5.859**	237 **5.928**	239 **5.981**	241 **6.022**	242 **6.056**	243 **6.082**	244 **6.106**	245 **6.142**	246 **6.169**	248 **6.208**	249 **6.234**	250 **6.261**	251 **6.286**	252 **6.302**	253 **6.323**	253 **6.334**	254 **6.352**	254 **6.361**	254 **6.366**
2	18,51 **98,49**	19,00 **99,00**	19,16 **99,17**	19,25 **99,25**	19,30 **99,30**	19,33 **99,33**	19,36 **99,36**	19,37 **99,37**	19,38 **99,39**	19,39 **99,40**	19,40 **99,41**	19,41 **99,42**	19,42 **99,43**	19,43 **99,44**	19,44 **99,45**	19,45 **99,46**	19,46 **99,47**	19,47 **99,48**	19,47 **99,48**	19,48 **99,49**	19,49 **99,49**	19,49 **99,49**	19,50 **99,50**	19,50 **99,50**
3	10,13 **34,12**	9,55 **30,82**	9,28 **29,46**	9,12 **28,71**	9,01 **28,24**	8,94 **27,91**	8,88 **27,67**	8,84 **27,49**	8,81 **27,34**	8,78 **27,23**	8,76 **27,13**	8,74 **27,05**	8,71 **26,92**	8,69 **26,83**	8,66 **26,69**	8,64 **26,60**	8,62 **26,50**	8,60 **26,41**	8,58 **26,35**	8,57 **26,27**	8,56 **26,23**	8,54 **26,18**	8,54 **26,14**	8,53 **26,12**
4	7,71 **21,20**	6,94 **18,00**	6,59 **16,69**	6,39 **15,98**	6,26 **15,52**	6,16 **15,21**	6,09 **14,98**	6,04 **14,80**	6,00 **14,66**	5,96 **14,54**	5,93 **14,45**	5,91 **14,37**	5,87 **14,24**	5,84 **14,15**	5,80 **14,02**	5,77 **13,93**	5,74 **13,83**	5,71 **13,74**	5,70 **13,69**	5,68 **13,61**	5,66 **13,57**	5,65 **13,52**	5,64 **13,48**	5,63 **13,46**
5	6,61 **16,26**	5,79 **13,27**	5,41 **12,06**	5,19 **11,39**	5,05 **10,97**	4,95 **10,67**	4,88 **10,45**	4,82 **10,29**	4,78 **10,15**	4,74 **10,05**	4,70 **9,96**	4,68 **9,89**	4,64 **9,77**	4,60 **9,68**	4,56 **9,55**	4,53 **9,47**	4,50 **9,38**	4,46 **9,29**	4,44 **9,24**	4,42 **9,17**	4,40 **9,13**	4,38 **9,07**	4,37 **9,04**	4,36 **9,02**
6	5,99 **13,74**	5,14 **10,92**	4,76 **9,78**	4,53 **9,15**	4,39 **8,75**	4,28 **8,47**	4,21 **8,26**	4,15 **8,10**	4,10 **7,98**	4,06 **7,87**	4,03 **7,79**	4,00 **7,72**	3,96 **7,60**	3,92 **7,52**	3,87 **7,39**	3,84 **7,31**	3,81 **7,23**	3,77 **7,14**	3,75 **7,09**	3,72 **7,02**	3,71 **6,99**	3,69 **6,94**	3,68 **6,90**	3,67 **6,88**
7	5,59 **12,25**	4,74 **9,55**	4,35 **8,45**	4,12 **7,85**	3,97 **7,46**	3,87 **7,19**	3,79 **7,00**	3,73 **6,84**	3,68 **6,71**	3,63 **6,62**	3,60 **6,54**	3,57 **6,47**	3,52 **6,35**	3,49 **6,27**	3,44 **6,15**	3,41 **6,07**	3,38 **5,98**	3,34 **5,90**	3,32 **5,85**	3,29 **5,78**	3,28 **5,75**	3,25 **5,70**	3,24 **5,67**	3,23 **5,65**
8	5,32 **11,26**	4,46 **8,65**	4,07 **7,59**	3,84 **7,01**	3,69 **6,63**	3,58 **6,37**	3,50 **6,19**	3,44 **6,03**	3,39 **5,91**	3,34 **5,82**	3,31 **5,74**	3,28 **5,67**	3,23 **5,56**	3,20 **5,48**	3,15 **5,36**	3,12 **5,28**	3,08 **5,20**	3,05 **5,11**	3,03 **5,06**	3,00 **5,00**	2,98 **4,96**	2,96 **4,91**	2,94 **4,88**	2,93 **4,86**
9	5,12 **10,56**	4,26 **8,02**	3,86 **6,99**	3,63 **6,42**	3,48 **6,06**	3,37 **5,80**	3,29 **5,62**	3,23 **5,47**	3,18 **5,35**	3,13 **5,26**	3,10 **5,18**	3,07 **5,11**	3,02 **5,00**	2,98 **4,92**	2,93 **4,80**	2,90 **4,73**	2,86 **4,64**	2,82 **4,56**	2,80 **4,51**	2,77 **4,45**	2,76 **4,41**	2,73 **4,36**	2,72 **4,33**	2,71 **4,31**
10	4,96 **10,04**	4,10 **7,56**	3,71 **6,55**	3,48 **5,99**	3,33 **5,64**	3,22 **5,39**	3,14 **5,21**	3,07 **5,06**	3,02 **4,95**	2,97 **4,85**	2,94 **4,78**	2,91 **4,71**	2,86 **4,60**	2,82 **4,52**	2,77 **4,41**	2,74 **4,33**	2,70 **4,25**	2,67 **4,17**	2,64 **4,12**	2,61 **4,05**	2,59 **4,01**	2,56 **3,96**	2,55 **3,93**	2,54 **3,91**
11	4,84 **9,65**	3,98 **7,20**	3,59 **6,22**	3,36 **5,67**	3,20 **5,32**	3,09 **5,07**	3,01 **4,88**	2,95 **4,74**	2,90 **4,63**	2,86 **4,54**	2,82 **4,46**	2,79 **4,40**	2,74 **4,29**	2,70 **4,21**	2,65 **4,10**	2,61 **4,02**	2,57 **3,94**	2,53 **3,86**	2,50 **3,80**	2,47 **3,74**	2,45 **3,70**	2,42 **3,66**	2,41 **3,62**	2,40 **3,60**
12	4,75 **9,33**	3,88 **6,93**	3,49 **5,95**	3,26 **5,41**	3,11 **5,06**	3,00 **4,82**	2,92 **4,65**	2,85 **4,50**	2,80 **4,39**	2,76 **4,30**	2,72 **4,22**	2,69 **4,16**	2,64 **4,05**	2,60 **3,98**	2,54 **3,86**	2,50 **3,78**	2,46 **3,70**	2,42 **3,61**	2,40 **3,56**	2,36 **3,49**	2,35 **3,46**	2,32 **3,41**	2,31 **3,38**	2,30 **3,36**
13	4,67 **9,07**	3,80 **6,70**	3,41 **5,74**	3,18 **5,20**	3,02 **4,86**	2,92 **4,62**	2,84 **4,44**	2,77 **4,30**	2,72 **4,19**	2,67 **4,10**	2,63 **4,02**	2,60 **3,96**	2,55 **3,85**	2,51 **3,78**	2,46 **3,67**	2,42 **3,59**	2,38 **3,51**	2,34 **3,42**	2,32 **3,37**	2,28 **3,30**	2,26 **3,27**	2,24 **3,21**	2,22 **3,18**	2,21 **3,16**
14	4,60 **8,86**	3,74 **6,51**	3,34 **5,56**	3,11 **5,03**	2,96 **4,69**	2,85 **4,46**	2,77 **4,28**	2,70 **4,14**	2,65 **4,03**	2,60 **3,94**	2,56 **3,86**	2,53 **3,80**	2,48 **3,70**	2,44 **3,62**	2,39 **3,51**	2,35 **3,43**	2,31 **3,34**	2,27 **3,26**	2,24 **3,21**	2,21 **3,14**	2,19 **3,11**	2,16 **3,06**	2,14 **3,02**	2,13 **3,00**
15	4,54 **8,68**	3,68 **6,36**	3,29 **5,42**	3,06 **4,89**	2,90 **4,56**	2,79 **4,32**	2,70 **4,14**	2,64 **4,00**	2,59 **3,89**	2,55 **3,80**	2,51 **3,73**	2,48 **3,67**	2,43 **3,56**	2,39 **3,48**	2,33 **3,36**	2,29 **3,29**	2,25 **3,20**	2,21 **3,12**	2,18 **3,07**	2,15 **3,00**	2,12 **2,97**	2,10 **2,92**	2,08 **2,89**	2,07 **2,87**
16	4,49 **8,53**	3,63 **6,23**	3,24 **5,29**	3,01 **4,77**	2,85 **4,44**	2,74 **4,20**	2,66 **4,03**	2,59 **3,89**	2,54 **3,78**	2,49 **3,69**	2,45 **3,61**	2,42 **3,55**	2,37 **3,45**	2,33 **3,37**	2,28 **3,25**	2,24 **3,18**	2,20 **3,10**	2,16 **3,01**	2,13 **2,96**	2,09 **2,98**	2,07 **2,86**	2,04 **2,80**	2,02 **2,77**	2,01 **2,75**
17	4,45 **8,40**	3,59 **6,11**	3,20 **5,18**	2,96 **4,67**	2,81 **4,34**	2,70 **4,10**	2,62 **3,93**	2,55 **3,79**	2,50 **3,68**	2,45 **3,59**	2,41 **3,52**	2,38 **3,45**	2,33 **3,35**	2,29 **3,27**	2,23 **3,16**	2,19 **3,08**	2,15 **3,00**	2,11 **2,92**	2,08 **2,86**	2,04 **2,79**	2,02 **2,76**	1,99 **2,70**	1,97 **2,67**	1,96 **2,65**
18	4,41 **8,28**	3,55 **6,01**	3,16 **5,09**	2,93 **4,58**	2,77 **4,25**	2,66 **4,01**	2,58 **3,85**	2,51 **3,71**	2,46 **3,60**	2,41 **3,51**	2,37 **3,44**	2,34 **3,37**	2,29 **3,27**	2,25 **3,19**	2,19 **3,07**	2,15 **3,00**	2,11 **2,91**	2,07 **2,83**	2,04 **2,78**	2,00 **2,71**	1,98 **2,68**	1,95 **2,62**	1,93 **2,59**	1,92 **2,57**

(continua)

Tabela 3.1 Valores críticos de F correspondentes a $P < 0,05$ (letras suaves) e $P < 0,01$ (letras em negrito) (Continuação)

v_d	1	2	3	4	5	6	7	8	9	10	11	12	14	16	20	24	30	40	50	75	100	200	500	∞
19	4,38 **8,18**	3,52 **5,93**	3,13 **5,01**	2,90 **4,50**	2,74 **4,17**	2,63 **3,94**	2,55 **3,77**	2,48 **3,63**	2,43 **3,52**	2,38 **3,43**	2,34 **3,36**	2,31 **3,30**	2,26 **3,19**	2,21 **3,12**	2,15 **3,00**	2,11 **2,92**	2,07 **2,84**	2,02 **2,76**	2,00 **2,70**	1,96 **2,63**	1,94 **2,60**	1,91 **2,54**	1,90 **2,51**	1,88 **2,49**
20	4,35 **8,10**	3,49 **5,85**	3,10 **4,94**	2,87 **4,43**	2,71 **4,10**	2,60 **3,87**	2,52 **3,71**	2,45 **3,56**	2,40 **3,45**	2,35 **3,37**	2,31 **3,30**	2,28 **3,23**	2,23 **3,13**	2,18 **3,05**	2,12 **2,94**	2,08 **2,86**	2,04 **2,77**	1,99 **2,69**	1,96 **2,63**	1,92 **2,56**	1,90 **2,53**	1,87 **2,47**	1,85 **2,44**	1,84 **2,42**
21	4,32 **8,02**	3,47 **5,78**	3,07 **4,87**	2,84 **4,37**	2,68 **4,04**	2,57 **3,81**	2,49 **3,65**	2,42 **3,51**	2,37 **3,40**	2,32 **3,31**	2,28 **3,24**	2,25 **3,17**	2,20 **3,07**	2,15 **2,99**	2,09 **2,88**	2,05 **2,80**	2,00 **2,72**	1,96 **2,63**	1,93 **2,58**	1,89 **2,51**	1,87 **2,47**	1,84 **2,42**	1,82 **2,38**	1,81 **2,36**
22	4,30 **7,94**	3,44 **5,72**	3,05 **4,82**	2,82 **4,31**	2,66 **3,99**	2,55 **3,76**	2,47 **3,59**	2,40 **3,45**	2,35 **3,35**	2,30 **3,26**	2,26 **3,18**	2,23 **3,12**	2,18 **3,02**	2,13 **2,94**	2,07 **2,83**	2,03 **2,75**	1,98 **2,67**	1,93 **2,58**	1,91 **2,53**	1,87 **2,46**	1,84 **2,42**	1,81 **2,37**	1,80 **2,33**	1,78 **2,31**
23	4,28 **7,88**	3,42 **5,66**	3,03 **4,76**	2,80 **4,26**	2,64 **3,94**	2,53 **3,71**	2,45 **3,54**	2,38 **3,41**	2,32 **3,30**	2,28 **3,21**	2,24 **3,14**	2,20 **3,07**	2,14 **2,97**	2,10 **2,89**	2,04 **2,78**	2,00 **2,70**	1,96 **2,62**	1,91 **2,53**	1,88 **2,48**	1,84 **2,41**	1,82 **2,37**	1,79 **2,32**	1,77 **2,28**	1,76 **2,26**
24	4,26 **7,82**	3,40 **5,61**	3,01 **4,72**	2,78 **4,22**	2,62 **3,90**	2,51 **3,67**	2,43 **3,50**	2,36 **3,36**	2,30 **3,25**	2,26 **3,17**	2,22 **3,09**	2,18 **3,03**	2,13 **2,93**	2,09 **2,85**	2,02 **2,74**	1,98 **2,66**	1,94 **2,58**	1,89 **2,49**	1,86 **2,44**	1,82 **2,36**	1,80 **2,33**	1,76 **2,27**	1,74 **2,23**	1,73 **2,21**
25	4,24 **7,77**	3,38 **5,57**	2,99 **4,68**	2,76 **4,18**	2,60 **3,86**	2,49 **3,63**	2,41 **3,46**	2,34 **3,32**	2,28 **3,21**	2,24 **3,13**	2,20 **3,05**	2,16 **2,99**	2,11 **2,89**	2,06 **2,81**	2,00 **2,70**	1,96 **2,62**	1,92 **2,54**	1,87 **2,45**	1,84 **2,40**	1,80 **2,32**	1,77 **2,29**	1,74 **2,23**	1,72 **2,19**	1,71 **2,17**
26	4,22 **7,72**	3,37 **5,53**	2,98 **4,64**	2,74 **4,14**	2,59 **3,82**	2,47 **3,59**	2,39 **3,42**	2,32 **3,29**	2,27 **3,17**	2,22 **3,09**	2,18 **3,02**	2,15 **2,96**	2,10 **2,86**	2,05 **2,77**	1,99 **2,66**	1,95 **2,58**	1,90 **2,50**	1,85 **2,41**	1,82 **2,36**	1,78 **2,28**	1,76 **2,25**	1,72 **2,19**	1,70 **2,15**	1,69 **2,13**
27	4,21 **7,68**	3,35 **5,49**	2,96 **4,60**	2,73 **4,11**	2,57 **3,79**	2,46 **3,56**	2,37 **3,39**	2,30 **3,26**	2,25 **3,14**	2,20 **3,06**	2,16 **2,98**	2,13 **2,93**	2,08 **2,83**	2,03 **2,74**	1,97 **2,63**	1,93 **2,55**	1,88 **2,47**	1,84 **2,38**	1,80 **2,33**	1,76 **2,25**	1,74 **2,21**	1,71 **2,16**	1,68 **2,12**	1,67 **2,10**
28	4,20 **7,64**	3,34 **5,45**	2,95 **4,57**	2,71 **4,07**	2,56 **3,76**	2,44 **3,53**	2,36 **3,36**	2,29 **3,23**	2,24 **3,11**	2,19 **3,03**	2,15 **2,95**	2,12 **2,90**	2,06 **2,80**	2,02 **2,71**	1,96 **2,60**	1,91 **2,52**	1,87 **2,44**	1,81 **2,35**	1,78 **2,30**	1,75 **2,22**	1,72 **2,18**	1,69 **2,13**	1,67 **2,09**	1,65 **2,06**
29	4,18 **7,60**	3,33 **5,42**	2,93 **4,54**	2,70 **4,04**	2,54 **3,73**	2,43 **3,50**	2,35 **3,33**	2,28 **3,20**	2,22 **3,08**	2,18 **3,00**	2,14 **2,92**	2,10 **2,87**	2,05 **2,77**	2,00 **2,68**	1,94 **2,57**	1,90 **2,49**	1,85 **2,41**	1,80 **2,32**	1,77 **2,27**	1,73 **2,19**	1,71 **2,15**	1,68 **2,10**	1,65 **2,06**	1,64 **2,03**
30	4,17 **7,56**	3,32 **5,39**	2,92 **4,51**	2,69 **4,02**	2,53 **3,70**	2,42 **3,47**	2,34 **3,30**	2,27 **3,17**	2,21 **3,06**	2,16 **2,98**	2,12 **2,90**	2,09 **2,84**	2,04 **2,74**	1,99 **2,66**	1,93 **2,55**	1,89 **2,47**	1,84 **2,38**	1,79 **2,29**	1,76 **2,24**	1,72 **2,16**	1,69 **2,13**	1,66 **2,07**	1,64 **2,03**	1,62 **2,01**
32	4,15 **7,50**	3,30 **5,34**	2,90 **4,46**	2,67 **3,97**	2,51 **3,66**	2,40 **3,42**	2,32 **3,25**	2,25 **3,12**	2,19 **3,01**	2,14 **2,94**	2,10 **2,86**	2,07 **2,80**	2,02 **2,70**	1,97 **2,62**	1,91 **2,51**	1,86 **2,42**	1,82 **2,34**	1,76 **2,25**	1,74 **2,20**	1,69 **2,12**	1,67 **2,08**	1,64 **2,02**	1,61 **1,98**	1,59 **1,96**
34	4,13 **7,44**	3,28 **5,29**	2,88 **4,42**	2,65 **3,93**	2,49 **3,61**	2,38 **3,38**	2,30 **3,21**	2,23 **3,08**	2,17 **2,97**	2,12 **2,89**	2,08 **2,82**	2,05 **2,76**	2,00 **2,66**	1,95 **2,58**	1,89 **2,47**	1,84 **2,38**	1,80 **2,30**	1,74 **2,21**	1,71 **2,15**	1,67 **2,08**	1,64 **2,04**	1,61 **1,98**	1,59 **1,94**	1,57 **1,91**
36	4,11 **7,39**	3,26 **5,25**	2,86 **4,38**	2,63 **3,89**	2,48 **3,58**	2,36 **3,35**	2,28 **3,18**	2,21 **3,04**	2,15 **2,94**	2,10 **2,86**	2,06 **2,78**	2,03 **2,72**	1,98 **2,62**	1,93 **2,54**	1,87 **2,43**	1,82 **2,35**	1,78 **2,26**	1,72 **2,17**	1,69 **2,12**	1,65 **2,04**	1,62 **2,00**	1,59 **1,94**	1,56 **1,90**	1,55 **1,87**
38	4,10 **7,35**	3,25 **5,21**	2,85 **4,34**	2,62 **3,86**	2,46 **3,54**	2,35 **3,32**	2,26 **3,15**	2,19 **3,02**	2,14 **2,91**	2,09 **2,82**	2,05 **2,75**	2,02 **2,69**	1,96 **2,59**	1,92 **2,51**	1,85 **2,40**	1,80 **2,32**	1,76 **2,22**	1,71 **2,14**	1,67 **2,08**	1,63 **2,00**	1,60 **1,97**	1,57 **1,90**	1,54 **1,86**	1,53 **1,84**
40	4,08 **7,31**	3,23 **5,18**	2,84 **4,31**	2,61 **3,83**	2,45 **3,51**	2,34 **3,29**	2,25 **3,12**	2,18 **2,99**	2,12 **2,88**	2,07 **2,80**	2,04 **2,73**	2,00 **2,66**	1,95 **2,56**	1,90 **2,49**	1,84 **2,37**	1,79 **2,29**	1,74 **2,20**	1,69 **2,11**	1,66 **2,05**	1,61 **1,97**	1,59 **1,94**	1,55 **1,88**	1,53 **1,84**	1,51 **1,81**
42	4,07 **7,27**	3,22 **5,15**	2,83 **4,29**	2,59 **3,80**	2,44 **3,49**	2,32 **3,26**	2,24 **3,10**	2,17 **2,96**	2,11 **2,86**	2,06 **2,77**	2,02 **2,70**	1,99 **2,64**	1,94 **2,54**	1,89 **2,46**	1,82 **2,35**	1,78 **2,26**	1,73 **2,17**	1,68 **2,08**	1,64 **2,02**	1,60 **1,94**	1,57 **1,91**	1,54 **1,85**	1,51 **1,80**	1,49 **1,78**

(continua)

■ Tabela 3.1 Valores críticos de F correspondentes a $P < 0,05$ (letras suaves) e $P < 0,01$ (letras em negrito) (Continuação)

v_d	1	2	3	4	5	6	7	8	9	10	11	12	14	16	20	24	30	40	50	75	100	200	500	∞
44	4,06	3,21	2,82	2,58	2,43	2,31	2,23	2,16	2,10	2,05	2,01	1,98	1,92	1,88	1,81	1,76	1,72	1,66	1,63	1,58	1,56	1,52	1,50	1,48
	7,24	**5,12**	**4,26**	**3,78**	**3,46**	**3,24**	**3,07**	**2,94**	**2,84**	**2,75**	**2,68**	**2,62**	**2,52**	**2,44**	**2,32**	**2,24**	**2,15**	**2,06**	**2,00**	**1,92**	**1,88**	**1,82**	**1,78**	**1,75**
46	4,05	3,20	2,81	2,57	2,42	2,30	2,22	2,14	2,09	2,04	2,00	1,97	1,91	1,87	1,80	1,75	1,71	1,65	1,62	1,57	1,54	1,51	1,48	1,46
	7,21	**5,10**	**4,24**	**3,76**	**3,44**	**3,22**	**3,05**	**2,92**	**2,82**	**2,73**	**2,66**	**2,60**	**2,50**	**2,42**	**2,30**	**2,22**	**2,13**	**2,04**	**1,98**	**1,90**	**1,86**	**1,80**	**1,76**	**1,72**
48	4,04	3,19	2,80	2,56	2,41	2,30	2,21	2,14	2,08	2,03	1,99	1,96	1,90	1,86	1,79	1,74	1,70	1,64	1,61	1,56	1,53	1,50	1,47	1,45
	7,19	**5,08**	**4,22**	**3,74**	**3,42**	**3,20**	**3,04**	**2,90**	**2,80**	**2,71**	**2,64**	**2,58**	**2,48**	**2,40**	**2,28**	**2,20**	**2,11**	**2,02**	**1,96**	**1,88**	**1,84**	**1,78**	**1,73**	**1,70**
50	4,03	3,18	2,79	2,56	2,40	2,29	2,20	2,13	2,07	2,02	1,98	1,95	1,90	1,85	1,78	1,74	1,69	1,63	1,60	1,55	1,52	1,48	1,46	1,44
	7,17	**5,06**	**4,20**	**3,72**	**3,41**	**3,18**	**3,02**	**2,88**	**2,78**	**2,70**	**2,62**	**2,56**	**2,46**	**2,39**	**2,26**	**2,18**	**2,10**	**2,00**	**1,94**	**1,86**	**1,82**	**1,76**	**1,71**	**1,68**
60	4,00	3,15	2,76	2,52	2,37	2,25	2,17	2,10	2,04	1,99	1,95	1,92	1,86	1,81	1,75	1,70	1,65	1,59	1,56	1,50	1,48	1,44	1,41	1,39
	7,08	**4,98**	**4,13**	**3,65**	**3,34**	**3,12**	**2,95**	**2,82**	**2,72**	**2,63**	**2,56**	**2,50**	**2,40**	**2,32**	**2,20**	**2,12**	**2,03**	**1,93**	**1,87**	**1,79**	**1,74**	**1,68**	**1,63**	**1,60**
70	3,98	3,13	2,74	2,50	2,35	2,23	2,14	2,07	2,01	1,97	1,93	1,89	1,84	1,79	1,72	1,67	1,62	1,56	1,53	1,47	1,45	1,40	1,37	1,35
	7,01	**4,92**	**4,08**	**3,60**	**3,29**	**3,07**	**2,91**	**2,77**	**2,67**	**2,59**	**2,51**	**2,45**	**2,35**	**2,28**	**2,15**	**2,07**	**1,98**	**1,88**	**1,82**	**1,74**	**1,69**	**1,62**	**1,56**	**1,53**
80	3,96	3,11	2,72	2,48	2,33	2,21	2,12	2,05	1,99	1,95	1,91	1,88	1,82	1,77	1,70	1,65	1,60	1,54	1,51	1,45	1,42	1,38	1,35	1,32
	6,96	**4,88**	**4,04**	**3,56**	**3,25**	**3,04**	**2,87**	**2,74**	**2,64**	**2,55**	**2,48**	**2,41**	**2,32**	**2,24**	**2,11**	**2,03**	**1,94**	**1,84**	**1,78**	**1,70**	**1,65**	**1,57**	**1,52**	**1,49**
100	3,94	3,09	2,70	2,46	2,30	2,19	2,10	2,03	1,97	1,92	1,88	1,85	1,79	1,75	1,68	1,63	1,57	1,51	1,48	1,42	1,39	1,34	1,30	1,28
	6,90	**4,82**	**3,98**	**3,51**	**3,20**	**2,99**	**2,82**	**2,69**	**2,59**	**2,51**	**2,43**	**2,36**	**2,26**	**2,19**	**2,06**	**1,98**	**1,89**	**1,79**	**1,73**	**1,64**	**1,59**	**1,51**	**1,46**	**1,43**
120	3,92	3,07	2,68	2,45	2,29	2,18	2,09	2,02	1,96	1,91	1,87	1,84	1,78	1,73	1,66	1,61	1,56	1,50	1,46	1,39	1,37	1,32	1,28	1,25
	6,85	**4,79**	**3,95**	**3,48**	**3,17**	**2,96**	**2,79**	**2,66**	**2,56**	**2,47**	**2,40**	**2,34**	**2,23**	**2,15**	**2,03**	**1,95**	**1,86**	**1,76**	**1,70**	**1,61**	**1,56**	**1,48**	**1,42**	**1,38**
∞	3,84	2,99	2,60	2,37	2,21	2,09	2,01	1,94	1,88	1,83	1,79	1,75	1,69	1,64	1,57	1,52	1,46	1,40	1,35	1,28	1,24	1,17	1,11	1,00
	6,63	**4,60**	**3,78**	**3,32**	**3,02**	**2,80**	**2,64**	**2,51**	**2,41**	**2,32**	**2,24**	**2,18**	**2,07**	**1,99**	**1,87**	**1,79**	**1,69**	**1,59**	**1,52**	**1,41**	**1,36**	**1,25**	**1,15**	**1,00**

v_n = graus de liberdade para o numerador; v_d = graus de liberdade para o denominador.
Reproduzida de Snedecor GW, Cochran WG. *Statistical Methods*, 8th ed. Copyright © 1989. Reproduzida com permissão de John Wiley & Sons, Inc.

tra menos 1, $v_d = m(n - 1)$. Para o exemplo com dieta, os graus de liberdade do numerador são 4 − 1 = 3, e os graus de liberdade do denominador são 4(7 − 1) = 24. Os graus de liberdade frequentemente confundem e mistificam as pessoas que estão tentando trabalhar com estatística. Eles simplesmente representam a maneira pela qual *o número de amostras* e *o tamanho amostral* entram nas fórmulas matemáticas utilizadas para construir todas as tabelas estatísticas.

TELEFONES CELULARES E ESPERMA

Agora tem-se as ferramentas necessárias para formar conclusões utilizando raciocínio estatístico. Serão examinados exemplos, todos com base em resultados publicados na literatura médica. Foi exercida alguma licença literária com esses exemplos por duas razões:

1. Os autores médicos e cientistas geralmente sintetizam seus dados brutos com estatística descritiva (como aqueles apresentados no Cap. 2) em vez de incluir os dados brutos. Como resultado, os "dados da literatura" mostrados neste capítulo – e no resto do livro – são normalmente a ideia do que os dados brutos provavelmente seriam baseados nas estatísticas descritivas do artigo original.[*]
2. A análise de variância tal como foi desenvolvida requer que cada amostra contenha o mesmo número de indivíduos.

Este não é frequentemente o caso na realidade, então, foram ajustados os tamanhos amostrais dos estudos originais para cumprir essa restrição. Mais adiante serão generalizados os métodos estatísticos para manipular experimentos com números diferentes de indivíduos em cada amostra ou grupo de tratamento.

Um estudo pioneiro

Os telefones celulares tornaram-se comuns por todo o mundo, expondo as pessoas à radiação de radiofrequência. Os telefones são quase sempre carregados próximos ao corpo, expondo tecidos potencialmente sensíveis a níveis relativamente altos dessa radiação. Com base em um estudo anterior de pequeno porte sugerindo o declínio de níveis de espermatozoides de rápida movimentação em um número pequeno de usuários de telefone celular, Imre Fejes e colaboradores[†] obtiveram amostras de sêmen de dois grupos de homens jovens, com 30,8 ± 4,4 (desvio-padrão, amplitude de 17 a 41) anos de idade que foram pacientes em uma clínica de fertilidade: um grupo de baixo uso, que utilizava telefones celulares menos do que 15 minutos/dia; e um grupo de uso intenso, que utilizava seus telefones por mais de 60 minutos/dia. (Eles coletaram seus dados entre novembro de 2002 e março de 2004, quando o uso do telefone celular era provavelmente menor do que nos anos subsequentes.)

Como esse estudo é *observacional*, Fejes e colaboradores buscaram minimizar os efeitos de variáveis de confusão excluindo homens com condições que poderiam afetar o funcionamento do esperma, incluindo o hábito de fumar (mas somente quando a quantidade ultrapassava mais de 10 cigarros/dia), consumo regular de álcool, uso de drogas, doença, anormalidades testiculares ou reprodutivas, níveis anormais de hormônios, ou infecção de órgãos genitais.

A Figura 3.7 mostra a porcentagem de esperma de rápida movimentação para cada indivíduo. A Figura 3.7 mostra que para os 61 homens no grupo de baixo uso a porcentagem média de esperma de rápida movimentação foi de 49%, e para os 61 homens no grupo de uso intenso foi de 41%. Os desvios-padrão foram 21% e 22%, respectivamente.

O quanto esses dados são consistentes com a hipótese nula de que a mobilidade de esperma rápida não difere em homens que utilizam seus telefones celulares menos do que 15 minutos/dia comparados com homens que os utilizam mais do que 60 minutos/dia? Em outras palavras, qual é a probabilidade de as diferenças nas duas amostras de homens ilustradas na Figura 3.7 serem devidas à amostragem aleatória em vez de à diferença no uso do telefone celular? Para responder a essa questão, executou-se uma análise de variância.

---

[*] Como os autores frequentemente falharam em incluir um conjunto completo de estatísticas descritivas, estas tiveram de ser simuladas a partir dos resultados de seus testes de hipótese.

[†] Fejes I, Závacki Z, Szöllosi J, Koloszár S, Daru J. Kovács L, Pál A. Is there a relationship between cell phone use and semen quality? *Arch Androl.* 2005;51:385-393.

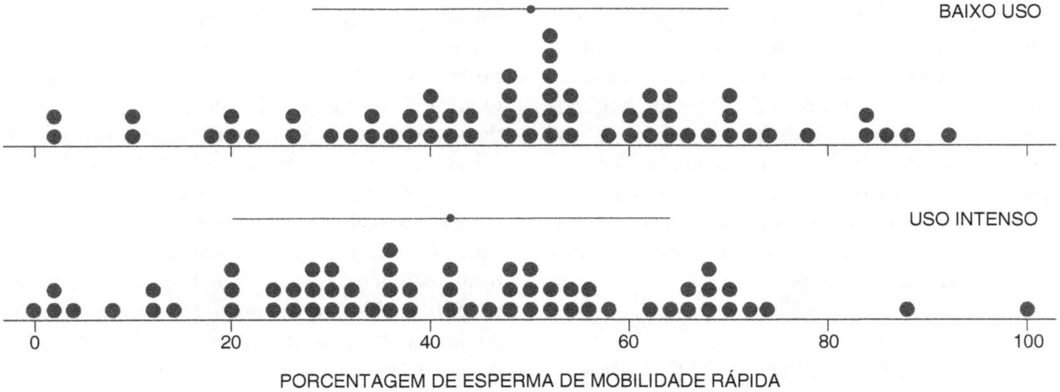

Figura 3.7 Resultados de um estudo comparando a fração de esperma com mobilidade rápida com intensidades baixa ou alta de uso de telefone celular. A fração de mobilidade rápida para o esperma de cada homem está indicada por um círculo na fração apropriada de esperma de mobilidade rápida. (Uma plotagem assim é chamada de *histograma* dos dados.) A fração média de esperma de mobilidade rápida nos homens com baixo uso de telefone celular (49%) é maior do que nos homens com uso intenso de telefone celular (41%). A questão estatística é se essa diferença se deve à amostragem aleatória ou a um efeito real do uso de telefone celular. As linhas horizontais mostram um desvio-padrão em ambos os lados das médias (21 e 22%, respectivamente).

Inicia-se estimando a variância dentro de grupos calculando as médias das variâncias das duas amostras de homens. Considerando que essa estimativa da variância da população subjacente é calculada a partir das variâncias das amostras separadas, ela não depende de as amostras serem diferentes ou não:

$$s^2_{dentro} = \frac{1}{2}(s^2_{baixo} + s^2_{alto})$$

$$s^2_{dentro} = \frac{1}{2}(21^2 + 22^2) = 462,5\%^2$$

Então procede-se ao cálculo da variância entre grupos assumindo que a hipótese nula é correta e que as diferenças entre as médias observadas são devidas à variação da amostragem aleatória, e não a quaisquer efeitos sistemáticos do nível de uso do telefone celular. O primeiro passo é estimar o erro-padrão da média pelo cálculo do desvio-padrão das duas médias amostrais. A média das duas médias amostrais é

$$\overline{X} = \frac{1}{2}(\overline{X}_{baixo} + \overline{X}_{alto})$$

$$\overline{X} = \frac{1}{2}(49+41) = 45\%$$

Portanto, o desvio-padrão das médias amostrais é

$$s_{\overline{X}} = \sqrt{\frac{(\overline{X}_{baixo} - \overline{X})^2 + (\overline{X}_{alto} - \overline{X})^2}{m-1}}$$

$$s_{\overline{X}} = \sqrt{\frac{(49-45)^2 + (41-45)^2}{2-1}} = 5,66\%$$

Como o tamanho amostral n é 61, a estimativa da variância populacional entre grupos é

$$s^2_{entre} = ns^2_{\overline{X}} = 61(5,66^2) = 1.952\%^2$$

Finalmente, a razão dessas duas diferentes estimativas da variância da população subjacente (assumindo que a hipótese nula seja correta) é

$$F = \frac{s^2_{entre}}{s^2_{dentro}} = \frac{1.952}{462,5} = 4,22$$

Os graus de liberdade para o numerador são o número de grupos amostrais menos 1, então $v_n = 2 - 1 = 1$, e os graus de liberdade para o denominador são o número de grupos vezes o tamanho amostral de cada grupo menos um, então $v_d = 2(61 - 1) = 120$. Observar a coluna contendo "1" e a linha contendo "120" nos cabeçalhos da Tabela 3.1. A célula resultante indica que há uma probabilidade menor do que 5% de F exceder 3,92 ao acaso se, de fato, a hipótese nula de que o uso de telefone celular não afeta a mobilidade média do esperma fosse verdadeira. Conclui-se, portanto, que o valor de F associado com as observações é "alto" e rejeita-se a hipótese nula de que não há diferença na mobilidade do esperma nos dois grupos de homens ($P < 0,05$) mostrados na Figura 3.7.

Rejeitando a hipótese nula de não diferença, conclui-se que há níveis diferentes de mobilidade de esperma rápido associados com níveis mais altos de uso de telefone celular, com os usuários mais intensivos tendo menos esperma de mobilidade rápida.

Um grupo-controle melhor

Um problema com o estudo de Fejes e colaboradores é que ele não incluiu um *grupo-controle* completamente não exposto (limpo) de homens que realmente não utilizaram telefones celulares. Ashok Agarwal e colaboradores[*] evitaram esse problema quando fizeram um estudo observacional similar de homens com 32 ± 6 (desvio-padrão) anos de idade que estavam consultando em sua clínica de fertilidade. Eles também utilizaram critérios de exclusão mais estritos do que o estudo prévio. Eles excluíram qualquer pessoa com história de fumo ou uso de outras formas de tabaco, uso de álcool, diabetes, pressão sanguínea alta ou outras doenças. De maneira diferente do estudo recentemente discutido, eles mediram a fração de esperma que exibiu qualquer mobilidade (de maneira oposta à mobilidade rápida). A Tabela 3.2 mostra os dados. Assim como no outro estudo, a questão é se o uso do telefone celular é associado a mudanças na mobilidade do esperma.

Para responder a essa questão, utilizou-se uma análise de variância para testar a hipótese nula de que o nível de uso do telefone celular não é associado a diferenças na mobilidade do esperma entre os quatro grupos.

Como anteriormente, iniciou-se pela estimativa da variância dentro de grupos pelo cálculo da média das variâncias das quatro amostras de homens:

$$s^2_{dentro} = \frac{1}{4}(s^2_{controle} + s^2_{baixo} + s^2_{médio} + s^2_{alto})$$

---

[*] Agarwal A, Deepinder F, Sharma RK, Ranga G, Li J. Effect of cell phone usage on semen analysis in men attending infertility clinic: an observational study. *Fertil Steril.* 2008;89:124-128.

$$s^2_{dentro} = \frac{1}{4}(6^2 + 8^2 + 11^2 + 16^2) = 119,3\%^2$$

Calcular a estimativa da variância entre grupos sob o pressuposto de que a hipótese nula é verdadeira, de modo que todas as médias observadas estão simplesmente estimando a média da mesma população subjacente (constante) em relação à mobilidade do esperma. A média das quatro médias amostrais é

$$\overline{X} = \frac{1}{4}(\overline{X}_{controle} + \overline{X}_{baixo} + \overline{X}_{medio} + \overline{X}_{alto})$$

$$\overline{X} = \frac{1}{4}(68 + 65 + 54 + 45) = 58\%$$

O desvio-padrão das $m = 4$ médias amostrais é

$$s_{\overline{X}} = \sqrt{\frac{(\overline{X}_{controle} - \overline{X})^2 + (\overline{X}_{baixo} - \overline{X})^2 + (\overline{X}_{medio} - \overline{X})^2 + (\overline{X}_{alto} - \overline{X})^2}{m-1}}$$

$$s_{\overline{X}} = \sqrt{\frac{(68-58)^2 + (65-58)^2 + (55-58)^2 + (45-58)^2}{4-1}} = 10,44\%$$

Considerando que o tamanho amostral n é igual a 40, a estimativa da variância populacional entre grupos é

$$s^2_{entre} = ns^2_{\overline{X}} = 40(10,44^2) = 4.360\%^2$$

Para testar se essas duas estimativas da variância da população subjacente são consistentes entre si sob o pressuposto de que a hipótese nula é correta (i.e., de que a mobilidade do esperma não é visivelmente diferente entre os diferentes grupos amostrais de telefones celulares), calcula-se

$$F = \frac{s^2_{entre}}{s^2_{dentro}} = \frac{4.360}{119,3} = 36,53$$

Os graus de liberdade do numerador são $v_n = m - 1 = 4 - 1 = 3$ e os graus de liberdade do denominador são $v_d = m(n-1) = 4(40-1) = 156$. A Tabela 3.1 não possui uma célula para $v_d = 156$, mas o valor crítico para $P < 0,01$ ficará entre 3,95, o valor correspondente a 120 graus de liberdade do denominador, e 3,78, o valor para um número

Tabela 3.2 Mobilidade do esperma (%)

Uso observado do telefone celular	Número de sujeitos (n)	Média	Desvio-padrão
Controle (sem uso de telefone celular)	40	68	6
Uso baixo (< 2 h/d)	40	65	8
Uso médio (2 a 4 h/d)	40	54	11
Uso intenso (> 4 h/d)	40	45	16

infinito de graus de liberdade. O valor de F associado aos dados excede essa amplitude, então, assim como antes, rejeita-se a hipótese nula de que a mobilidade do esperma não é relacionada ao uso do telefone celular.

Uma questão importante, contudo, permanece: quais dos quatro grupos amostrais diferiram dos outros? Algum uso do telefone celular é associado a uma redução na mobilidade do esperma, ou há evidência do limiar para um efeito? O efeito aumenta com o quanto um homem usou o telefone celular? É necessário adiar a resposta a essas questões até que sejam estudadas ferramentas estatísticas adicionais, o teste t e os *procedimentos de comparação múltipla* associados, no Capítulo 4.

Um estudo experimental

Como discutido no Capítulo 2, a importância das conclusões sobre *causa e efeito* são sempre limitadas em estudos observacionais porque nunca se pode excluir a possibilidade de que há alguma variável de confusão não observada que esteja influenciando os resultados, fazendo parecer que há uma relação entre as condições que estão sendo estudadas e a variável resposta quando não existe relação alguma. Pode-se chegar a conclusões muito mais importantes em um *experimento* no qual o pesquisador aleatoriamente atribui os sujeitos experimentais a diferentes condições de tratamento, as quais o pesquisador controla. Nesse caso, a única diferença sistemática entre os distintos grupos experimentais é a presença ou ausência da condição sendo estudada.

Motivados em parte pelos dois estudos observacionais recentemente discutidos, Nader Salama e colaboradores[*] conduziram um experimento no qual eles expuseram coelhos machos adultos à radiação de telefone celular por 8 horas por dia durante 12 semanas. Os coelhos foram expostos aos telefones celulares sendo alojados durante um tempo de exposição de 8 horas em uma gaiola especialmente desenhada, que mantém os testículos dos coelhos posicionados sobre o telefone celular durante todo o tempo. (Eles foram alojados em gaiolas maiores no restante do tempo.) Como estar em um ambiente tão restrito pode ser estressante para o coelho, o que poderia, por sua vez, afetar a produção e funcionamento do esperma – uma variável de confusão – Salama e colaboradores fizeram dois grupos-controle: um *controle de estresse*, em que o coelho foi alojado na mesma gaiola especialmente desenhada assim como os coelhos expostos ao telefone celular, mas sem o telefone celular, e um *controle comum*, em que o coelho foi alojado na sua gaiola habitual durante todo o tempo. Eles estudaram 24 coelhos, aleatorizando 8 para cada condição experimental.

Os dados e as análises de variância associadas são apresentados no Quadro 3.1. Observar que, enquanto os valores médios são grosseiramente comparáveis aos valores observados nos dois estudos com humanos (comparar os dados do Quadro 3.1 com os da Fig. 3.7 e da Tab. 3.2), os desvios-padrão são menores no estudo experimental utilizando coelhos. Essa diferença é provavelmente devida ao fato de que todos os coelhos eram da mesma raça (coelhos brancos neozelandeses) e da mesma idade, enquanto os estudos observacionais com humanos levaram em consideração homens com uma amplitude de idades e outras diferenças. De fato, um benefício de se fazer um estudo experimental desse tipo é a obtenção dessa padronização e a redução associada nas diferenças aleatórias entre indivíduos. Ao mesmo tempo, o fato de que os estudos observacionais utilizaram pessoas reais faz os resultados serem mais relevantes no mundo real. Essa demanda conflitante entre uma população sujeita ligeiramente controlada e a generalida-

---

[*] Salama N, Kishimoto T, Kanayama H. Effects of exposure to a mobile phone on testicular function and structure in adult rabbit. *Int J Androl*. 2010;33:88–94.

Quadro 3.1 • Efeito da radiação por telefone celular na mobilidade do esperma de coelhos

Mobilidade do esperma de coelhos após 12 semanas (%)			
Condição experimental	**Tamanho da amostra**	**Média**	**Desvio-padrão**
Controle comum	8	72	3,2
Controle de estresse	8	61	2,2
Exposição ao telefone celular	8	50	2,5

A variância dentro de grupos é calculada por meio da média das variâncias das três amostras:

$$s^2_{dentro} = \frac{1}{3}(s^2_{comum} + s^2_{estresse} + s^2_{telefone})$$

$$s^2_{dentro} = \frac{1}{3}(3,2^2 + 2,2^2 + 2,5^2) = 7,11\%^2$$

A estimativa da variância entre grupos inicia com o cálculo da média na mobilidade do esperma nas três amostras,

$$\overline{X} = \frac{1}{3}(\overline{X}_{comum} + \overline{X}_{estresse} + \overline{X}_{telefone})$$

$$\overline{X} = \frac{1}{3}(72 + 61 + 50) = 61\%$$

que é, então, utilizada para calcular o desvio-padrão de $m = 3$ médias amostrais:

$$s_{\overline{X}} = \sqrt{\frac{(\overline{X}_{comum} - \overline{X})^2 + (\overline{X}_{estresse} - \overline{X})^2 + (\overline{X}_{telefone} - \overline{X})^2}{m-1}}$$

$$s_{\overline{X}} = \sqrt{\frac{(72-61)^2 + (61-61)^2 + (50-61)^2}{3-1}} = 11,0\%$$

Como o tamanho amostral de cada grupo, n, é 8, a estimativa da variância entre grupos é

$$s^2_{entre} = ns^2_{\overline{X}} = 8(11,0^2) = 968\%^2$$

Então

$$F = \frac{s^2_{entre}}{s^2_{dentro}} = \frac{968}{7,11} = 136,15$$

Compara-se isso ao valor crítico de F para os graus de liberdade do numerador, $v_n = m - 1 = 3 - 1 = 2$, e do denominador, $v_d = m(n - 1) = 3(8 - 1) = 21$. A partir da Tabela 3.1, o valor crítico para $P < 0,01$ é 5,78; o valor associado aos dados excede esse valor, então conclui-se que há uma diferença estatisticamente significativa entre os três grupos de tratamento.

---

de no mundo real é uma tensão comum na maioria das pesquisas biomédicas e clínicas.

Há uma diferença estatisticamente significativa entre os grupos de tratamento ($P < 0,01$). (A resolução de se todos os três grupos são diferentes um dos outros ou se há algum agrupamento de respostas terá que esperar até o estudo de procedimentos para o teste de comparação multigrupos, no Cap. 4.) Como os coelhos foram os mesmos, alocados aleatoriamente nos grupos de tratamento, e exceto pela presença do telefone celular e a situação de engaiolamento, foram tratados de maneira idêntica, pode-se concluir com segurança que a condição experimental afetou a mobilidade do esperma.

Ao mesmo tempo em que sempre se deve ser crítico em relação a comparações entre espécies, o fato de que dois estudos observacionais independentes de homens realizados sob condições diferentes e um estudo experimental terem chegado a conclusões semelhantes – embora utilizando coelhos em vez de pessoas – fortalece substancialmente a conclusão de que a exposição ao telefone celular está *causando* a redução no funcionamento do esperma. A combinação de diferentes fontes de informação com diferentes forças e fraquezas para identificação de pontos de concordância e desacordo é a chave para se chegar a conclusões sobre causalidade, sobretudo quando uma parte substancial da evidência tem origem em estudos observacionais.

■ TAMANHO AMOSTRAL DESBALANCEADO

Estudou-se análise de variância para o caso de tamanhos amostrais iguais porque assim foi possível desenvolver e apresentar as fórmulas para calcular o F de uma maneira que facilita o entendimento dos conceitos subjacentes. Também é possível conduzir uma análise de variância quando os tamanhos amostrais não são os mesmos, embora as fórmulas e a notação sejam muito mais obscuras em termos de o que significam. O Apêndice A fornece essas fórmulas computacionais e o Quadro 3.2 ilustra como utilizá-las.

■ ANÁLISE DE VARIÂNCIA BIFATORIAL

A análise de variância que vem sendo discutida neste capítulo é mais precisamente chamada análise de variância *unifatorial* (ou "*one way*"), porque os diferentes grupos de tratamento são definidos por um fator (como dieta ou nível de uso do telefone celular). Acontece que essa análise de variância unifatorial é apenas o caso mais simples de análises de variância muito mais gerais, nas quais é possível considerar os efeitos de dois (ou mais) fatores agindo de forma simultânea.

Para ilustrar o próximo nível de complexidade no desenho experimental, deve-se retornar ao exemplo da dieta do início deste capítulo. No exemplo original, foram avaliados os efeitos de um único *fator*, a dieta, sobre o débito cardíaco de pessoas. A Tabela 3.3 mostra o esboço para os dados desse estudo. Um desenho mais sofisticado seria considerar simultaneamente os efeitos da dieta e do gênero no débito cardíaco, utilizando um desenho *bifatorial* (ou "*two way*") na Tabela 3.4. Com base nesses dados, poderia ser utilizada uma generalização da análise de variância apresentada neste capítulo para testar três hipóteses nulas utilizando os dados resultantes:

1. A dieta não tem efeito sobre o débito cardíaco, controlando-se o gênero.
2. O gênero não tem efeito sobre o débito cardíaco, controlando-se a dieta.
3. O efeito da dieta sobre o débito cardíaco é o mesmo a despeito do gênero e vice-versa.

A terceira hipótese nula diz que não há *interação* entre os dois *efeitos principais*, dieta e gênero. Uma interação significativa significaria que os efeitos da dieta são diferentes para gêneros diferentes.

Ao passo que não serão aprofundados os detalhes de como calcular e interpretar análises de variância bifatorial (e de ordens maiores),[*] os princípios gerais são os mesmos que os discutidos neste capítulo.

Agora volta-se a atenção para o desenvolvimento do teste t e para a adaptação deste a fim de executar comparações múltiplas entre pares de médias após uma análise de variância significativa.

■ PROBLEMAS

3.1 A fim de estudar as mudanças celulares em pessoas com tendências de desenvolver diabetes, Kitt Petersen e colaboradores[†] estudaram a capacidade de células musculares em crianças normais e resistentes à insulina de converterem glicose em adenosina trifosfato (ATP), a "molécula de energia" que as células musculares produzem para contração de força. O corpo produz insulina para permitir que as células processem glicose, e as células musculares de pessoas resistentes à insulina não respondem normalmente para processar glicose. Eles mediram a quantidade de ATP produzida por grama de tecido muscular após oferecer aos participantes do estudo uma dose de glicose. Pessoas no grupo-controle produziram 7,3 µmol de ATP/g de músculo/min (desvio-padrão de 2,3 µmol/g de músculo/min). Havia 15 crianças em cada grupo de teste. Há diferença na taxa média de produção de ATP nesses dois grupos de pessoas?

3.2 Acreditava-se que a exposição não frequente e de curta duração a poluentes do tabaco, como mo-

---

[*] Ver Glantz S, Slinker B. *Primer of Applied Regression and Analysis of Variance*. 2nd ed. New York: McGraw-Hill; 2001 para detalhes sobre como fazer análises de variância bifatoriais e de ordens maiores.
[†] Petersen K, et al. Impaired mitochondrial activity in the insulin-resistant offspring of patients with type 2 diabetes. *N Engl J Med*. 2004;350:664-671.

Quadro 3.2 • Efeitos no cérebro de quem vê outra pessoa fumar em filmes

Assistir ao ato de fumar em filmes na televisão é um grande estímulo para a juventude e adultos jovens começarem a fumar. Isso também estimula o comportamento de fumar entre pessoas que já são fumantes. Fumar é uma habilidade motora altamente praticada que frequentemente ocorre de maneira automática, de maneira inconsciente. Há certas áreas do cérebro (chamadas de rede frontoparietal) que são ativadas quando as pessoas observam, planejam ou imitam ações. Para investigar se essa ação de observação seria preferencialmente ativada em fumantes enquanto viam o ato de fumar em um filme, Dylan Wagner e colaboradores[*] fizeram ressonância magnética nuclear (RMN) funcional nos cérebros de 17 fumantes e 15 não fumantes e mediram a extensão à qual o fluxo sanguíneo aumentou nas regiões do cérebro na rede frontoparietal. (As unidades são arbitrárias.)

Aqui estão os dados:

	Tamanho Amostral (n)	Média	Desvio-padrão
Fumantes	17	0,65	0,20
Não fumantes	15	0,22	0,15

Para testar a hipótese nula de que os níveis de fluxo sanguíneo não são diferentes entre fumantes e não fumantes, é realizada uma análise de variância utilizando as fórmulas do Apêndice A.

Primeiro, calcula-se o tamanho amostral total pela soma dos tamanhos amostrais:

$$N = \sum n_t = n_{fumantes} + n_{não\ fumantes} = 17 + 15 = 32$$

A seguir, calcula-se a estimativa da variância dentro de grupos com base em uma média ponderada das variâncias dentro dos dois grupos amostrais:

$$SQ_{dentro} = \sum (n_t - 1)s_t^2 = (17-1) \times 0,20^2 + (15-1) \times 0,15^2 = 0,955$$

Os graus de liberdade associados à estimativa da variância dentro de grupos é

$$\nu_{dentro} = GL_{dentro} = N - k = 32 - 2 = 30$$

Então

$$s_{dentro}^2 = \frac{SQ_{dentro}}{GL_{dentro}} = \frac{0,955}{30} = 0,0318$$

A fórmula para a estimativa da variância entre grupos é

$$SQ_{entre} = \sum n_t \overline{X}_t^2 - \frac{(\sum n_t \overline{X}_t)^2}{N}$$

$$SQ_{entre} = (17 \times 0,65^2 + 15 \times 0,22^2) - \frac{(17 \times 0,65 + 15 \times 0,22)^2}{32} = 1,473$$

Os graus de liberdade associados à estimativa da variância entre grupos é

$$\nu_{entre} = GL_{entre} = k - 1 = 2 - 1 = 1$$

Então

$$s_{entre}^2 = \frac{SQ_{entre}}{GL_{entre}} = \frac{1,473}{1} = 1,473$$

Assim como no caso do tamanho amostral balanceado,

$$F = \frac{s_{entre}^2}{s_{dentro}^2} = \frac{1,473}{0,0318} = 46,32$$

Observando-se a Tabela 3.1, esse valor de F excede o valor crítico de 7,56 que define 1% dos maiores valores sob a hipótese nula com 1 grau de liberdade do numerador e 30 graus de liberdade do denominador, então rejeita-se a hipótese nula de não diferença, e conclui-se que ver imagens do ato de fumar em filmes estimula as regiões do cérebro associadas a ações repetitivas em fumantes mais do que em não fumantes ($P < 0,01$).

[*] Wagner DD, Dal Cin S, Sargent JD, Kelley WM, Heatherton TF. Spontaneous action representation in smokers when watching movie characters smoke. *J Neurosci.* 2001;31:894-898.

Tabela 3.3 Desenho experimental para análise de variância unifatorial

Dieta			
Grupo-controle	Espaguete	Bife	Frutas e amêndoas
dados	*dados*	*dados*	*dados*

nóxido de carbono, nicotina, benzo[a]pireno e óxidos de nitrogênio, não alteraria permanentemente o funcionamento do pulmão em adultos não fumantes saudáveis. Para investigar essa hipótese, James White e Herman Froeb[*] mediram o funcionamento do pulmão em fumantes e não fumantes de cigarro durante um "perfil de aptidão física" na University of California, San Diego. Eles mediram quão rapidamente uma pessoa poderia expelir o ar dos pulmões (fluxo mesoexpiratório forçado médio). Um fluxo mesoexpiratório forçado reduzido é associado a doenças pulmonares das pequenas vias aéreas. A Tabela 3.5 mostra os dados para as mulheres que White e Froeb avaliaram. Há evidência de que a presença de doença das pequenas vias aéreas, como medido por esse teste, é diferente entre os diferentes grupos experimentais?

3.3 O teste de força de subida de escada é um teste funcional utilizado por pessoas idosas para medir a força da musculatura das pernas. Para examinar se esse teste poderia ser utilizado para avaliar a força da musculatura das pernas em pessoas com doença pulmonar obstrutiva crônica (DPOC), Marc Roig e colaboradores[†] mediram a força liberada por pessoas com DPOC moderada a severa com controles sem doença combinados por idade e sexo. Os sujeitos foram instruídos a subirem 10 degraus o mais rápido que pudessem e a força foi calculada como a velocidade vertical (o ganho em altura dos 10 degraus dividido pelo período de tempo que levou para o sujeito subir os degraus) vezes o peso do sujeito. As 21 pessoas no grupo controle desempenharam uma média de 378 watts (desvio-padrão de 121 watts) e as 21 pessoas com DPOC desempenharam 266 watts (desvio-padrão de 81 watts). Teste a hipótese de que não há diferença na quantidade de força que esse dois grupos de pessoas desempenharam.

3.4 No estudo do uso de telefone celular e funcionamento do esperma, os pesquisadores também mediram a viabilidade do esperma para as diferentes categorias de usuários de telefone celular. Há diferença na viabilidade entre esses grupos? (Ver Tabela 3.6)

3.5 Homens e mulheres diferem no risco de fratura vertebral. Homens possuem risco aumentado para todos os tipos de fraturas de ossos até aproximadamente 45 anos de idade, um efeito provavelmente devido à maior taxa geral de trauma em homens durante esse período. Entretanto, após a idade de 45 anos, as mulheres possuem risco aumentado de fratura vertebral, mais provavelmente devido a aumentos relacionados à idade da osteoporose, uma doença caracterizada pelo decréscimo na densidade óssea. S. Kudlacek e colabora-

Tabela 3.4 Desenho experimental para análise de variância bifatorial

Gênero	Dieta			
	Grupo-controle	Espaguete	Bife	Frutas e amêndoas
Masculino	*dados*	*dados*	*dados*	*dados*
Feminino	*dados*	*dados*	*dados*	*dados*

---

[*] White J, Froeb H. Small-airways dysfunction in nonsmokers chronically exposed to tobacco smoke. *N Engl J Med*. 1980;302:720-723.
[†] Roig M, et al. Associations of the Stair Climb Power Test with muscle strength and functional performance in people with chronic obstructive pulmonary disease: a cross-sectional study. *Phys Ther*. 2010;90:1774-1782.

■ Tabela 3.5 Fluxo mesoexpiratório forçado médio (L/s)

Grupo	Tamanho amostral (n)	Média	Desvio-padrão
Não fumantes			
Trabalhou em ambiente livre de fumo	200	3,17	0,74
Trabalhou em ambiente com fumo	200	2,72	0,71
Fumantes ocasionais	200	2,63	0,73
Fumantes moderados	200	2,29	0,70
Fumantes frequentes	200	2,12	0,72

dores[*] queriam investigar a relação entre gênero e densidade óssea em um grupo de adultos idosos que tinham passado por fratura óssea vertebral. Seus dados estão apresentados na Tabela 3.7. Há diferenças na densidade óssea vertebral entre homens e mulheres de idades similares que tinham passado por uma fratura óssea vertebral?

3.6 *Burnout* é um termo que descreve informalmente uma condição de fadiga, frustração e raiva manifestadas como uma falta de entusiasmo e sentimento de encarceramento no trabalho. Essa situação pode surgir enquanto se trata pessoas que possuem doenças sérias. Nos últimos anos, a Aids foi adicionada à lista de doenças que podem ter um impacto negativo em profissionais que estão cuidando de pessoas que sofrem dessa doença. Para investigar se houveram diferenças em *burnout* associado ao cuidado de pessoas que possuem Aids comparado com outras pessoas que possuem doenças sérias, J. López-Castillo e colaboradores[†] aplicaram o questionário do Inventário sobre *Burnout* de Maslach em profissionais da saúde que trabalham em quatro unidades clínicas: doenças infecciosas, hemofilia, oncologia e medicina interna na Espanha (ver Tab. 3.8). (Noventa por cento das pessoas na unidade de doença infecciosa e 60% das pessoas na unidade de hemofilia eram HIV-positivas.) Há diferenças nos escores de *burnout* entre profissionais saudáveis que trabalham nessas diferentes unidades?

3.7 Altas doses de estrogênio interferem na fertilidade de machos em vários animais, incluindo camundongos. Entretanto, pode haver diferenças significativas na resposta ao estrogênio entre diferentes raças de camundongos. Para comparar o caráter responsivo ao estrogênio entre diferentes raças de camundongos, Spearow e colaboradores[‡] implantaram cápsulas contendo 1 μg de estrogênio em quatro raças diferentes de camundongos machos juvenis. Após 20 dias, eles mediram os pesos testiculares, mostrados na Tabela 3.9. Há evidência suficiente para concluir que alguma dessas raças difere na resposta ao estrogênio? (As fórmulas para a análise de variância com tamanhos amostrais desbalanceados estão no Apêndice A.)

■ TABELA 3.6 Viabilidade do esperma (%)

Uso observado de telefone celular	Tamanho amostral (n)	Média	Desvio-padrão
Controle (sem uso de telefone celular)	40	72	7
Baixo uso (< 2 h/d)	40	68	9
Médio uso (2 a 4 h/d)	40	58	11
Alto uso (> 4 h/d)	40	47	17

---

[*] Kudlacek S, et al. Gender differences in fracture risk and bone mineral density. *Maturitas*, 2000;36:173-180.
[†] López-Castillo J, et al. Emotional distress and occupational burnout in health care professionals serving HIV-infected patients: a comparison with oncology and internal medicine services. *Psychother Psychosom*. 1999;68:348-356.

[‡] Spearow JL, et al. Genetic variation in susceptibility to endocrine disruption by estrogen in mice. *Science*. 1999;285:1259-1261.

Tabela 3.7 Densidade óssea vertebral (mg/cm^3)

Grupo	Tamanho amostral (n)	Média	EPM*
Mulheres com fraturas ósseas	50	70,3	2,55
Homens com fraturas ósseas	50	76,2	3,11

* EPM, erro-padrão da média.

Tabela 3.8 Questionário do inventário sobre *burnout* de Maslach

	Doença Infecciosa	Hemofilia	Oncologia	Medicina interna
Média	46,1	35,0	44,4	47,9
Desvio-padrão	16,1	11,1	15,6	18,2
Tamanho amostral (n)	25	25	25	25

3.8 Diversos estudos sugerem que pacientes esquizofrênicos possuem escores menores de QI medidos antes do começo da esquizofrenia (QI pré-mórbido) do que seria esperado com base na família e nas variáveis ambientais. Esses déficits podem ser detectados durante a infância e aumentam com a idade. Catherine Gilvarry e colaboradores* investigaram se esse também era o caso dos pacientes diagnosticados com psicose afetiva, que abarca transtorno esquizoafetivo, mania e depressão forte. Além disso, eles também queriam avaliar se quaisquer déficits de QI poderiam ser detectados em parentes de primeiro grau (pais, irmãos e filhos) de pacientes com psicose afetiva. Eles aplicaram o National Adult Reading Test, que é um indicador de QI pré-mórbido, para um conjunto de pacientes com psicose afetiva, seus parentes de primeiro grau e um grupo de sujeitos normais sem qualquer história psiquiátrica. Gilvarry e colaboradores também consideraram se houve complicação obstétrica durante o nascimento do paciente psicótico, o que é outro fator de risco para o desenvolvimento intelectual comprometido. Há alguma evidência de que os escores do NART diferem entre esses grupos de pessoas (ver a Tab. 3.10)? (As fórmulas para a análise de variância com tamanhos amostrais desbalanceados estão no Apêndice A.)

Tabela 3.9 Peso dos testículos (mg)

Raça de camundongo	Tamanho amostral (n)	Média	EPM*
CD-1	13	142	6
S15/Jls	16	82	3
C17/Jls	17	60	5
B6	15	38	3

* EPM, erro-padrão da média.

Tabela 3.10 Escores do National Adult Reading Test

Grupo	Tamanho amostral (n)	Média	Desvio-padrão
Controles	50	112,7	7,8
Pacientes psicóticos (sem complicações obstétricas)	28	111,6	10,3
Parentes dos pacientes psicóticos (sem complicações obstétricas)	25	114,3	12,1
Pacientes psicóticos com complicações obstétricas	13	110,4	10,1
Parentes dos pacientes psicóticos com complicações obstétricas	19	116,4	8,8

---

* Gilvarry C, et al. Premorbid IQ in patients with functional psychosis and their first-degree relatives. *Schizophr Res.* 2000;41:417-429.

4
Caso especial de dois grupos: o teste *t*

Como recém viu-se no Capítulo 3, muitas pesquisas requerem a comparação de somente dois grupos. Além disso, assim como no último exemplo ilustrado no Capítulo 3, quando há mais do que dois grupos, a análise de variância somente permite a conclusão de que os dados não são consistentes com a hipótese de que todas as amostras foram tomadas de uma única população. Essa análise não auxilia a decisão de *qual* ou *quais* têm maior probabilidade de diferir dos outros. Para responder a essas questões, desenvolve-se agora um procedimento especificamente desenhado para testar diferenças entre grupos: o *teste t* ou *teste t de Student*. Enquanto for desenvolvido o teste *t* do zero, será mostrado, finalmente, que essa é somente uma maneira diferente de fazer uma análise de variância. Em particular, será visto que $F = t^2$ quando há dois grupos.

O teste *t* é o procedimento estatístico mais comum na literatura médica; pode-se esperar que o mesmo apareça em mais do que metade dos artigos que se lê provenientes da literatura médica geral. Além de ser utilizada para comparar as médias de dois grupos, é amplamente utilizado incorretamente na comparação de grupos múltiplos, executando-se todas as comparações par a par, por exemplo, pela comparação de mais de uma intervenção com uma condição controle ou com o estado de um paciente em diferentes momentos após uma intervenção. Como será visto, esse uso incorreto aumenta a probabilidade de rejeição da hipótese nula de não efeito sobre o nível nominal, pode-se dizer, de 5%, utilizado para selecionar o valor de corte para um valor "alto" de estatística do teste *t*. Em termos práticos, isso basicamente faz aumentar a probabilidade de se informar que alguma terapia teve um efeito quando a evidência não suporta essa conclusão.

ABORDAGEM GERAL

Pode-se supor que se quer testar um novo medicamento que pode ser um diurético efetivo. Organiza-se um grupo de 10 pessoas e faz-se a separação delas, aleatoriamente, em dois grupos: um grupo-controle, que recebe um placebo, e um grupo de tratamento, que recebe o medicamento; então mede-se sua produção de urina por 24 horas. A Figura 4.1A mostra os dados resultantes. A produção média de urina do grupo que recebeu o diurético é 240 mL maior do que a do grupo que recebeu o placebo. A simples observação da Figura 4.1A, no entanto, não fornece evidência muito convincente de que essa diferença é devida a algo mais do que a amostragem aleatória.

Entretanto, continua-se discutindo o problema e oferece-se o placebo ou o medicamento a outras 30 pessoas para obter os resultados mostrados na Figura 4.1B. As respostas médias dos dois grupos de pessoas bem como os desvios-padrão são quase idênticos àqueles observados nas amostras menores mostradas na Figura 4.1A. Mesmo assim, a maioria dos observadores tem maior segurança em afirmar que o diurético aumentou a produção média de urina a partir dos dados da Figura 4.1B do que a partir dos dados da Figura 4.1A, embora as amostras em cada caso sejam boas representativas da população subjacente. Por quê?

Na medida em que o tamanho amostral aumenta, a maioria dos observadores torna-se mais confiante nas suas estimativas das médias populacionais, de modo que podem discernir uma diferença entre as pessoas tomando o placebo ou o fármaco. Lembrar que o erro-padrão da média quantifica a incerteza da estimativa da média da população verdadeira com base em uma amostra. Além disso, na medida em que o tamanho amostral cresce, o erro-padrão da média decresce de acordo com

$$\sigma_{\bar{x}} = \frac{\sigma}{\sqrt{n}}$$

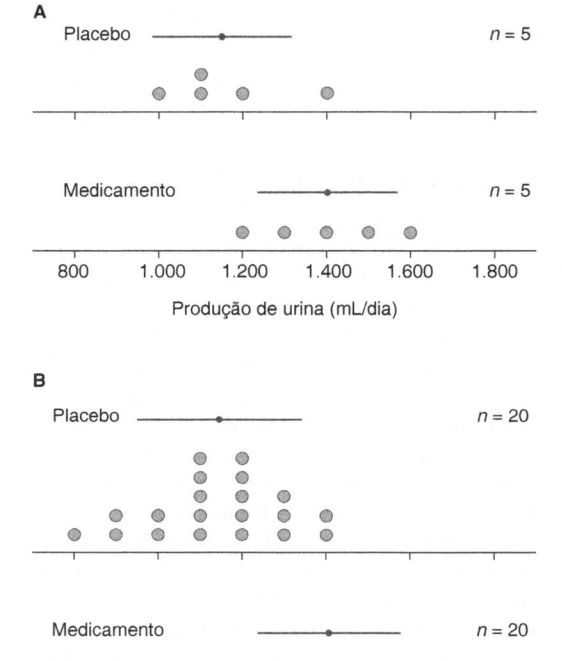

em que n é o tamanho amostral e σ é o desvio-padrão da população da qual a amostra foi tomada. Na medida em que o tamanho amostral cresce, a incerteza na estimativa da diferença das médias entre as pessoas que receberam placebo e os pacientes que receberam o medicamento decresce em relação à diferença das médias. Mais precisamente, passa-se a confiar mais na hipótese de que o medicamento não teve efeito, caso no qual as duas amostras de pacientes poderiam ser consideradas duas amostras tomadas de uma única população.

Para formalizar essa lógica, examina-se a razão

$$t = \frac{\text{Diferença nas médias amostrais}}{\text{Erro-padrão da diferença das médias amostrais}}$$

Quando essa razão for pequena, conclui-se que os dados são compatíveis com a hipótese de que ambas as amostras foram tomadas de uma única população. Quando essa razão for grande, conclui-se que é improvável que as amostras tenham sido tomadas de uma única população e afirma-se que o tratamento (p. ex., o diurético) produziu um efeito.

Essa lógica, ao mesmo tempo em que difere na ênfase em relação àquela utilizada para desenvolver a análise de variância, é essencialmente a mesma. Em ambos os casos, ocorre a comparação entre a magnitude relativa das diferenças entre as médias amostrais com a quantidade de variabilidade que seria esperada olhando para dentro das amostras.

Para calcular a razão t, é preciso saber dois valores: a diferença das médias amostrais e o erro-padrão dessa diferença. O cálculo da diferença das médias amostrais é fácil; simplesmente subtrai-se. O cálculo de uma estimativa para o erro-padrão dessa diferença é um pouco mais complexo. Inicia-se com um problema ligeiramente mais geral, aquele de encontrar o desvio-padrão da diferença de dois números tomados ao acaso da mesma população.

■ DESVIO-PADRÃO DE UMA DIFERENÇA OU DE UMA SOMA

A Figura 4.2A mostra uma população com 200 membros. A média é 0, e o desvio-padrão é 1.

Figura 4.1 (A) Resultados de um estudo em que cinco pessoas foram tratadas com um placebo e cinco pessoas foram tratadas com um medicamento com o efeito esperado de aumentar a produção diária de urina. Em média, as cinco pessoas que receberam o medicamento produziram mais urina do que o grupo placebo. Esses dados fornecem evidência convincente de que o medicamento é um diurético efetivo? **(B)** Resultados de um estudo similar com 20 pessoas em cada grupo de tratamento. As médias e os desvios-padrão associados aos dois grupos são semelhantes aos dos resultados na Figura A. Esses dados fornecem evidência convincente de que o medicamento é um diurético efetivo? Se a maneira de pensar mudou, por que isso aconteceu?

A

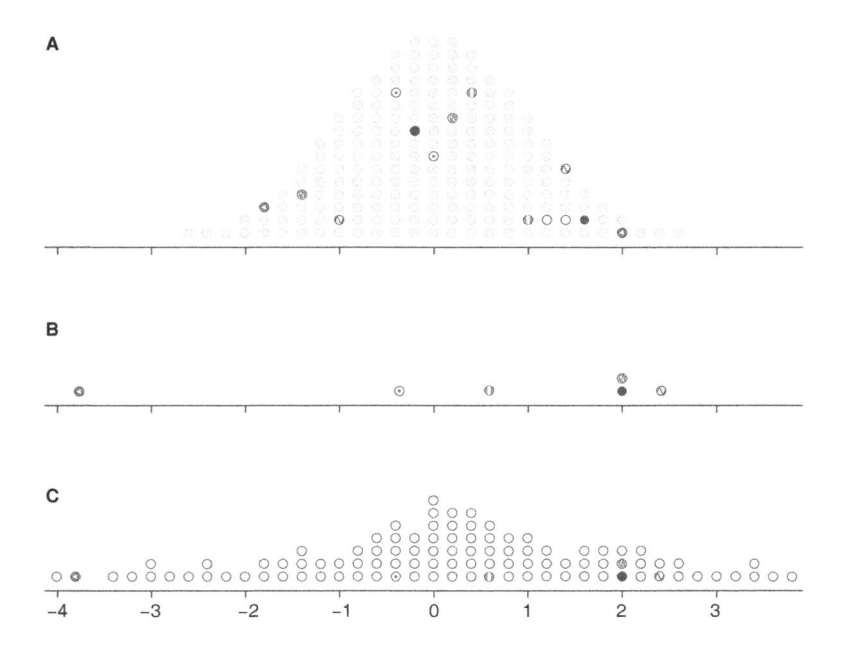

B

C

Figura 4.2 Se pares de indivíduos da população da Figura **A** são selecionados aleatoriamente e a diferença é calculada, a população de diferenças, mostrada na Figura **B**, possui uma variância maior do que a da população original. A Figura **C** mostra outros 100 valores para as diferenças dos pares de indivíduos selecionados ao acaso da população em **A** para demonstrar o mesmo novamente.

Agora, pode-se supor que foram tomadas duas amostras ao acaso e que a diferença foi calculada. A Figura 4.2B mostra esse resultado para os dois indivíduos indicados por círculos sólidos na Figura 4.2A. A obtenção de mais cinco pares de amostras (indicadas por diferentes símbolos na Fig. 4.2A) e o cálculo de suas diferenças gera os pontos sombreados correspondentes na Figura 4.2B. Observar que parece haver maior variabilidade nas diferenças das amostras do que nas amostras em si. A Figura 4.2C mostra os resultados da Figura 4.2B, juntamente com os resultados da obtenção aleatória de outros 50 pares de números e o cálculo de suas diferenças. O desvio-padrão da população de diferenças é aproximadamente 40% maior do que o desvio-padrão da população da qual as amostras foram tomadas.

Na verdade, é possível demonstrar matematicamente que *a variância da diferença (ou soma) de duas variáveis selecionadas ao acaso equivale à soma das variâncias das duas populações das quais as amostras foram tomadas*. Em outras palavras, se X é tomado de uma população com desvio-padrão σ_X e Y é tomado de uma população com desvio-padrão σ_Y, a distribuição de todos os valores possíveis de $X - Y$ (ou $X + Y$) terá variância de

$$\sigma^2_{X-Y} = \sigma^2_{X+Y} = \sigma^2_X + \sigma^2_Y$$

Esse resultado deveria parecer razoável pois quando são selecionados pares de valores que estão em lados opostos (ou no mesmo lado) da média populacional e calcula-se a diferença (ou soma), o resultado ficará ainda mais longe da média. Retornando ao exemplo da Figura 4.2, pode-se observar que tanto o primeiro quanto o segundo número foram tomados da mesma população cuja variância era 1 e, então, a variância da diferença deveria ser

$$\sigma^2_{X-Y} = \sigma^2_X + \sigma^2_Y = 1 + 1 = 2$$

Como o desvio-padrão é a raiz quadrada da variância, o desvio-padrão da população de diferenças será $\sqrt{2}$ vezes o desvio-padrão da população original, ou aproximadamente 40% maior, confirmando a impressão subjetiva anterior.*

Quando se quer estimar a variância na diferença ou soma de indivíduos de duas populações com base nas observações, simplesmente substituem-se as variâncias σ^2 na equação anterior com as estimativas das variâncias calculadas a partir das amostras:

$$s^2_{X-Y} = s^2_X + s^2_Y$$

O erro-padrão da média é apenas o desvio-padrão da população de todas as médias amostrais possíveis de amostras de tamanho n, e então pode-se encontrar o erro-padrão da diferença de duas médias utilizando a equação anterior. Especificamente,

$$s^2_{\overline{X}-\overline{Y}} = s^2_{\overline{X}} + s^2_{\overline{Y}}$$

caso no qual

$$s_{\overline{X}-\overline{Y}} = \sqrt{s^2_{\overline{X}} + s^2_{\overline{Y}}}$$

Agora é possível construir a razão t a partir da definição na última seção.

USO DE t NO TESTE DE HIPÓTESES COM DOIS GRUPOS

Deve-se relembrar que decidiu-se examinar a razão

---

* O fato de que a soma das variáveis selecionadas aleatoriamente possui uma variância igual à soma das variâncias dos números individuais explica por que o erro-padrão da média equivale ao desvio-padrão dividido por $\sqrt{n}$. Pode-se supor que sejam tomados n números ao acaso de uma população com desvio-padrão s. A média desses números será

$$\overline{X} = \frac{1}{n}(X_1 + X_2 + X_3 + \cdots + X_n)$$

então

$$n\overline{X} = X_1 + X_2 + X_3 + \cdots + X_n$$

Como a variância associada com cada um dos X é um σ^2, a variância de $n\overline{X}/n$ será

$$\sigma^2_{n\overline{X}} = \sigma^2 + \sigma^2 + \sigma^2 + \cdots + \sigma^2 = n\sigma^2$$

e o desvio-padrão será

$$\sigma_{n\overline{X}} = \sqrt{n}\sigma$$

Mas o se quer é o desvio-padrão de $\overline{X}$, que é $n\overline{X}/n$, portanto

$$\sigma_{\overline{X}} = \sqrt{n}\sigma/n = \sigma/\sqrt{n}$$

que é a fórmula para o erro-padrão da média. Pode-se perceber que não foram feitos pressupostos sobre a população da qual a amostra foi obtida. (Em particular, *não* se assumiu que ela possui uma distribuição normal.)

$$t = \frac{\text{Diferença nas médias amostrais}}{\text{Erro-padrão da diferença das médias amostrais}}$$

Agora pode-se utilizar o resultado da última seção para traduzir essa definição na equação

$$t = \frac{\overline{X}_1 - \overline{X}_2}{s_{\overline{X}_1-\overline{X}_2}}$$

$$= \frac{\overline{X}_1 - \overline{X}_2}{\sqrt{s^2_{\overline{X}_1} + s^2_{\overline{X}_2}}}$$

Alternativamente, pode-se descrever t em termos dos desvios-padrão amostrais em vez dos erros-padrão da média:

$$t = \frac{\overline{X}_1 - \overline{X}_2}{\sqrt{(s^2_1/n) + (s^2_2/n)}}$$

em que n é o tamanho de cada amostra.

Se a hipótese de que as duas amostras foram tomadas da mesma população é verdadeira, as variâncias s^2_1 e s^2_2 calculadas a partir das duas amostras são estimativas da mesma variância populacional σ^2. Portanto, substituem-se as duas estimativas diferentes da variância populacional na equação anterior por uma única estimativa, s^2, obtida por meio da média dessas duas estimativas separadas:

$$s^2 = \tfrac{1}{2}(s^2_1 + s^2_2)$$

Essa é a chamada *estimativa combinada de variância*, já que é obtida pela combinação das duas estimativas da variância populacional para obter uma única estimativa. A estatística do teste t baseada na estimativa combinada de variância é

$$t = \frac{\overline{X}_1 - \overline{X}_2}{\sqrt{(s^2/n) + (s^2/n)}}$$

O valor específico de t que se obtém de quaisquer duas amostras não depende somente da existência de uma diferença real ou não nas médias das populações das quais as amostras foram tomadas, mas também de quais indivíduos específicos acabaram sendo selecionados para as amostras. Dessa forma, assim como para F, haverá uma amplitude de valores possíveis que t pode possuir, mesmo quando ambas as amostras são tomadas da mesma população. Como as médias calculadas a partir das duas amostras serão geralmente próximas da média da população da qual foram tomadas, o valor de t tenderá a ser pequeno quando as duas amostras forem tomadas da mesma população. Portanto, será utilizado o mesmo procedimento para testar hipóteses com t que o utilizado com F no Capítulo 3. Especificamente, t será calculado a partir dos dados e, então, será rejeitada a afirmação de que as duas amostras foram tomadas da mesma população caso o valor resultante de t seja "alto".

Agora o texto retorna ao problema de avaliar o valor do diurético que estava sendo discutido anteriormente. Pode-se supor que a população de interesse inteira contenha 200 pessoas. Além disso, assume-se que o diurético não teve efeito, de modo que os dois grupos de pessoas estudadas podem ser considerados para representarem duas amostras tomadas de uma única população. A Figura 4.3A mostra essa população, juntamente

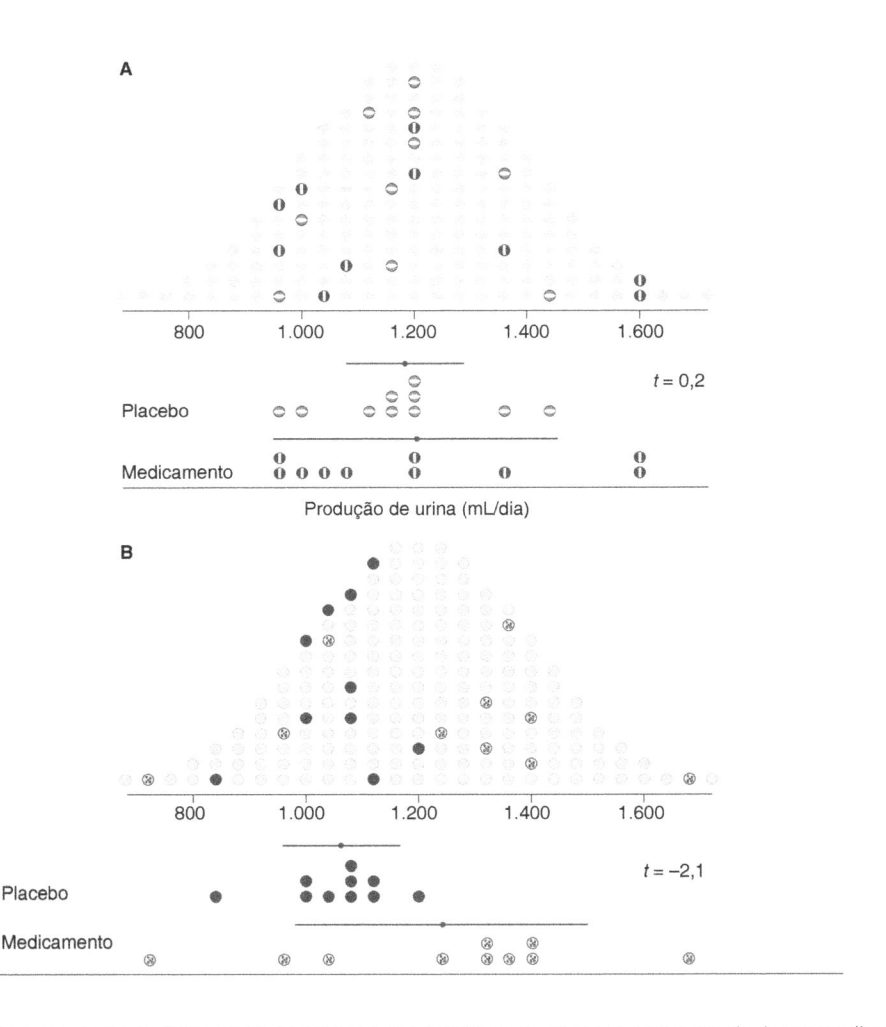

Figura 4.3 Uma população de 200 indivíduos e dois grupos selecionados ao acaso para o estudo de um medicamento desenvolvido para aumentar a produção de urina que, porém, não teve efeito algum. As pessoas representadas pelos círculos escuros receberam o placebo e aquelas com círculos mais claros receberam o medicamento. Um pesquisador não veria a população inteira, mas apenas a informação da maneira apresentada na parte inferior da Figura **A**; no entanto, as duas amostras mostram muito pouca diferença e é improvável que se concluísse que o medicamento teve um efeito sobre a produção de urina. Obviamente, não há nada de especial sobre as duas amostras aleatórias mostradas na Figura **A**, e um pesquisador poderia, da mesma forma, ter selecionado para o estudo os dois grupos de pessoas na Figura **B**. Há mais diferença entre esses dois grupos do que entre os dois mostrados na Figura **A**, e há uma probabilidade de que o pesquisador pensasse que essa diferença fosse devida ao efeito do medicamento sobre a produção de urina em vez da simples amostragem aleatória. *(continua)*

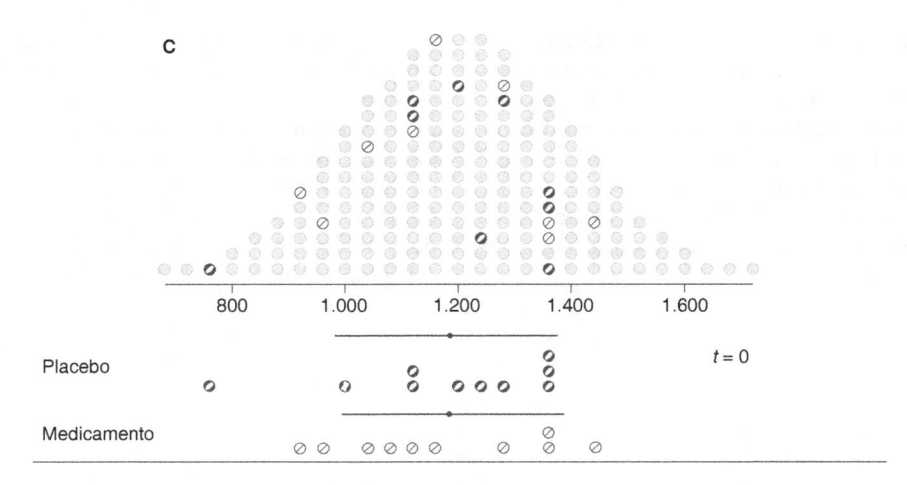

Figura 4.3 *(Continuação)* A Figura **C** mostra ainda outro par de amostras aleatórias que o pesquisador poderia ter obtido para o estudo.

com duas amostras, de 10 pessoas cada, selecionadas aleatoriamente para o estudo.

As pessoas que receberam, o placebo são representadas por círculos escuros, e as pessoas que receberam o diurético são representadas por círculos claros. A parte inferior da Figura 4.3A mostra os dados como eles apareceriam ao pesquisador com as médias e os desvios-padrão calculados de cada uma das duas amostras. A observação desses dados certamente não sugere que o diurético teve qualquer efeito. O valor de t associado a essas amostras é de $-0,2$.

Obviamente, não há nada de especial sobre essas duas amostras e seria possível, da mesma forma, selecionar dois grupos diferentes de pessoas para o estudo. A Figura 4.3B mostra ainda outro conjunto de pessoas que poderiam ter sido selecionadas ao acaso para receberem placebo (círculos escuros) ou diurético (círculos claros). Não surpreendentemente, essas duas amostras diferem entre si, bem como as amostras selecionadas na Figura 4.3A. Tendo apenas os dados da parte inferior na Figura 4.3B seria possível pensar que o diurético aumenta a produção de urina. O valor de t associado com esses dados é $-2,1$. A Figura 4.3C mostra ainda outro par de amostras. Elas diferem entre si e das outras consideradas nas Figuras 4.3A e 4.3B. As amostras da Figura 4.3C geram um valor de 0 para t.

Esse processo poderia continuar por um tempo bastante longo, já que há mais do que 10^{27} diferentes pares de amostras de 10 pessoas cada que poderiam ser tomadas da população de 200 indivíduos mostrada na Figura 4.3A. Pode-se calcular um valor de t para cada um desses 10^{27} pares diferentes de amostras. A Figura 4.4 mostra os valores de t associados aos 200 pares diferentes de amostras aleatórias de 10 pessoas cada tomadas da população original, incluindo os três pares específicos de amostras mostrados na Figura 4.3. A distribuição de valores t possíveis é simétrica próxima de $t = 0$ porque não importa qual das duas amostras subtrai-se da outra. Como predito, a maioria dos valores resultantes de t são próximos de zero; t raramente fica abaixo de cerca de -2 ou acima de $+2$.

A Figura 4.4 permite determinar o quão "alto" é o t. A Figura 4.4B mostra que o t será menor do que $-2,1$ ou maior do que $+2,1$ 10 em 200 vezes, ou 5% das vezes. Em outras palavras, há uma probabilidade de apenas 5% de se obter um valor de t mais extremo do que $-2,1$ ou $+2,1$ quando as duas amostras são tomadas da mesma população. Assim como na distribuição F, o número de valores de t possíveis aumenta rapidamente além de 10^{27} à medida que o tamanho populacional cresce, e a distribuição de valores t possíveis se aproxima de uma curva plana. A Figura 4.4C mostra o resultado desse processo limitante. São definidos os valores de corte para t, grandes o suficiente para serem chamados de "altos" com base na área total nessas duas caudas. A Figura 4.4C mostra que somente 5% dos valores possíveis de t ficarão além de $-2,1$ ou $+2,1$ quando as duas amostras são tomadas de uma única população. Quando os dados são associados a um valor de t além dessa amplitude, é comum concluir que os dados são inconsistentes com a hipótese nula de não diferença entre as duas amostras e afirmar que não houve uma diferença no tratamento.

Os valores extremos de t que levam à rejeição da hipótese de não diferença ficam em ambas as caudas da distribuição. Portanto, a abordagem que está sendo seguida é algumas vezes chamada de *teste t bicaudal*. Ocasionalmente, as pessoas utilizam um teste t unicaudal, e há, de fato, casos em que este é apropriado. Deve-se estar atento aos testes unicaudais, porque o valor de corte para chamar um t de "alto" para um dado valor de P é menor. Na realidade, as pessoas estão quase sempre procurando por uma *diferença* entre os grupos de tratamento e controle, de modo que um teste bicaudal é apropriado. Este livro sempre assume um teste bicaudal.

Pode-se observar que os dados da Figura 4.3B estão associados a um valor t de $-2,1$, que decidiu-se considerar "alto". Se tudo o que se tivesse fossem os dados mostrados na Figura 4.4B, seria possível concluir que as observações foram inconsistentes com a hipótese de que o diurético não teve efeito e afirmar que ele *aumentou* a produção de urina, e embora tenha-se conduzido a análise estatística corretamente, *a conclusão sobre o medicamento seria errônea*.

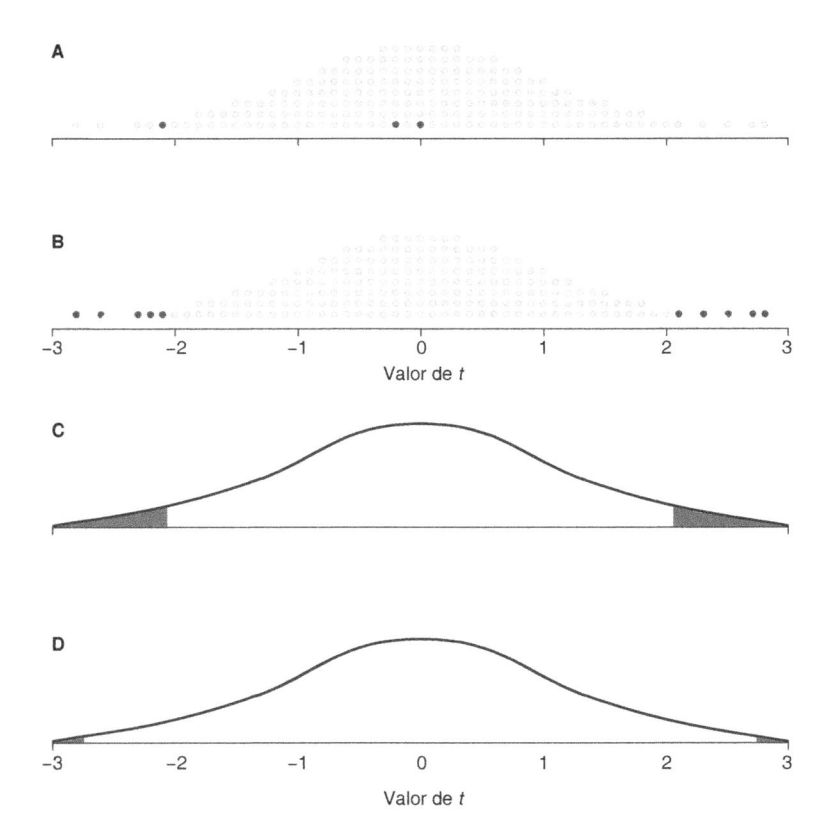

Figura 4.4 Resultados de 200 estudos como aqueles descritos na Figura 4.3; os três estudos específicos da Figura 4.3 estão indicados na Figura **A**. Perceber que a maioria dos valores da estatística t se agrupa em torno de 0, mas é possível que alguns valores de t sejam bem altos, excedendo 1,5 ou 2. A Figura **B** mostra que há somente 10 oportunidades em 200 de t exceder 2,1 em magnitude se as duas amostras forem tomadas da mesma população. Caso se continue a examinar todas as amostras possíveis tomadas da população e caso os pares de amostras sejam tomados da mesma população, obtém-se a distribuição de todos os valores possíveis de t, o que resulta na curva suave da Figura **C**. Nesse caso, define-se o valor crítico de t afirmando-se que é improvável que esse valor da estatística t fosse observado sob a hipótese de que o medicamento não tivesse efeito tomando-se as áreas de erro 5% mais extremas sob as caudas da distribuição e selecionando-se o valor t correspondente ao início dessa região. A Figura **D** mostra que caso fosse requerido um critério mais rígido para rejeição da hipótese de não diferença por meio da exigência de que t estivesse no 1% mais extremo de todos os valores possíveis, o valor de corte de t seria 2,878.

Afirmar que $P < 0,05$ significa que, se o tratamento não teve efeito, há uma probabilidade de menos do que 5% de se obter a partir dos dados um valor de t tão distante ou mais distante do que 0 como o valor crítico para t ser considerado "alto". Isso não significa que é impossível de se obter um valor de t grande quando o tratamento não teve efeito. Seria possível, é claro, adotar uma posição mais conservadora e dizer que rejeita-se a hipótese de não diferença entre as populações das quais as amostras foram tomadas se t estiver no 1% mais extremo de valores possíveis. A Figura 4.4D mostra que isso requereria que t estivesse além de $-2,88$ ou $+2,88$ nesse caso, de modo que não se concluiria erroneamente que o medicamento teve um efeito na produção de urina em qualquer dos exemplos específicos mostrados na Figura 4.3. A longo prazo, no entanto, seriam cometidos tais erros em cerca de 1% das vezes. O preço desse conservadorismo é a diminuição da probabilidade de concluir que há diferença quando uma diferença realmente existe. O Capítulo 6 discute esse dilema em mais detalhes.

Os valores críticos de t, assim como os de F, foram tabulados e dependem não somente do nível de segurança com o qual rejeita-se a hipótese de não diferença – o valor de P – mas também do tamanho amostral. Assim como ocorre com a distribuição F, essa dependência do tamanho amostral entra na tabela como *graus de liberdade*, v, que é igual a $2(n - 1)$ para este teste t, em que n é o tamanho de cada amostra. À medida que o tamanho amostral cresce, o valor de t necessário para a rejeição da hipótese de não diferença diminui. Em outras palavras, na medida em que o tamanho amostral cresce, torna-se possível a detecção de diferenças menores com algum nível de segurança. A reflexão sobre a Figura 4.1 deve ser suficiente para convencer de que isso é razoável.

■ O QUE FAZER QUANDO AS DUAS AMOSTRAS NÃO SÃO DO MESMO TAMANHO?

É fácil generalizar o teste t para lidar com problemas nos quais há diferentes números de indivíduos nas duas amostras sendo estudadas. Deve-se lembrar que t é definido por

$$t = \frac{\overline{X}_1 - \overline{X}_2}{\sqrt{s_{\overline{X}_1}^2 + s_{\overline{X}_2}^2}}$$

em que $s_{\overline{X}_1}$ e $s_{\overline{X}_2}$ são os erros-padrão das médias das duas amostras. Se a primeira amostra possui tamanho n_1 e a segunda amostra contém n_2 indivíduos,

$$s_{\overline{X}_1}^2 = \frac{s_1^2}{n_1} \quad \text{e} \quad s_{\overline{X}_2}^2 = \frac{s_2^2}{n_2}$$

em que s_1 e s_2 são os desvios-padrão das duas amostras. Utilizar essas definições para reescrever a definição de t em termos dos desvios-padrão amostrais

$$t = \frac{\overline{X}_1 - \overline{X}_2}{\sqrt{(s_1^2/n_1) + (s_2^2/n_2)}}$$

Quando as duas amostras possuem tamanhos distintos, a estimativa combinada de variância é dada por

$$s^2 = \frac{(n_1 - 1)s_1^2 + (n_2 - 1)s_2^2}{n_1 + n_2 - 2}$$

de maneira que

$$t = \frac{\overline{X}_1 - \overline{X}_2}{\sqrt{(s^2/n_1) + (s^2/n_2)}}$$

Essa é a definição de t para a comparação de duas amostras de tamanhos diferentes. Há $v = n_1 + n_2 - 2$ graus de liberdade.

Notar que esse resultado se reduz aos os resultados prévios quando os dois tamanhos amostrais são iguais, ou seja, $n_1 = n_2 = n$.

■ TELEFONES CELULARES REDISCUTIDOS

O estudo de Fejes e colaboradores sobre a relação entre o uso do telefone celular e a mobilidade de espermas rápidos que discutido no Capítulo 3 teve dois grupos observacionais, 61 homens que utilizaram telefones celulares por menos do que 15 min/dia e 61 homens que utilizaram telefones celulares por mais do que 60 min/dia, de modo que é possível analisar seus dados por meio de um teste t, bem como por meio de uma análise de variância. Na Figura 3.7, a porcentagem média de esperma com mobilidade rápida foi de 49% para o grupo de baixo uso e de 41% para o grupo de alto uso. Os desvios-padrão foram 21 e 22%, respectivamente. Devido ao fato de que os tamanhos amostrais são iguais,*

$$s^2 = \frac{1}{2}(s_{baixo}^2 + s_{alto}^2)$$

$$s^2 = \frac{1}{2}(21^2 + 22^2) = 462,5\%^2$$

e

$$t = \frac{\overline{X}_{baixo} - \overline{X}_{alto}}{\sqrt{\frac{s^2}{n_{baixo}} + \frac{s^2}{n_{alto}}}}$$

$$t = \frac{49 - 41}{\sqrt{\frac{462,5}{61} + \frac{462,5}{61}}} = 2,054$$

com $v = 2(n - 1) = 2(61 - 1) = 120$ graus de liberdade. A Tabela 4.1 mostra que a magnitude de t deveria exceder 1,980 somente 5% das vezes ao acaso quando a hipótese nula é verdadeira, nesse caso, que a exposição ao telefone celular não afeta a mobilidade do esperma rápido ($P < 0,05$). Como a magnitude de t associada aos dados excede 1,980, rejeita-se a hipótese nula e conclui-se que o uso do telefone celular é associado à mobilidade do esperma rápido.

Essa é a mesma conclusão e o mesmo valor de P obtido quando foram analisados os dados utilizando análise de variância.

Fejes e colaboradores também mediram a mobilidade total de esperma, dessa vez com números diferentes de homens nas duas amostras de usuários de telefone celular. O Quadro 4.1 mostra os dados e os cálculos do teste t associado. O valor de t para esses dados permanece entre os valores críticos de 0,667 e 1,289 que definem os extremos de 50% e 20% da distribuição de t, que não é, de maneira alguma, próximo do valor de 1,980 que define os 5% mais extremos, o corte utilizado para definir a tradicional significância estatística. Portanto, não há evidência forte o bastante para rejeitar a hipótese nula de que não há relação entre a exposição ao telefone celular e a mobilidade total do esperma.

---

* Teria sido obtido precisamente o mesmo valor se tivesse sido utilizada a fórmula geral para a variância combinada:

$$s^2 = \frac{(n_{baixo} - 1)s_{baixo}^2 + (n_{alto} - 1)s_{alto}^2}{n_{baixo} + n_{alto} - 2}$$

$$s' = \frac{(61-1)21^2 + (61-1)22^2}{61+61-2} = \frac{60 \cdot 21^2 + 60 \cdot 22^2}{2 \cdot 60} = 462,5\%^2$$

Esse resultado *prova* que realmente não há um efeito? Não. Somente significa que não há evidência suficiente para rejeitar a hipótese nula de não efeito. (O Cap. 6 retornará à questão de quão seguro pode-se estar em desenhar conclusões negativas quando os resultados não alcançam a significância estatística.)

O TESTE t É UMA ANÁLISE DE VARIÂNCIA†

O teste t, recém-estudado, e a análise de variância, estudada no Capítulo 3, são, na verdade, duas maneiras diferentes de se fazer a mesma coisa. Como poucas pessoas reconhecem isso, o que será feito é provar que quando são comparadas as médias de dois grupos, $F = t^2$. Em outras palavras, o teste t é simplesmente um caso especial de análise de variância aplicada a dois grupos.

Inicia-se com duas amostras, cada uma com tamanho n, com médias e desvios-padrão $\overline{X}_1$ e $\overline{X}_2$ e s_1 e s_2, respectivamente.

Para gerar a razão F utilizada na análise de variância, primeiramente estima-se a variância populacional como a média das variâncias calculadas para cada grupo

$$s_{dentro}^2 = \frac{1}{2}(s_1^2 + s_2^2)$$

A seguir, estima-se a variância populacional a partir das médias amostrais por meio do cálculo do desvio-padrão das médias amostrais com

$$s_{\overline{X}} = \sqrt{\frac{(\overline{X}_1 - \overline{X})^2 + (\overline{X}_2 - \overline{X})^2}{2 - 1}}$$

Portanto

$$s_{\overline{X}}^2 = (\overline{X}_1 - \overline{X})^2 + (\overline{X}_2 - \overline{X})^2$$

em que $\overline{X}$ é a média das duas médias amostrais

$$\overline{X} = \frac{1}{2}(\overline{X}_1 + \overline{X}_2)$$

Elimine $\overline{X}$ da equação para $s_{\overline{X}}^2$ para obter

$$s_{\overline{X}}^2 = [\overline{X}_1 - \frac{1}{2}(\overline{X}_1 + \overline{X}_2)]^2 + [\overline{X}_2 - \frac{1}{2}(\overline{X}_1 + \overline{X}_2)]^2$$
$$= (\frac{1}{2}\overline{X}_1 - \frac{1}{2}\overline{X}_2)^2 + (\frac{1}{2}\overline{X}_2 - \frac{1}{2}\overline{X}_1)^2$$

---

† Esta seção representa a única prova matemática neste livro e, assim sendo, é um pouco mais técnica do que o restante. O leitor pode pular esta seção sem perda de continuidade.

Tabela 4.1 Valores críticos de t (bicaudal)

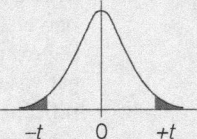

	Probabilidade de um valor maior (P)								
v	0,50	0,20	0,10	0,05	0,02	0,01	0,005	0,002	0,001
1	1,000	3,078	6,314	12,706	31,821	63,657	127,321	318,309	636,619
2	0,816	1,886	2,920	4,303	6,965	9,925	14,089	22,327	31,599
3	0,765	1,638	2,353	3,182	4,541	5,841	7,453	10,215	12,924
4	0,741	1,533	2,132	2,776	3,747	4,604	5,598	7,173	8,610
5	0,727	1,476	2,015	2,571	3,365	4,032	4,773	5,893	6,869
6	0,718	1,440	1,943	2,447	3,143	3,707	4,317	5,208	5,959
7	0,711	1,415	1,895	2,365	2,998	3,449	4,029	4,785	5,408
8	0,706	1,397	1,860	2,306	2,896	3,355	3,833	4,501	5,041
9	0,703	1,383	1,833	2,262	2,821	3,250	3,690	4,297	4,781
10	0,700	1,372	1,812	2,228	2,764	3,169	3,581	4,144	4,587
11	0,697	1,363	1,796	2,201	2,718	3,106	3,497	4,025	4,437
12	0,695	1,356	1,782	2,179	2,681	3,055	3,428	3,930	4,318
13	0,694	1,350	1,771	2,160	2,650	3,012	3,372	3,852	4,221
14	0,692	1,345	1,761	2,145	2,624	2,977	3,326	3,787	4,140
15	0,691	1,341	1,753	2,131	2,602	2,947	3,286	3,733	4,073
16	0,690	1,337	1,746	2,120	2,583	2,921	3,252	3,686	4,015
17	0,689	1,333	1,740	2,110	2,567	2,898	3,222	3,646	3,965
18	0,688	1,330	1,734	2,101	2,552	2,878	3,197	3,610	3,922
19	0,688	1,328	1,729	2,093	2,539	2,861	3,174	3,579	3,883
20	0,687	1,325	1,725	2,086	2,528	2,845	3,153	3,552	3,850
21	0,686	1,323	1,721	2,080	2,518	2,831	3,135	3,527	3,819
22	0,686	1,321	1,717	2,074	2,508	2,819	3,119	3,505	3,792
23	0,685	1,319	1,714	2,069	2,500	2,807	3,104	3,485	3,768
24	0,685	1,318	1,711	2,064	2,492	2,797	3,091	3,467	3,745
25	0,684	1,316	1,708	2,060	2,485	2,787	3,078	3,450	3,725
26	0,684	1,315	1,706	2,056	2,479	2,779	3,067	3,435	3,707
27	0,684	1,314	1,703	2,052	2,473	2,771	3,057	3,421	3,690
28	0,683	1,313	1,701	2,048	2,467	2,763	3,047	3,408	3,674
29	0,683	1,311	1,699	2,045	2,462	2,756	3,038	3,396	3,659
30	0,683	1,310	1,697	2,042	2,457	2,750	3,030	3,385	3,646
31	0,682	1,309	1,696	2,040	2,453	2,744	3,022	3,375	3,633
32	0,682	1,309	1,694	2,037	2,449	2,738	3,015	3,365	3,622
33	0,682	1,308	1,692	2,035	2,445	2,733	3,008	3,356	3,611
34	0,682	1,307	1,691	2,032	2,441	2,728	3,002	3,348	3,601
35	0,682	1,306	1,690	2,030	2,438	2,724	2,996	3,340	3,591
36	0,681	1,306	1,688	2,028	2,434	2,719	2,990	3,333	3,582
37	0,681	1,305	1,687	2,026	2,431	2,715	2,985	3,326	3,574
38	0,681	1,304	1,686	2,024	2,429	2,712	2,980	3,319	3,566
39	0,681	1,304	1,685	2,023	2,426	2,708	2,976	3,313	3,558
40	0,681	1,303	1,684	2,021	2,423	2,704	2,971	3,307	3,551

(continua)

Tabela 4.1 Valores críticos de *t* (bicaudal) *(Continuação)*

	Probabilidade de um valor maior (P)								
ν	0,50	0,20	0,10	0,05	0,02	0,01	0,005	0,002	0,001
42	0,680	1,302	1,682	2,018	2,418	2,698	2,963	3,296	3,538
44	0,680	1,301	1,680	2,015	2,414	2,692	2,956	3,286	3,526
46	0,680	1,300	1,679	2,013	2,410	2,687	2,949	3,277	3,515
48	0,680	1,299	1,677	2,011	2,407	2,682	2,943	3,269	3,505
50	0,679	1,299	1,676	2,009	2,403	2,678	2,937	2,261	3,496
52	0,679	1,298	1,675	2,007	2,400	2,674	2,932	3,255	3,488
54	0,679	1,297	1,674	2,005	2,397	2,670	2,927	3,248	3,480
56	0,679	1,297	1,673	2,003	2,395	2,667	2,923	3,242	3,473
58	0,679	1,296	1,672	2,002	2,392	2,663	2,918	3,237	3,466
60	0,679	1,296	1,671	2,000	2,390	2,660	2,915	3,232	3,460
62	0,678	1,295	1,670	1,999	2,388	2,657	2,911	3,227	3,454
64	0,678	1,295	1,669	1,998	2,386	2,655	2,908	3,223	3,449
66	0,678	1,295	1,668	1,997	2,384	2,652	2,904	3,218	3,444
68	0,678	1,294	1,668	1,995	2,382	2,650	2,902	3,214	3,439
70	0,678	1,294	1,667	1,994	2,381	2,648	2,899	3,211	3,435
72	0,678	1,293	1,666	1,993	2,379	2,646	2,896	3,207	3,431
74	0,678	1,293	1,666	1,993	2,378	2,644	2,894	3,204	3,427
76	0,678	1,293	1,665	1,992	2,376	2,642	2,891	3,201	3,423
78	0,678	1,292	1,665	1,991	2,375	2,640	2,889	3,198	3,420
80	0,678	1,292	1,664	1,990	2,374	2,639	2,887	3,195	3,416
90	0,677	1,291	1,662	1,987	2,368	2,632	2,878	3,183	3,402
100	0,677	1,290	1,660	1,984	2,364	2,626	2,871	3,174	3,390
120	0,677	1,289	1,658	1,980	2,358	2,617	2,860	3,160	3,373
140	0,676	1,288	1,656	1,977	2,353	2,611	2,852	3,149	3,361
160	0,676	1,287	1,654	1,975	2,350	2,607	2,846	3,142	3,352
180	0,676	1,286	1,653	1,973	2,347	2,603	2,842	3,136	3,345
200	0,676	1,286	1,653	1,972	2,345	2,601	2,839	3,131	3,340
∞	0,6745	1,2816	1,6449	1,9600	2,3263	2,5758	2,8070	3,0902	3,2905
Normal	0,6745	1,2816	1,6449	1,9600	2,3263	2,5758	2,8070	3,0902	3,2905

Adaptada de Zar JH. Biostatistical Analysis, 2nd ed. Englewood Cliffs, NJ: Prentice-Hall; 1984, 484-485:table B.3, com permissão de Pearson Education, Inc., Upper Saddle River, NJ.

Considerando que o quadrado de um número sempre é positivo, $(a - b)^2 = (b - a)^2$ e a equação anterior torna-se

$$s_{\overline{X}}^2 = (\tfrac{1}{2}\overline{X}_1 - \tfrac{1}{2}\overline{X}_2)^2 + (\tfrac{1}{2}\overline{X}_2 - \tfrac{1}{2}\overline{X}_2)^2$$
$$= 2[\tfrac{1}{2}(\overline{X}_1 - \overline{X}_2)]^2 = \tfrac{1}{2}(\overline{X}_1 - \overline{X}_2)^2$$

Portanto, a estimativa da variância populacional entre os grupos é

$$s_{\text{entre}}^2 = ns_{\overline{X}}^2 = (n/2)(\overline{X}_1 - \overline{X}_2)^2$$

Finalmente, *F* é a razão dessas duas estimativas da variância populacional

$$F = \frac{s_{\text{entre}}^2}{s_{\text{dentro}}^2} = \frac{(n/2)(\overline{X}_1 - \overline{X}_2)^2}{\tfrac{1}{2}(s_1^2 + s_2^2)} = \frac{(\overline{X}_1 - \overline{X}_2)^2}{(s_1^2/n) + (s_2^2/n)}$$

$$= \left[\frac{\overline{X}_1 - \overline{X}_2}{\sqrt{(s_1^2/n) + (s_2^2/n)}}\right]^2$$

A quantidade entre colchetes é *t*, consequentemente

$$F = t^2$$

Os graus de liberdade para o numerador de *F* equivalem ao número de grupos menos 1, isto é,

Quadro 4.1 • Efeito do uso baixo *versus* intenso de telefone celular sobre a mobilidade geral do esperma

Mobilidade total do esperma (%)

Uso observado de telefones celulares	Tamanho da amostra (n)	Média	Desvio-padrão
Uso baixo (< 15 min/dia)	120	60	19
Uso intenso (> 60 min/dia)	62	57	17

Como os tamanhos amostrais são diferentes, calcula-se a estimativa combinada de variância com

$$s^2 = \frac{(n_{baixo} - 1)s^2_{baixo} + (n_{alto} - 1)s^2_{alto}}{n_{baixo} + n_{alto} - 2}$$

$$s^2 = \frac{(120 - 1)19^2 + (62 - 1)17^2}{120 + 62 - 2} = 336{,}6\%^2$$

e então

$$t = \frac{\overline{X}_{baixo} - \overline{X}_{alto}}{\sqrt{\dfrac{s^2}{n_{baixo}} + \dfrac{s^2}{n_{alto}}}}$$

$$t = \frac{60 - 57}{\sqrt{\dfrac{336{,}6}{120} + \dfrac{336{,}6}{62}}} = 1{,}045$$

com $v = n_{baixo} + n_{alto} - 2 = 180$ graus de liberdade. Esse valor de t nem se aproxima de 1,973, o valor crítico para os 5% mais extremos da distribuição t utilizada para definir a significância estatística convencional, então não rejeita-se a hipótese nula de não efeito do uso de telefone celular sobre a mobilidade geral do esperma.

$2 - 1 = 1$ para todas as comparações de dois grupos. Os graus de liberdade para o denominador equivalem ao número de grupos vezes o tamanho amostral de cada grupo menos 1, $2(n - 1)$, o que é o mesmo que os graus de liberdade associados ao teste t.

Em suma, o teste t e a análise de variância são apenas duas maneiras diferentes de olhar o mesmo teste para dois grupos. Obviamente, caso haja mais do que dois grupos, não se pode utilizar a forma de teste t da análise de variância, mas deve-se utilizar a forma mais geral, explorada no Capítulo 3.

Como previamente observado, chegou-se à mesma conclusão sobre os efeitos do uso de telefone celular na mobilidade do esperma rápido quando são analisados os resultados utilizando análise de variância no Capítulo 3 e utilizando um teste t neste capítulo. Como esperado, o valor dos graus de liberdade para o teste t, v, é 120, o mesmo que os graus de liberdade do numerador para a análise de variância, v_d, e o quadrado do valor t obtido, $2{,}054^2$, equivale ao valor de F obtido na análise de variância, 4,22.

ERROS COMUNS NO USO DO TESTE t E COMO COMPENSÁ-LOS

O teste t é utilizado para calcular a probabilidade de estar errado, o valor de P, ao afirmar que os valores médios de *dois* grupos de tratamento são diferentes, quando, na verdade, eles foram obtidos da mesma população. É também utilizado amplamente, mas de maneira errônea para testar diferenças entre mais do que dois grupos por meio da comparação de todos os pares possíveis de médias com testes t.

Por exemplo, pode-se supor que um pesquisador mediu o açúcar no sangue sob condições de controle, na presença do medicamento A e na presença do medicamento B. É comum conduzir três testes t sobre esses dados: um para comparar o controle *versus* o medicamento A, outro para comparar o controle *versus* o medicamento B e outro para comparar o medicamento A *versus* o medicamento B. Essa prática é incorreta porque a probabilidade verdadeira de concluir erroneamente que o medicamento afetou o açúcar sanguíneo é atualmente maior do que o nível nominal, diga-se 5%, utilizado para buscar o valor de corte "alto" da estatística *t* em uma tabela.

Para entender por que, deve-se reconsiderar o experimento descrito no último parágrafo. Ao supor que, se o valor da estatística *t* calculada em uma das três comparações recém-descritas está nos valores 5% mais extremos que poderiam ocorrer se o medicamento realmente não tivesse efeito, rejeita-se o pressuposto e afirma-se que os medicamentos alteraram o açúcar sanguíneo. Estaremos satisfeitos se $P < 0,05$; em outras palavras, a longo prazo se quer aceitar o fato de que 1 afirmação em 20 estará errada. Portanto, quando testa-se o controle *versus* o medicamento A, pode-se esperar afirmar erroneamente uma diferença em 5% das vezes. Similarmente, ao testar o controle *versus* o medicamento B, espera-se afirmar erroneamente em 5% das vezes, e ao testar o medicamento A *versus* o medicamento B, espera-se afirmar erroneamente uma diferença em 5% das vezes. Portanto, ao considerar os três testes juntos, espera-se concluir que, no mínimo, um par de grupos difere cerca de 5% + 5% + 5% = 15% das vezes, mesmo se na realidade os medicamentos não afetaram o açúcar sanguíneo. (Como será visto adiante, o *P*, na verdade, equivale a 14%.) Se não há comparações demasiadas, a simples adição dos valores de *P* obtidos em testes múltiplos produz uma estimativa conservadora e realista do valor de *P* verdadeiro para o conjunto de comparações.

No exemplo anterior, houve três testes *t*, de modo que o valor de *P* efetivo estava aproximadamente 3(0,05) = 0,15 ou 15%. Ao comparar quatro grupos, há seis testes *t* possíveis (1 *versus* 2, 1 *versus* 3, 1 *versus* 4, 2 *versus* 3, 2 *versus* 4, 3 *versus* 4), então se o autor conclui que há diferença e registra um $P < 0,05$, o valor de *P* efetivo é cerca de 6(0,05) = 0,30; há uma probabilidade aproximada de 30% de no mínimo uma afirmação incorreta se o autor conclui que os tratamentos não tiveram efeito!

No Capítulo 2, foram discutidas amostras aleatórias de marcianos para ilustrar o fato de que diferentes amostras da mesma população geram estimativas diferentes da média e do desvio-padrão populacionais. A Figura 2.5 mostrou três dessas amostras de alturas de marcianos, todas tomadas de uma única população. Pode-se supor que decidiu-se estudar como esses marcianos respondem a hormônios humanos. Foram tomadas três amostras ao acaso, administrou-se um placebo para um grupo, testosterona para outro grupo e estrogênio para outro grupo. Ao supor que esses hormônios não possuem efeito sobre as alturas dos marcianos, os três grupos mostrados na Figura 2.5 representam três amostras tomadas aleatoriamente da mesma população.

A Figura 4.5 mostra como esses dados provavelmente apareceriam em um periódico médico típico. As barras verticais grandes denotam o valor das respostas médias, e as linhas verticais pequenas mostram 1 erro-padrão da média acima ou abaixo das médias amostrais. (Mostrar 1 desvio-padrão seria a maneira apropriada de descrever a variabilidade nas amostras.) Muitos autores analisariam esses dados por meio de três testes *t*: placebo contra testosterona, placebo contra estrogênio e testosterona contra estrogênio. Esses três testes geram valores de *t* de 2,39, 0,93 e 1,34, respectivamente. Considerando que cada teste é baseado em 2 amostras de 10 marcianos cada, há 2(10 − 1) = 18 graus de liberdade. A partir da Tabela 4.1, o valor crítico de *t* com uma probabilidade de 5% de concluir erroneamente que uma diferença existe é de 2,101. Assim, o autor concluiria que a testosterona produziu marcianos menores do que o placebo, enquanto o estrogênio não diferiu significativamente do placebo, e que os dois hormônios não produziram resultados significativamente diferentes.

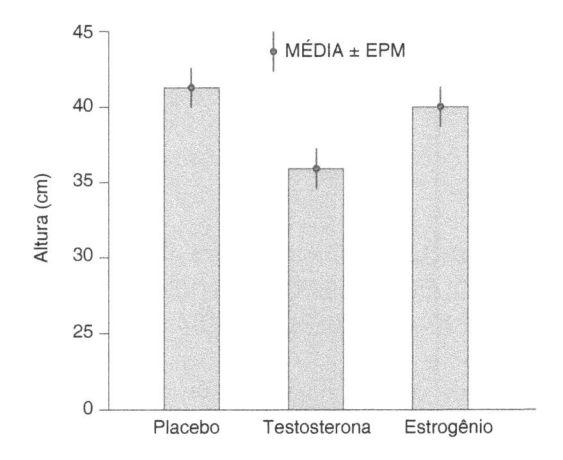

Figura 4.5 Resultados de um estudo de hormônios humanos em marcianos como ele seria apresentado na literatura médica. Cada barra grande possui uma altura igual à média do grupo; as linhas verticais pequenas indicam 1 erro-padrão da média (EPM) nos dois lados da média (não 1 desvio-padrão).

O que há de errado com esse resultado? Se a testosterona produziu resultados que não foram notavelmente diferentes daqueles do estrogênio, e o estrogênio produziu resultados que não foram notavelmente diferentes daqueles do placebo, como a testosterona pode ter produzido resultados diferentes do placebo? Longe de alertar os pesquisadores médicos de que há algo errado com suas análises, esse resultado ilógico em geral leva a seções de "Discussão" escritas de maneira muito criativa nos seus artigos.

Uma análise de variância desses dados gera $F = 2,74$ [com graus de liberdade do numerador = $m - 1 = 3 - 1 = 2$ e graus de liberdade do denominador $m(n - 1) = 3(10 - 1) = 27$], o que está abaixo do valor crítico de 3,35 que decidiu-se ser necessário para afirmar que os dados são compatíveis com a hipótese de que todos os tratamentos agiram como placebos.

É claro que conduzir uma análise de variância não assegura que não se chegará à conclusão de que na verdade está errado, mas fará com que isso seja menos provável.

Termina-se a discussão de erros comuns no uso do teste t com três dicas:

- *O teste t pode ser utilizado para testar a hipótese de que as médias de dois grupos não são diferentes.*
- *Quando o desenho experimental envolve grupos múltiplos, a análise de variância deve ser utilizada.*
- *Quando os testes t são utilizados para testar diferenças entre grupos múltiplos, não é apropriado utilizar simplesmente testes t múltiplos para fazer comparações par a par dos grupos.*

■ COMO UTILIZAR TESTES t PARA ISOLAR DIFERENÇAS ENTRE GRUPOS NA ANÁLISE DE VARIÂNCIA

A última seção demonstrou que quando se lida com dados de experimentos com mais do que dois grupos de sujeitos, deve-se fazer uma análise de variância para determinar o quanto as observações são inconsistentes com a hipótese de que todos os tratamentos tiveram o mesmo efeito. Fazer comparações par a par com teste t aumenta as chances de informar erroneamente um efeito acima do valor nominal, diga-se 5%, utilizado para determinar o valor de um t "alto". A análise de variância, no entanto, testa somente a hipótese global de que *todas* as amostras foram tomadas de uma única população. Em particular, ela não fornece qualquer informação sobre qual ou quais amostras diferiram das outras.

Há uma variedade de métodos, chamados *procedimentos de comparação múltipla*, que podem ser utilizados para fornecer informação sobre essa questão. Todos são baseados essencialmente no teste t, mas incluem correções apropriadas para o fato de que se está comparando mais do que um par de médias. Serão desenvolvidas diversas abordagens, começando com o *teste t corrigido de Bonferroni* ou, mais simplesmente, o *teste t de Bonferroni*. A abordagem geral que adota-se é, primeiramente, conduzir uma análise de variância para testar a hipótese nula de não diferenças, e então utilizar um procedimento de comparação múltipla para isolar o tratamento ou os tratamentos produzindo resultados diferentes.[*]

Teste t de Bonferroni

Na seção anterior, viu-se que caso se analise um conjunto de dados com três testes t, cada um utilizando o valor crítico de 5% para concluir que há uma diferença, há uma probabilidade aproximada de $3(5) = 15\%$ de encontrá-la. Esse resultado é um caso especial de uma fórmula chamada de *desigualdade de Bonferroni*, que diz que se k testes estatísticos são feitos com o valor de corte para a estatística do teste, por exemplo, t ou F, no nível α, a probabilidade de se observar um valor da estatística do teste excedendo o valor de corte no mínimo uma vez quando os tratamentos não produziram um efeito não é maior do que k vezes α. Matematicamente, a desigualdade de Bonferroni enuncia que

$$\alpha_T < k\alpha$$

em que α_T é a probabilidade verdadeira de concluir erroneamente que uma diferença existe no mínimo uma vez. α_T é a taxa de erro que se quer controlar. A partir da equação anterior,

$$\frac{\alpha_T}{k} < \alpha$$

---

[*] Alguns estatísticos acreditam que essa abordagem é conservadora demais e que deveria se ignorar a análise de variância e se proceder diretamente às comparações múltiplas de interesse.

Assim, caso seja feito *cada um* dos testes *t* utilizando o valor crítico de *t* correspondente a α_T/k, a taxa de erro para *todas* as comparações tomadas como um grupo será de no máximo α_T. Por exemplo, ao fazer três comparações com testes *t* mantendo a probabilidade de cometer no mínimo um erro de falso-positivo em menos do que 5%, é necessário que o valor de *P* associado com cada valor de *t* seja menor do que 0,05/3 = 1,67% para cada uma das comparações individuais. Esse procedimento é chamado de *teste t corrigido de Bonferroni* ou, simplesmente, de *teste t de Bonferroni*, porque ele é baseado na desigualdade de Bonferroni.

Esse procedimento funciona razoavelmente bem quando há somente alguns grupos para serem comparados, mas na medida em que o número de comparações *k* aumenta acima de 3 ou 4, o valor de *t* necessário para concluir que existe uma diferença torna-se muito maior do que ele realmente precisaria ser e o método torna-se excessivamente conservador. Uma maneira de tornar o teste *t* de Bonferroni menos conservador é utilizar a estimativa da variância populacional calculada dentro dos grupos na análise de variância. Especificamente, deve-se lembrar que definiu-se *t* como

$$t = \frac{\overline{X}_1 - \overline{X}_2}{\sqrt{(s^2/n_1)+(s^2/n_2)}}$$

em que s^2 é uma estimativa da variância populacional. Essa estimativa será substituída pela variância populacional estimada de dentro dos grupos como parte da análise de variância, s^2_{dentro}, para obter

$$t = \frac{\overline{X}_1 - \overline{X}_2}{\sqrt{(s^2_{dentro}/n_1)+(s^2_{dentro}/n_2)}}$$

Os graus de liberdade para esse teste são os mesmos que os graus de liberdade do denominador para a análise de variância e será maior do que para um teste *t* simples baseado em duas amostras sendo comparadas. Considerando que o valor crítico de *t* diminui na medida em que os graus de liberdade aumentam, será possível a detecção de uma diferença com certa segurança com menores diferenças absolutas nas médias.

Mais sobre telefones celulares e esperma de coelhos

No Capítulo 3, foram analisados os dados do Quadro 3.1 e concluiu-se que eles foram inconsistentes com a hipótese nula de que os três grupos de amostras de coelhos – controles comuns nas gaiolas regulares de coelho, controles de estresse em gaiolas mais restritivas, e coelhos expostos ao telefone celular em gaiolas restritas onde seus testículos eram expostos à radiação de telefone celular durante 8 horas por dia – foram tomadas de populações com a mesma mobilidade média de esperma. No momento, contudo, não era possível discriminar de onde a diferença se originava. Agora pode-se utilizar o teste *t* de Bonferroni para comparar os três grupos de forma pareada.

A partir do Quadro 3.1, a melhor estimativa da variância dentro de grupos s^2_{dentro} é 7,11%^{2}. Há *m* = 3 amostras, cada uma consistindo de *n* = 8 coelhos, de modo que há $m(n-1) = 3(8-1) = 21$ graus de liberdade associados à estimativa de variância dentro de grupos. (Por comparação, se fosse utilizada somente a variância combinada a partir das duas amostras em cada comparação pareada, haveria somente $2[n-1] = 2[8-1] = 14$ graus de liberdade.)

Executam-se as três comparações par a par pelo cálculo dos três valores correspondentes de *t* utilizando a variância dentro de grupos de análise de variância. Para comparar o controle comum com a exposição ao telefone celular,

$$t_{comum\ vs.\ telefone} = \frac{\overline{X}_{comum} - \overline{X}_{telefone}}{\sqrt{\frac{s^2_{dentro}}{n_{comum}} + \frac{s^2_{dentro}}{n_{telefone}}}} = \frac{72-50}{\sqrt{\frac{7,11}{8} + \frac{7,11}{8}}} = 1,501$$

Para comparar o controle de estresse com a exposição ao telefone celular,

$$t_{estresse\ vs.\ telefone} = \frac{\overline{X}_{estresse} - \overline{X}_{telefone}}{\sqrt{\frac{s^2_{dentro}}{n_{estresse}} + \frac{s^2_{dentro}}{n_{telefone}}}} = \frac{61-50}{\sqrt{\frac{7,11}{8} + \frac{7,11}{8}}} = 8,251$$

Para comparar o controle comum com o controle de estresse,

$$t_{comum\ vs.\ estresse} = \frac{\overline{X}_{comum} - \overline{X}_{estresse}}{\sqrt{\frac{s^2_{dentro}}{n_{comum}} + \frac{s^2_{dentro}}{n_{estresse}}}} = \frac{72-61}{\sqrt{\frac{7,11}{8} + \frac{7,11}{8}}} = 8,251$$

Há três comparações, então, para obter uma taxa de erro grupal geral de menos do que 5%, é necessário que o valor de *P* associado a cada uma dessas três comparações seja menor do que 0,05/3 = 0,0167. (A Tab. 4.2 sintetiza as três comparações par a par.) Todos os três valores excedem 4,140, o valor crítico para $P < 0,001$ com 14 graus de liber-

■ **Tabela 4.2** Comparações par a par da mobilidade do esperma em um experimento de telefones celulares com coelhos utilizando testes t de Bonferroni (taxa de erro grupal, $\alpha_T = 0{,}05$)

Comparação	t	P	$P_{crit}\ \alpha_T/k$	$P < P_{crit}$?
Controle comum vs. telefone celular	16,501	< 0,001	0,0167	Sim
Controle de estresse vs. telefone celular	8,251	< 0,001	0,0167	Sim
Controle comum vs. controle de estresse	8,251	< 0,001	0,0167	Sim

$v = 21$ graus de liberdade; $k = 3$ comparações.

dade (na Tab. 3.1), o que é muito menor do que a variância de 0,0167 necessária, de modo que conclui-se que todos os três grupos são diferentes uns dos outros.

Em outras palavras, coelhos na gaiola de estresse têm mobilidade de esperma significativamente menor do que os coelhos na gaiola comum, e os coelhos expostos à radiação de telefone celular têm mobilidade de esperma significativamente menor do que coelhos na gaiola de estresse (assim como os coelhos na gaiola comum). Desse modo, conclui-se que, enquanto o espaço limitado de gaiola levou à menor mobilidade do esperma, a radiação do telefone celular diminui ainda mais a mobilidade do esperma. Como esses dados provêm de um estudo experimental e não de um estudo observacional, pode-se concluir que a radiação do telefone celular *causou* a redução na mobilidade do esperma nesses coelhos (assim como fez o estresse de estar em uma gaiola pequena).

Pode-se notar que as três comparações par a par estão listadas em ordem decrescente com base no valor de t associado à comparação, da maior à menor diferença. Mesmo que fazer testes na ordem da maior para a menor diferença não seja necessário ao fazer testes t de Bonferroni, essa é uma prática padrão. O mais poderoso teste t corrigido de Holm-Sidak, que será discutido a seguir, requer que os testes sejam realizados na ordem da maior para a menor diferença, medida pelos valores de t associados às comparações individuais.

Uma melhor abordagem para comparações múltiplas: o teste t de Holm

Houve uma série de refinamentos do teste t de Bonferroni desenhado para manter a simplicidade de cálculos e evitar o cuidado excessivo que a correção de Bonferroni traz. Inicia-se com o *teste t corrigido de Holm* ou, simplesmente, *teste t de Holm*.[*] A correção de Holm é quase tão fácil de calcular quanto a correção de Bonferroni, mas gera um teste mais poderoso.[†] O teste t de Holm é um procedimento assim chamado "rejeitável", ou *step-down*, porque ele aplica um critério de aceitar ou rejeitar um conjunto de hipóteses nulas ordenadas, iniciando com o menor valor de P, e prosseguindo até que falhe a rejeição da hipótese nula.

Para conduzir um teste t de Holm, calcula-se o grupo de comparações pareadas de interesse (com testes t utilizando a estimativa combinada de variância a partir da análise de variância, como foi feito com o teste t de Bonferroni) e determina-se o valor de P para cada teste no grupo. Comparam-se, então, esses valores de P com os valores críticos que foram ajustados para controlar a taxa de erro grupal geral ao se fazer as comparações múltiplas.

Em contrapartida, com a correção de Bonferroni, no entanto, leva-se em consideração

---

[*] Holm S. A simple sequentially rejective multiple test procedure. *Scand J Stat.* 1979;6:65-70.
[†] Outras comparações múltiplas incluem o teste t de Tukey, o teste de Student-Neuman-Keuls e o teste de Dunnett. O teste de Holm é superior a esses testes mais antigos. Para mais detalhes, ver Ludbrook J. Multiple comparison procedures up- dated. *Clin Exp Pharmacol Physiol.* 1998;25:1032-1037; Aickin M, Gensler H. Adjusting for multiple testing when reporting research results: the Bonferroni vs. Holm methods. *Am J Public Health.* 1996;86:726-728; Levin B. Annotation: on the Holm, Simes, and Hochberg multiple test procedures. *Am J Public Health.* 1996;86:628-629; Brown BW, Russel K. Methods for correcting for multiple testing: operating characteristics. *Stat Med.* 1997;16:2511-2528; Morikawa T, Terao A, Iwasaki M. Power evaluation of various modified Bonferroni procedures by a Monte Carlo study. *J Biopharm Stat.* 1996;6:343-359.

quantos testes já foram executados e adota-se uma posição menos conservadora com cada comparação subsequente. Inicia-se com uma correção tão conservadora quanto a correção de Bonferroni, então deve-se tirar proveito do conservadorismo dos testes anteriores e tornar-se menos cauteloso com cada comparação subsequente.

Ao supor que se quer fazer k comparações pareadas,* deve-se ordenar esses k valores de P não corrigidos do menor para o maior, com o menor valor de P não corrigido sendo considerado primeiramente no procedimento do teste *step-down* sequencial. (Como todos os valores de P são baseados no mesmo número de graus de liberdade, esse ordenamento é o mesmo ordenamento das comparações baseadas na magnitude de t do maior ao menor, sem considerar os sinais associados aos testes t individuais.) P_1 é o menor valor de P na sequência (correspondente à comparação pareada mais extrema) e P_k é o menor. Para o j-ésimo teste de hipótese nessa sequência ordenada, o teste de Holm aplica o critério de Bonferroni de uma maneira *step-down* que depende de k e j, iniciando com $j = 1$, e prosseguindo até falhar em rejeitar a hipótese nula ou terminarem as comparações a serem feitas. Especificamente, o valor de P não corrigido para o j-ésimo teste é comparado a $\alpha_j = \alpha_T/(k - j + 1)$. Para a primeira comparação, $j = 1$, e o valor de P não corrigido precisa ser menor do que $\alpha_1 = \alpha_T/(k - 1 + 1) = \alpha_T/k$, o mesmo que na correção de Bonferroni. Se esse menor valor de P observado é menor do que α_1, rejeita-se a hipótese nula e então compara-se o próximo menor valor de P não corrigido com $\alpha_2 = \alpha_T/(k - 2 + 1) = \alpha_T/(k - 1)$, que é um corte maior do que seria possível obter apenas utilizando a correção de Bonferroni. Como esse valor crítico é maior, o teste é menos conservador e mais poderoso.

No exemplo da relação entre a exposição ao telefone celular e a mobilidade do esperma que vem sendo discutido, há $k = 3$ comparações pareadas de interesse, então, para manter uma taxa de erro grupal geral, α_T, de 5%, o valor de P associado ao primeiro ($j = 1$) dessas hipóteses ordenadas (comparações) deverão ser menores do que 0,05/(3 − 1 + 1) = 0,05/3 = 0,0167, o que é idêntico à correção de Bonferroni aplicada previamente a cada um dos indivíduos desse grupo de três testes.

A comparação com a maior magnitude de t, controle comum *versus* telefone celular, possui um t igual a 13,503. Para 21 graus de liberdade, esse valor de t é associado a $P < 0,001$, de modo que rejeita-se a hipótese nula de que essas duas amostras foram tomadas de populações com a mesma mobilidade média de esperma (Tab. 4.3).

Como a hipótese nula foi rejeitada no primeiro passo, prossegue-se ao próximo passo, $j = 2$, utilizando o critério de rejeição de que o valor de P associado ao segundo t é menor do que 0,05/(3 − 2 − 1) = 0,0250. O valor de t para esse segundo teste, 8,250, é associado a $P < 0,001$, que é menor do que 0,0250, então rejeita-se a hipótese nula de que as amostras do controle de estresse e o telefone celular foram obtidas de populações com a mesma mobilidade média de esperma e procede-se à terceira comparação.

Para a terceira, e última, comparação, $j = 3$, utiliza-se o critério de rejeição de que o valor de P associado ao segundo t é menor do que 0,05/(3 − 3 − 1) = 0,05, o que significa não executar ajuste algum para a comparação final. O valor de t para esse terceiro teste, 6,752, é associado a $P < 0,001$, que é menor do que 0,050, de modo que rejeita-se a hipótese nula de que as amostras do controle comum e controle de estresse foram obtidas das mesmas populações com a mesma mobilidade média de esperma e finaliza-se.

Assim como quando utilizamos o teste t de Bonferroni, todos os três grupos experimentais diferiram uns dos outros. Se, no entanto, qualquer uma das comparações tivesse sido associada a valores de P maiores do que o $P_{crítico}$ apropriado, o teste teria sido interrompido e seria declarado que todas as comparações subsequentes não seriam significativas.

Apesar de se ter chegado à mesma conclusão que chegou-se utilizando o teste t de Bonferroni de um passo, pode-se ver que, comparando os valores $P_{crítico}$ nas Tabelas 4.2 e 4.3, o requisito cada vez menos rígido para rejeição da hipótese nula com o teste de Holm torna mais fácil de se rejeitar a hipótese nula para todas as comparações, exceto para a primeira comparada com o procedimento de Bonferroni.

Teste t de Holm-Sidak

Como observado previamente, a desigualdade de Bonferroni, que forma a base para o teste t de Bonferroni e, indiretamente, para o teste de Holm,

---

* Assim como com a correção de Bonferroni, a correção de Holm pode ser aplicada a qualquer grupo de testes de hipótese, não somente a comparações pareadas múltiplas.

■ **Tabela 4.3** Comparações par a par da mobilidade de esperma em experimento de telefone celular com coelhos utilizando testes t de Holm (taxa de erro grupal, $\alpha_T = 0{,}05$)

Comparação	t	P	j	$P_{crit} = \alpha_T/(k-j+1)^*$	$P < P_{crit}$?
Controle comum vs. telefone celular	16,501	< 0,001	1	0,0167	Sim
Controle de estresse vs. telefone celular	8,251	< 0,001	2	0,0250	Sim
Controle comum vs. controle de estresse	8,251	< 0,001	3	0,0500	Sim

$v = 21$ graus de liberdade; $k = 3$ comparações.
* O cálculo de Holm-Sidak de $P_{crit} = 1 - (1 - \alpha_T)^{1/(k-j+1)}$ gera 0,0170, 0,0253, e 0,0500.

fornece uma noção razoável do risco total de um falso-positivo em um grupo de k comparações quando o número de comparações não é demasiadamente grande, por volta de 3 ou 4. A probabilidade real de no mínimo uma conclusão de falso-positivo (quando a hipótese nula de não diferença é verdadeira) é dada pela fórmula

$$\alpha_T = 1 - (1 - \alpha)^k$$

Quando há $k = 3$ comparações, cada uma delas realizada no nível $\alpha = 0{,}05$, a desigualdade de Bonferroni diz que o risco total de no mínimo um falso-positivo é menor do que $k\alpha = 3 \times 0{,}05 = 0{,}150$. Essa probabilidade é razoavelmente próxima do risco real de no mínimo uma afirmação de falso-positivo dada pela equação anterior, $1 - (1 - 0{,}05)^3 = 0{,}143$. À medida que o número de comparações cresce, a desigualdade de Bonferroni superestima cada vez mais o risco verdadeiro de falso-positivo. Por exemplo, se há $k = 6$ comparações, $k\alpha = 6 \times 0{,}05 = 0{,}300$ comparado com a probabilidade real de no mínimo um falso-positivo de 0,265, cerca de 10% menor. Caso haja 12 comparações, a desigualdade de Bonferroni diz que o risco de no mínimo um falso-positivo fica abaixo de $12 \times 0{,}05 = 0{,}600$, 25% acima do risco verdadeiro de 0,460. A Tabela 4.4 fornece os valores de P críticos de Holm-Sidak para vários números de comparações.

O *teste t corrigido de Holm-Sidak*, ou *teste t de Holm-Sidak*, é um refinamento adicional do teste t corrigido de Holm, baseado na fórmula exata para α_T em vez de na desigualdade de Bonferroni. O teste t corrigido de Holm-Sidak funciona como o teste t corrigido de Holm, exceto pelo fato de que o critério para rejeitar o j-ésimo teste de hipótese em uma sequência ordenada de k testes é um valor de P não corrigido abaixo de $1 - (1 - \alpha_T)^{1/(k-j+1)}$ em vez de $\alpha_T/(k-j+1)$, utilizado no teste de Holm. Esse refinamento adicional tor-

na o teste de Holm-Sidak ligeiramente mais poderoso do que o teste de Holm.

As diferenças entre as correções de Holm e Holm-Sidak são pequenas. Por exemplo, se há $k = 20$ comparações, as diferenças entre os valores de limiar resultantes para P estão na quarta casa decimal. Para ilustrar essa diferença, o valor de $P_{crítico}$ de Holm-Sidak para a primeira comparação ($j = 1$) das $k = 3$ comparações par a par no exemplo do telefone celular do Quadro 4.2 para controlar a taxa de erro grupal α_T a 0,05 é $1 - (1 - \alpha_T)^{1/(k-j+1)} = 1 - (1 - 0{,}05)^{1/(3-1+1)} = 1 - 0{,}95^{1/3} = 1 - 0{,}95^{0{,}3333} = 1 - 0{,}983 = 0{,}0170$, ligeiramente maior do que o 0,0167 para o valor crítico de Holm.

O Quadro 4.2 mostra todas as comparações par a par para a mobilidade do esperma nos quatro grupos de usuários de telefone celular analisados no Capítulo 3 utilizando todos os três métodos de comparação múltipla discutidos neste capítulo. Nesse caso, conclui-se que a mobilidade do esperma no controle e no uso baixo (< 2 h/dia) não difere significativamente, mas que esse subconjunto de dois grupos difere significativamente do grupo de uso moderado (2 a 4 h/dia), o qual também difere do grupo de uso intenso (> 4 h/dia). O fato é que muitos, se não a maioria dos homens no grupo de uso intenso no estudo de Fejes e colaboradores (definido pelo uso de telefones celulares por mais do que 1 h/dia) estão provavelmente no grupo de uso baixo no estudo de Agarwal e colaboradores. (< 2 h/dia) pode explicar por que Fejes e colaboradores (Quadro 4.1) não encontraram uma diferença significativa na mobilidade geral do esperma – de maneira oposta à mobilidade do esperma rápido – associada ao uso do telefone celular. Nesse caso, todos os três procedimentos de comparação múltipla geraram as mesmas conclusões.

Pode-se observar, no entanto, que os valores críticos de P são maiores para o método de Holm do que para o método de Bonferroni, e que para o

Tabela 4.4 Valores de P críticos de Holm-Sidak para comparações individuais para manter uma taxa de erro grupal de 5% ($\alpha_T = 0{,}05$)

Número da comparação (j)	\multicolumn{15}{c}{Número total de comparações (k)}
	1	2	3	4	5	6	7	8	9	10	11	12	13	14	15
1	0,0500	0,0253	0,0170	0,0127	0,0102	0,0085	0,0073	0,0064	0,0057	0,0051	0,0047	0,0043	0,0039	0,0037	0,0034
2		0,0500	0,0253	0,0170	0,0127	0,0102	0,0085	0,0073	0,0064	0,0057	0,0051	0,0047	0,0043	0,0039	0,0037
3			0,0500	0,0253	0,0170	0,0127	0,0102	0,0085	0,0073	0,0064	0,0057	0,0051	0,0047	0,0043	0,0039
4				0,0500	0,0253	0,0170	0,0127	0,0102	0,0085	0,0073	0,0064	0,0057	0,0051	0,0047	0,0043
5					0,0500	0,0253	0,0170	0,0127	0,0102	0,0085	0,0073	0,0064	0,0057	0,0051	0,0047
6						0,0500	0,0253	0,0170	0,0127	0,0102	0,0085	0,0073	0,0064	0,0057	0,0051
7							0,0500	0,0253	0,0170	0,0127	0,0102	0,0085	0,0073	0,0064	0,0057
8								0,0500	0,0253	0,0170	0,0127	0,0102	0,0085	0,0073	0,0064
9									0,0500	0,0253	0,0170	0,0127	0,0102	0,0085	0,0073
10										0,0500	0,0253	0,0170	0,0127	0,0102	0,0085
11											0,0500	0,0253	0,0170	0,0127	0,0102
12												0,0500	0,0253	0,0170	0,0127
13													0,0500	0,0253	0,0170
14														0,0500	0,0253
15															0,0500

$P_{crit} = 1 - (1 - \alpha_T)^{1/(k-j+1)}$.

Quadro 4.2 • Todas as comparações múltiplas par a par para efeitos do uso de telefone celular sobre a mobilidade do esperma humano

Para testar todas as comparações pareadas para os dados da Tabela 3.2, primeiramente calcula-se a estatística do teste t para todas as seis comparações utilizando a estimativa da variância dentro de grupos, $s^2_{dentro} = 119,3\%^2$ e associam-se os graus de liberdade, $v_d = 156$, da análise de variância completada no Capítulo 3. A comparação do usuário baixo (< 2 h/dia) com o controle (sem uso de telefone celular) gera

$$t_{baixo\ vs.\ controle} = \frac{\overline{X}_{baixo} - \overline{X}_{controle}}{\sqrt{\dfrac{s^2_{dentro}}{n_{baixo}} + \dfrac{s^2_{dentro}}{n_{controle}}}} = \frac{65 - 68}{\sqrt{\dfrac{119,3}{40} + \dfrac{119,3}{40}}} = -1,228$$

Da mesma forma, a comparação do usuário intenso (> 4 h/dia) e do usuário moderado (2 a 4 h/dia) gera

$$t_{alto\ vs.\ medio} = \frac{\overline{X}_{alto} - \overline{X}_{medio}}{\sqrt{\dfrac{s^2_{dentro}}{n_{alto}} + \dfrac{s^2_{dentro}}{n_{medio}}}} = \frac{45 - 55}{\sqrt{\dfrac{119,3}{40} + \dfrac{119,3}{40}}} = -3,685$$

São calculados os valores de t para as outras quatro comparações, similarmente, e são, então, listadas todas as comparações em ordem decrescente de magnitude dos valores de t associados (sem considerar o sinal), como listado na segunda coluna da tabela a seguir.

Comparações pareadas para o uso de telefone celular por humanos ($\alpha_T = 0,05$)

				Bonferroni		Holm		Holm-Sidak	
				$P_{crítico}$		$P_{crítico}$		$P_{crítico}$	
Comparação	t	P	j	α_T/k	$P < P_{crítico}$?	$\alpha_T/(k-j+1)$	$P < P_{crítico}$?	$1 - (1 - \alpha_T)^{1/(k-j+1)}$	$P < P_{crítico}$?
Alto vs. controle	9,417	< 0,001	1	0,0083	Sim	0,0083	Sim	0,0085	Sim
Moderado vs. baixo	8,189	< 0,001	2	0,0083	Sim	0,0100	Sim	0,0102	Sim
Moderado vs. controle	5,732	< 0,001	3	0,0083	Sim	0,0125	Sim	0,0127	Sim
Moderado vs. baixo	4,504	< 0,001	4	0,0083	Sim	0,0167	Sim	0,0170	Sim
Alto vs. moderado	3,685	< 0,001	5	0,0083	Sim	0,0250	Sim	0,0253	Sim
Baixo vs. controle	1,228	> 0,10	6	0,0083	Não	0,0050	Não	0,0500	Não
$v_d = 156$.									

Em seguida, observar os valores de P para cada t na Tabela 4.1 utilizando os graus de liberdade do denominador da análise de variância (terceira coluna na tabela acima) e comparar esses valores de P com o valor crítico $P_{crítico}$, para o procedimento de comparação múltipla.

Para o teste t corrigido de Bonferroni, o valor crítico é apenas a taxa de erro grupal, $\alpha_T = 0,05$, dividido pelo número total de comparações, $k = 6$, para todas as comparações (a quinta coluna na tabela).

Para o teste t corrigido de Holm, inicia-se com um valor crítico de P tão pequeno quanto para o teste t de Bonferroni, mas cada valor crítico torna-se menos conservador (maior) na medida em que as diferenças nas médias amostrais (quantificadas pelo uso dos valores de t correspondentes) ficam menores, até para a última comparação, utiliza-se um valor não ajustado de P, igual à taxa de erro grupal, neste caso, 0,05. Por exemplo, para a segunda comparação, $j = 2$, e $P_{crítico} = \alpha_T/(k - j + 1) = 0,05/(6 - 2 + 1) = 0,05/5 = 0,0100$.

Para o teste t corrigido de Holm-Sidak, assim como com o teste t corrigido de Holm, a primeira comparação é feita com a correção completa de Bonferroni, e tornam-se os valores críticos menos conservadores a cada comparação subsequente, torna-se o valor crítico de P maior a cada comparação subsequente, mas deve-se utilizar a fórmula que melhor modela a acumulação real de riscos de falsos-positivos. Nesse caso, para a segunda comparação, quando $j = 2$, $P_{crítico} = 1 - (1 - \alpha_T)^{1/(k-j+1)} = 1 - (1 - 0,05)^{1/(6-2+1)} = 1 - 0,95^{1/5} = 1 - 0,95^{0,2} = 1 - 0,9898 = 0,0102$.

Para determinar se cada par de médias difere significativamente um do outro, comparar o valor de P associado ao teste t com o $P_{crítico}$ correspondente ajustado para o teste de comparação múltipla. Nesse caso, os valores de P são menores do que $P_{crítico}$ para todos os pares de médias, exceto para os grupos-controle e de uso baixo em relação aos três procedimentos de comparação múltipla. Portanto, conclui-se que a mobilidade do esperma é diferente entre todos os grupos amostrais, exceto para os grupos-controle e de uso baixo, entre os quais não se detectou diferença.

método de Holm-Sidak são maiores do que para o método de Holm, demonstrando o padrão cada vez menos conservador para os três métodos. Devido ao poder aumentado ao controlar a taxa de erro geral de falsos-positivos para o grupo de comparações em um nível desejado, recomenda-se o teste t de Holm-Sidak em vez do teste t de Bonferroni para comparações múltiplas após um resultado positivo na análise de variância.

■ COMPARAÇÕES MÚLTIPLAS CONTRA UM CONTROLE ÚNICO

Além de todas as comparações par a par, algumas vezes surge a necessidade de comparar os valores de grupos de tratamento múltiplos com um grupo-controle único. Uma alternativa seria utilizar testes t de Bonferroni, de Holm ou de Holm-Sidak para executar todas as comparações par a par, e então considerar aquelas que envolvem o grupo-controle. O problema com essa abordagem é que ela requer muito mais comparações do que realmente é necessário, com o resultado de que cada comparação individual é feita de maneira muito mais conservadora do que é necessário com base no número real de comparações de interesse. Pode-se utilizar esses métodos assim como anteriormente para comparações múltiplas contra um único grupo–controle, reduzindo o número de comparações, k, de acordo. Assim como com todas as comparações múltiplas par a par, utilizar os testes *após* encontrar diferenças significativas entre todos os grupos com uma análise de variância.

Por exemplo, se o objetivo fosse apenas comparar os usuários de telefone celular baixos, moderados e intensos contra os não usuários controle do exemplo recém-discutido, o procedimento seria apenas considerar $k = 3$ comparações (Tab. 4.5), de maneira oposta às 6 que deveriam ser permitidas ao fazer todas as comparações par a par (Quadro 4.1). São calculados os valores de t e os valores associados de P, como anteriormente. Os valores críticos de $P_{crítico}$ necessários para rejeitar a hipótese nula de não diferença, contudo, são calculados com base no menor número de comparações, k, então são maiores do que ao fazer todas as comparações par a par com a mesma taxa de erro grupal (comparar os valores de P_{crit} para todos os três testes de comparação múltipla no Quadro 4.1 e na Tab. 4.5). Todos os três procedimentos de comparação múltipla mostram que os usuários intensos e moderados, mas não os baixos, possuem níveis significativamente diferentes de mobilidade de esperma em relação aos não usuários do controle. *Nenhuma afirmação pode ser feita sobre a comparação de usuários baixos, moderados e intensos uns contra os outros.*

■ SIGNIFICADO DE *P*

Compreender o que P significa requer o entendimento da lógica do teste estatístico de hipóteses. Por exemplo, pode-se supor que um pesquisador quer testar se um medicamento altera ou não a temperatura do corpo. O experimento óbvio é selecionar dois grupos similares de pessoas, administrar um placebo para um grupo e o medicamento para o outro, medir a temperatura cor-

■ Tabela 4.5 Comparações múltiplas contra um único grupo-controle para a mobilidade do esperma humano e uso de telefone celular ($\alpha_T = 0,05$)

Comparação	t	P	j	Bonferroni $P_{crítico}$ α_T/k	$P < P_{crítico}$?	Holm $P_{crítico}$ $\alpha_T/(k-j+1)$	$P < P_{crítico}$?	Holm-Sidak $P_{crítico}$ $1-(1-\alpha_T)^{1/(k-j+1)}$	$P < P_{crítico}$?
Alto vs. controle	9,417	< 0,001	1	0,0167	Sim	0,0167	Sim	0,0167	Sim
Moderado vs. controle	5,732	< 0,001	2	0,0167	Sim	0,0250	Sim	0,0253	Sim
Baixo vs. controle	1,288	> 0,10	3	0,0167	Não	0,0050	Não	0,0500	Não

$v_d = 156$.

poral nos dois grupos, e então calcular a média e o desvio-padrão das temperaturas medidas em cada grupo. As respostas médias dos dois grupos provavelmente serão diferentes, a despeito de se o medicamento teve ou não um efeito, pela mesma razão que diferentes amostras aleatórias tomadas da mesma população geram estimativas diferentes para a média. Portanto, a questão torna-se: a diferença observada na temperatura média dos dois grupos é devida à variação aleatória associada à alocação dos indivíduos aos dois grupos experimentais ou é devida ao medicamento?

Para responder a essa questão, os estatísticos primeiramente quantificam a diferença observada entre as duas amostras com um único número, chamado *estatística de teste*, como *F* ou *t*. Essas estatísticas, assim como a maioria das estatísticas de teste, possuem a propriedade de que quanto maior a diferença entre as amostras, maior o seu valor. Se o medicamento não possui efeito, a estatística do teste será um número pequeno. Mas o que é "pequeno"?

Para encontrar o limite entre valores "pequenos" e "grandes" de uma estatística de teste, os estatísticos assumem que o medicamento *não* afeta a temperatura (*hipótese nula*). Se essa premissa está correta, os dois grupos de pessoas são simplesmente amostras aleatórias de uma única população, sendo que todas receberam um placebo (porque o medicamento é, em efeito, um placebo). Agora, em teoria, o estatístico repete o experimento utilizando todas as amostras possíveis de pessoas e calcula a estatística de teste para cada experimento hipotético. Assim como a variação aleatória produziu valores diferentes para as médias de diferentes amostras, esse procedimento gerará uma amplitude de valores para a estatística de teste. A maioria desses valores serão relativamente pequenos, mas o completo azar requer que haja algumas amostras não representativas da população inteira. Essas amostras gerarão valores relativamente grandes da estatística de teste *mesmo que o medicamento não tenha efeito*. Esse exercício produz somente alguns dos valores possíveis da estatística de teste, diga-se 5% deles, acima de algum ponto de corte. A estatística de teste é "grande" se é maior do que esse ponto de corte.

Tendo determinado esse ponto de corte, executa-se um experimento sobre um medicamento com propriedades desconhecidas e calcula-se a estatística de teste. Ela é "grande". Portanto, conclui-se que *há uma probabilidade de menos de 5% de se observar dados que levariam ao valor calculado da estatística de teste, sob o pressuposto verdadeiro de que o medicamento não tem efeito*. Tradicionalmente, se a probabilidade de se observar a estatística de teste calculada quando a intervenção não tem efeito está abaixo de 5%, rejeita-se o pressuposto de que o medicamento não possui efeito e afirma-se que o medicamento *de fato* possui um efeito. Há, é claro, uma chance de que essa afirmação esteja errada: cerca de 5%. Esses 5% são conhecidos como *valor de P* ou *nível de significância*.

Precisamente,

O valor de P é a probabilidade de se obter um valor da estatística de teste tão grande quanto ou maior do que aquela calculada a partir dos dados, quando, na realidade, não há diferença entre os distintos tratamentos.

Como resultado dessa lógica, se se quer constatar uma diferença quando $P < 0,05$, concorda-se tacitamente em aceitar o fato de que, a longo prazo, espera-se que 1 em cada 20 constatações estejam erradas.

Pensamento estatístico *versus* pensamento real (clínico)

Como foi dito diversas vezes, o teste estatístico de hipóteses como apresentado neste livro e geralmente praticado é uma disputa pela contradição. Inicia-se com a hipótese nula de não diferença e estima-se a probabilidade de se obter os dados observados, assumindo que a hipótese nula é verdadeira. Se aquela probabilidade é suficientemente baixa, rejeita-se a hipótese nula. Embora essa formalidade seja bastante utilizada, o fato é que os pesquisadores raramente iniciam um estudo de fato *esperando* que a hipótese nula seja verdadeira. Pelo contrário, em geral esperam que alguma hipótese alternativa – de que o tratamento ou o fator observacional sendo estudado – *de fato* possua um efeito.

De fato, em termos de pensamento prático, se os resultados do estudo rejeitam a hipótese nula de não efeito, ela, na verdade, reforça a hipótese "real" de que houve um efeito, que é o que motivou o estudo em primeira análise. Se, por outro lado, falha-se em rejeitar a hipótese nula de não efeito, esse fato é evidência de que a hipótese "real" não é correta. Esse uso de informação de uma maneira incremental, que envolve iniciar com alguma hipótese *a priori* do que é a relação oculta entre o tratamento (ou fator observacional) e o resultado, então modificando aquela hipótese com base em dados experimentais, constitui o modo pelo qual a decisão clínica e científica é realmente tomada.

Existe um ramo do raciocínio estatístico chamado de *tomada de decisão bayesiana*, baseado em cálculos de probabilidade simples conhecidos como *regra de Bayes*,* que permite utilizar os resultados de um experimento para modificar, de um modo quantitativo, suas hipóteses prévias de relação que estão sendo estudadas.

A regra de Bayes permite iniciar com uma distribuição *a priori* de possíveis resultados (cada um com uma probabilidade associada, muito parecida com as distribuições amostrais de F e t já discutidas) e então modificar essa distribuição com base na informação obtida no estudo para obter a distribuição *a posteriori* de probabilidades associadas a diferentes resultados possíveis. De fato, em um nível qualitativo, esse é o processo que as pessoas utilizam para integrar nova informação na tomada de decisões – sejam elas científicas, clínicas ou pessoais.

Muitos estatísticos,[†] especialmente aqueles preocupados com a tomada de decisões clínicas, têm alegado que a abordagem da hipótese nula simples para tomada de decisões estatísticas tanto simplifica demasiadamente o processo de utilização dos dados para tomar decisões científicas e clínicas quanto leva o pesquisador a ser excessivamente relutante em concluir que o tratamento realmente teve um efeito.

Há duas razões para essa opinião. Primeira, o teste estatístico de hipóteses tradicional baseado na hipótese nula de não efeito é equivalente a dizer que no início do estudo não se acredita que haja qualquer evidência que suporte a possibilidade de que o tratamento realmente tenha um efeito, o que é raramente o caso, como discutido anteriormente. Segunda, cada hipótese é testada sem levar em consideração nada que se sabe sobre os prováveis efeitos da intervenção. Esses dois fatores combinados levam a implicitamente subestimar a probabilidade prévia de que o tratamento possua um efeito, o que torna mais difícil concluir que há um efeito do que os dados podem garantir.

Eles estão corretos. Por que, então, as pessoas persistem utilizando a abordagem clássica para a tomada de decisão estatística descrita neste livro?

O primeiro motivo é a dificuldade de se obter boas estimativas de probabilidades *a priori* dos possíveis resultados antes de o experimento ser realizado. De fato, apesar das repetidas súplicas para que a tomada de decisão bayesiana seja utilizada feitas por seus entusiastas, eles podem apontar poucos exemplos em que essa abordagem foi utilizada na pesquisa rotineira científica ou clínica devido às dificuldades de obter distribuições claras de probabilidade *a priori*.

Entretanto, vale manter em mente esse processo e reconhecer que os resultados do teste estatístico de hipóteses clássico – incorporado como valor de P – deve ser integrado na coleção maior de conhecimento que os criadores e consumidores de resultados científicos e clínicos possuem para refinar ainda mais o entendimento dos problemas que surgem. Dessa perspectiva, o valor de P não é o dono da verdade, mas sim, um assistente na evolução dos julgamentos do que é a verdade.

Por que $P < 0,05$?

A convenção de se considerar uma diferença como "estatisticamente significativa" quando $P < 0,05$ é amplamente aceita. Na verdade, ela originou-se de uma decisão arbitrária feita por uma pessoa, Ronald A. Fisher, que inventou grande parte da estatística paramétrica moderna (incluindo a estatística F, nomeada em sua homenagem). Em 1926,

---

* A regra de Bayes diz que

$$\begin{pmatrix} \text{Probabilidades } a \text{ posteriori} \\ \text{da hipótese nula} \end{pmatrix} = \begin{pmatrix} \text{Probabilidades } a \text{ priori} \\ \text{da hipótese nula} \end{pmatrix}$$
$$\times \frac{Pr \text{ (dados, dada a hipótese nula)}}{Pr \text{ (dados, dada a hipótese alternativa)}}$$

em que Pr significa a probabilidade da situação enunciada. Para uma discussão detalhada da aplicação dessa formulação da regra de Bayes a dados biomédicos, ver Goodman SN. Toward evidence-based medical statistics. 2: the Bayes factor. *Ann Intern Med.* 1999;130:1005-1013.

[†] Para uma discussão sobre a abordagem bayesiana, com uma comparação com a abordagem frequentista utilizada neste livro e vários exemplos clínicos, ver Browner WS, Newman TB. Are all significant P values created equal? The analogy between diagnostic tests and clinical research. *JAMA.* 1987;257:2459-2463; Goodman SN. Toward evidence-based medical statistics. 2: the Bayes factor. *Ann Intern Med.* 1999;130:1005-1013; Diamond GA, Kaul S. Baysian approaches to the analysis and interpretation of clinical megatrends. *J Am Coll Cardiol.* 2004;43:1929-1939.

Fisher publicou um artigo* descrevendo como avaliar se adicionar esterco a um campo aumentaria a colheita, o que introduziu a ideia de significância estatística e estabeleceu o padrão dos 5%. Ele disse:

> O esterco é aplicado em um acre de terra; um segundo acre é semeado com semente similar e tratado de todas as outras maneiras como o primeiro, mas não recebe nenhum esterco. Quando a produção é pesada, encontra-se que o acre que recebeu o esterco produziu uma colheita maior de fato, digamos, de 10%. O esterco teve um sucesso, mas a segurança com a qual um resultado assim deveria ser recebido pelo público consumidor depende totalmente da maneira pela qual o experimento foi conduzido.
>
> Primeiro, se o experimentador pudesse dizer que em 20 anos de experiência com tratamento uniforme a diferença em favor do acre tratado com esterco nunca antes alcançou 10%, a evidência teria alcançado um ponto que poderia ser chamado limite de significância; por isso, é conveniente desenhar uma linha aproximadamente no nível no qual podemos dizer: "Há algo no tratamento ou ocorreu uma coincidência tal qual não ocorre mais do que uma vez em 20 ensaios." Esse nível, o qual podemos chamar de o ponto de 5%, seria indicado, embora bastante grosseiramente, pelo desvio de maior probabilidade observado em 20 ensaios sucessivos. Para localizar o ponto de 5% com alguma acurácia, precisamos de cerca de uma experiência de 500 anos, razão pela qual poderíamos então, supondo que nenhuma mudança progressiva na fertilidade estivesse em progresso, contar os 25 maiores desvios e desenhar a linha entre o 25º e 26º maiores desvios. Se a diferença entre os dois acres no nosso ano experimental excedesse esse valor, poderíamos ter bases razoáveis para chamar esse valor de significativo.

Se um em 20 não parece probabilidade alta o suficiente, podemos, se preferirmos, desenhar a linha em 1 de 50 (o ponto de 2%) ou 1 de 100 (o ponto de 1%). *Pessoalmente, o autor prefere definir um nível baixo de significância no ponto de 5% e ignorar inteiramente todos os resultados que falhem em alcançar esse nível.*

Embora $P < 0,05$ seja amplamente aceito, e certamente não se gera controvérsia ao usá-lo, uma abordagem mais sensível é considerar o valor P na tomada de decisões sobre como interpretar seus resultados sem considerar de maneira servil os 5% como um critério rígido da "verdade".

Comumente, acredita-se que o valor de P é a probabilidade de cometer um erro. Há obviamente duas maneiras pelas quais um pesquisador pode chegar a uma conclusão errada com base em seus dados, afirmando que o tratamento teve um efeito, quando, na realidade, não teve, ou afirmando que o tratamento não teve um efeito, quando, na realidade, teve. Como observado anteriormente, o valor de P somente quantifica a probabilidade de cometer o primeiro tipo de erro (chamado de *Tipo I* ou *erro* α), aquele em que erroneamente conclui-se que o tratamento teve um efeito, quando, na realidade, não teve. O P não fornece informação sobre a probabilidade de cometer o segundo tipo de erro (chamado de *Tipo II* ou *erro* β), aquele em que conclui-se que o tratamento não teve efeito, quando, na realidade, teve. O Capítulo 6 discute como estimar a probabilidade de cometer os erros do Tipo II.

■ PROBLEMAS

4.1 No ensaio controlado aleatorizado do uso de um medicamento à base de *Cannabis* para tratar a dor associada à neuropatia diabética discutido no Capítulo 3, as 29 pessoas aleatorizadas para o grupo-controle tinham uma idade média de 54,4 anos, e as 24 pessoas aleatorizadas para o grupo de tratamento tinham uma idade média de 58,2 anos, com desvios-padrão de 11,6 e 8,8 anos. Houve uma diferença detectável nas idades desses dois grupos?

4.2 A hipotermia é um problema para recém-nascidos com peso extremamente baixo. Uma ideia para ajudar esses bebês a manterem a temperatura é enrolá-los em sacos de polietileno na sala de

---

* Fisher RA. The arrangement of field experiments. *J Min Agr*. 1926;33:503-513. Para uma discussão desse artigo em seu contexto histórico, incluindo evidência de que a lógica do teste de hipóteses vem desde Blaise Pascal e Pierre Fermat, em 1654, ver Cowles M, Davis C. On the origins of the .05 level of statistical significance. *Am Psychol*. 1982;37:533-558.

parto, enquanto eles estão sendo transferidos para a unidade de cuidado intensivo de neonatais. Patrick Carroll e colaboradores[*] revisaram registros médicos e localizaram 70 bebês que foram mantidos aquecidos com sacos de polietileno e 70 bebês que foram mantidos aquecidos com métodos tradicionais. A temperatura da pele para os bebês que foram mantidos aquecidos com sacos de polietileno foi de 36ºC, e para os bebês que foram mantidos aquecidos utilizando-se técnicas tradicionais foi de 35ºC. Os desvios-padrão para ambos os grupos foram de 1ºC. Há uma diferença na temperatura da pele entre esses dois grupos de tratamento?

4.3 Além da subida de escadas discutida no Capítulo 3, Mark Roig e colaboradores também conduziram testes de caminhada de 6 minutos, nos quais eles mediram o quão longe as pessoas podiam caminhar (em metros) em 6 minutos, a fim de comparar a capacidade de pessoas normais e de pessoas com doença pulmonar obstrutiva crônica (DPOC) de se exercitarem. Com base nos dados da Tabela 4.6, há uma diferença detectável no desempenho?

4.4 Para avaliar se o fornecimento de aconselhamento pessoalmente aumentaria o uso de testamentos vitais em moradores de rua, John Song e colaboradores[†] recrutaram 262 voluntários em abrigos noturnos emergenciais e outros programas assistindo moradores de rua e alocaram-nas aleatoriamente para receber aconselhamento pessoalmente ou apenas receber materiais escritos. A idade média das 145 pessoas aleatorizadas para receber o aconselhamento de modo pessoal foi de 43,1 anos, e das 117 pessoas aleatorizadas para receber materiais escritos foi de 43,3 anos. Os erros-padrão da média para os dois grupos foram de 0,87 e 0,96, respectivamente. Há diferença nas idades dos dois grupos estudados?

4.5 Retrabalhe os Problemas 3.1, 3.3 e 3.5 utilizando o teste t. Qual é a relação entre o valor de t calculado e o valor de F calculado para esses dados do Capítulo 3?

4.6 O Problema 3.2 apresentou os dados que White e Froeb coletaram sobre o funcionamento do pulmão de não fumantes trabalhando em ambientes livres de fumo, não fumantes trabalhando em ambientes com fumo e fumantes de várias intensidades. A análise de variância revelou que esses dados foram inconsistentes com a hipótese de que o funcionamento do pulmão foi o mesmo em todos esses grupos. Isole os vários subgrupos com funcionamento similar de pulmão. O que esse resultado significa em termos da questão original que eles lançaram: a exposição crônica ao fumo por outras pessoas afeta a saúde de adultos saudáveis não fumantes?

4.7 Teste diretamente a hipótese limitada de que a exposição ao fumo por outras pessoas afeta a saúde de não fumantes saudáveis comparando cada grupo de fumantes involuntários e fumantes ativos com não fumantes trabalhando em um ambiente limpo como grupo-controle. Utilize os dados do Problema 3.2.

■ **Tabela 4.6   Distância caminhada em 6 minutos (metros)**

Controle	DPOC
619	283
512	402
523	407
586	402
436	340
515	445
562	548
544	344
531	358
534	419
572	393
541	469
551	393
492	420
698	463
700	438
571	428
502	364
557	336
482	256
627	368

---

[*] Carroll P, Nankervis CA, Giannone PJ, Cordero L. Use of polyethylene bags in extremely low birth weight infant resuscitation for the prevention of hypothermia. *J Reprod Med.* 2010;55:9-13.

[†] Song J. Effect of an end-of life planning intervention on the completion of advance directives in homeless persons. *Ann Intern Med.* 2010;153:76-84.

4.8 O Problema 3.4 levou à conclusão de que houve diferenças na viabilidade do esperma entre homens com níveis diferentes de uso de telefone celular. Quais são os subgrupos detectáveis nessa resposta? Utilize o teste t de Holm-Sidak.

4.9 A que conclusões você chegaria se estivesse interessado somente em se a viabilidade do esperma de homens com níveis diferentes de uso de telefone celular é significativamente diferente da de homens que simplesmente não utilizaram telefones celulares?

4.10 No Problema 3.6, você determinou que houve uma diferença no *burnout* entre funcionários em diferentes unidades de cuidado ao paciente. Isole essas diferenças e discuta-as.

4.11 Em um teste de significância, o valor de P da estatística do teste é 0,063. Esses dados são estatisticamente significativos
(a) em ambos os níveis $\alpha = 0,05$ e $\alpha = 0,01$?
(b) no nível $\alpha = 0,05$ mas não em $\alpha = 0,01$?
(c) no nível $\alpha = 0,01$ mas não em $\alpha = 0,05$?
(d) nem no nível $\alpha = 0,05$ nem em $\alpha = 0,01$?

5

Como analisar taxas e proporções

Os procedimentos estatísticos estudados nos Capítulos 2 e 4 são apropriados para analisar os resultados de experimentos nos quais a variável de interesse é medida em uma escala em intervalos, como a pressão sanguínea, a produção de urina ou a duração da estada no hospital. Muito das informações que médicos, enfermeiras, outros profissionais da saúde e cientistas médicos utilizam não podem ser medidas em escalas em intervalos. Por exemplo, um indivíduo pode ser macho ou fêmea, morto ou vivo, caucasiano, afroamericano, hispânico ou asiático. Essas variáveis são medidas em *escalas nominais*, nas quais não há relação aritmética entre as diferentes classificações. Agora serão estudadas as ferramentas estatísticas necessárias para descrever e analisar tais informações.

É fácil descrever o que está medido em uma escala nominal: simplesmente conta-se o número de pacientes ou sujeitos experimentais com cada condição e (talvez) calculam-se as porcentagens correspondentes.

Por exemplo, John Song e colaboradores[*] queriam avaliar se fornecer ou não aconselhamento pessoal sobre cuidados no fim da vida e testamentos vitais a moradores de rua levariam a um maior número delas cumprindo tais testamentos. (Essa questão havia sido estudada entre populações gerais de adultos com seguro de saúde, mas não entre os moradores de rua que possuem mais problemas de saúde e menos acesso a relações de cuidado em saúde estáveis.) Para investigar essa questão, eles recrutaram pessoas em abrigos noturnos emergenciais, abrigos 24 horas, um programa de um dia e programas de tratamento. Eles conduziram um experimento no qual voluntários foram aleatoriamente designados a receber material escrito ou testamentos vitais ou convidados a participar de uma sessão de aconselhamento pessoal de 1 hora sobre testamentos vitais. O resultado do estudo era se as pessoas retornariam um testamento vital completo dentro de três meses. Dentre as 262 pessoas que participaram no estudo, 37,9% das pessoas que receberam o aconselhamento pessoal retornaram os testamentos vitais dentro de 3 meses, comparado com 12,8% das pessoas a quem foram dadas apenas instruções por escrito. É provável que essa diferença represente um efeito real do aconselhamento ou um simples reflexo da variação aleatória na amostragem?

Para responder a essas e outras questões sobre dados nominais, deve-se primeiramente inventar uma maneira de estimar a precisão com a qual porcentagens baseadas em amostras limitadas se aproximam das taxas verdadeiras que seriam observadas caso fosse possível examinar a população inteira, nesse caso, *todos* os moradores de rua. Essas estimativas serão utilizadas para construir procedimentos estatísticos para testar hipóteses.

■ DE VOLTA A MARTE

Antes que se possa quantificar a certeza das descrições de uma população com base em uma amostra limitada, é preciso saber como descrever a população em si. Como Marte já foi visitado e foram encontrados todos os 200 marcianos (no Cap. 2), eles continuarão a ser utilizados para desenvolver

---

[*] Song J, Ratner ER, Wall HM, Bartels DM, Ulvestad N, Petroskas D, West M, Weber-Main AM, Grengs L, Gelberg L. Effect of an end-of life planning intervention on the completion of advance directives in homeless persons. *Ann Intern Med.* 2010;153:76-84.

maneiras de descrever populações. Além de medir a altura dos marcianos, percebeu-se que 50 deles usavam a perna esquerda e 150 utilizavam a perna direita.

A Figura 5.1 mostra a população inteira de Marte dividida de acordo com a utilização da perna. A primeira maneira pela qual pode-se descrever essa população é fornecendo a *proporção p* de marcianos que está em cada classe. Nesse caso, $p_{canh} = 50/200 = 0,25$ e $p_{des} = 150/250 = 0,75$. Como há somente duas classes possíveis, pode-se perceber que $p_{des} = 1 - p_{canh}$. Assim, sempre que houver apenas duas classes possíveis mutuamente exclusivas, pode-se descrever completamente a divisão na população apenas com o parâmetro p, a proporção de indivíduos com um dos atributos. A proporção da população com o outro atributo é *sempre* $1 - p$.

Perceba que p é também a *probabilidade* de se tomar um marciano canhoto em relação à perna caso se selecione um indivíduo da população de maneira aleatória.

Portanto, p desempenha um papel exatamente análogo àquele desempenhado pela média populacional μ no Capítulo 2. Para entender por que, pode-se supor que seja associado o valor $X = 1$ com cada marciano canhoto em relação à perna e um valor de $X = 0$ com cada marciano destro em relação à perna. O valor médio de X para a população é

$$\alpha = \frac{\sum X}{N} = \frac{1+1+\cdots+1+0+0+\cdots+0}{200}$$

$$= \frac{50(1)+150(0)}{200} = \frac{50}{200} = 0,25$$

que é p_{canh}.

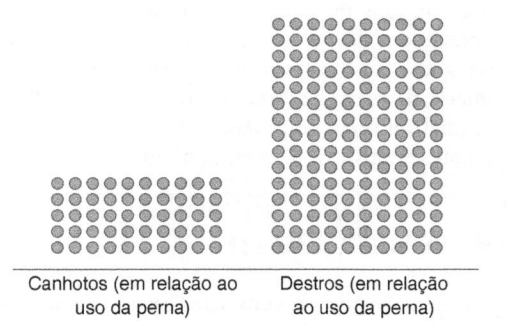

Figura 5.1 Dos 200 marcianos, 50 utilizam a perna esquerda, e os 150 restantes utilizam a perna direita. Portanto, se for selecionado um marciano ao acaso dessa população, há uma probabilidade de $p_{canh} = 50/200 = 0,25 = 25\%$ de ele ser canhoto em relação à perna.

Canhotos (em relação ao uso da perna)   Destros (em relação ao uso da perna)

Essa ideia pode ser generalizada de maneira bastante fácil utilizando-se algumas equações. Ao supor que M indivíduos de uma população de N indivíduos possuem algum atributo e os $N - M$ indivíduos restantes da população não possuem, pode-se associar um valor de $X = 1$ com os indivíduos da população com o atributo e um valor de $X = 0$ com os outros indivíduos. A média do conjunto de números resultante é

$$\mu = \frac{\sum X}{N} = \frac{M(1)+(N-M)(0)}{N} = \frac{M}{N} = p$$

a proporção da população com o atributo.

Considerando que pode-se calcular uma média dessa maneira, por que não calcular um desvio-padrão a fim de descrever a variabilidade na população? Embora haja apenas duas possibilidades, $X = 1$, e $X = 0$, a quantidade de variabilidade diferirá, dependendo do valor de p. A Figura 5.2 mostra mais três populações de 200 indivíduos cada. Na Figura 5.2A, somente 10 dos indivíduos são canhotos em relação à perna; ela exibe menor variabilidade do que a população mostrada na Figura 5.1. A Figura 5.2B mostra o caso extremo no qual metade dos indivíduos da população ficam dentro de cada uma das duas classes; a variabilidade é máxima. A Figura 5.2C mostra o outro extremo; todos os indivíduos da população estão em uma das duas classes, e não há variabilidade alguma.

Para quantificar essa impressão subjetiva, calcula-se o desvio-padrão dos 1s e 0s associados a cada indivíduo da população quando calcula-se a média. Por definição, o desvio-padrão populacional é

$$\sigma = \sqrt{\frac{\sum(X-\mu)^2}{N}}$$

$X = 1$ para M indivíduos da população e 0 para os $N - M$ indivíduos restantes, e $\mu = p$; portanto

$$\sigma = \sqrt{\frac{(1-p)^2+(1-p)^2+\cdots+(1-p)^2 + (0-p)^2+(0-p)^2+\cdots+(0-p)^2}{N}}$$

$$= \sqrt{\frac{M(1-p)^2+(N-M)p^2}{N}} = \sqrt{\frac{M}{N}(1-p)^2+\left(1-\frac{M}{N}\right)p^2}$$

Mas como $M/N = p$ é a proporção de indivíduos da população com o atributo,

$$\sigma = \sqrt{p(1-p)^2+(1-p)p^2} = \sqrt{[p(1-p)+p^2](1-p)}$$

o que é simplificado para

$$\sigma = \sqrt{p(1-p)}$$

Essa equação para o desvio-padrão populacional produz resultados quantitativos que concordam com as impressões qualitativas desenvolvidas a partir das Figuras 5.1 e 5.2.

Assim como a Figura 5.3 mostra, $\sigma = 0$ quando $p = 0$ ou $p = 1$, isto é, quando todos os indivíduos da população possuem ou não o atributo, e σ é maximizado quando $p = 0,5$, isto é, quando qualquer indivíduo da população tem a mesma probabilidade de ter ou não ter o atributo.

Como σ depende somente de p, ele não contém qualquer informação adicional (em comparação com a média e o desvio-padrão de uma variável distribuída normalmente, em que μ e σ fornecem duas peças independentes de informação). Será mais útil calcular um erro-padrão associado às estimativas de p com base em amostras tomadas aleatoriamente de populações como aquelas mostradas nas Figuras 5.1 ou 5.2.

ESTIMANDO PROPORÇÕES A PARTIR DE AMOSTRAS

Obviamente, se fosse possível observar todos os indivíduos de uma população, não haveria qualquer questão estatística. Na verdade, tudo o que se vê é uma amostra limitada tomada daquela população que, espera-se, seja representativa. Quão acuradamente a proporção de indivíduos de uma amostra com um atributo reflete a proporção de indivíduos na população com aquele atributo? Para responder a essa questão, realiza-se um experimento amostral, assim como no Capítulo 2 quando perguntou-se o quão bem a média amostral estimava a média populacional.

Ao supor que sejam selecionados 10 marcianos ao acaso da população de 200 marcianos, a Figura 5.4A mostra quais marcianos foram tomados; a Figura 5.4B mostra toda a informação que os pesquisadores que tomaram a amostra teriam. Metade dos marcianos na amostra é canhota e metade é destra em relação ao uso da perna. Fornecida apenas essa informação, provavelmente seria concluído que a proporção de marcianos canhotos é de 0,5% ou de 50%.

Obviamente, não há nada de especial sobre essa amostra, e uma entre quatro outras amostras mostradas na Figura 5.5 poderia, da mesma maneira, ter sido tomada, caso no qual o pesquisador teria concluído que a proporção de marcianos canhotos foi de 30, 30, 10 ou 20%, dependendo de qual amostra aleatória acabou sendo tomada. Em cada caso, calculou-se uma estimativa da proporção p da população baseada em uma amostra. Simbolizar essa estimativa como $\hat{p}$. Assim como a média amostral, os valores possíveis de $\hat{p}$ dependem tanto da natureza da população subjacente quanto da amostra específica que é tomada. A Figura 5.6 mostra os cinco valores de $\hat{p}$ calculados

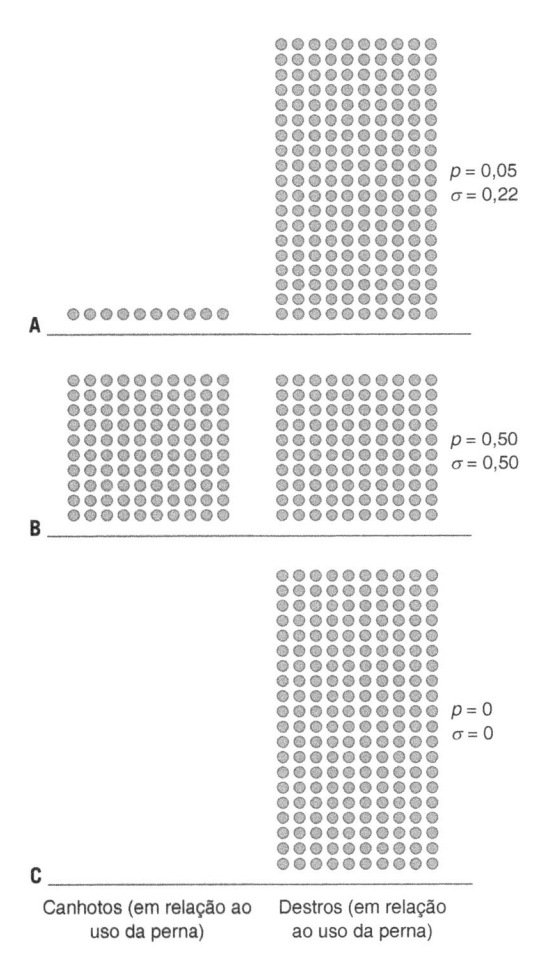

Figura 5.2 Esta figura ilustra três diferentes populações, cada uma contendo 200 indivíduos, porém, com diferentes proporções de indivíduos canhotos em relação ao uso das pernas. O desvio-padrão, $\sigma = \sqrt{p(1-p)}$ quantifica a variabilidade na população. **(A)** Quando a maioria dos indivíduos fica em uma classe, σ possui um valor pequeno, 0,2, indicando relativamente pouca variabilidade. **(B)** Em contrapartida, se metade dos indivíduos fica em cada classe, σ alcança seu valor máximo 0,5, indicando a variabilidade máxima possível. **(C)** No outro extremo, se todos os indivíduos ficam em uma mesma classe, não há variabilidade alguma e $\sigma = 0$.

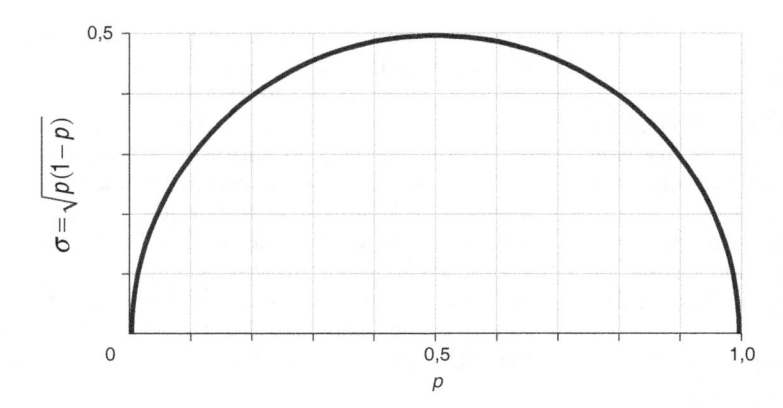

Figura 5.3 A relação entre o desvio-padrão de uma população dividida em duas categorias varia com p, a proporção de indivíduos em uma das categorias. Não há variação se todos os indivíduos estão em uma categoria ou outra (então $\sigma = 0$ quando $p = 0$ ou 1) e a variabilidade máxima quando um certo indivíduo tem a mesma probabilidade de ficar em uma classe ou outra ($\sigma = 0,5$ quando $p = 0,5$).

das amostras específicas das Figuras 5.4 e 5.5 juntamente com os resultados de se tomar outras 20 amostras aleatórias de 10 marcianos cada. Agora muda-se o foco da população de marcianos para a população de todos os valores de $\hat{p}$ calculados a partir de amostras aleatórias de 10 marcianos cada. Há mais de 10^{16} de tais amostras com suas estimativas de $\hat{p}$ correspondentes do valor de p para a população de marcianos.

A estimativa média de $\hat{p}$ para as 25 amostras de 10 marcianos cada mostradas na Figura 5.6 é de 30%, o que é notavelmente próximo à proporção verdadeira de marcianos canhotos em relação ao uso da perna na população (25% ou 0,25). Há

$p = 50/200 = 0,25$

A
Canhotos (em relação ao uso da perna)   Destros (em relação ao uso da perna)

$\hat{p} = 5/10 = 0,50$

B
Canhotos (em relação ao uso da perna)   Destros (em relação ao uso da perna)

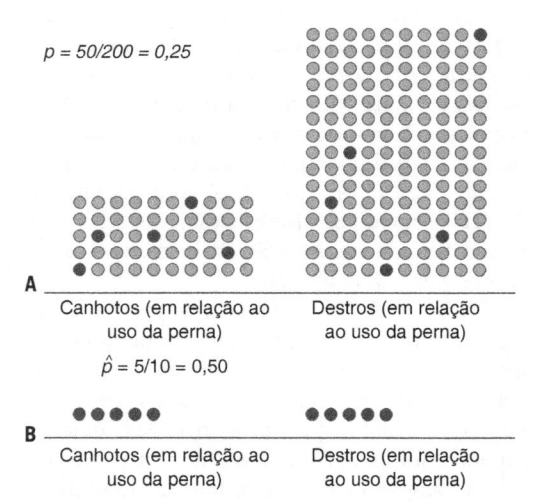

Figura 5.4 A Figura **A** mostra uma amostra aleatória de 10 marcianos selecionados da população da Figura 5.1; a Figura **B** mostra o que o pesquisador veria. Como essa amostra incluiu cinco marcianos canhotos e cinco marcianos destros em relação ao uso da perna, o pesquisador estimaria a proporção de marcianos canhotos como $\hat{p}_{canh} = 5/10 = 0,5$, em que o circunflexo denota uma estimativa.

alguma variação nas estimativas. Para quantificar a variabilidade nos valores possíveis de $\hat{p}$, calcula-se o *desvio-padrão* dos valores de $\hat{p}$ calculados das amostras aleatórias de 10 marcianos cada. Nesse caso, é de aproximadamente 14% ou 0,14. Esse número descreve a variabilidade na população de todos os valores possíveis da proporção de marcianos canhotos calculados a partir de amostras aleatórias de 10 marcianos cada.

Isso soa familiar? Deveria. É semelhante ao erro-padrão da média. Portanto, define-se o *erro-padrão da proporção* que será o desvio-padrão da população de todos os valores possíveis da proporção calculada a partir de amostras de um dado tamanho. Assim como com o erro-padrão da média

$$\sigma_{\hat{p}} = \frac{\sigma}{\sqrt{n}}$$

em que $\sigma_{\hat{p}}$ é o erro-padrão da proporção, σ é o desvio-padrão da população da qual a amostra foi obtida, e n é o tamanho amostral. Como

$$\sigma = \sqrt{p(1-p)}$$

$$\sigma_{\hat{p}} = \sqrt{\frac{p(1-p)}{n}}$$

Estima-se o erro-padrão a partir de uma amostra substituindo o valor verdadeiro de p nessa equação pela estimativa $\hat{p}$ obtida da amostra aleatória. Assim,

$$s_{\hat{p}} = \sqrt{\frac{\hat{p}(1-\hat{p})}{n}}$$

O erro-padrão é uma maneira muito útil de se descrever a incerteza na estimativa da proporção de uma população com um dado atributo porque o teorema do limite central (Cap. 2) também leva à conclusão de que a distribuição de $\hat{p}$ é aproximadamente normal, com média p e desvio-padrão $\sigma_{\hat{p}}$ para amostras suficientemente grandes.

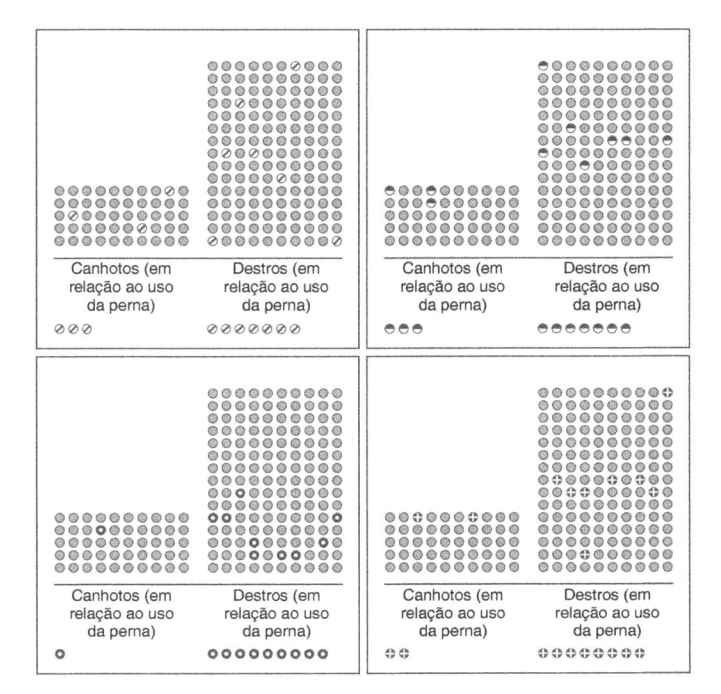

Figura 5.5 Mais quatro amostras aleatórias de 10 marcianos cada, juntamente com a amostra tal qual ela apareceria ao pesquisador. Dependendo de qual amostra acabasse sendo tomada, o pesquisador estimaria a proporção de marcianos canhotos como 30, 30, 10 ou 20%.

Por outro lado, essa abordagem falha para valores de p próximos de 0 ou 1 ou quando o tamanho amostral n é pequeno. Quando você pode utilizar a distribuição normal? Os estatísticos mostraram que a mesma é adequada quando tanto $n\hat{p}$ quanto $n(1-\hat{p})$ excedem cerca de 5.[*] Deve-se relembrar que cerca de 95% de todos os indivíduos de uma população distribuída normalmente ficam dentro de 2 desvios-padrão da média. Quando a distribuição de $\hat{p}$ se aproxima da distribuição normal, pode-se afirmar, com cerca de 95% de confiança, que a proporção verdadeira de indivíduos da população com o atributo de interesse p fica dentro de $2s_{\hat{p}}$ de $\hat{p}$.

Esses resultados fornecem um esquema dentro do qual pode-se considerar a questão lançada anteriormente neste capítulo em relação a se o aconselhamento pessoalmente levou a níveis mais altos de testamentos vitais sobre o fim da vida completadas entre moradores de rua. Das 145

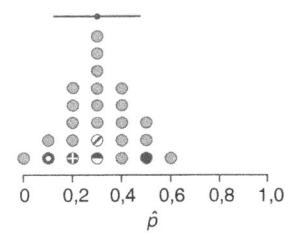

Figura 5.6 Haverá uma distribuição de estimativas da proporção de marcianos canhotos em relação ao uso da perna $\hat{p}_{canh}$ dependendo de qual amostra aleatória o pesquisador acabar tomando. Esta figura mostra as cinco amostras aleatórias específicas tomadas da Figura 5.4 e 5.5 juntamente com 20 amostras aleatórias adicionais de 10 marcianos cada. A média das 25 estimativas de p e o desvio-padrão dessas estimativas são também mostrados. O desvio-padrão é o erro-padrão da estimativa da proporção $\sigma_{\hat{p}}$; ele quantifica a precisão com a qual $\hat{p}$ estima p.

pessoas que receberam aconselhamento pessoal, 37,9% completaram os testamentos vitais e 12,8% das 117 pessoas que receberam apenas instruções por escrito o fizeram. Os erros-padrão dessas proporções são

$$s_{\hat{p}_{acons}} = \sqrt{\frac{0,379(1-0,379)}{145}} = 0,040 = 4,0\%$$

para as pessoas que receberam aconselhamento e

---

[*] Quando o tamanho amostral é pequeno demais para utilizar a abordagem normal, deve-se resolver o problema exatamente utilizando a distribuição binomial (ou utilizar uma tabela de valores exatos). Para uma discussão sobre a distribuição binomial, ver Zar JH. Dichotomous variables. *Biostatistical Analysis*, 5th ed. Upper Saddle River, NJ: Prentice Hall; 2010:chap 24.

$$s_{\hat{p}_{escr}} = \sqrt{\frac{0{,}128(1-0{,}128)}{117}} = 0{,}031 = 3{,}1\%$$

para instruções por escrito. Dado que há uma diferença de 25,1% na taxa em que as pessoas responderam às medidas oficiais, parece provável que o aconselhamento teve um efeito além da simples variação aleatória na amostragem.

Antes de seguir, deve-se parar para listar explicitamente os pressupostos que embasam essa abordagem. Vem-se analisando o que os estatísticos chamam de *ensaios independentes de Bernoulli*, nos quais

- Cada ensaio individual possui dois resultados mutuamente exclusivos.
- A probabilidade p de um dado resultado permanece constante.
- Todos os ensaios são independentes.

Em termos de uma população, pode-se escrever esses pressupostos como segue:

- Cada indivíduo da população pertence a uma das duas classes.
- Cada indivíduo da amostra é selecionado independentemente de todos os outros indivíduos.

■ TESTES DE HIPÓTESES PARA PROPORÇÕES

No Capítulo 4, a média amostral e o erro-padrão da média forneceram a base para construção do teste t para quantificar quão compatíveis são as observações com a hipótese nula. Definiu-se a estatística t como

$$t = \frac{\text{Diferença das médias amostrais}}{\text{Erro-padrão da diferença das médias amostrais}}$$

O papel de $\hat{p}$ é análogo àquele da média amostral nos Capítulos 2 e 4, e também derivou-se uma expressão para o erro-padrão de $\hat{p}$. Agora utiliza-se a proporção observada de indivíduos com um dado atributo e seu erro-padrão para construir uma estatística de teste análoga ao t para testar a hipótese de que as duas amostras foram tomadas de populações contendo a mesma proporção de indivíduos com um dado atributo.

A estatística de teste análoga a t é

$$z = \frac{\text{Diferença das proporções amostrais}}{\text{Erro-padrão das diferenças das proporções amostrais}}$$

Pode-se supor que $\hat{p}_1$ e $\hat{p}_2$ sejam as proporções observadas de indivíduos com o atributo de interesse nas duas amostras. O erro-padrão é o desvio-padrão da população de todos os valores possíveis de $\hat{p}$ associados a amostras de certo tamanho, e dado que as variâncias das diferenças se somam, o erro-padrão da diferença nas proporções é

$$s_{\hat{p}_1-\hat{p}_2} = \sqrt{s_{\hat{p}_1}^2 + s_{\hat{p}_2}^2}$$

Portanto

$$z = \frac{\hat{p}_1 - \hat{p}_2}{s_{\hat{p}_1-\hat{p}_2}} = \frac{\hat{p}_1 - \hat{p}_2}{\sqrt{s_{\hat{p}_1}^2 + s_{\hat{p}_1}^2}}$$

Se n_1 e n_2 são os tamanhos das duas amostras,

$$s_{\hat{p}_1} = \sqrt{\frac{\hat{p}_1(1-\hat{p}_1)}{n_1}} \quad \text{e} \quad s_{\hat{p}_2} = \sqrt{\frac{\hat{p}_2(1-\hat{p}_2)}{n_2}}$$

então

$$z = \frac{\hat{p}_1 - \hat{p}_2}{\sqrt{[\hat{p}_1(1-\hat{p}_1)/n_1] + [\hat{p}_2(1-\hat{p}_2)/n_2]}}$$

é a estatística de teste.

z substitui t porque essa razão é aproximadamente distribuída de maneira normal para tamanhos amostrais suficientemente grandes,[*] e é costumeiro simbolizar uma variável distribuída normalmente com a letra z.

Assim como foi possível melhorar a sensibilidade do teste t pela combinação das observações nos dois grupos amostrais para estimar a variância populacional, é possível aumentar a sensibilidade do teste z para proporções por meio da combinação da informação das duas amostras para obter uma estimativa única do desvio-padrão populacional s. Especificamente, se a hipótese nula de que as duas amostras foram tomadas da mesma população é verdadeira, $\hat{p}_1 = m_1/n_1$ e $\hat{p}_2 = m_2/n_2$, em que m_1 e m_2 são o número de indivíduos em cada amostra com o atributo de interesse, ambas sendo estimativas da proporção p da mesma população. Nesse caso, poderiam ser considera-

---

[*] O critério para uma amostra grande é o mesmo da última seção, a saber que $n\hat{p}$ e $n(1-\hat{p})$ excedem cerca de 5 para ambas as amostras. Quando esse não é o caso, deveria ser utilizado o *teste exato de Fisher*, discutido adiante neste capítulo.

dos todos os indivíduos tomados como uma única amostra de tamanho $n_1 + n_2$ contendo um total de $m_1 + m_2$ indivíduos com o atributo e utilizar essa amostra combinada única para estimar $\hat{p}$:

$$\hat{p} = \frac{m_1 + m_2}{n_1 + n_2} = \frac{n_1 \hat{p}_1 + n_2 \hat{p}_2}{n_1 + n_2}$$

caso no qual

$$s = \sqrt{\hat{p}(1-\hat{p})}$$

e pode-se estimar

$$s_{\hat{p}_1 - \hat{p}_2} = \sqrt{\frac{s^2}{n_1} + \frac{s^2}{n_2}} = \sqrt{\hat{p}(1-\hat{p})\left(\frac{1}{n_1} + \frac{1}{n_2}\right)}$$

Portanto, a estatística de teste, baseada em uma estimativa combinada da incerteza na proporção populacional é

$$z = \frac{\hat{p}_1 - \hat{p}_2}{\sqrt{\hat{p}(1-\hat{p})(1/n_1 + 1/n_2)}}$$

Assim como a estatística t, z terá uma amplitude de valores possíveis dependendo de quais amostras aleatórias acabarem sendo tomadas para calcular $\hat{p}_1$ e $\hat{p}_2$, mesmo que ambas as amostras tenham sido tomadas da mesma população. Caso z seja suficientemente "grande", pode-se concluir que os dados são inconsistentes com essa hipótese nula e afirmar que há uma diferença nas proporções. Esse argumento é exatamente análogo àquele usado para definir os valores críticos do t para rejeitar a hipótese de não diferença. A única mudança é que neste caso utiliza-se a distribuição normal padrão (Fig. 2.5) para definir os valores de corte. Na verdade, a distribuição normal padrão e a distribuição t com um número infinito de graus de liberdade são idênticas, de modo que pode-se obter os valores críticos para 5 ou 1% dos níveis de confiança da última linha da Tabela 4.1. Essa tabela mostra que há uma probabilidade de menos que 5% de z estar além de $-1,96$ ou $+1,96$ e menos do que uma probabilidade de 1% de z estar além de $-2,58$ ou $+2,58$ quando, na verdade, as duas amostras foram tomadas da mesma população.

Correção de Yates para continuidade

A distribuição normal padrão somente se aproxima da distribuição real da estatística de teste z de maneira a gerar valores de P sempre menores do que eles deveriam ser. Assim, os resultados são enviesados ao concluir que o tratamento teve um efeito quando a evidência não suporta tal conclusão. A razão matemática para esse problema tem a ver com o fato de que a estatística de teste z pode tomar somente valores discretos, enquanto a distribuição normal padrão teórica é contínua. Para se obter valores da estatística de teste z mais compatíveis com a distribuição normal padrão, os estatísticos criaram a *correção de Yates* (ou *correção de continuidade*), na qual a expressão para z é modificada para

$$z = \frac{|\hat{p}_1 - \hat{p}_2| - \frac{1}{2}(1/n_1 + 1/n_2)}{\sqrt{\hat{p}(1-\hat{p})(1/n_1 + 1/n_2)}}$$

Esse ajuste reduz ligeiramente o valor de z associado aos dados e compensa o problema matemático recém-descrito.

Efeito do aconselhamento sobre o planejamento do fim da vida em moradores de rua

Agora pode-se testar formalmente a hipótese nula de que o aconselhamento e apenas o fornecimento de instruções por escrito para moradores de rua sobre o cuidado no fim da vida leva à mesma taxa de testamentos vitais completados. (Percebe-se que é possível dizer "leva a" ou "causa" em vez de apenas "é associado a" porque trata-se de um experimento aleatorizado, não de um estudo observacional.) Como 55 (37,9% de 145) pessoas que receberam aconselhamento pessoalmente completaram os testamentos vitais e 15 (12,8% de 117) pessoas que apenas receberam instruções por escrito o fizeram,

$$\hat{p} = \frac{55 + 15}{145 + 117} = 0,267$$

Como $n\hat{p}$ para as duas amostras, tanto $0,267 \cdot 145 = 38,7$ quanto $0,267 \cdot 117 = 31,2$ excedem 5, pode-se utilizar o teste descrito na última seção.[*] A estatística de teste z é portanto

$$z = \frac{\hat{p}_{acons} - \hat{p}_{escr}}{\sqrt{\hat{p}(1-\hat{p})\left(\dfrac{1}{n_{acons}} + \dfrac{1}{n_{escr}}\right)}}$$

$$= \frac{0,379 - 0,128}{\sqrt{0,267(1-0,267)\left(\dfrac{1}{145} + \dfrac{1}{117}\right)}} = 4,565$$

---

[*] $n(1-\hat{p})$ também excede 5 para ambas as amostras, pois $\hat{p} < 0,5$, então $n\hat{p} < n(1-\hat{p})$.

Incluindo a correção de Yates, é

$$z = \frac{|\hat{p}_{acons} - \hat{p}_{escr}| - \frac{1}{2}\left(\frac{1}{n_{acons}} + \frac{1}{n_{escr}}\right)}{\sqrt{\hat{p}(1-\hat{p})\left(\frac{1}{n_{acons}} + \frac{1}{n_{escr}}\right)}}$$

$$= \frac{|0,379 - 0,128| - \frac{1}{2}\left(\frac{1}{145} + \frac{1}{117}\right)}{\sqrt{0,267(1-0,267)\left(\frac{1}{145} + \frac{1}{117}\right)}} = 4,443$$

É importante observar que a correção de Yates reduziu o valor da estatística de teste z. (Como os tamanhos amostrais são razoavelmente grandes, o efeito foi pequeno.) O valor da estatística de teste z, 4,443, excede 3,2905, o valor que define o 1% mais extremo da distribuição normal (da Tab. 4.1), de modo que rejeita-se a hipótese nula de não diferença e conclui-se que o aconselhamento feito pessoalmente aumentou significativamente a taxa na qual moradores de rua deram respostas aos testamentos vitais.

■ OUTRA ABORDAGEM PARA TESTAR DADOS NOMINAIS: ANÁLISE DE TABELAS DE CONTINGÊNCIA

Os métodos recém estudados baseados na estatística z são perfeitamente adequados para o teste de hipóteses quando há somente dois atributos ou resultados possíveis de interesse. A estatística z desempenha um papel análogo ao do teste t para dados medidos em uma escala em intervalos. Há muitas situações, no entanto, nas quais há mais do que duas amostras a serem comparadas ou mais do que dois resultados possíveis. Por isso, é necessário desenvolver um procedimento de teste, análogo à análise de variância, que seja mais flexível do que o teste z que acabou-se de descrever. Mesmo que a abordagem seguinte possa parecer bastante diferente da que acabou-se de utilizar para delinear o teste z para proporções, ela é essencialmente a mesma.

Para manter a simplicidade, inicia-se com o problema que acabou-se de resolver, analisando a efetividade do aconselhamento pessoalmente de moradores de rua para preparar testamentos vitais. Na última seção, a análise foi feita com base na *proporção* de pessoas em cada um dos dois grupos de tratamento (aconselhamento pessoal ou material por escrito). Agora muda-se a ênfase ligeiramente e baseia-se a análise no *número* de pessoas em cada grupo que enviou ou não os testamentos vitais. Como o procedimento que serão estudados não requerem assumir nada em relação à natureza dos parâmetros da população a partir da qual as amostras foram obtidas, o mesmo é chamado de método *não paramétrico*.

A Tabela 5.1 apresenta os dados desse experimento em termos do número de pessoas em cada grupo de tratamento que enviou ou não os testamentos vitais. Essa tabela é chamada de *tabela de contingência* 2 × 2. A maioria das pessoas no estudo fica ao longo da diagonal nessa tabela, sugerindo uma associação entre a intervenção experimental e se a pessoa enviou ou não o testamento vital. A Tabela 5.2 mostra o que os resultados do experimento deveriam ter sido parecidos *com uma intervenção experimental que não tivesse tido efeito sobre os resultados*, se a hipótese nula de não efeito fosse verdadeira. A tabela também mostra o número total de pessoas que receberam cada intervenção bem como o total que enviou e que não enviou os testamentos vitais. (As somas das linhas e colunas são as mesmas que na Tab. 5.1.) Na Tabela 5.2, o número de pessoas em ambos os grupos de intervenção que enviaram os testamentos

■ **Tabela 5.1** Testamentos vitais enviados por pessoas que receberam aconselhamento pessoal ou instruções por escrito

Intervenção	Número de pessoas		
	Enviou o testamento vital	Não enviou o testamento vital	Total no grupo de intervenção
Aconselhamento pessoal	55	90	145
Instruções por escrito	15	102	117
Total	70	192	262

■ Tabela 5.2 Testamentos vitais enviados esperados se a intervenção não tivesse efeito

Intervenção	Número de pessoas		
	Enviou o testamento vital	Não enviou o testamento vital	Total no grupo de intervenção
Aconselhamento pessoal	38,74	106,26	145
Instruções por escrito	31,26	85,74	117
Total	70,00	192,00	262

vitais foi menor do que a quantidade de pessoas que não enviaram; as diferenças nos números absolutos ocorrem porque mais pessoas foram aleatorizadas no grupo de aconselhamento do que no grupo de instruções por escrito. Em comparação com a Tabela 5.1, não parece haver uma relação entre a intervenção e se as pessoas enviaram os testamentos vitais.

Para entender por que a maioria das pessoas tem essa impressão subjetiva, deve-se examinar de onde os números da Tabela 5.2 se originaram. De todas as 262 pessoas no estudo, 70, ou 70/262 = 26,7%, enviaram testamentos vitais e 192, ou 192/262 = 73,3%, não enviaram.

Agora assuma-se que a hipótese nula é verdadeira e que a intervenção não teve efeito sobre a probabilidade de uma pessoa enviar um testamento vital. Nesse caso, seria esperado que 26,7% das 145 pessoas que receberam aconselhamento pessoal enviassem os testamentos vitais (38,74 pessoas) e que 26,7% das 117 pessoas que somente receberam material por escrito (31,26) enviassem os testamentos vitais. O esperado seria que os 73,3% de pessoas restantes em cada grupo não tivessem enviado os testamentos vitais.* (Calculam-se as frequências esperadas em duas casas decimais para assegurar resultados acurados no cálculo do teste estatístico de χ^2 a seguir.) Dessa forma, a Tabela 5.2 mostra como seria *esperado* que os dados se parecessem se 145 pessoas recebessem aconselhamento pessoal e 117 recebessem material por escrito e 70 delas fossem destinadas a enviar os testamentos vitais *a despeito de qual intervenção elas receberam*. Comparar as Tabelas 5.1 e 5.2. Elas são semelhantes? Na verdade, não; o padrão real de observações parece bem diferente daquilo que seria esperado caso a intervenção não tivesse efeito.

O próximo passo no delineamento de um procedimento estatístico para testar a hipótese de que o padrão de observações é devido à amostragem aleatória e não à intervenção é reduzir essa impressão subjetiva a um único número, uma estatística de teste, como *F*, *t*, ou *z*, de modo que se possa rejeitar a hipótese nula de não efeito quando essa estatística é "grande".

Antes de construir essa estatística de teste, contudo, deve-se considerar outro exemplo. A hipotermia é um problema para bebês nascidos com um peso extremamente baixo. Para investigar se enrolar esses bebês em sacos de polietileno na sala de parto e enquanto eles são transferidos para a unidade de cuidado intensivo de neonatais afetou sua sobrevivência, Patrick Carroll e colaboradores[†] revisaram registros médicos e localizaram 70 bebês que foram mantidos aquecidos com sacos de polietileno e 70 bebês que foram mantidos aquecidos com métodos tradicionais. No esforço de evitar problemas gerados por variáveis de confusão nesse estudo observacional, eles parearam os bebês de acordo com o peso no nascimento, a idade gestacional e o sexo. Eles observaram que os bebês enrolados nos sacos de polietileno apresentaram temperaturas da pele significativamente maiores, em uma média de 1ºC (ver Prob. 4.2). A questão mais importante foi se houve ou não uma melhoria na sobrevivência.

A Tabela 5.3 mostra os resultados desse estudo, apresentado no mesmo formato que a Tabe-

---

* Também poderiam ter sido calculados os números estimados por meio da multiplicação do número de pessoas que enviaram ou não os testamentos vitais vezes a fração de todas as 262 pessoas no estudo, 145, ou 145/262 = 55,3%, que receberam aconselhamento pessoal e 117, ou 117/262 = 44,7%, que receberam material por escrito. O resultado não seria o mesmo.

[†] Carroll PD, Nanketvis CA, Giannone PJ, Cordero L. Use of polyethylene bags in extremely low birth weight infant resuscitation for the prevention of hyperthermia. *J Reprod Med*. 2010;55:9-13.

la 5.1. A Tabela 5.4 mostra o padrão esperado de observações se a hipótese nula de que o tratamento de aquecimento não tivesse efeito sobre a mortalidade fosse verdadeira. Dos 140 bebês, 124, ou 124/140 = 88,6%, sobreviveram. Caso o tratamento de aquecimento não tivesse efeito sobre a sobrevivência, seria esperado que 88,6% dos 70 bebês em cada grupo de tratamento, ou seja, 62, sobrevivessem e os 8 restantes em cada grupo morressem. Comparando o padrão de mortalidade observado na Tabela 5.3 com o padrão esperado caso a hipótese nula de não efeito fosse verdadeira, observa-se pouca diferença, o que sugere que não há associação entre o tipo de tratamento de aquecimento e a mortalidade.

Estatística de teste qui-quadrado

Agora é possível delinear a estatística de teste. Ela deve descrever, com um único número, o quanto as frequências observadas em cada célula da tabela diferem das frequências que seriam esperadas se não houvesse relação entre os tratamentos e os resultados que definem as linhas e as colunas da tabela. Além disso, ela deve possibilitar o fato de que se espera que um grande número de pessoas caia em certa célula, uma diferença de uma pessoa entre as frequências esperada e observada é menos importante do que nos casos em que se espera somente que algumas pessoas caiam na célula.

Define-se a estatística de teste χ^2 (a letra grega qui ao quadrado) como

$$\chi^2 = \text{Somatório de } \frac{(\text{Número observado de indivíduos} - \text{Número esperado de indivíduos na célula})^2}{\text{Número esperado de indivíduos na célula}}$$

O somatório é calculado por meio da adição dos resultados para todas as células na tabela de contingência. A expressão matemática equivalente é

$$\chi^2 = \sum \frac{(O-E)^2}{E}$$

em que O é o número observado de indivíduos (frequência) em certa célula, E é o número esperado de indivíduos (frequência) naquela célula, e o somatório é feito sobre todas as células da tabela de contingência. É possível perceber que se as frequências observadas forem similares às frequências esperadas, χ^2 será um número pequeno, e se as frequências observadas e as esperadas diferirem, χ^2 será um número grande.

Agora pode-se utilizar a informação das Tabelas 5.1 e 5.2 para calcular a estatística χ^2 associada aos dados sobre aconselhamento e envio dos testamentos vitais. A Tabela 5.1 fornece as frequências observadas, e a Tabela 5.2 fornece as frequências esperadas. Assim,

$$\chi^2 = \sum \frac{(O-E)^2}{E} = \frac{(55-38,74)^2}{38,74} + \frac{(90-106,26)^2}{102,6}$$
$$+ \frac{(15-31,26)^2}{31,26} + \frac{(102-85,74)^2}{85,74} = 20,854$$

Para começar a ter uma noção de se 20,854 é grande ou não, calcula-se χ^2 para os dados sobre a técnica de aquecimento para bebês nascidos com peso extremamente baixo e sua mortalidade utilizando as contagens observadas e esperadas das Tabelas 5.3 e 5.4:

$$\chi^2 = \sum \frac{(O-E)^2}{E} = \frac{(63-62)^2}{62} + \frac{(7-8)^2}{8}$$
$$+ \frac{(61-62)^2}{62} + \frac{(9-8)^2}{8} = 0,282$$

o que é bastante pequeno, de acordo com a impressão intuitiva de que as frequências observadas e esperadas seriam bastante similares. (Obviamente, está também em acordo com a análise pré-

■ **Tabela 5.3**   **Mortalidade associada a peso extremamente baixo no nascimento**

	Número de bebês		
Tratamento para aquecimento	Sobreviveram	Morreram	Total no grupo de tratamento
Saco de polietileno	63	7	70
Tradicional	61	9	70
Total	124	16	140

Tabela 5.4 Mortalidade esperada se o tratamento não tivesse efeito

Tratamento para aquecimento	Número de bebês		
	Sobreviveram	Morreram	Total no grupo de tratamento
Saco de polietileno	62	8	70
Tradicional	62	8	70
Total	124	16	140

via dos mesmos dados utilizando a estatística z na última seção.) Na verdade, é possível mostrar que $\chi^2 = z^2$ quando há somente duas amostras e dois possíveis resultados.

Assim como todas as estatísticas de teste, o χ^2 pode tomar uma amplitude de valores mesmo quando não há relação entre os tratamentos e os valores resultantes devido aos efeitos da amostragem aleatória. A Figura 5.7 mostra a distribuição de valores possíveis para χ^2 calculados a partir dos dados das tabelas de contingência 2 × 2 tais como aquelas nas Tabelas 5.1 ou 5.3. Ela mostra que quando a hipótese de não relação entre as linhas e as colunas da tabela é verdadeira, seria esperado que χ^2 excedesse 3,841 somente 5% das vezes.

Como o valor observado de χ^2 para o estudo sobre aconselhamento da Tabela 5.1, 20,854, excede esse valor crítico de 3,841, conclui-se que os dados da Tabela 5.1 são improváveis de ocorrer caso a hipótese nula de que o aconselhamento não possui efeito no envio dos testamentos vitais fosse verdadeira. Afirma-se que o aconselhamento leva a níveis maiores de envio de testamentos vitais por parte dos moradores de rua ($P < 0,05$).

Contudo, quando rejeita-se a hipótese nula de não associação ao nível de 5%, implicitamente é aceito o fato de que, a longo prazo, cerca de 1 efeito em 20 reportados serão devidos à variação aleatória e não a um efeito real do tratamento, assim como em todos os outros procedimentos que têm sido utilizados para testar hipóteses.

Em contrapartida, os dados da Tabela 5.3 parecem bastante compatíveis com a hipótese nula de que a técnica de aquecimento não possuiu qualquer efeito sobre a mortalidade de bebês nascidos com peso extremamente baixo.

É claro que nenhum desses estudos *prova* que a sessão de aconselhamento pessoal teve ou não teve efeito sobre o envio de testamentos vitais por parte de moradores de rua ou que o uso de sacos de polietileno teve efeito sobre a mortalidade de bebês nascidos com peso extremamente baixo. O que eles mostram é que no primeiro exemplo o padrão das observações seria improvável de

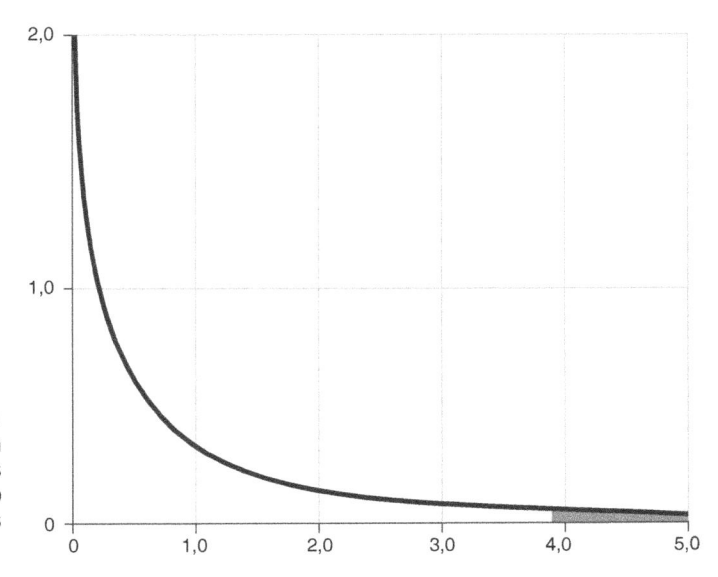

Figura 5.7 Distribuição de χ^2 com 1 grau de liberdade. A área sombreada denota os 5% de valores mais altos da estatística de teste χ^2 quando não há relação entre os tratamentos e as observações.

surgir se a sessão de aconselhamento não tivesse tido um efeito, enquanto no segundo exemplo o padrão de observações provavelmente surgiria se o saco de polietileno produzisse a mesma taxa de mortalidade que as técnicas de aquecimento convencionais.

Assim como com todas as distribuições teóricas de estatísticas de teste para o teste de hipóteses, há pressupostos construídos sobre o uso do χ^2. Para que a distribuição teórica resultante seja razoavelmente acurada, *o número esperado de indivíduos em todas as células deve ser de, no mínimo, 5*.[*] (Isso é essencialmente o mesmo que a restrição sobre o teste z na última seção.)

Assim como a maioria das estatísticas de teste, a distribuição do χ^2 depende do número de tratamentos que estão sendo comparados. Ela também depende do número de resultados possíveis. Essa dependência é quantificada em um parâmetro de *graus de liberdade* ν igual ao número de linhas na tabela menos 1, vezes o número de colunas na tabela menos 1

$$\nu = (r-1)(c-1)$$

em que r é o número de linhas e c é o número de colunas na tabela. Para as tabelas 2×2 com as quais tem-se trabalhado até agora, $\nu = (2-1)(2-1) = 1$.

A Tabela 5.5 apresenta uma tabela de valores críticos para a estatística de teste χ^2. O valor crítico que define que 0,1% dos maiores valores de χ^2 sob o pressuposto de que a hipótese nula é verdadeira com $\nu = 1$ grau de liberdade é 10,828. O valor associado aos dados acerca dos efeitos do aconselhamento pessoal sobre o envio dos testamentos vitais é 20,854, o que excede esse valor. Consequentemente, pode-se rejeitar a hipótese nula de não efeito e concluir que o aconselhamento de forma pessoal aumenta a probabilidade de um morador de rua enviar um testamento vital ($P < 0,001$).

Da mesma forma, o valor de χ^2 para o estudo do valor dos sacos de polietileno para bebês nascidos com peso extremamente baixo foi somente 0,282, o que é menor do que o valor 0,455 que define a metade superior da distribuição de χ^2 com 1 grau de liberdade, de modo que não chega-se perto de rejeitar a hipótese nula de que os sacos de polietileno não são melhores do que os métodos de aquecimento tradicionais em termos de mortalidade de bebês.

Esse estudo ilustra a importância de se observar os *resultados* nos ensaios clínicos. O corpo humano possui uma capacidade enorme de se adaptar não somente à doença, mas também à manipulação médica. Portanto, simplesmente mostrar que alguma intervenção (como uma diferença na técnica de aquecimento) mudou o estado fisiológico de um paciente (pela produção de uma temperatura corporal distinta) não significa que a longo prazo isso fará qualquer diferença no *resultado* clínico. Focar nessas variáveis intermediárias, frequentemente chamadas de *variáveis de processo*, em vez de nas variáveis de resultado mais importantes pode levar a pensar que algo produziu uma diferença clínica quando não produziu. Por exemplo, nesse estudo houve a mudança esperada na variável de processo, a temperatura da pele, mas não na variável de resultado, a mortalidade. Se a análise tivesse parado nas variáveis de processo, a conclusão poderia ser a de que o saco de polietileno foi superior do que os métodos tradicionais de aquecimento, embora a escolha do método de aquecimento não pareça ter afetado a variável mais importante, se o bebê sobreviveu ou não.

Deve-se manter essa distinção em mente enquanto se lê periódicos médicos e escuta os proponentes defenderem seus testes e terapias. É muito mais fácil mostrar que algo afeta variáveis de processo do que as variáveis mais importantes de resultado. Além de ser mais fácil produzir uma mudança demonstrável nas variáveis de processo do que nas variáveis de resultado, as variáveis de processo são geralmente mais fáceis de serem medidas. Observar os resultado pode requerer seguir os pacientes por algum tempo e frequentemente apresenta problemas subjetivos complexos de medição, sobretudo quando se procura medir variáveis de "qualidade de vida". Entretanto, enquanto se avalia se um procedimento merece ou não ser adotado em uma era de recursos médicos limitados, deve-se buscar evidência de que algo afeta o resultado no paciente. O paciente e sua família se importam com o resultado, não com o processo.

Correção de Yates para continuidade

Assim como para a estatística de teste z discutida anteriormente neste capítulo, quando tabelas de contingência 2×2 são analisadas ($\nu = 1$), o valor de χ^2 calculado utilizando a fórmula anterior

---

[*] Quando os dados não atendem a esse requisito, deveria ser utilizado o teste exato de Fisher, discutido adiante neste capítulo.

Tabela 5.5 Valores críticos para a distribuição χ^2

	Probabilidade de um valor maior de P							
v	0,50	0,25	0,10	0,05	0,025	0,01	0,005	0,001
1	0,455	1,323	2,706	3,841	5,024	6,635	7,879	10,828
2	1,386	2,773	4,605	5,991	7,378	9,210	10,597	13,816
3	2,366	4,108	6,251	7,815	9,348	11,345	12,838	16,266
4	3,357	5,385	7,779	9,488	11,143	13,277	14,860	18,467
5	4,351	6,626	9,236	11,070	12,833	15,086	16,750	20,515
6	5,348	7,841	10,645	12,592	14,449	16,812	18,548	22,458
7	6,346	9,037	12,017	14,067	16,013	18,475	20,278	24,322
8	7,344	10,219	13,362	15,507	17,535	20,090	21,955	26,124
9	8,343	11,389	14,684	16,919	19,023	21,666	23,589	27,877
10	9,342	12,549	15,987	18,307	20,483	23,209	25,188	29,588
11	10,341	13,701	17,275	19,675	21,920	24,725	26,757	31,264
12	11,340	14,845	18,549	21,026	23,337	26,217	28,300	32,909
13	12,340	15,984	19,812	22,362	24,736	27,688	29,819	34,528
14	13,339	17,117	21,064	23,685	26,119	29,141	31,319	36,123
15	14,339	18,245	22,307	24,996	27,488	30,578	32,801	37,697
16	15,338	19,369	23,542	26,296	28,845	32,000	34,267	39,252
17	16,338	20,489	24,769	27,587	30,191	33,409	35,718	40,790
18	17,338	21,605	25,989	28,869	31,526	34,805	37,156	42,312
19	18,338	22,718	27,204	30,144	32,852	36,191	38,582	43,820
20	19,337	23,828	28,412	31,410	34,170	37,566	39,997	45,315
21	20,337	24,935	29,615	32,671	35,479	38,932	41,401	46,797
22	21,337	26,039	30,813	33,924	36,781	40,289	42,796	48,268
23	22,337	27,141	32,007	35,172	38,076	41,638	44,181	49,728
24	23,337	28,241	33,196	36,415	39,364	42,980	45,559	51,179
25	24,337	29,339	34,382	37,652	40,646	44,314	46,928	52,620
26	25,336	30,435	35,563	38,885	41,923	45,642	48,290	54,052
27	26,336	31,528	36,741	40,113	43,195	46,963	49,645	55,476
28	27,336	32,020	37,916	41,337	44,461	48,278	50,993	56,892
29	28,336	33,711	39,087	42,557	45,722	49,588	52,336	58,301
30	29,336	34,800	40,256	43,773	46,979	50,892	53,672	59,703
31	30,336	35,887	41,422	44,985	48,232	52,191	55,003	61,098
32	31,336	36,973	42,585	46,194	49,480	53,486	56,328	62,487
33	32,336	38,058	43,745	47,400	50,725	54,776	57,648	63,870
34	33,336	39,141	44,903	48,602	51,966	56,061	58,964	65,247
35	34,336	40,223	46,059	49,802	53,203	57,342	60,275	66,619
36	35,336	41,304	47,212	50,998	54,437	58,619	61,581	67,985
37	36,336	42,383	48,363	52,192	55,668	59,893	62,883	69,346
38	37,335	43,462	49,513	53,384	56,896	61,162	64,181	70,703
39	38,335	44,539	50,660	54,572	58,120	62,428	65,479	72,055
40	39,335	45,616	51,805	55,758	59,342	63,691	66,766	73,402
41	40,335	46,692	52,949	56,942	60,561	64,950	68,053	74,745
42	41,335	47,766	54,090	58,124	61,777	66,206	69,336	76,094
43	42,335	48,840	55,230	59,304	62,990	67,459	70,616	77,419
44	43,335	49,913	56,369	60,481	64,201	68,710	71,893	78,750
45	44,335	50,985	57,505	61,656	65,410	69,957	73,166	80,077
46	45,335	52,056	58,641	62,830	66,617	71,201	74,437	81,400
47	46,335	53,127	59,774	64,001	67,821	72,443	75,704	82,720
48	47,335	54,196	60,907	65,171	69,023	73,683	76,969	84,037
49	48,335	55,265	62,038	66,339	70,222	74,919	78,231	85,351
50	49,335	56,334	63,167	67,505	71,420	76,154	79,490	86,661

Adaptada de Zar JH. *Biostatistical Analysis*, 2nd ed. Englewood Cliffs, NJ: Prentice-Hall; 1984, 479-482:table B.1, com permissão de Pearson Education, Inc., Upper Saddle River, NJ.

e a distribuição teórica de χ^2 leva a valores de P menores do que deveriam ser. Assim, os resultados são enviesados para a conclusão de que o tratamento teve um efeito quando a evidência não suporta tal conclusão. A razão matemática para esse problema tem a ver com o fato de que a distribuição teórica de χ^2 é contínua enquanto o conjunto de todos os valores possíveis que a estatística χ^2 pode tomar não é. Para obter valores da estatística de teste mais compatíveis com os valores críticos calculados a partir da distribuição de χ^2 teórica quando $v = 1$, deve-se aplicar a *correção de Yates* (ou *correção de continuidade*) para calcular uma estatística de teste χ^2 corrigida de acordo com

$$\chi^2 = \sum \frac{(|O-E|-\frac{1}{2})^2}{E}$$

Essa correção reduz ligeiramente o valor de χ^2 associado à tabela de contingência e compensa o problema matemático recém-descrito. A correção de Yates é utilizada somente quando $v = 1$, isto é, para tabelas 2 × 2.

Para ilustrar o uso e o efeito da correção de continuidade, deve ser recalculado o valor de χ^2 associado aos dados sobre aconselhamento e envio de testamentos vitais da Tabela 5.1. A partir das frequências observadas e esperadas das Tabelas 5.1 e 5.2, respectivamente,

$$\chi^2 = \sum \frac{(|O-E|-\frac{1}{2})^2}{E} = \frac{(|55-38,74|-\frac{1}{2})^2}{38,74}$$
$$+ \frac{(|90-106,26|-\frac{1}{2})^2}{102,6} + \frac{(|15-31,26|-\frac{1}{2})^2}{31,26}$$
$$+ \frac{(|102-85,74|-\frac{1}{2})^2}{85,74} = 19,591$$

Pode-se notar que esse valor de χ^2 é menor do que o valor não corrigido, embora o efeito seja tão grande que mesmo o menor valor de χ^2 ainda excede o valor crítico que define o 0,1% mais extremo da distribuição de χ^2 com 1 grau de liberdade, 10,282, de modo que ainda rejeita-se a hipótese nula de não efeito ($P < 0,001$), assim como antes. Essa situação não é sempre o caso; quando o tamanho amostral ou o tamanho do efeito são menores do que nesse exemplo, incluir a correção de Yates pode afetar o valor de P mesmo no caso de o resultado alcançar ou não a significância estatística convencional.

Sempre deveria ser incluída a correção de continuidade de Yates quando analisam-se tabelas de contingência 2 × 2.

■ APLICAÇÕES DO QUI-QUADRADO EM EXPERIMENTOS COM MAIS DE DOIS TRATAMENTOS OU RESULTADOS

É fácil de se generalizar o que recém foi feito para analisar os resultados de experimentos com mais de dois tratamentos ou resultados. O teste z desenvolvido anteriormente neste capítulo não funcionará para tais estudos.

Há uma escassez crônica de órgãos doados. Para desenvolver melhores programas educacionais sobre a doação de órgãos para estudantes médicos, Teresa Edwards e colaboradores[*] examinaram 439 estudantes em três escolas médicas de Ohio para investigar se houve alguma diferença étnica de atitude em relação à doação de órgãos. A Tabela 5.6 mostra os resultados para se os estudantes já tinham feito um cartão de doação de órgãos. Esses dados são consistentes com a hipótese nula de que a etnia não é relacionada com ter feito um cartão de doação de órgãos?

Foram calculados os números esperados em cada célula assumindo que a hipótese nula é verdadeira, assim como feito anteriormente. Dos 439, 344 estudantes, 344/439 = 78,36%, fizeram cartões de doador. Assim, caso a etnia não afetasse a probabilidade de que um estudante fizesse um cartão de doador, então seria esperado que 78,36% dos 347 estudantes brancos (271,90 estudantes), 78,36% dos 57 estudantes asiáticos (44,67 estudantes) e 78,36% dos 35 estudantes negros (27,43 estudantes) na amostra tivessem feito cartões de doador, com o restante dos estudantes em cada grupo não fazendo tais cartões (Tab. 5.7).

Calcula-se agora a estatística χ^2 como antes. (Como essa não é uma tabela 2 × 2, não é preciso incluir a correção de Yates.)

$$\chi^2 = \sum \frac{(O-E)^2}{E} = \frac{(290-271,90)^2}{271,90} + \frac{(57-75,10)^2}{75,10}$$
$$+ \frac{(40-44,67)^2}{44,67} + \frac{(17-12,33)^2}{12,33} + \frac{(14-27,43)^2}{27,43}$$
$$+ \frac{(21-7,57)^2}{7,57} = 38,186$$

---

[*] Edwards TM, Essmna C, Thornton JD. Assessing racial and ethnic differences in medical student knowledge, attitudes and behaviors regarding organ donation. *J Natl Med Assoc.* 2007;99:131-137.

Tabela 5.6 Estudantes médicos que fizeram cartões de doação de órgãos

Etnia	Sim	Não	Total
Branco	290	57	347
Asiático	40	17	57
Negro	14	21	35
Total	344	95	439

Tabela 5.7 Número esperado de estudantes que fariam cartões de doação de órgãos se a etnia não importasse

Etnia	Sim	Não	Total
Branco	271,90	75,10	347
Asiático	44,67	12,33	57
Negro	27,43	7,57	35
Total	344,00	95,00	439

A tabela de contingência na Tabela 5.6 possui três linhas e duas colunas, de modo que a estatística de teste χ^2 possui

$$v = (r-1)(c-1) = (3-1)(2-1) = 2$$

graus de liberdade associados consigo. A Tabela 5.5 mostra que χ^2 excederá 38,186 menos do que 0,1% das vezes quando a diferença entre as frequências observadas e esperadas for devida à variação aleatória e não a um efeito do grupo amostral (nesse caso, a etnia). Assim, conclui-se que há uma diferença significativa na probabilidade de que um estudante faça um cartão de doador, dependendo da sua etnia.

Deve-se perceber, contudo, que não se sabe de onde essa diferença se origina. Responder a essa questão requer fazer comparações múltiplas.

Segue um resumo de como utilizar a estatística χ^2:

- *Tabular os dados em uma tabela de contingência.*
- *Somar o número de indivíduos em cada linha e em cada coluna e descobrir a porcentagem de todos os indivíduos que fica em cada linha e coluna, independentemente da coluna ou da linha em que eles ficarem.*
- *Usar essas porcentagens para calcular o número de pessoas que se esperaria em cada célula da tabela caso o tratamento não tivesse efeito.*
- *Sintetizar as diferenças entre essas frequências esperadas e as frequências observadas por meio do cálculo de χ^2. Caso os dados formem uma tabela 2×2, incluir a correção de Yates.*
- *Calcular o número de graus de liberdade associados à tabela de contingência e utilizar a Tabela 5.5 para comprovar se o valor observado de χ^2 excede o que seria esperado pela variação aleatória.*

Deve-se relembrar que quando os dados ficaram em uma tabela 2×2, todas as frequências esperadas tiveram de exceder cerca de 5 para que o teste χ^2 fosse acurado. Em tabelas maiores, a maioria dos estatísticos recomenda que o número esperado de indivíduos em cada célula nunca seja menor do que 1 e que nunca mais do que 20% das células sejam menores do que 5. Quando esse não é o caso, o teste χ^2 pode ser fortemente não acurado. O problema pode ser remediado por meio da coleta de mais dados para aumentar o número nas células ou por meio da redução do número de categorias para aumentar os números em cada célula da tabela.

Comparações múltiplas

Como a tabela de contingência possui duas colunas, pode-se *subdividi-la* em três tabelas de contingência 2×2 para fazer todas as comparações par a par, assim como foi feito após rejeitar a hipótese nula na análise de variância. Assim como naquele caso, pode-se utilizar as correções de Bonferroni, Holm ou Holm-Sidak para determinar se as comparações individuais são significativas. A razão pela qual pode-se utilizar essas correções é porque todas elas ajustam o valor crítico de *P* requerido para rejeitar o par individual (ou comparações contra um único grupo-controle) com base nas considerações de como os riscos de rejeitar erroneamente a hipótese nula acumulam na medida em que se fazem comparações múltiplas. Os valores de $P_{crítico}$ dependem da taxa de erro grupal geral que se procura controlar (α_T) e o número de comparações (k), mas não dos detalhes de como se obtém os valores de *P* individuais que são comparados com $P_{crítico}$. Na verdade, os procedimentos de Bonferroni, Holm e Holm-Sidak podem ser aplicados para controlar a taxa de erro grupal para *qualquer* conjunto de testes de hipóteses que se queira considerar como um grupo de comparações.

Para aplicar esse princípio geral ao problema de identificar qual ou quais diferenças entre os grupos étnicos da Tabela 5.6 levaram à rejeição da hipótese nula de não diferença na probabilidade de um estudante ter um cartão de doador, primeiramente testam-se as diferenças em cada uma das três tabelas 2 × 2 que se pôde construir a partir da Tabela 5.6. O Quadro 5.1 mostra essas três tabelas e as estatísticas de teste χ^2 associadas. (É preciso observar que deve ser incluída a correção de Yates porque são tabelas 2 × 2.)

Quadro 5.1 • Todas as comparações múltiplas par a par para efeitos de etnia sobre fazer um testamento para doação de órgãos

Há três tabelas de contigência 2 × 2; deve-se notar que os totais marginais são somente baseados em dois grupos de estudantes representados em cada tabela. Há $v = 1$ grau de liberdade associado a cada tabela, o que pode ser utilizado para buscar o valor de P apropriado para cada comparação da Tabela 5.8.

Estudantes brancos vs. asiáticos

Etnia	Sim	Não	Total
Brancos	290	57	347
Asiáticos	40	17	57
Total	330	74	404

Em geral, 330/404 = 81,68% dos estudantes fizeram testamentos, de modo que, sob a hipótese nula, espera-se que 81,68% dos 347 estudantes brancos (283,44) e 81,68% dos 57 estudantes asiáticos (63,56) tenham testamentos, de modo que

$$\chi^2_{Bvs\,A} = \sum \frac{(|O-E|-\tfrac{1}{2})^2}{E} = \frac{(|290-283,44|-\tfrac{1}{2})^2}{283,44} + \frac{(|57-63,56|-\tfrac{1}{2})^2}{63,56}$$

$$+ \frac{(|40-46,56|-\tfrac{1}{2})^2}{46,56} + \frac{(|17-10,44|-\tfrac{1}{2})^2}{10,44} = 5,012; \; P < 0,05$$

Estudantes brancos vs. negros

Etnia	Sim	Não	Total
Brancos	290	57	347
Negros	14	21	35
Total	304	78	382

Em geral, 304/382 = 79,58% dos estudantes tinham testamentos, para

$$\chi^2_{Bvs\,N} = \sum \frac{(|O-E|-\tfrac{1}{2})^2}{E} = \frac{(|290-276,15|-\tfrac{1}{2})^2}{276,15} + \frac{(|57-70,85|-\tfrac{1}{2})^2}{70,85}$$

$$+ \frac{(|14-27,85|-\tfrac{1}{2})^2}{27.85} + \frac{(|21-7,15|-\tfrac{1}{2})^2}{7.15} = 34,515; \; P < 0,001$$

Estudantes asiáticos vs. negros

Etnia	Sim	Não	Total
Asiáticos	40	17	57
Negros	14	21	35
Total	54	38	92

Da mesma forma,

$$\chi^2_{A\,vs\,B} = \sum \frac{(|O-E|-\tfrac{1}{2})^2}{E} = \frac{(|40-33,46|-\tfrac{1}{2})^2}{33,46} + \frac{(|17-23,54|-\tfrac{1}{2})^2}{63,56}$$

$$+ \frac{(|14-20,55|-\tfrac{1}{2})^2}{20,55} + \frac{(|21-14,45|-\tfrac{1}{2})^2}{14,45} = 6,947; \; P < 0,01$$

Uma vez que os valores de χ^2 estejam associados a cada uma dessas comparações duas a duas, pode-se determinar se os mesmos são ou não suficientemente grandes para rejeitar a hipótese nula de não diferença para as comparações individuais, controlando a taxa de erro grupal geral em $\alpha_T = 5\%$. Assim como quando utiliza-se a correção de Holm-Sidak com testes t após uma análise de variância significativa, ordenam-se as comparações com valores decrescentes de χ^2 associados a cada comparação (Tab. 5.8). Em cada caso, o valor de P excede o $P_{crítico}$ de Holm-Sidak, de modo que conclui-se que cada grupo étnico possui taxas significativamente diferentes de pessoas fazendo cartões de doador de órgãos em relação aos outros dois grupos, com 84% de brancos, 70% de asiáticos e 40% de negros fazendo os cartões de doador.

Não há procedimento amplamente aceito para subdividir as tabelas de contingência 3 × 3 ou maiores.

■ TESTE EXATO DE FISHER

O teste χ^2 pode ser utilizado para a análise de tabelas de contingência 2 × 2 quando cada célula possui uma frequência esperada de no mínimo 5. Em estudos pequenos, quando a frequência esperada é menor do que 5, o *teste exato de Fisher* é o procedimento apropriado. Esse teste torna a deficiência de pequenos tamanhos amostrais em um benefício.

Quando os tamanhos amostrais são pequenos, é possível simplesmente *listar* todos os arranjos possíveis de observações, e então calcular as probabilidades exatas associadas a cada arranjo possível dos dados. A probabilidade total (bicaudal) de se obter os dados observados ou padrões mais extremos nos dados é o valor de P associado à hipótese de que as linhas e as colunas nos dados são independentes.

O teste exato de Fisher inicia com o fato de que a probabilidade de se observar qualquer padrão na tabela de contingência 2 × 2 com os totais observados de linhas e colunas da Tabela 5.9 é

$$p = \frac{\dfrac{R_1!R_2!C_1!C_2!}{N!}}{O_{11}!O_{12}!O_{21}!O_{22}!}$$

em que O_{11}, O_{12}, O_{21} e O_{22} são as frequências observadas nas quatro células da tabela de contingência, C_1 e C_2 são as somas das duas colunas, R_1 e R_2 são as somas das duas linhas, N é o número total de observações, e o ponto de exclamação "!" indica o operador fatorial.[*]

Diferentemente da estatística de teste χ^2, existem as versões unicaudal e bicaudal do teste exato de Fisher. Infelizmente, a maioria das descrições do teste exato de Fisher descreve a versão unicaudal e muitos programas de computador calculam a versão unicaudal sem claramente identificá-la como tal. Como muitos pesquisadores não reconhecem esse problema, os resultados (i.e., va-

■ **Tabela 5.8** Comparações pareadas de mobilidade de esperma de coelho em experimento sobre telefones celulares utilizando o ajuste de Holm-Sidak (taxa de erro grupal, $\alpha_T = 0{,}05$)

Comparação	χ^2	P	j	$P_{critério} = \alpha_T/(k - j + 1)$	$P < P_{critério}$?
Brancos vs. negros	34,515	< 0,001	1	0,0170	Sim
Asiáticos vs. negros	6,947	< 0,010	2	0,0253	Sim
Brancos vs. asiáticos	5,012	< 0,050	3	0,0500	Sim

$v = 1$ grau de liberdade; $k = 3$ comparações.

■ **Tabela 5.9** Notação para o teste exato de Fisher

			Totais das linhas
	O_{11}	O_{12}	R_1
	O_{21}	O_{22}	R_2
Total da coluna	C_1	C_2	N

[*] A definição de $n!$ é $n! = (n)(n-1)(n-2) \times ... \times (2)(1)$; por exemplo, $5! = 5 \times 4 \times 3 \times 2 \times 1$.

Tabela 5.10 Informe do uso do teste exato de Fisher nos periódicos *New England Journal of Medicine* e *The Lancet*

Grupo	Teste identificado?		
	Sim	Não	Total
New England Journal of Medicine	1	8	9
The Lancet	10	4	14
Total	11	12	23

Tabela 5.11 Padrão mais extremo de observações na Tabela 5.11, utilizando a menor frequência observada (neste caso, 1)

Grupo	Teste identificado?		
	Sim	Não	Total
New England Journal of Medicine	0	9	9
The Lancet	11	3	14
Total	11	12	23

lores de P) podem ser registrados para uma única cauda sem que os pesquisadores percebam isso.

Para determinar se os pesquisadores reconhecem ou não se estão utilizando testes exatos de Fisher unicaudal ou bicaudal, W. Paul McKinney e colaboradores* examinaram o uso do teste exato de Fisher em artigos publicados na literatura médica para avaliar se os autores percebiam ou não o tipo de teste exato de Fisher que estavam utilizando. A Tabela 5.10 mostra os dados para dois periódicos: *New England Journal of Medicine* e *The Lancet*. Como os números são pequenos, χ^2 não é uma estatística de teste apropriada. A partir da equação anterior, a probabilidade de se obter o padrão de observações da Tabela 5.10 para certos totais de linha e coluna é

$$p = \frac{\frac{9!14!11!12!}{23!}}{1!8!10!4!} = 0,00666$$

Assim, é muito improvável que essa tabela *em particular* fosse observada. Para obter a probabilidade de se observar um padrão nos dados tão extremo *ou mais extremo* na direção da tabela, deve-se reduzir a menor observação por 1 e recalcular as outras células na tabela para manter os totais de linhas e colunas constantes.

Nesse caso, há uma tabela mais extrema, mostrada na Tabela 5.11. Essa tabela possui uma probabilidade de ocorrer de

$$p = \frac{\frac{9!14!11!12!}{23!}}{9!0!3!11!} = 0,00027$$

---

* McKinney WP, Young MJ, Harta A, Lee MB. The inexact use of Fisher's exact test in six major medical journals. *JAMA*. 1989;261:3430-3433.

(Deve-se perceber que o numerador depende somente dos totais de linhas e colunas associados à tabela, o que não muda, e então necessita ser calculado somente uma vez.) Assim, o teste exato de Fisher unicaudal gera um valor de P de $P = 0,00666 + 0,00027 = 0,00693$. Essa probabilidade representa a probabilidade de obter um padrão de observações tão ou mais extremo em uma direção que as observações reais da Tabela 5.10.

Para encontrar a outra cauda, são listados todos os padrões possíveis restantes nos dados que gerariam os mesmos totais de linhas e colunas. Essas possibilidades, juntamente com as probabilidades associadas, aparecem na Tabela 5.12. Essas tabelas são obtidas tomando-se cada um dos três elementos restantes da Tabela 5.10 um de cada vez e, progressivamente, tornando-o uma unidade menor, eliminando, então, as tabelas duplicadas. Duas dessas tabelas possuem probabilidades iguais ou menores do que a probabilidade de obter as observações originais, 0,00666: aquelas com probabilidades de 0,00242 e 0,00007. Essas duas tabelas constituem a "outra" cauda do teste exato de Fisher. Há uma probabilidade total de se estar nessa tabela de $0,00242 + 0,00007 = 0,00249$.[†] Assim, a probabilidade total de se obter um padrão de observações tão ou mais extremo do que

---

[†] Pode-se perceber que as duas caudas possuem probabilidades diferentes; em geral, esse é o caso. A única exceção é quando as duas linhas ou duas colunas possuem os mesmos totais, caso no qual a probabilidade bicaudal é simplesmente duas vezes a probabilidade unicaudal. Alguns livros dizem que o valor bicaudal de P é sempre simplesmente duas vezes o valor bicaudal. Isso não é correto, ao menos que o total de linhas e colunas seja igual.

aquele observado é de $P = 0,00693 + 0,00249 = 0,00942$, e conclui-se que há uma diferença significativa na apresentação correta do teste exato de Fisher nos periódicos *New England Journal of Medicine* e *The Lancet* ($P = 0,009$). De fato, é importante, ao ler artigos que utilizam o teste exato de Fisher, ter certeza que os autores sabiam o que estavam fazendo e que apresentaram seus resultados de maneira apropriada.

Segue um resumo de como fazer o teste exato de Fisher:

- *Calcular a probabilidade associada aos dados observados.*
- *Identificar a célula na tabela de contingência com a menor frequência.*
- *Reduzir o menor elemento da tabela em uma unidade e então calcular os elementos para as outras três células de modo que os totais de linhas e colunas permaneçam constantes.*
- *Calcular a probabilidade associada à nova tabela.*
- *Repetir esse processo até que o menor elemento se torne seu valor possível mais baixo, o que é, em geral, mas não sempre, zero.*
- *Listar as tabelas restantes repetindo esse processo para os outros três elementos.[*] Registrar cada padrão de observações somente uma vez.*
- *Calcular sequencialmente as probabilidades associadas às tabelas do mais extremo para o menos extremo até chegar a uma tabela que possui uma probabilidade maior do que o resultado observado.*
- *Somar todas as probabilidades juntas que são iguais ou menores do que a probabilidade associada aos dados observados.*

Essa é a probabilidade *bicaudal* de observar um padrão nos dados tão ou mais extremos do que o observado. Muitos programas de computador mostram valores de P para o teste exato de Fi-

Tabela 5.12 Outros padrões de observações na Tabela 5.11 com os mesmos totais de linhas e colunas

			Total				Total
	2	7	9		6	3	9
	9	5	14		5	9	14
Total	11	12	23	Total	11	12	23
	$P = 0,05330$				$P = 0,12438$		
	3	6	9		7	2	9
	8	6	14		4	10	14
Total	11	12	23	Total	11	12	23
	$P = 0,18657$				$P = 0,02665$		
	4	5	9		8	1	9
	7	7	14		3	11	14
Total	11	12	23	Total	11	12	23
	$P = 0,31983$				$P = 0,00242$		
	5	4	9		9	0	9
	6	8	14		2	12	14
Total	11	12	23	Total	11	12	23
	$P = 0,27985$				$P = 0,00007$		

---

[*] Muitos desses cálculos poderiam ser evitados, ver o Apêndice A.

sher, sem claramente indicar se os mesmos são valores unicaudais ou bicaudais. Deve-se ter certeza de que se sabe qual valor está sendo informado antes de usá-lo no trabalho; o valor de P bicaudal é geralmente o que se quer.

MEDIDAS DE ASSOCIAÇÃO ENTRE DUAS VARIÁVEIS NOMINAIS

Além de testar se há diferenças significativas entre duas taxas ou proporções, as pessoas frequentemente querem uma medida da força da associação entre algum evento e diferentes tratamentos ou condições, particularmente em *ensaios clínicos* e *ensaios epidemiológicos*. Em um ensaio clínico *prospectivo*, como o ensaio sobre o efeito do aconselhamento de forma pessoal no envio de testamento vitais por moradores de rua discutido anteriormente neste capítulo (Tab. 5.1), pesquisadores alocaram pessoas aleatoriamente ao tratamento (aconselhamento pessoal) ou controle (somente material por escrito), e então os acompanharam para avaliar se eles enviariam ou não seus testamentos vitais. Naquele exemplo, 38% (55 de 145) das pessoas que receberam aconselhamento pessoal enviaram os testamentos vitais e 13% (15 de 117) das pessoas que receberam material por escrito enviaram os testamentos vitais. Essas proporções são estimativas da probabilidade de enviar um testamento vital associada a cada um desses tratamentos; esses resultados indicam que a probabilidade de enviar um testamento vital foi aproximadamente três vezes maior nas pessoas que receberam aconselhamento pessoal. Serão examinadas, agora, as diferentes maneiras de quantificar esse efeito: *risco relativo* e *razão de chances*.

Estudos prospectivos e risco relativo

Quantifica-se a magnitude da associação entre tratamento e resultado com o *risco relativo*, RR, o qual é definido como

$$\text{RR} = \frac{\text{Probabilidade de evento no grupo de } tratamento}{\text{Probabilidade de evento no grupo-}controle}$$

Para o estudo sobre testamento vital, no qual 37,9% das pessoas que receberam aconselhamento pessoal completaram os testamentos vitais

e 12,8% das pessoas que receberam apenas instruções por escrito o fizeram,

$$\text{RR} = \frac{p_{\text{acons}}}{p_{\text{escr}}} = \frac{0,379}{0,128} = 2,92$$

O fato de que o risco relativo excede 1 indica que o aconselhamento pessoal aumenta a probabilidade ("risco") de um morador de rua enviar um testamento vital. Em ensaios clínicos avaliando tratamentos contra placebo (ou tratamento-padrão, quando seria não ético administrar um placebo) e o resultado é um evento negativo (como morte ou recorrência de doença), um risco relativo menor que 1 indica que o tratamento leva a melhores resultados.

Em um *estudo epidemiológico*, a probabilidade de ocorrência de um evento entre pessoas *expostas* a alguma toxina em potencial ou fator de risco é comparada com pessoas que *não estão expostas*. Os cálculos são os mesmos que para os ensaios clínicos.[*]

Os riscos relativos maiores do que 1 indicam que a exposição à toxina *aumentou* o risco de doença. Por exemplo, o fumo passivo é associado a um risco relativo de doença cardíaca em não fumantes de 1,3,[†] indicando que não fumantes casados com fumantes têm probabilidade 1,3 vezes maior de morrer de doença cardíaca do que não fumantes casados com não fumantes (então, recomenda-se não ser um fumante passivo em casa).

A Tabela 5.13 mostra o esboço geral para um cálculo de risco relativo; ela é simplesmente uma tabela de contingência 2 × 2. A probabilidade de ocorrer um evento no grupo de tratamento (também chamada *taxa de evento experimental*) é $n_{\text{TD}}/n_{\text{T}}$ e a probabilidade de ocorrer um evento no grupo de controle (também chamada de *taxa de*

---

[*] Em ensaios clínicos e estudos epidemiológicos frequentemente se quer controlar o efeito das chamadas *variáveis de confusão* que poderiam estar afetando a probabilidade de um evento. É possível considerar tais variáveis utilizando técnicas multivariadas por meio de *regressão logística* ou *regressão de riscos proporcionais de Cox*. Para uma discussão sobre esses assuntos, ver Glantz SA, Slinker BK. Regression with a qualitative dependent variable. *Primer of Applied Regression and Analysis of Variance*, 2nd ed. New York: McGraw Hill; 2001:chap 12.
[†] Barnoya J, Glantz SA. Cardiovascular effects of secondhand smoke: nearly as large as smoking. *Circulation*. 2005;24:111:2684-2698.

Tabela 5.13 Organização de dados para calcular o risco relativo

Grupo amostral	Número de pessoas		
	Doença	Sem doença	Total
Tratado (ou exposto ao fator de risco)	n_{TD}	n_{TN}	n_T
Controle (ou não exposto ao fator de risco)	n_{CD}	n_{CN}	n_C
Total	n_D	n_N	

T, tratado; C, controle; D, doença; N, sem doença.

evento controle) é n_{CD}/n_C. Portanto, a fórmula para o risco relativo é

$$RR = \frac{n_{TD}/n_T}{n_{CD}/n_C}$$

Essa fórmula é simplesmente uma reafirmação da definição de risco relativo apresentada.

Utilizando os resultados do ensaio de testamentos vitais da Tabela 5.1, calcula-se

$$RR = \frac{55/(55+90)}{15/(15+102)} = \frac{0,38}{0,13} = 2,92$$

A hipótese nula mais comum que as pessoas gostariam de testar relacionada com os riscos relativos é de que o risco relativo é igual a 1 (i.e., que o tratamento ou fator de risco não afeta a taxa de evento). Embora seja possível testar essa hipótese utilizando o erro-padrão do risco relativo, a maioria das pessoas simplesmente aplica um teste de χ_2 à tabela de contingência utilizada para calcular o risco relativo.[*]

Para calcular um risco relativo, os dados devem ser coletados como parte de um *estudo prospectivo* no qual as pessoas são aleatorizadas ao tratamento ou controle, ou sujeitos em um estudo epidemiológico[†] são acompanhados após serem expostos (ou não expostos) à toxina ou fator de risco de interesse. É necessário conduzir o estudo de maneira prospectiva para estimar as taxas de evento absolutas nas pessoas nos grupos de tratamento (ou expostas) e de controle.

---

[*] Tradicionalmente, o teste direto de hipóteses de riscos relativos é feito examinando intervalos de confiança, ver o Capítulo 7.
[†] Estudos prospectivos epidemiológicos são também chamados de *estudos de coorte*.

Aumento (ou redução) do risco absoluto e número necessário de se tratar

Outra maneira de se quantificar essa diferença é apresentando o *aumento do risco absoluto*, que é simplesmente a diferença da probabilidade de ocorrer um evento (neste caso, o envio de um testamento vital) com e sem o tratamento (aconselhamento pessoal), 0,38 − 0,13 = 0,25. O aconselhamento pessoal aumenta a probabilidade de um morador de rua enviar um testamento vital em 0,25. Essa informação também pode ser utilizada para calcular o *número necessário de se tratar*, que é o número de pessoas que teriam de ser tratadas para se ter um evento adicional. O número necessário de se tratar é simplesmente 1 dividido pelo aumento do risco absoluto, nesse caso, 1/0,25 = 4. Assim, esperar-se-ia um testamento vital adicional enviado para cada 4 moradores de rua que recebessem aconselhamento pessoal. Se estudar uma intervenção clínica *reduz* o risco de um evento adverso, calcula-se que a *redução do risco absoluto* e o número necessário de se tratar (1 dividido pela redução do risco absoluto) é o número de pessoas que precisam ser tratadas para evitar um evento adverso.

O número necessário de se tratar é geralmente utilizado como uma medida de relação custo-benefício de um tratamento. Com um grande ensaio clínico é geralmente possível detectar pequenos benefícios de uma terapia. Quando os benefícios da terapia-controle são pequenos mas positivos em relação à terapia sob estudo, é possível que o risco relativo (nesse caso, o benefício) para a nova terapia seja maior, embora a melhoria do risco absoluto seja pequena e, então, o número necessário de se tratar para obter um resultado adicional de sucesso é muito grande. Se a terapia é muito cara ou possui efeitos colaterais sérios, pode não ser sensato utilizá-la, mesmo que ela produza uma melhoria estatisticamente significativa nos resultados.

Estudos de caso-controle e a razão de chances

Estudos prospectivos são geralmente difíceis e caros de serem executados, particularmente se leva vários anos para que os eventos ocorram após o tratamento ou a exposição. Entretanto, é possível conduzir uma análise similar *retrospectivamente* com base nos chamados *estudos de caso-controle*.

Diferentemente dos estudos prospectivos, os estudos de caso-controle são feitos após o fato. Em um estudo de caso-controle, as pessoas que experimentaram o resultado de interesse são identificadas e o número exposto ao fator de risco de interesse é contado. Essas pessoas são os *casos*. Identificam-se, então, as pessoas que não experimentaram o resultado de interesse – mas são semelhantes com os casos de outras maneiras relevantes –, e conta-se o número das que foram expostas ao fator de risco. Essas pessoas são os *controles*. (Em geral, os pesquisadores incluem mais do que um controle por caso a fim de aumentar o tamanho amostral.) A Tabela 5.14 mostra o esboço dos dados de um estudo de caso-controle.

Essa informação pode ser utilizada para o cálculo de uma estatística semelhante ao risco relativo conhecida como *razão de chances*. A razão de chances, RC, é definida como

$$RC = \frac{\text{Chance de exposição nos casos}}{\text{Chance de exposição nos controles}}$$

A proporção de casos (pessoas com a doença) expostos ao fator de risco é n_{ED}/n_D e a proporção de casos não expostos ao fator de risco é n_{UD}/n_D. (Pode-se perceber que cada um dos denominadores é apropriado para o numerador; essa situação não existiria se estivessem sendo utilizados dados de caso-controle para o cálculo de um risco relativo.) A chance de exposição nesses casos é a razão dessas duas porcentagens:

$$\text{Chance de exposição nos } casos = \frac{n_{ED}/n_D}{n_{UD}/n_D} = \frac{n_{ED}}{n_{UD}}$$

Da mesma forma, a chance de exposição nos controles é

$$\text{Chance de exposição nos } controles = \frac{n_{EN}/n_N}{n_{UN}/n_N} = \frac{n_{EN}}{n_{UN}}$$

Finalmente, a razão de chances é

$$RC = \frac{n_{ED}/n_{UD}}{n_{EN}/n_{UN}} = \frac{n_{ED}n_{UN}}{n_{UD}n_{EN}}$$

Como o número de controles (n_{EN} e n_{UN} na Tab. 5.14) depende de como o pesquisador delineia o estudo, não se pode utilizar dados de um estudo de caso-controle para calcular um risco relativo. Em um estudo de caso-controle, o pesquisador decide quantos sujeitos com e sem doença serão estudados. Isso é o oposto da situação de estudos prospectivos (ensaios clínicos e estudos epidemiológicos de coortes), em que o pesquisador

■ **Tabela 5.14 Organização dos dados para o cálculo da razão de chances**

Grupo amostral	Número de pessoas	
	"Casos" de doença	"Controles" sem doença
Exposto ao fator de risco (ou tratamento)	n_{ED}	n_{EN}
Não exposto ao fator de risco (ou tratamento)	n_{UD}	n_{UN}
Total	n_D	n_N

E, expostos; U, não expostos; D, com doença; N, sem doença.

decide quantos sujeitos com e sem o fator de risco serão incluídos no estudo. A razão de chances pode ser utilizada tanto em estudos de caso-controle quanto em prospectivos, mas *deve* ser utilizada em estudos de caso-controle.

Enquanto a razão de chances é distinta do risco relativo, a razão de chances é uma estimativa razoável do risco relativo quando o número de pessoas com a doença é pequeno comparado ao número de pessoas sem a doença.[*]

Assim como com o risco relativo, a hipótese nula mais comum que as pessoas gostariam de testar relacionada aos riscos relativos é a de que a razão de chances é igual a 1 (i.e., que o tratamento ou fator de risco não afetam a taxa de evento). Enquanto é possível testar essa hipótese utilizando o erro-padrão da razão de chances, a maioria das pessoas simplesmente aplica um teste χ^2 à tabela de contingência utilizada para calcular a razão de chances.[†]

---

[*] Nesse caso, o número de pessoas que possuem a doença, n_{TD} e n_{CD}, é muito menor do que o número de pessoas sem a doença, n_{TN} e n_{CN}, então $n_T = n_{TD} + n_{TN} \approx n_{TN}$ e $n_C = n_{CD} + n_{CN} \approx n_{CN}$. Como resultado,

$$RR = \frac{\frac{n_{TD}}{n_T}}{\frac{n_{CD}}{n_C}} \approx \frac{\frac{n_{TD}}{n_{TN}}}{\frac{n_{CD}}{n_{CN}}} = \frac{n_{TD}n_{CN}}{n_{CD}n_{TN}} = RC$$

Porque $n_{TD} = n_{ED}$, $n_{TN} = n_{EN}$, $n_{CD} = n_{UD}$, e $n_{CN} = n_{UN}$. Para uma discussão mais detalhada e prática de como a razão de chances e o risco relativo relacionam-se um com o outro, ver Guyat GG, Rennie D, Meade MO, Cook DJ. Understanding the results: more about odds ratios. In: *Users' Guide to the Medical Literature*, 2nd ed. New York: McGraw-Hill; 2008:chap 10.2.

[†] O teste direto de hipóteses em relação às razões de chances é geralmente feito com intervalos de confiança; ver o Capítulo 7.

Fumo passivo e câncer de mama

O câncer de mama é a segunda maior causa de morte por câncer entre mulheres (depois do câncer de pulmão). Fumar poderia causar câncer de mama devido aos químicos causadores de câncer na fumaça que entra no corpo, e alguns desses químicos aparecem no leite materno, indicando que chegam aos seios. Para examinar se a exposição ao fumo passivo de cigarro aumentava o risco de câncer de mama em fumantes de longa data, Kenneth Johnson e colaboradores[*] conduziram um estudo de caso-controle utilizando registros de câncer no Canadá para identificar mulheres na pré-menopausa com câncer de mama primário invasivo histologicamente confirmado. Eles contataram as mulheres e as entrevistaram sobre seus hábitos de fumo e exposição ao fumo passivo em casa ou no trabalho. Eles obtiveram um grupo de controles que não tinha câncer de mama, pareado por grupo de idade, a partir de uma correspondência para mulheres utilizando listas obtidas de autoridades provinciais de seguro de saúde. A Tabela 5.15 mostra os dados resultantes.

A fração de mulheres com câncer de mama (casos) que foram expostas ao fumo passivo é de $50/(50 + 14) = 0,781$ e a fração de mulheres com câncer de mama não expostas ao fumo passivo é de $14/(50 + 14) = 0,218$, então a chance das mulheres com câncer de mama terem sido expostas ao fumo passivo é de $0,781/0,218 = 3,58$. Similarmente, a fração de controles expostas ao fumo passivo é de $43/(43 + 35) = 0,551$ e a fração de não expostas ao fumo passivo é de $35/(43 + 35) = 0,449$, então a chance de as mulheres sem câncer de mama terem sido expostas ao fumo passivo é de $0,551/0,449 = 1,23$. Por fim, a razão de chances de câncer de mama associado à exposição ao fumo passivo é

$$RP = \frac{\text{Chance de exposição ao fumo passivo em mulheres com câncer de mama}}{\text{Chance de exposição ao fumo passivo nas mulheres-controles}} = \frac{3,58}{1,23} = 2,91$$

Alternativamente, poderia ser utilizada a fórmula direta da razão de chances e calcular

$$RC = \frac{n_{ED}n_{UN}}{n_{UD}n_{UN}} = \frac{50 \cdot 35}{14 \cdot 43} = 2,91$$

Com base nesse estudo, conclui-se que a exposição ao fumo passivo aumenta a chance de ter câncer de mama em 2,91 vezes nessa população. Uma análise de χ^2 dos dados da Tabela 5.15 mostra que essa diferença é estatisticamente significativa ($P = 0,007$).

Agora tem-se as ferramentas para analisar dados medidos em uma escala nominal. Até agora, o enfoque tem sido dado para a demonstração de uma diferença e quantificação da certeza com a qual pode-se afirmar essa diferença ou efeito com o valor de P. Muda-se para o outro lado da moeda: o que significa a estatística de teste *não* ser grande o suficiente para rejeitar a hipótese de não diferença?

■ **Tabela 5.15** Fumo passivo e câncer de mama

Grupo amostral	Número de pessoas	
	Casos (câncer de mama)	Controles
Exposto ao fumo passivo	50	43
Não exposto ao fumo passivo	14	35
Total	64	78

■ **PROBLEMAS**

5.1 Obter uma amostra de sangue arterial permite medir o pH sanguíneo, a oxigenação do sangue e a eliminação de CO_2 a fim de se avaliar o quão bem os pulmões estão funcionando na oxigenação do sangue. A amostra de sangue é geralmente obtida de uma artéria do pulso, o que pode ser um processo doloroso. Shawn Aaron e colaboradores[†] compararam a eficácia de um gel anestésico tópico aplicado à pele sobre o ponto de punção com um creme placebo. Eles observaram efeitos adver-

---

[*] Johnson KC, Hu J, Mao Y, Canadian Cancer Registries Epidemiology Research Group. Passive and active smoking and breast cancer risk in Canada, 1994-1997. *Cancer Causes Control.* 2000;11:211-221.

[†] Aaron, et al. Topical tetracaine prior to arterial puncture: a randomized, placebo-controlled clinical trial. *Respir Med.* 2003;97:1195-1199.

sos (vermelhidão, inchaço, prurido ou hematomas) dentro de 24 horas após a administração do gel. Três de 36 pessoas que receberam o gel anestésico e 8 de 40 que receberam o gel placebo sofreram uma reação alérgica. Há evidência de uma diferença na taxa de efeitos adversos entre o gel anestésico e o gel placebo?

5.2 O suicídio de adolescentes é comumente associado ao uso incorreto do álcool. Em um estudo retrospectivo envolvendo adolescentes finlandeses que cometeram suicídio, Sami Pirkola e colaboradores[*] compararam fatores situacionais e história familiar entre vítimas que abusaram do álcool e entre aqueles que não o fizeram. O uso do álcool foi determinado por meio de entrevista com a família várias semanas após o suicídio. Os adolescentes que tinham problemas com álcool, variando de leve a severo, foram classificados juntamente em um grupo chamado Subthreshold or Diagnosable Alcohol Misuse (SDAM – Limiar Inferior de Uso Incorreto do Álcool Diagnosticável) e comparados a vítimas sem registro desses problemas com álcool. Alguns dos achados de Pirkola são mostrados na Tabela 5.16. Utilize esses dados para identificar as características dos suicidas SDAM. Esses fatores são específicos o bastante para terem valor preditivo em um adolescente específico? Por que sim ou por que não?

5.3 Os 106 suicidas analisados no Problema 5.2 foram selecionados entre abril de 1987 e março de 1988. Oito dos 10 suicidas não foram incluídos no estudo devido a falta de entrevista com as famílias. Discuta os potenciais problemas, se houver algum, associados a essas exclusões.

5.4 A depressão nervosa pode ser tratada com medicação, psicoterapia ou uma combinação dos dois. M. Keller e colaboradores[†] compararam a eficácia dessas abordagens em pacientes ambulatoriais diagnosticados com transtorno depressivo intenso crônico. A depressão foi diagnosticada utilizando-se o item 24 da Escala de Classificação de Hamilton para Depressão, em que um escore maior indica depressão mais severa. Todos os sujeitos iniciaram o estudo com um escore de, no mínimo, 20. Os pesquisadores alocaram aleatoriamente os pacientes que tiveram os pré-requisitos para o estudo em três grupos – medicação (nefazodona), psicoterapia ou ambas – por 12 semanas e, então, mediram a remissão, definida como ter um escore de acompanhamento de 8 ou menos após 10 semanas de tratamento. As respostas das pessoas estudadas são mostradas na Tabela 5.17. Há alguma evidência de que os diferentes tratamentos produziram respostas diferentes? Em caso afirmativo, qual dos dois parece funcionar melhor?

5.5 Em debates sobre se fazer ou não a legislação obrigar todos os restaurantes e bares a serem locais livres de fumo, oponentes das leis normalmente alegam que tais leis prejudicam a indústria do entretenimento economicamente e produzem estudos econômicos que suportam essa alegação. Para avaliar a associação do financiamento de estudos econômicos que suportam essa

■ **Tabela 5.16 Características de adolescentes finlandeses que cometeram suicídio**

Fator	Grupo SDAM ($n = 44$)	Fora do grupo SDAM ($n = 62$)
Morte violenta (tiro, enforcamento, atirar-se de grandes alturas, trânsito)	32	51
Suicídio sob a influência de álcool	36	25
Concentração de álcool no sangue ≥ 150 mg/dL	17	3
Suicídio durante o fim de semana	28	26
Divórcio dos pais	20	15
Violência pelos pais	14	5
Abuso de álcool pelos pais	17	12
Abuso de álcool paterno	15	9

[*] Pirkola, et al. Alcohol-related problems among adolescent suicides in Finland. *Alcohol Alcohol*. 1999;34:320-328.

[†] Keller M, et al. A comparison of nefazodone, the cognitive behavioral-analysis system of psychotherapy, and their combination for the treatment of chronic depression. *N Engl J Med*. 2000;342:1462-1470.

Tabela 5.17 Respostas ao tratamento de depressão

Tratamento	Remissão	Sem remissão
Nefazodona	36	131
Psicoterapia	41	132
Nefazodona e psicoterapia	75	104

alegação, Michelle Scollo e colaboradores[*] tabularam as conclusões dos estudos de acordo com a fonte financiadora (Tab. 5.18). Os dados suportam a alegação de que estudos financiados pela indústria de tabaco possuem maior probabilidade de concluir que essas leis teriam efeitos econômicos negativos? Qual é a razão de chances para um estudo concluindo um efeito econômico negativo ter sido financiado pela indústria do tabaco ou um de seus aliados?

5.6 A metanálise é uma forma importante de sintetizar a literatura médica porque ela reúne informação de vários estudos diferentes de modo a gerar uma estimativa quantitativa do efeito de um tratamento ou exposição a uma toxina. Como resultado, os estudos são geralmente citados como influentes. Para determinar se há vieses na metanálise financiada por uma única companhia farmacêutica, Veronica Yank e colaboradores[†] examinaram os resultados e conclusões de metanálises sobre a eficácia de medicamentos anti-hipertensivos e a fonte de financiamento para as análises. A Tabela 5.19 apresenta esses dados.

5.7 A autoria em publicações biomédicas estabelece domínio sobre o assunto, responsabilidade e crédito. O Comitê Internacional de Editores de Periódicos Médicos estabeleceu critérios para a autoria em 1985, que se resumem em desempenhar um papel ativo na pesquisa e redação do artigo e estar em uma posição de tomar responsabilidade pelo conteúdo científico do artigo.[‡] A má utilização da autoria compromete a integridade do sistema de autoria. Há duas maneiras pelas quais a autoria é mal utilizada: autoria honorária, quando alguém (normalmente o chefe de um departamento ou divisão ou a pessoa que obteve o financiamento para o projeto) que na verdade não participou da preparação do artigo, é listado como autor, e a autoria-fantasma, que ocorre quando alguém que desempenhou um papel importante na redação do artigo não é listado como autor. Para investigar a prevalência da autoria honorária e da autoria-fantasma em periódicos médicos, Annette Flanagin e colaboradores[§] enviaram questionários a uma amostra aleatória de autores para correspondência de artigos publicados em três periódicos médicos gerais de grande circulação (*Annals of Internal Medicine, Journal of the American Medical Association* e *New England Journal of Medicine*) e três periódicos especializados (*American Journal of Cardiology, American Journal of Medicine* e *American Journal of Obstetrics and Gynecology*). Os resultados são mostrados na Tabela 5.20. Há diferenças nos padrões de autoria honorária e autoria-fantasma entre os diferentes periódicos? Há diferenças nos padrões de autoria honorária e autoria-fantasma entre os periódicos especializados e os periódicos gerais de grande circulação?

5.8 A dioxina é um dos contaminantes ambientais sintéticos mais tóxicos. Uma explosão em uma fábrica de herbicidas em Seveso, na Itália, em 1976, liberou grandes quantidades desse contaminan-

Tabela 5.18 Relação entre o financiamento pela indústria do tabaco e a conclusão de que leis contra o fumo prejudicam a indústria do entretenimento

	Conclusão do estudo	
Financiado pela indústria do tabaco ou por aliado industrial?	Efeito econômico negativo	Sem efeito ou efeito econômico positivo
Sim	29	2
Não	2	60

---

[*] Scollo M, et al. Review of the quality of studies on the economic effects of smoke-free policies on the hospitality industry. *Tobacco Control.* 2003;12:13-20.
[†] Yank V, et al. Financial ties and concordance between results and conclusions in meta-analyses: retrospective cohort study. *Br Med J.* 2007;335: 1202-1205.

[‡] As regras completas, as quais são aceitas pela maioria dos periódicos médicos, estão disponíveis em: International Committee of Medical Journal Editors. Guidelines on authorship. *BMJ.* 1985;291:722.
[§] Flanagin A, et al. Prevalence of articles with honorary authors and ghost authors in peer-reviewed medical journals. *JAMA.* 1998;280:222-224.

■ **Tabela 5.19** Relação entre financiamento por companhia de medicamento e conclusões de metanálises sobre os efeitos de seus medicamentos

Fonte financiadora	Número de estudos	Resultado do estudo	
		Número (%) com resultados favoráveis	Número (%) com conclusões favoráveis
Uma companhia de medicamento	49	27 (55%)	45 (92%)
Todas as outras*	75	49 (65%)	55 (73%)

* Inclui estudos financiados por várias companhias de medicamento, entidades sem fins lucrativos e artigos em que a fonte financiadora não foi informada.

■ **Tabela 5.20** Padrões de autoria em vários periódicos bem conceituados

Periódico	Número total de artigos	Artigos com autores honorários	Artigos com autores-fantasma
American Journal of Cardiology	137	22	13
American Journal of Medicine	113	26	15
American Journal of Obstetrics and Gynecology	125	14	13
Annals of Internal Medicine	104	26	16
Journal of the American Medical Association	194	44	14
New England Journal of Medicine	136	24	22

te de vida longa no ambiente. Como a exposição à dioxina durante o desenvolvimento é reconhecidamente perigosa, pesquisadores têm acompanhado cuidadosamente o estado de saúde das pessoas expostas e de seus filhos em Seveso e áreas próximas. Peter Mocarelli e colaboradores* mediram a concentração de dioxina no soro sanguíneo em pais potencialmente expostos e analisaram o número de meninos e meninas nascidos após 1976. Eles descobriram que quando tanto o pai quanto a mãe foram expostos a mais de 15 partes por trilhão (ppt) de dioxina a proporção de meninas nascidas foi significativamente maior, se comparada a casais não expostos a essa quantidade de dioxina. Mocarelli e colaboradores também investigaram se houve diferenças na proporção de meninas nascidas se somente um dos pais fosse exposto a mais de 15 ppt de dioxina e se o sexo dos pais (pai ou mãe) faria diferença (Tab. 5.21). Há diferenças na proporção de meninas nascidas quando somente um dos pais é exposto a mais de 15 ppt de dioxina?

■ **Tabela 5.21** Exposição pré-natal à dioxina e sexo do bebê

Exposição dos pais à dioxina	Meninas	Meninos
Pai exposto; mãe não exposta	105	81
Pai não exposto; mãe exposta	100	120

5.9 O transtorno bipolar é uma doença mental debilitante caracterizada por episódios de mau humor ou depressão elevados. O carbonato de lítio tem sido a terapia-padrão para tratar o transtorno bipolar. Mais recentemente, o lítio tem sido substituído por ácido valproico devido a uma amplitude maior de doses eficazes e menores efeitos colaterais. Os pesquisadores do BALANCE[†] conduziram um ensaio clínico aleatorizado de rótulo aberto (no qual os sujeitos e os pesquisadores sabiam quem estava tomando qual medicamen-

---

* Mocarelli P, et al. Paternal concentrations of dioxin and sex ratio of offspring. *Lancet.* 2000;355:1858-1863.

[†] The BALANCE Investigators. Lithium plus valporate combination therapy versus monotherapy for relapse prevention in bipolar I disorder (BALANCE): a randomized open-label trial. *Lancet.* 2010;375:385-394.

to) comparando o ácido valproico em combinação com lítio com ácido valproico somente. O desfecho era ter um episódio de humor emergencial durante um período de 24 meses. Cinquenta e nove (54%) das 110 pessoas no grupo do lítio e 76 (69%) das 110 pessoas no grupo do ácido valproico tiveram eventos durante o acompanhamento. Qual é o risco relativo de um evento para pessoas que estão sendo tratadas com ácido valproico comparadas com o lítio (o tratamento convencional)? Há diferença estatisticamente significativa? Qual é o número necessário de se tratar?

5.10 A probabilidade de se contrair a doença X é de 10%, não importando se certo indivíduo possui ou não a doença A ou a doença B. Assuma que você pode diagnosticar todas as três doenças com acurácia perfeita e que na população inteira 1.000 pessoas possuem a doença A, e 1.000, a doença B. As pessoas com X, A e B possuem probabilidades distintas de serem hospitalizadas. Especificamente, 50% das pessoas com A, 20% das pessoas com B e 40% das pessoas com X são hospitalizadas. Então

- Das 1.000 pessoas com A, 10% (100 pessoas) também possuem X; 50% (50 pessoas) são hospitalizadas porque têm A. Das 50 pessoas restantes (que também têm X), 40% (20 pessoas) são hospitalizadas porque têm X. Portanto, 70 pessoas serão hospitalizadas tanto com A quanto com X.
- Das 900 pessoas com A mas não X, 50% são hospitalizadas por A (450 pessoas).
- Das 1.000 pessoas com B, 10% (100 pessoas) também possuem X; 20% (20 pessoas) são hospitalizadas porque têm B, e das 80 pessoas que não são hospitalizadas por terem B, 40% (32 pacientes) são hospitalizadas porque têm X. Assim, 52 pessoas com B e X estão no hospital.
- Das 900 com B mas não X, 20% (180 pessoas) são hospitalizadas porque possuem a doença B.

Dessa forma, a Tabela 5.22 sintetiza como um pesquisador de um estudo de base hospitalar encontrará esses pacientes no hospital. Há uma diferença estatisticamente significativa nas probabilidades de que um indivíduo tenha X dependendo se ele tem ou não A ou B na amostra de pacientes que o pesquisador encontrará? O pesquisador chegaria às mesmas conclusões se pudesse observar a população inteira? Em caso negativo, explique o porquê.[*]

5.11 O tabagismo é associado à incidência aumentada de vários tipos de câncer. Jian-Min Yuan e colaboradores[†] queriam investigar se o tabagismo era também associado ao risco aumentado de câncer renal. Eles recrutaram pacientes com câncer renal do Los Angeles County Cancer Surveillance Program (Programa de Vigilância do Câncer do Condado de Los Angeles) para servirem como casos em um estudo retrospectivo de caso-controle. Os sujeitos-controle sem câncer renal foram pareados por sexo, idade (variação de 5 anos), etnia e bairro com cada caso. Após recrutar um total de 2.314 sujeitos para o estudo, Yuan e colaboradores visitaram os sujeitos nas suas residências e os entrevistaram sobre seus hábitos de fumo, tanto passados como presentes (Tab. 5.23). Que efeito o tabagismo possui sobre o risco de desenvolver câncer renal?

5.12 Yuan e colaboradores também coletaram informação de sujeitos que tinham parado de fumar. Com base nos dados da Tabela 5.24, há evidência de que parar de fumar reduz o risco de desenvolver câncer renal comparado com fumantes ativos?

5.13 Muitas mulheres na menopausa têm que decidir se querem fazer a terapia de reposição hormonal ou não. Os benefícios da reposição hormonal incluem a diminuição do risco de doença car-

■ **Tabela 5.23 Tabagismo e câncer renal**

	Número de pessoas	
	Câncer renal	Sem câncer
Sempre fumou	800	713
Nunca fumou	357	444

■ **Tabela 5.22 Relação entre três doenças em pacientes hospitalizados**

	Doença X	Sem doença X
Doença A	70	450
Doença B	52	180

---

[*] Este exemplo provém de Mainland D, The risk of fallacious conclusions from autopsy data on the incidence of diseases with applications to heart disease. *Am Heart J.* 1953;45:644-654.

[†] Yuan J-M, et al. Tobacco use in relation to renal cell carcinoma. *Cancer Epidemiol Biomarkers Prev.* 1998;7:429-433.

Tabela 5.24 Ex-fumantes vs. fumantes ativos e câncer renal

	Número de pessoas	
	Câncer renal	Sem câncer
Largou o cigarro há mais de 20 anos	169	177
Fumantes ativos	337	262

Tabela 5.25 Uso atual de terapia de reposição hormonal e sobrevivência

	Número de pessoas	
	Falecidas	Vivas
Utilizando atualmente a terapia de reposição hormonal	574	8.483
Nunca utilizou a terapia de reposição hormonal	2.051	17.520

diovascular e osteoporose. Entretanto, a terapia de reposição hormonal tem sido também associada a um risco aumentado de câncer de mama e câncer endometrial. Francine Grodstein e colaboradores[*] investigaram a relação entre a terapia de reposição hormonal e a mortalidade geral em um grande grupo de mulheres em pós-menopausa. As mulheres utilizadas nesse estudo foram selecionadas de uma amostra de enfermeiras registradas participantes do Nurses' Health Study. Esse estudo prospectivo tem acompanhado o estado de saúde de um grande grupo de enfermeiras registradas desde 1976, atualizando as informações a cada 2 anos. As mulheres tornaram-se elegíveis para o estudo de Grodstein quando estavam entrando na menopausa e foram incluídas desde que não tivessem história registrada de doença cardiovascular ou câncer no questionário original de 1976. Com base nos dados da Tabela 5.25, há qualquer evidência de que o risco de morte difere em mulheres identificadas como atualmente utilizando a terapia de reposição hormonal?

5.14 Com base nos dados da Tabela 5.26, há um aumento no risco de morte em mulheres que informaram uso passado da terapia de reposição hormonal comparado com mulheres que nunca a usaram?

Tabela 5.26 Uso passado de terapia humana e sobrevivência

	Número de pessoas	
	Falecidas	Vivas
Uso passado da terapia de reposição hormonal	1.012	8.621
Nunca utilizou a terapia de reposição hormonal	2.051	17.520

---

[*] Grodstein F, et al. Postmenopausal hormone therapy and mortality. *N Engl J Med*. 1997;336:1769-1775.

6
Qual é o significado real de "não significativo"?

Até agora, foram utilizados métodos estatísticos para chegar a conclusões vendo o quão compatíveis as observações foram com a hipótese nula de que o tratamento não teve efeito. Quando os dados eram improváveis de ocorrer quando essa hipótese nula era verdadeira, ela foi rejeitada e concluiu-se que o tratamento teve um efeito. Utilizou-se uma estatística de teste (F, t, z, ou χ^2) para quantificar a diferença entre as observações reais e aquelas que seria esperada caso a hipótese nula de não efeito fosse verdadeira. Concluiu-se que o tratamento teve um efeito se o valor dessa estatística de teste tiver sido maior do que 95% dos valores que ocorreriam se o tratamento não tivesse efeito. Quando isso ocorre, é comum que os pesquisadores médicos informem um efeito *estatisticamente significativo*. Por outro lado, quando a estatística de teste não é grande o suficiente para rejeitar a hipótese de ausência de efeito do tratamento, os pesquisadores geralmente noticiam que *não houve diferença estatisticamente significativa* e, então, discutem seus resultados como se eles tivessem provado que o tratamento não teve efeito. *Tudo que eles fizeram foi falhar em demonstrar que houve um efeito*. A distinção entre demonstrar positivamente que um tratamento não teve efeito e falhar em demonstrar que houve um efeito é sutil, mas muito importante, especialmente considerando-se o pequeno número de sujeitos incluídos na maioria dos estudos clínicos.[*]

---

[*] Esse problema é particularmente encontrado em pequenos estudos clínicos nos quais não há "falhas" no grupo de tratamento. Em geral, essa situação leva a análises excessivamente otimistas da eficácia terapêutica. Ver Hanley JA, Lippman-Hand A. If nothing goes wrong, is everything all right? Interpreting zero numerators. *JAMA*. 1983;249:1743-1745.

Como já mencionado anteriormente na discussão sobre o teste t, a capacidade de detecção do efeito de um tratamento com certo nível de segurança depende do tamanho do efeito do tratamento, da variabilidade dentro da população, e do tamanho das amostras utilizadas no estudo. Assim como amostras maiores aumentam a probabilidade de ser capaz de detectar um efeito, tamanhos amostrais menores a dificultam. Em termos práticos, esse fato significa que os estudos de terapias que envolvem somente alguns sujeitos e falham em rejeitar a hipótese nula de ausência de efeito do tratamento pode chegar a esse resultado porque os procedimentos estatísticos não tiveram o *poder* de detectar o efeito em decorrência de um tamanho amostral pequeno demais, embora o tratamento tenha tido um efeito. Por outro lado, considerações sobre o poder de um teste permitem calcular o tamanho amostral necessário para detectar o efeito de um tratamento de certo tamanho que se acredita estar presente.

■ UM DIURÉTICO EFICAZ

Agora muda-se radicalmente em relação a tudo o que foi visto: assume-se que o tratamento *realmente* tem um efeito.

A Figura 6.1 mostra a mesma população de pessoas que foi estudada na Figura 4.3, porém, desta vez o medicamento administrado para aumentar a produção diária de urina funciona. Ele aumenta a produção média de urina para os indivíduos dessa população de 1.200 para 1.400 mL/dia.

A Figura 6.1A mostra a distribuição da produção diária de urina para todos os 200 indivíduos da população no grupo-controle (placebo),

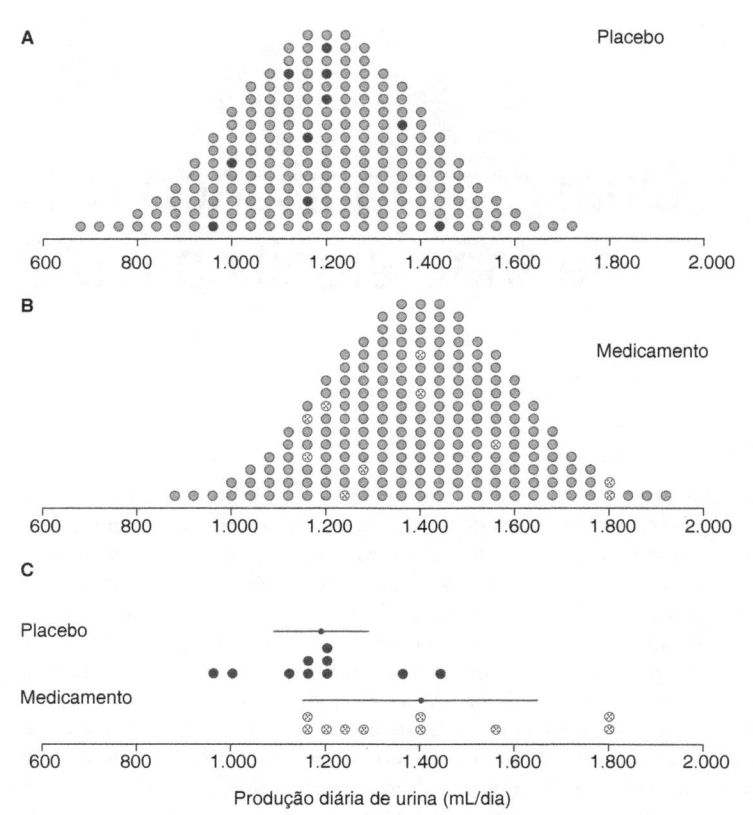

Figura 6.1 Produção diária de urina em uma população de 200 pessoas enquanto elas estão tomando um placebo e enquanto elas estão tomando um diurético eficaz que aumenta a produção de urina em 200 mL/dia em média. As Figuras **A** e **B** mostram os indivíduos específicos selecionados ao acaso para o estudo. A Figura **C** mostra os resultados como eles apareceriam para o pesquisador. $t = 2,447$ para essas observações. Como o valor crítico de t para $P < 0,05$ com $2(10 - 1) = 18$ graus de liberdade é 2,101, o pesquisador provavelmente afirmaria que o diurético foi eficaz.

e a Figura 6.1B mostra a distribuição da produção de urina para todos os 200 indivíduos da população no grupo do diurético.

Mais precisamente, a população de pessoas tomando placebo consiste em uma população distribuída normalmente com média $\mu_{pla} = 1.200$ mL/dia e a população de pessoas tomando o medicamento consiste em uma população distribuída normalmente com uma média de $\mu_{med} = 1.400$ mL/dia. Ambas as populações possuem o mesmo desvio-padrão, $\sigma = 200$ mL/dia.

Obviamente, um pesquisador não pode observar todos os indivíduos da população, então ele seleciona dois grupos de 10 pessoas ao acaso, dá a um grupo o diurético e ao outro, um placebo, e mede a produção diária de urina. A Figura 6.1C mostra o que o pesquisador veria. As pessoas que receberam um placebo produziram uma média de 1.180 mL/dia, e aqueles que receberam o medicamento produziram uma média de 1.400 mL/dia. Os desvios-padrão dessas duas amostras são 144 e 245 mL/dia, respectivamente. A estimativa combinada da variância populacional é

$$s^2 = \tfrac{1}{2}(s^2_{med} + s^2_{pla}) = \tfrac{1}{2}(245^2 + 144^2) = 40.381 = 201^2$$

O valor de t associado a essas observações é

$$t = \frac{\overline{X}_{med} - \overline{X}_{pla}}{\sqrt{(s^2/n_{med}) + (s^2/n_{pla})}} = \frac{1.400 - 1.180}{\sqrt{(210^2/10) + (210^2/10)}} = 2,447$$

que excede 2,101, o valor que define os 5% mais extremos de valores possíveis da estatística de teste t quando as duas amostras são tomadas da mesma população. (Há $\nu = n_{med} + n_{pla} - 2 = 10 + 10 - 2 = 18$ graus de liberdade.) O pesquisador concluiria que as observações não são consistentes com o pressuposto de que as duas amostras se originaram da mesma população e informaria que o medicamento aumentou a produção de urina. E estaria certo.

Certamente não há nada de especial sobre as duas amostras aleatórias de pessoas selecionadas para o experimento. A Figura 6.2 mostra dois grupos de pessoas selecionadas ao acaso para testar o medicamento, juntamente com os resultados, da maneira que eles apareceriam ao pesquisador. Nesse caso, a produção média de urina é

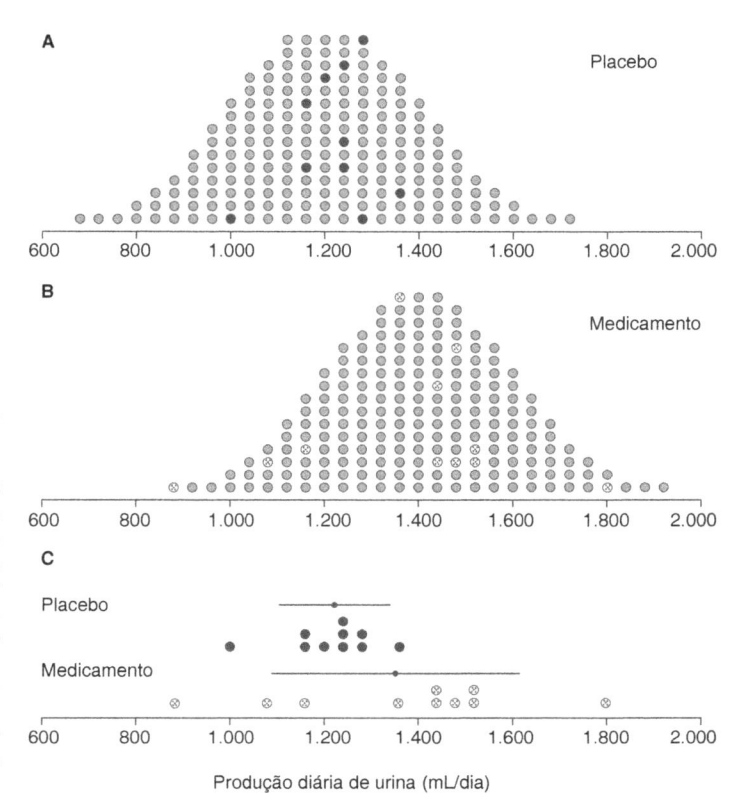

Figura 6.2 Não há nada de especial com as duas amostras aleatórias mostradas na Figura 6.1. Essa ilustração mostra outra amostra aleatória de dois grupos de 10 pessoas cada, selecionadas ao acaso para testar o diurético (**A** e **B**) e os resultados da maneira que eles apareceriam ao pesquisador (**C**). O valor de *t* associado a essas observações é somente 1,71, não sendo grande o suficiente para rejeitar a hipótese de ausência de efeito do medicamento com *P*< 0,05, isto é, α = 0,05. Se o pesquisador afirmasse que o medicamento não teve efeito, ele estaria errado.

1.216 mL/dia para as pessoas que tomaram o placebo e 1.368 mL/dia para as pessoas que tomaram o medicamento. Os desvios-padrão de produção de urina nas duas amostras são 97 e 263 mL/dia, de modo que a estimativa combinada da variância é 1/2 (97^2 + 263^2) = 198^2. O valor de *t* associado a essas observações é

$$t = \frac{1.368 - 1.216}{\sqrt{(198^2/10) + (198^2/10)}} = 1,71$$

que é menor do que 2,101. Se o pesquisador tivesse selecionado esses dois grupos de pessoas para testar, ele não teria obtido um valor de *t* grande o suficiente para rejeitar a hipótese de que o medicamento não teve efeito e provavelmente afirmaria que "não houve diferença significativa". Se o pesquisador tivesse concluído que o medicamento não teve efeito, ele estaria errado.

É possível perceber que esse é um tipo diferente de erro daquele discutido do Capítulo 3 ao 5. Nos capítulos anteriores, havia o interesse de *rejeitar* a hipótese de não efeito quando ela fosse verdadeira. Agora, o que se busca é *não rejeitá-la*

quando ela não é verdadeira. Essa situação é chamada de *erro do Tipo II* ou *erro β*.

Quais são as probabilidades de se cometer esse segundo tipo de erro?

Assim como pode-se repetir esse experimento mais do que 10^{27} vezes quando o medicamento não tivesse efeito, a fim de obter a distribuição de valores possíveis de *t* (comparar com a discussão da Fig. 4.4), pode-se fazer o mesmo quando o medicamento tem um efeito. A Figura 6.3 mostra os resultados de 200 desses experimentos; 111 dos valores resultantes de *t* são iguais ou maiores que 2,101, o valor utilizado para definir um *t* "grande". Dito de outra forma, se a intenção fosse manter o valor de *P* igual ou menor que 5%, há uma probabilidade de 111/200 = 56% de concluir que o diurético aumenta a produção de urina quando, na verdade, a produção média de urina aumenta em 200 mL/dia. Diz-se que o *poder* do teste é 0,56. *O poder quantifica a probabilidade de detectar uma diferença real de certo tamanho.*

De maneira alternativa, o foco poderia estar nos 89 dos 200 experimentos que produziram valores de *t* menores que 2,101, caso no qual seria

A
Medicamento não teve efeito

B
Medicamento aumentou a produção de urina em 200 mL/dia

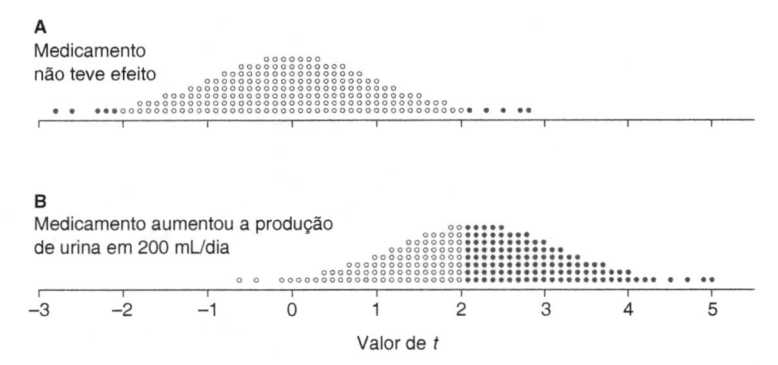

Valor de *t*

Figura 6.3 (A) Distribuição de valores da estatística de teste *t* calculado a partir de 200 experimentos que consistiram em tomar duas amostras de tamanho 10 a partir de uma única população; esta é a distribuição que seria esperada se o diurético não tivesse efeito sobre a produção de urina e é centralizada em zero. (Comparar com a Fig. 4.4A.) **(B)** Distribuição de valores de *t* de 200 experimentos nos quais o medicamento aumentou a produção média de urina em 200 mL/dia. *t* = 2,1 define os 5% dos valores possíveis mais extremos de *t* quando o medicamento não possui efeito; 111 de 200 valores de *t* que se esperaria observar, a partir dos dados, acima desse ponto quando o medicamento aumentasse a produção de urina em 200 mL/dia. Portanto, há uma probabilidade de 56% de concluir que o medicamento realmente aumenta a produção de urina a partir do experimento.

uma falha – e também um erro – rejeitar a hipótese de que o tratamento não teve efeito. Assim, há uma probabilidade de 89/200 = 44% = 0,44 de continuar aceitando a hipótese de ausência de efeito quando o medicamento realmente aumentou a produção de urina em 200 mL/dia, em média.

DOIS TIPOS DE ERROS

Agora isolam-se as duas formas diferentes pelas quais o processo de amostragem aleatória pode levar a conclusões erradas. Esses dois tipos de erros são análogos aos resultados falsos-positivos e falsos-negativos que poderiam ser obtidos a partir de testes de diagnóstico. Antes deste capítulo, a atenção foi concentrada em controlar a probabilidade de cometer um erro de falso-positivo, isto é, de concluir que um tratamento tem um efeito quando, na verdade, ele não tem. Mantendo a tradição, geralmente eram buscadas as probabilidades de cometer um erro abaixo de 5%; certamente poderia ser selecionado, de maneira arbitrária, qualquer valor de corte que se quisesse para declarar uma estatística de teste como "grande". Os estatísticos simbolizam o risco máximo aceitável desse erro por α, a letra grega alfa. Se for rejeitada a hipótese de não efeito sempre que $P < 0,05$, $\alpha = 0,05$ ou 5%. Se de fato forem obtidos dados que levam a rejeitar a hipótese nula de não efeito quan-

do essa hipótese é verdadeira, os estatísticos dizem que cometeu-se um *erro do Tipo I*. Toda essa lógica é relativamente simples porque especificou-se o quanto acredita-se que o tratamento afete a variável de interesse, isto é, não de maneira geral.

E o que dizer do outro lado da moeda, a probabilidade de cometer uma conclusão de falso-negativo e não noticiar um efeito quando ele existe? Os estatísticos simbolizam a probabilidade de aceitar, de maneira errônea a hipótese de não efeito por β, a letra grega beta. A probabilidade de detectar um positivo verdadeiro, isto é, de afirmar uma diferença estatisticamente significativa quando o tratamento realmente produz um efeito, é de $1 - \beta$. O *poder* do teste discutido anteriormente é igual a $1 - \beta$. Por exemplo, se um teste possui poder igual a 0,56, há uma probabilidade de 56% de realmente afirmar um efeito estatisticamente significativo quando ele de fato está presente. A Tabela 6.1 sintetiza essas definições.

O QUE DETERMINA O PODER DE UM TESTE?

Até este momento, foram estudados procedimentos para estimar e controlar o erro do Tipo I, ou α. Agora a atenção é voltada para manter o erro do Tipo II, ou β, o menor possível. Em outras palavras, o objetivo é que o poder seja o maior possível. Em teoria, esse problema não é muito dife-

Tabela 6.1 Tipos de conclusões errôneas no teste de hipóteses estatísticas

Conclusão a partir das observações	Situação real	
	Tratamento tem efeito	Tratamento não tem efeito
Tratamento tem efeito	Positivo-verdadeiro Conclusão correta $1 - \beta$	Falso-positivo Erro do Tipo I (α)
Tratamento não tem efeito	Falso-negativo Erro do Tipo II (β)	Negativo-verdadeiro Conclusão correta $1 - \alpha$

rente daquele já resolvido com uma exceção importante. Como o tratamento possui um efeito, *o tamanho desse efeito influencia quão fácil é detectá-lo*. Efeitos grandes são mais fáceis de se detectar do que efeitos pequenos. Para estimar o poder de um teste, é necessário especificar o quão pequeno um efeito deve ser para que ainda valha detectá-lo.

Assim como com falsos-positivos e falsos-negativos no teste de diagnóstico, os erros do Tipo I e do Tipo II são inter-relacionados. Na medida em que se requer evidência mais forte antes de afirmar que um tratamento tem um efeito, ou seja, tornar α menor, também se aumenta a probabilidade de perder um efeito verdadeiro, isto é, de tornar β maior ou o poder menor. A única maneira de reduzir α e β simultaneamente é aumentar o tamanho amostral, porque com uma amostra maior, a decisão é mais segura, seja ela qual for.

Em outras palavras, o poder de certo teste estatístico depende de três fatores interativos:

- *O risco de erro que será tolerado ao rejeitar a hipótese de ausência de efeito do tratamento.*
- *O tamanho da diferença que se deseja detectar em relação à quantidade de variabilidade nas populações.*
- *O tamanho amostral.*

De forma a manter a simplicidade, cada um desses fatores será examinado de maneira separada.

Magnitude do erro do Tipo I (α)

A Figura 6.3 mostrou a natureza complementar do tamanho máximo do erro do Tipo I (α) e o poder do teste. O risco aceitável de rejeitar erroneamente a hipótese de não efeito, α, determina o valor crítico da estatística de teste acima do qual será noticiado o fato de que o tratamento teve um efeito, $P < \alpha$. (Tem sido normalmente utilizado $\alpha = 0,05$.) Esse valor crítico é definido a partir da distribuição da estatística de teste para todos os experimentos possíveis com um tamanho amostral específico *uma vez que o tratamento não tenha efeito*. O poder é a proporção de valores possíveis da estatística de teste que leva a valores maiores do que o ponto de corte *uma vez que o tratamento tenha um efeito específico* (aqui um aumento de 200 mL/dia na produção de urina). Mudar α, ou o valor de P necessário para rejeitar a hipótese de não diferença, move esse ponto de corte, afetando o poder do teste.

A Figura 6.4 ilustra essa questão com mais detalhes. A Figura 6.4A reproduz essencialmente a Figura 6.3, exceto pelo fato de que ela ilustra a distribuição de valores de t para todos os 10^{27} experimentos possíveis envolvendo dois grupos de 10 pessoas como uma distribuição contínua. A parte superior, copiada da Figura 4.4D, mostra a distribuição de valores de t possíveis (com $v = 10 + 10 - 2 = 18$ graus de liberdade) que ocorreriam se o medicamento não afetasse a produção de urina. Pode-se considerar que se requer $P < 0,05$ antes de afirmar que as observações provavelmente não surgiram a partir da amostragem aleatória em vez de do efeito do medicamento. De acordo com a tabela de valores críticos da distribuição t (ver Tab. 4.1), para $v = 18$ graus de liberdade, 2,101 é o valor crítico (bicaudal) que define os 5% de valores possíveis mais extremos da estatística de teste t se a hipótese nula de ausência de efeito do diurético sobre a produção de urina for verdadeira. Em outras palavras, quando utiliza-se $\alpha = 0,05$, $-2,101$ e $+2,101$ delimitam os 5% de valores possíveis de t mais extremos que seriam esperados caso o diurético não afetasse a produção de urina.

Sabe-se, no entanto, que o medicamento na verdade aumentou a produção de urina em $\mu_{\text{med}} - \mu_{\text{pla}} = 200$ mL/dia. Portanto, a distribuição real de valores possíveis de t associados ao expe-

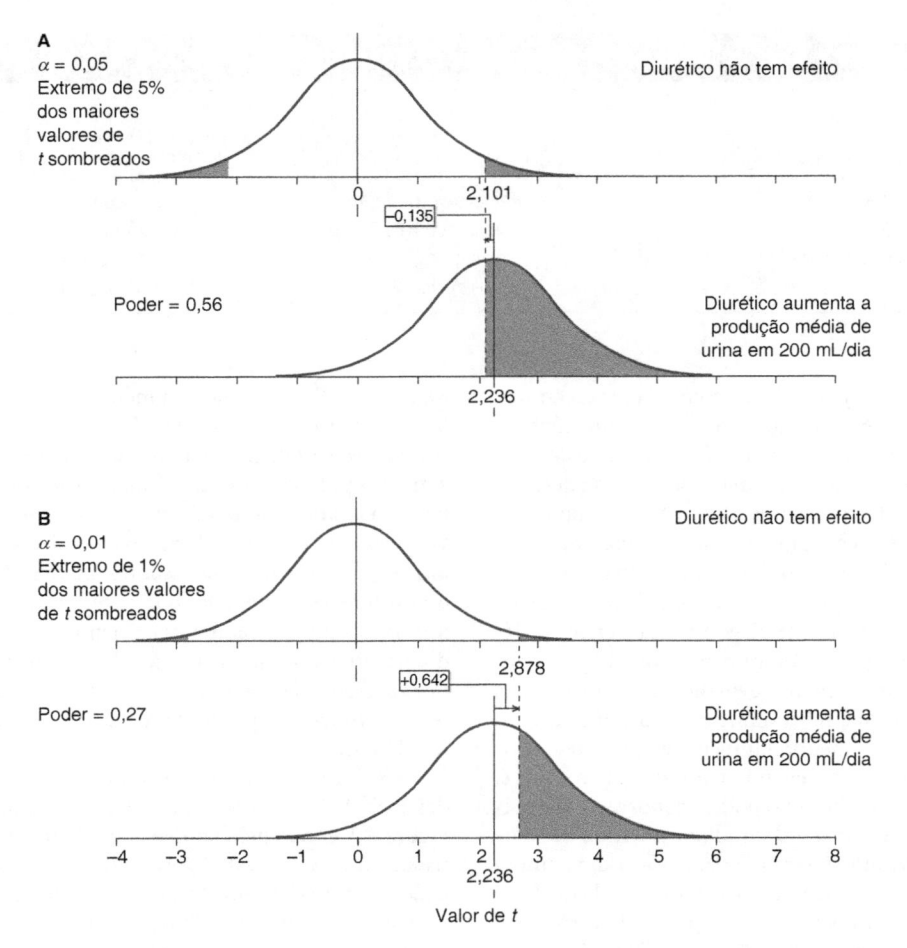

Figura 6.4 (A) A figura superior mostra a distribuição da estatística de teste t que ocorreria se a hipótese nula fosse verdadeira e se o diurético não afetasse a produção de urina. A distribuição é centralizada em 0 (porque o diurético não tem efeito sobre a produção de urina) e, a partir da Tabela 4.1, $t = +2,101$ (e $-2,101$) define os 5% de valores mais extremos (bicaudais) da estatística de teste t que seriam esperados ao acaso se o medicamento não tivesse efeito. A segunda figura mostra a distribuição real da estatística de teste t que ocorre quando o diurético aumenta a produção de urina em 200 mL/dia; a distribuição de valores de t é movida para a direita, de modo que agora a distribuição é centralizada em 2,236. O valor crítico de 2,101 é $-0,135$ abaixo de 2,236, o centro da distribuição movida. A partir da Tabela 6.2, 0,56 dos valores de t possíveis ficam na cauda acima de $-0,135$, então, conclui-se que o poder de que um teste t detecte um aumento de 200 mL/dia na produção de urina é de 56%. (O poder também inclui a porção da distribuição t na cauda inferior abaixo de $-2,101$, mas como essa área é muito pequena, será ignorada.) **(B)** Se forem necessárias mais evidências antes de rejeitar a hipótese nula de não diferença, reduzindo α a 0,01, o valor crítico de t que deve ser excedido para rejeitar a hipótese nula aumenta para 2,878 (e $-2,878$). Como o efeito do diurético não é mudado, a distribuição real de t permanece centralizada em 2,236; o valor crítico de 2,878 é 0,642 acima de 2,236, o centro da distribuição real de t. A partir da Tabela 6.2, 0,27 dos valores possíveis de t ficam na cauda acima de 0,642, de modo que o poder do teste cai para 27%.

rimento não será dada pela distribuição na porção superior da Figura 6.4 (a qual assume que a hipótese nula de que $\mu_{med} - \mu_{pla} = 0$ é verdadeira e, então, centralizada em 0).

Para determinar onde a distribuição real de valores da estatística do teste t será centralizada, deve-se relembrar, do Capítulo 4, que a estatística de teste t para comparar duas médias é

$$t = \frac{\overline{X}_{med} - \overline{X}_{pla}}{\sqrt{(s^2/n_{med}) + (s^2/n_{pla})}}$$

$\overline{X}_{med} - \overline{X}_{pla}$ calculado a partir das observações é uma estimativa da diferença real na produção média de urina entre as populações de pessoas que tomaram o medicamento e que tomaram o placebo, $\mu_{med} - \mu_{pla} = 200$ mL/dia. O desvio-padrão observado, s, é uma estimativa do desvio-padrão das populações subjacentes, σ, o qual, a partir da Figura 6.1, é 200 mL/dia. Portanto, seria esperado que a distribuição real da estatística de teste t fosse centralizada em

$$t' = \frac{\mu_{med} - \mu_{pla}}{\sqrt{(\sigma^2/n_{med}) + (\sigma^2/n_{pla})}}$$

n_{med} e n_{pla} são 10, então a distribuição real da estatística de teste t será centralizada em

$$t' = \frac{200}{\sqrt{(200^2/10) + (200^2/10)}} = 2,236$$

A distribuição inferior na Figura 6.4A mostra essa distribuição real de valores de t possíveis associados ao experimento: a distribuição t é movida para a direita para ficar centralizada em 2,236 (em vez de 0, como ela estava sob a hipótese nula). Cinquenta e seis por cento desses valores possíveis de t, isto é, 56% da área sob a curva, ficam abaixo do corte 2,101, então se diz que o poder do teste é 0,56.

Em outras palavras, se o medicamento aumentasse a produção média de urina em 200 mL/dia nessa população e fosse realizado um experimento utilizando duas amostras de 10 pessoas cada para testar o medicamento, haveria uma probabilidade de 56% de concluir que o medicamento é efetivo ($P < 0,05$). Para entender como foi obtida essa estimativa de poder, é preciso consultar outra tabela de valores críticos da distribuição t, que forneça a probabilidade *unicaudal* de estar na cauda superior da distribuição como uma função do valor de t (Tab. 6.2). A informação nessa tabela é essencialmente a mesma da Tabela 4.1, com a diferença de que ela apresenta valores críticos para apenas uma cauda, de modo que os valores de P associados a cada valor de t nessa tabela são metade dos valores correspondentes na Tabela 4.1. Por exemplo, o valor crítico de $t = +2,101$, o valor crítico bicaudal associado a $P = 0,05$ para $v = 18$ graus de liberdade na Tabela 4.1, corresponde a uma probabilidade unicaudal (da cauda superior) de 0,025 na Tabela 6.2. Essa situação surge porque em um teste bicaudal da hipótese nula de *ausência de diferença*, metade do risco de uma conclusão de falso-positivo reside na cauda superior da distribuição de valores possíveis de t e a outra metade reside no final inferior da distribuição, abaixo de $-2,101$, nesse caso. Observar, a partir da Tabela 6.2, que a probabilidade de estar na cauda inferior da distribuição de valores possíveis de t (com $v = 18$) igual a ou abaixo de $-2,101$ é de 0,025. A probabilidade de 0,025 *ser igual a ou estar abaixo de $-2,101$* mais a probabilidade de 0,025 *ser igual a ou estar acima de $+2,101$* equivalem à probabilidade bicaudal de 0,05 encontrada na Tabela 4.1.

Como observado anteriormente, a distribuição real de valores da estatística de teste t uma vez que há, na verdade, um aumento de 200 mL/dia na produção de urina com o diurético é centralizada em 2,236 em vez de 0, assim como seria se a hipótese nula fosse verdadeira. O valor crítico de 2,101 que leva a rejeitar a hipótese nula (da distribuição superior na Fig. 6.4A) está abaixo do centro da distribuição real da estatística de teste t em $2,101 - 2,236 = -0,135$. Pode-se utilizar a Tabela 6.2 para determinar que a probabilidade de estar na cauda superior dessa distribuição de t^* (com $v = 18$ graus de liberdade) é 0,56 (entre 0,60, que corresponde a $-0,257$ e 0,50, que corresponde a 0,000), gerando o poder de 56%.

Por outro lado, pode-se dizer que β, a probabilidade de cometer um falso-negativo, ou erro do Tipo II e aceitar que a hipótese nula de ausência de efeito quando ela não é verdadeira é de $1 - 0,56 = 0,44 = 44\%$. Alternativamente, pode-se utilizar a Tabela 6.2 para observar que a probabilidade de estar na cauda inferior da distribuição t (igual a ou abaixo de $-0,135$) é de 0,44.

Agora deve-se observar a Figura 6.4B. As duas distribuições de valores de t são idênticas àquelas da Figura 6.4A. (Afinal, o efeito verdadeiro do medicamento ainda é o mesmo.) Desta vez, contudo, haverá uma insistência em relação à evidência mais forte antes de concluir que o medicamento realmente aumenta a produção de urina. Será preciso que a estatística de teste fique nos 1% de valores possíveis mais extremos antes de concluir que os dados são inconsistentes com a hipótese nula de que o medicamento não tem efeito. Assim, $\alpha = 0,01$ e t deve estar abaixo de $-2,878$ ou acima de $+2,878$ para ficar em 1% de valores mais extremos. A parte superior da Figura

---

* Tecnicamente, também deveria ser considerada a porção da distribuição t real na cauda inferior da Figura 6.4A abaixo de $-2,101$, mas essa porção é extremamente pequena, de modo que será ignorada.

Tabela 6.2 Valores críticos de t (Bicaudal)

	Probabilidade de valor maior (cauda superior)									
	0,995	0,99	0,98	0,975	0,95	0,90	0,85	0,80	0,70	0,60
	Probabilidade de valor menor (cauda inferior)									
v	0,005	0,01	0,02	0,025	0,05	0,10	0,15	0,20	0,30	0,40
2	−9,925	−6,965	−4,849	−4,303	−2,920	−1,886	−1,386	−1,061	−0,617	−0,289
4	−4,604	−3,747	−2,999	−2,776	−2,132	−1,533	−1,190	−0,941	−0,569	−0,271
6	−3,707	−3,143	−2,612	−2,447	−1,943	−1,440	−1,134	−0,906	−0,553	−0,265
8	−3,355	−2,896	−2,449	−2,306	−1,860	−1,397	−1,108	−0,889	−0,553	−0,265
10	−3,169	−2,764	−2,359	−2,228	−1,812	−1,372	−1,093	−0,879	−0,542	−0,260
12	−3,055	−2,681	−2,303	−2,179	−1,782	−1,356	−1,083	−0,873	−0,539	−0,259
14	−2,977	−2,624	−2,264	−2,145	−1,761	−1,345	−1,076	−0,868	−0,537	−0,258
16	−2,921	−2,583	−2,235	−2,120	−1,746	−1,337	−1,071	−0,865	−0,535	−0,258
18	−2,878	−2,552	−2,214	−2,101	−1,734	−1,330	−1,067	−0,862	−0,534	−0,257
20	−2,845	−2,528	−2,197	−2,086	−1,725	−1,325	−1,064	−0,860	−0,533	−0,257
25	−2,787	−2,485	−2,167	−2,060	−1,708	−1,316	−1,058	−0,856	−0,531	−0,256
30	−2,750	−2,457	−2,147	−2,042	−1,697	−1,310	−1,055	−0,854	−0,530	−0,256
35	−2,724	−2,438	−2,133	−2,030	−1,690	−1,306	−1,052	−0,852	−0,529	−0,255
40	−2,704	−2,423	−2,123	−2,021	−1,684	−1,303	−1,050	−0,851	−0,529	−0,255
60	−2,660	−2,390	−2,099	−2,000	−1,671	−1,296	−1,045	−0,848	−0,527	−0,254
120	−2,617	−2,358	−2,076	−1,980	−1,658	−1,289	−1,041	−0,845	−0,526	−0,254
∞	−2,576	−2,326	−2,054	−1,960	−1,645	−1,282	−1,036	−0,842	−0,524	−0,253
Normal	−2,576	−2,326	−2,054	−1,960	−1,645	−1,282	−1,036	−0,842	−0,524	−0,253
	Probabilidade de valor maior (cauda superior)									
0,50	0,40	0,30	0,20	0,15	0,10	0,05	0,025	0,02	0,01	0,005
	Probabilidade de valor menor (cauda inferior)									
0,50	0,60	0,70	0,80	0,85	0,90	0,95	0,975	0,98	0,99	0,995
0	0,289	0,617	1,061	1,386	1,886	2,920	4,303	4,849	6,965	9,925
0	0,271	0,569	0,941	1,190	1,533	2,132	2,776	2,999	3,747	4,604
0	0,265	0,553	0,906	1,134	1,440	1,943	2,447	2,612	3,143	3,707
0	0,262	0,546	0,889	1,108	1,397	1,860	2,306	2,449	2,896	3,355
0	0,260	0,542	0,879	1,093	1,372	1,812	2,228	2,359	2,764	3,169
0	0,259	0,539	0,873	1,083	1,356	1,782	2,179	2,303	2,681	3,055
0	0,258	0,537	0,868	1,076	1,345	1,761	2,145	2,264	2,624	2,977
0	0,258	0,535	0,865	1,071	1,337	1,746	2,120	2,235	2,583	2,921
0	0,257	0,534	0,862	1,067	1,330	1,734	2,101	2,214	2,552	2,878
0	0,257	0,533	0,860	1,064	1,325	1,725	2,086	2,197	2,528	2,845
0	0,256	0,531	0,856	1,058	1,316	1,708	2,060	2,167	2,485	2,787
0	0,256	0,530	0,854	1,055	1,310	1,697	2,042	2,147	2,457	2,750
0	0,255	0,529	0,852	1,052	1,306	1,690	2,030	2,133	2,438	2,724
0	0,255	0,529	0,851	1,050	1,303	1,684	2,021	2,123	2,423	2,704
0	0,254	0,527	0,848	1,045	1,296	1,671	2,000	2,099	2,390	2,660
0	0,254	0,526	0,845	1,041	1,289	1,658	1,980	2,076	2,358	2,617
0	0,253	0,524	0,842	1,036	1,282	1,645	1,960	2,054	2,326	2,576
0	0,253	0,524	0,842	1,036	1,282	1,645	1,960	2,054	2,326	2,576

6.1B mostra esse ponto de corte. A distribuição real da estatística de teste t ainda é centralizada em 2,236, de modo que o valor crítico 2,878 está agora acima do centro dessa distribuição em 2,878 − 2,236 = 0,642. A partir da Tabela 6.2, encontra-se que somente 0,27 ou 27% da distribuição real de t ficam acima de 2,878 na Figura 6.4B, então o poder do teste caiu para 0,27. Em outras palavras, há uma probabilidade menor do que 50% de afirmar que o medicamento é eficaz, embora ele realmente seja.

Ao requerer uma evidência mais forte de que há efeito de um tratamento antes de afirmá-lo, diminuem-se as probabilidades de afirmar erroneamente um efeito (um erro do Tipo I), mas aumentam-se as probabilidades de falhar em detectar uma diferença quando ela realmente existe (um erro do Tipo II) porque diminui o poder do teste. Esse dilema sempre existe.

Magnitude do efeito do tratamento

A demonstração de que o poder de um teste diminui na medida em que se reduz o risco aceitável de cometer um erro do Tipo I, ou α, foi há pouco realizada. A discussão inteira foi baseada no fato de que o medicamento aumentou a produção média de urina em 200 mL/dia, de 1.200 para 1.400 mL/dia. Se essa mudança tivesse sido diferente, a distribuição real de valores de t conectados com o experimento também teria sido diferente. Em outras palavras, o poder de um teste depende do tamanho da diferença a ser detectada.

Sejam considerados três exemplos específicos. A Figura 6.5A mostra a distribuição t (a distribuição de valores possíveis da estatística t) para um tamanho amostral de 10 se o diurético não tivesse efeito e os dois grupos de tratamento pudessem ser considerados duas amostras aleatórias obtidas da mesma população. Os 5% dos valores mais extremos estão sombreados, assim como na Figura 6.4. A Figura 6.5B mostra a distribuição de valores de t esperada se o medicamento aumentasse a produção de urina em média em 200 mL/dia a mais do que o placebo; 56% dos valores possíveis estão além de −2,101 ou +2,101, de modo que o poder do teste é 0,56. (Até agora, fez-se apenas uma recapitulação nos resultados da Fig. 6.4.) Agora, deve-se supor que o medicamento aumentou a produção de urina apenas em 100 mL/dia. Nesse caso, assim como a Figura 6.5C mostra, a distribuição real da estatística t não será mais centralizada em 0, mas em

$$t' = \frac{100}{\sqrt{(200^2/10)+(200^2/10)}} = 1,118$$

Assim, é preciso determinar a fração dos valores possíveis reais da distribuição t que ficam acima de 2,101 − 1,118 = 0,983. O tamanho amostral é igual ao anterior (n = 10 em cada grupo), então ainda há v = 10 + 10 − 2 = 18 graus de liberdade. A partir da Tabela 6.2, encontra-se que 0,17 dos valores possíveis ficam acima de 0,983, de modo que o poder do teste para detectar uma mudança de 100 mL/dia na produção de urina é de somente 0,17 (ou 17%). Em outras palavras, há menos de 1 chance em 5 de se fazer um estudo de dois grupos de 10 pessoas em que se detecte uma mudança na produção de urina igual a 100 mL/dia utilizando $P < 0,05$ antes de noticiar um efeito.

Finalmente, a Figura 6.5D mostra a distribuição de valores de t que ocorreriam se o medicamento aumentasse a produção de urina em uma média de 400 mL/dia. Devido a esse efeito maior, a distribuição real da estatística de teste t seria centralizada em

$$t' = \frac{400}{\sqrt{(200^2/10)+(200^2/10)}} = 4,472$$

O poder do teste para detectar essa diferença será a fração da distribuição t maior do que 2,101 − 4,472 = −2,371. A partir da Tabela 6.2, com v = 18 graus de liberdade, 0,985 de todos os valores de t possíveis ficam acima de 2,371, de modo que o poder do teste é de 99%. Há uma boa probabilidade de que o experimento leve à conclusão de que o diurético afeta a produção de urina (com $P < 0,05$).

A Figura 6.5 ilustra a regra geral: *é mais fácil detectar diferenças grandes do que pequenas.*

Esse processo poderia ser repetido para todas as magnitudes possíveis de efeito do tratamento, desde ausência de qualquer efeito até efeitos muito grandes, e então o poder do teste seria plotado na medida em que ele varia com a mudança na produção de urina realmente produzida pelo medicamento. A Figura 6.6 mostra uma plotagem desses resultados, chamada *função de poder* do teste. Ela quantifica o quão mais fácil é detectar uma mudança (quando se busca um valor de t correspondente a $P < 0,05$ e às duas amostras de 10 pessoas cada) na produção de urina à medida que o efeito real do medicamento fica cada vez maior. Essa plotagem mostra que

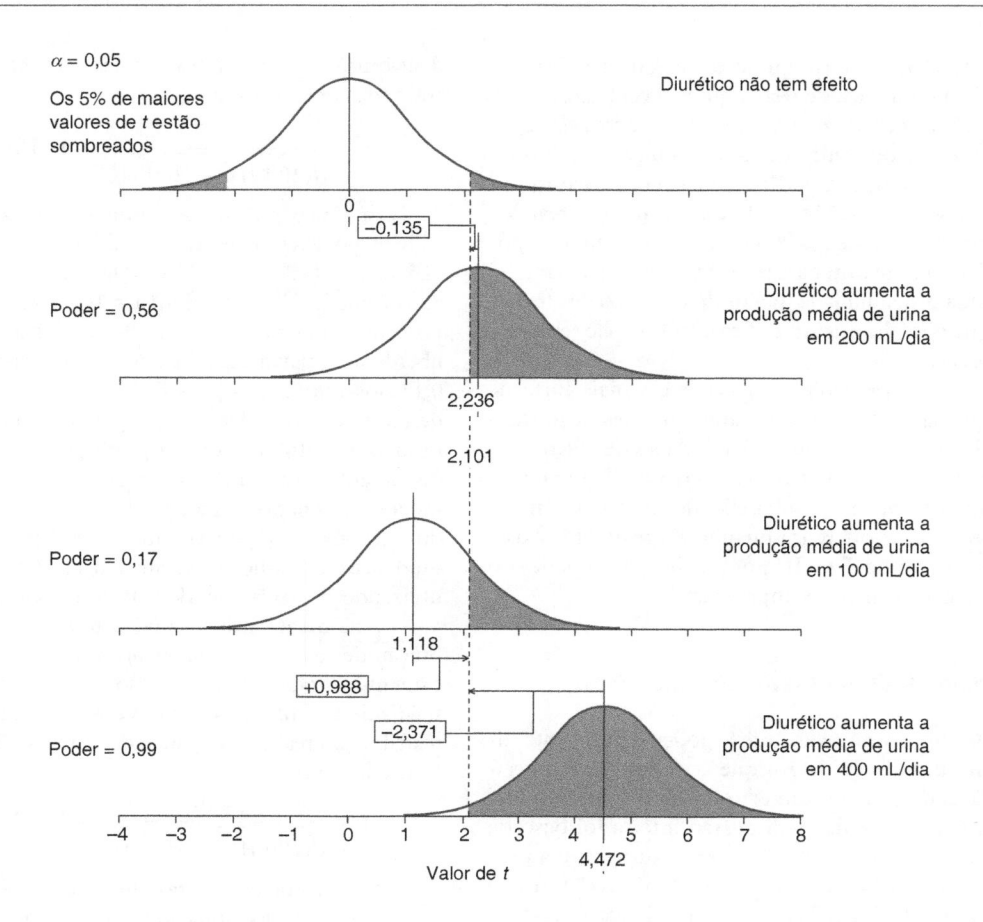

Figura 6.5 Quanto maior é o efeito do tratamento, mais a distribuição real da estatística de teste *t* irá se distanciar de zero; e mais valores de *t* da distribuição real excederão o valor crítico de 2,101 que determina os 5% dos valores (bicaudais) mais extremos de *t* que ocorrerão se a hipótese nula de ausência de efeito for verdadeira. Como resultado, quanto maior o efeito do diurético, maior o poder de detectar o fato de que o diurético aumenta a produção de urina.

se o medicamento aumenta a produção de urina em 200 mL/dia, há uma probabilidade de 55% de detectar essa mudança com o experimento delineado tal como se tem; se a produção de urina aumenta em 350 mL/dia, a probabilidade de detecção desse efeito melhora para 95%.

Variabilidade da população

O poder de um teste aumenta à medida que a magnitude do efeito do tratamento aumenta, mas a variabilidade na população que está sendo estudada também afeta a probabilidade com a qual se detecta o efeito de um tratamento de certo tamanho.

Deve-se relembrar que a distribuição real da estatística *t* é centralizada em

$$t' = \frac{\mu_{med} - \mu_{pla}}{\sqrt{(\sigma^2/n_{med}) + (\sigma^2/n_{pla})}}$$

em que $\mu_{med} - \mu_{pla}$ é a magnitude real do efeito do tratamento, σ é o desvio-padrão das duas populações subjacentes (diferentes), e n_{med} e n_{pla} são os tamanhos das duas amostras. Por questão de simplicidade, assume-se que as duas amostras possuem o mesmo tamanho; isto é, $n_{med} = n_{pla} = n$. Simbolizar a mudança na média populacional devido ao tratamento com a letra grega delta, δ; então $\mu_{med} - \mu_{pla} = \delta$, e o centro da distribuição real de *t* será

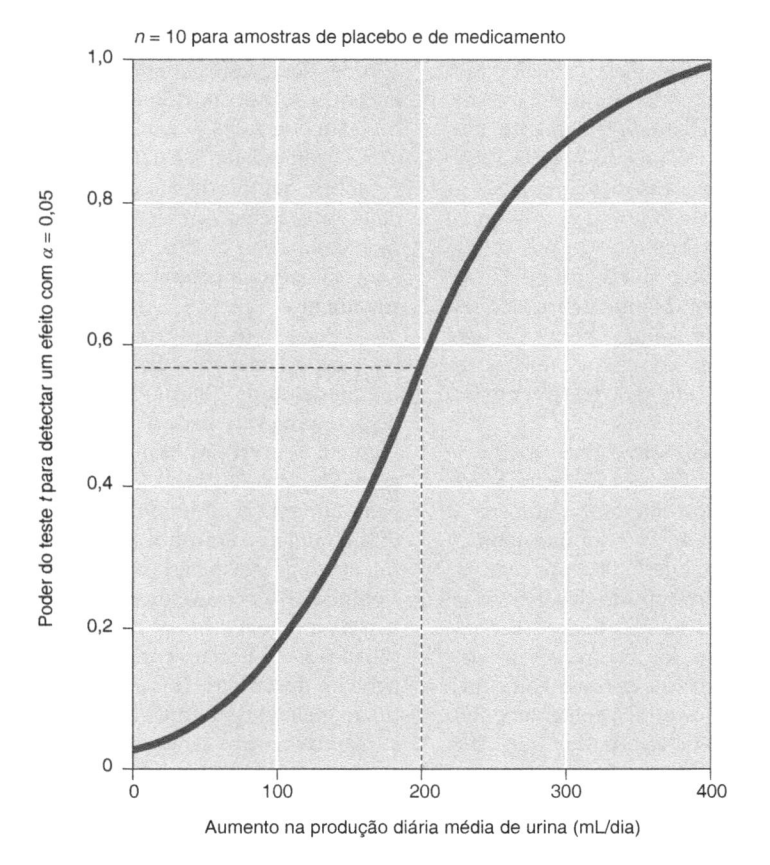

Figura 6.6 Poder de um teste t para detectar uma mudança na produção de urina com base em experimentos com dois grupos de pessoas, cada um contendo 10 indivíduos. A linha tracejada indica como ler o gráfico. Um teste t possui um poder de 0,56 para detecção de uma mudança de 200 mL/dia na produção de urina.

$$t' = \frac{\delta}{\sqrt{(\sigma^2/n)+(\sigma^2/n)}} = \frac{\delta}{\sigma}\sqrt{\frac{n}{2}}$$

Portanto, t', o quão distante de 0 o centro da distribuição real da estatística de teste t se move, depende da mudança da resposta média (δ) normalizada pelo desvio-padrão populacional (σ).

Por exemplo, o desvio-padrão da produção de urina na população estudada é de 200 mL/dia (a partir da Fig. 6.1). Nesse contexto, um aumento de 200 ou 400 mL/dia na produção de urina pode ser visto como 1 ou 2 desvios-padrão, uma mudança bem substancial. Essas mesmas mudanças absolutas na produção de urina seriam ainda mais incríveis se o desvio-padrão populacional fosse de somente 50 mL/dia, em que uma mudança absoluta de 200 mL/dia equivaleria a 4 desvios-padrão. Por outro lado, essas mudanças na produção de urina seriam dificilmente detectáveis – de fato é de se pensar se seria desejável detectá-las – se o desvio-padrão fosse de 500 mL/dia. Nesse caso, 200 mL/dia equivaleriam a somente 0,4 desvio-padrão da população.

À medida que a variabilidade na população σ decresce, o poder do teste para detectar uma *magnitude do efeito δ* de um tratamento fixo absoluto aumenta e vice-versa. Na verdade, pode-se combinar a influência desses dois fatores considerando a razão adimensional $\varnothing = \delta/\sigma$, conhecida como *parâmetro de não centralidade*, em vez de cada uma separadamente.

Amostras maiores significam testes mais robustos

Até agora constatou-se: (1) o poder de um teste para rejeitar corretamente a hipótese de que um tratamento não tem efeito diminui à medida que a segurança com a qual você gostaria de rejeitar essa hipótese aumenta; (2) o poder aumenta à medida que a magnitude do efeito do tratamento, medida em relação ao desvio-padrão populacional, aumenta. Na maioria dos casos, os pesquisadores não podem controlar nenhum desses fatores e para certo tamanho amostral estão presos ao que quer que seja aquilo que o poder do teste é. Entretanto, a situação não está totalmente fora do seu controle. Eles podem aumentar o poder do teste sem sacrificar a segurança com a qual rejeitariam a hipótese de ausência de efeito do tratamento (α) *aumentando o tamanho amostral.*

Aumentar o tamanho amostral geralmente aumenta o poder por duas razões. Primeira, à medida que o tamanho amostral cresce o número de graus de liberdade aumenta, e o valor da estatística de teste que define os "maiores" 100α por cento de valores possíveis sob o pressuposto de ausência de efeito do tratamento diminui. Segunda, assim como a equação para t' anterior mostra, o valor de t (e de muitas outras estatísticas de teste) aumenta à medida que o tamanho amostral n aumenta. Como resultado, a distribuição de valores de t que ocorrem quando o tratamento possui um efeito de certo tamanho δ/σ é localizada em valores maiores de t à medida que o tamanho amostral aumenta.

Por exemplo, a Figura 6.7A mostra a mesma informação que a Figura 6.4A, com o tamanho amostral igual a 10 em cada um dos dois grupos. A Figura 6.7B mostra a distribuição de valores possíveis de t se a hipótese de ausência de efeito fosse verdadeira, bem como a distribuição de valores de t que apareceriam se o medicamento ainda aumentasse a produção de urina em 200 mL/dia, mas, nesse caso, com base em um experimento com 20 pessoas em cada grupo. Embora a magnitude do efeito do tratamento (δ = 200 mL/dia) e os desvios-padrão das populações subjacentes (σ = 200 mL/dia) sejam os mesmos que os anteriores, a distribuição real da estatística de teste t move-se para a direita para

$$t' = \frac{200}{\sqrt{(200^2/20)+(200^2/20)}} = 3{,}162$$

porque o tamanho amostral de cada grupo cresceu de $n = 10$ para $n = 20$.

Além disso, como há agora 20 pessoas em cada grupo, o experimento possui $v = 2(20 - 1) = 38$ graus de liberdade. A partir da Tabela 4.1, o valor crítico de t definindo os 5% de valores possíveis (bicaudais) mais extremos de t sob a hipótese nula de ausência de efeito fica em 2,024. Para obter o poder desse teste para rejeição da hipótese nula, encontra-se a proporção da distribuição t igual a ou acima de $2{,}024 - 3{,}162 = -1{,}138$ com $v = 38$ graus de liberdade. A partir da Tabela 6.2, pode-se descobrir que o poder que esse estudo tem para detectar um efeito cresceu para 0,86, substancialmente mais alto do que o valor de 0,56 associado a um tamanho amostral de 10 em cada grupo de tratamento.

Pode-se repetir essa análise mais e mais vezes para calcular o poder desse teste de detectar um aumento de 200 mL/dia na produção de urina para uma variedade de tamanhos amostrais. A Figura 6.8 mostra os resultados desses cálculos. À medida que o tamanho amostral aumenta, também aumenta o poder do teste. Na verdade, estimar o tamanho amostral necessário para detectar um efeito grande o bastante para ser clinicamente significativo é, provavelmente, o principal uso prático para o qual cálculos de poder são feitos. Tais cálculos são especialmente importantes no planejamento de ensaios clínicos aleatorizados para estimar quantos pacientes terão de ser recrutados e quantos centros terão de ser envolvidos para o acúmulo de pacientes suficientes para a obtenção de uma amostra grande o suficiente para completar uma análise inteligível.

O que determina o poder? Uma síntese

A Figura 6.9 mostra uma curva de poder geral para o teste t, permitindo uma variedade de tamanhos amostrais e diferenças de interesse. Todas essas curvas assumem que será rejeitada a hipótese nula de ausência de efeito do tratamento toda vez que for calculado um valor de t dos dados que corresponda a $P < 0{,}05$ ($\alpha = 0{,}05$). Se houvesse rigidez quanto ao requisito relacionado ao tamanho de t necessário para afirmar uma diferença, seria obtido um grupo de curvas a partir das curvas da Figura 6.9.

Há uma curva para cada valor de tamanho amostral n na Figura 6.9. Esse valor de n representa o tamanho de *cada um* dos dois grupos amostrais sendo comparados com o teste t. A maioria dos gráficos de poder (e tabelas) apresenta os resultados assumindo que cada um dos grupos experimentais possui o mesmo tamanho porque, para um dado tamanho amostral total, o poder é maior quando o número de sujeitos em cada grupo de tratamento é igual. Assim, ao utilizar a análise de poder para estimar o tamanho amostral para um experimento, o

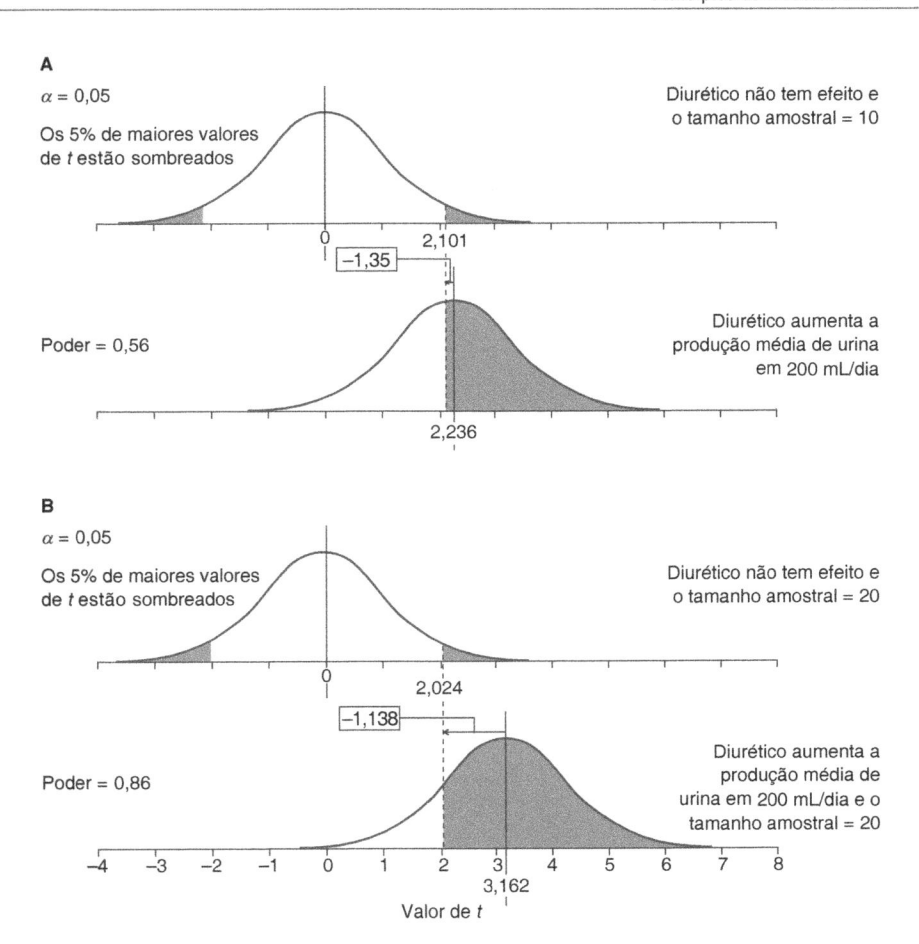

Figura 6.7 À medida que o tamanho amostral cresce de 10 por grupo (**A**) para 20 por grupo (**B**), o poder do teste aumenta por duas razões: (1) o valor crítico de *t* necessário para concluir que o tratamento teve efeito diminui, e (2) os valores da estatística *t* associados ao experimento aumentam.

resultado gera, na verdade, o tamanho de cada um dos grupos amostrais. A análise de poder também pode ser utilizada para estimar o poder de um teste que gerou um achado negativo; no caso de tamanhos amostrais desbalanceados, deve-se utilizar o tamanho da menor amostra na análise de poder com os gráficos deste livro.* Esse procedimento fornecerá uma estimativa conservadora (baixa) para o poder do teste.

Para ilustrar o uso da Figura 6.9, considerar novamente os efeitos do diurético apresentado na Figura 6.1. Para calcular o poder de um teste *t* (com um risco de 5% de um erro do Tipo I, $\alpha = 0,05$) de detectar uma mudança média na produção de urina de 200 mL/dia quando a população possui um desvio-padrão de 200 mL/dia, calcula-se

$$\phi = \frac{\delta}{\sigma} = \frac{200 \text{ mL/dia}}{200 \text{ mL/dia}} = 1$$

Como o tamanho amostral é $n = 10$ (tanto no placebo quanto nos grupos de medicamento), utiliza-se a linha "$n = 10$" da Figura 6.9 para encontrar que esse teste possui um poder de 0,56.

Até aqui, todos os exemplos neste capítulo lidam com a estimativa do poder de um experimento que é analisado com um teste *t*. Também é possível calcular o poder para todos os outros procedimentos estatísticos descritos neste livro. Embora os detalhes dos cálculos sejam diferentes, as mesmas variáveis são importantes e desempenham os mesmos papéis gerais nos cálculos.

---

*Há programas de computador que geram cálculos de poder exatos quando os tamanhos amostrais não são iguais.

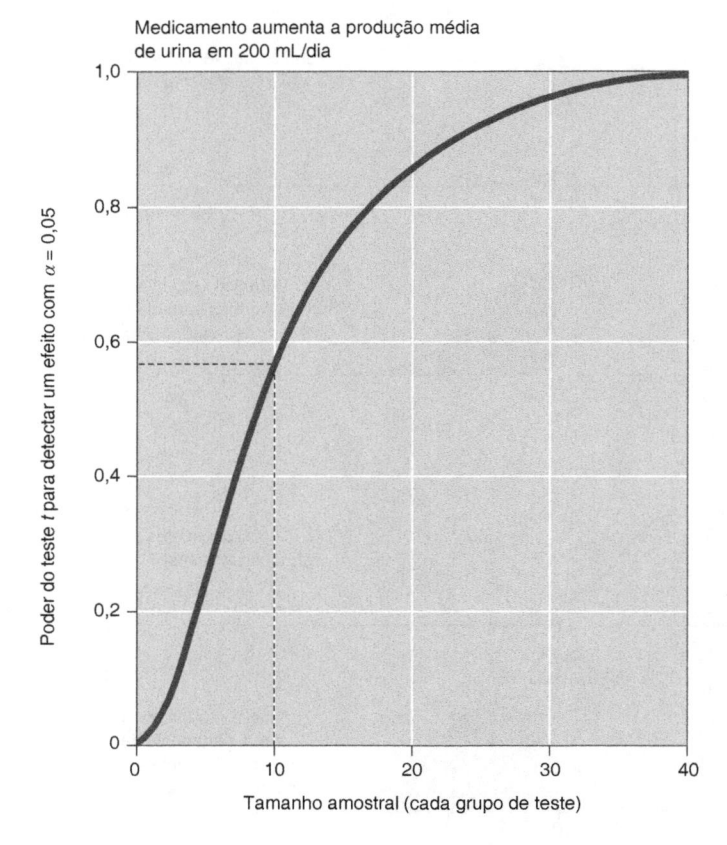

Figura 6.8 O efeito do tamanho amostral sobre o poder de um teste t de detectar um aumento de 200 mL/dia na produção de urina com α = 0,05 e um desvio-padrão populacional da produção de urina de 200 mL/dia. A linha tracejada ilustra como ler o gráfico. Um tamanho amostral igual a 10 gera um poder de 0,56 para um teste t para a detecção de uma mudança de 200 mL/dia na produção de urina.

Força muscular em pessoas com doença pulmonar obstrutiva crônica

O teste de força de subida de degraus é um teste funcional utilizado entre pessoas de idade para medir a força dos músculos das pernas.

Para avaliar se esse teste poderia ser utilizado para examinar a força do músculo da perna em pessoas com doença pulmonar obstrutiva crônica (DPOC), Marc Roig e colaboradores[*] mediram a força liberada por pessoas com DPOC leve a severa com controles sem doença pareados por idade e sexo, porém, levando vidas sedentárias. Os indivíduos foram submetidos a um teste em que tinham que subir 10 degraus de escada o mais rápido que pudessem, e o poder foi calculado como a velocidade vertical (o ganho em altura em 10 degraus dividido pelo período de tempo que o sujeito levou para subir os degraus) vezes o peso do sujeito. Com base em dados históricos, Roig e colaboradores esperavam que as pessoas normais do controle liberassem cerca de 375 W com um desvio-padrão de cerca de 125 W.

Quão grande deveria ser um tamanho amostral para ter um poder de 80% de detectar uma mudança de 100 W na força liberada pelas pessoas com DPOC utilizando a significância estatística convencional (α = 0,05)?

A magnitude do efeito desejado, δ, é 100 W e o desvio-padrão estimado, σ, é 125 W, então, o parâmetro de não centralidade é

$$\phi = \frac{\delta}{\sigma} = \frac{100}{125} = 0,80$$

A partir da Figura 6.9, o tamanho amostral para obter um poder de 0,8 é n = 26 para cada amostra.

Obviamente, também poderia ser calculado o poder de um estudo com certo tamanho amostral para detectar um efeito específico. O Quadro 6.1 ilustra tais cálculos.

---

[*] Roig M, Eng JJ, MacIntyre DL, Road JD, Reid WD. Associations of the stair climb power test with muscle strength and functional performance in people with chronic obstructive pulmonary disease: a cross-sectional study. *Phys Ther*. 2010;90:1774-1782.

Figura 6.9 Função de poder para um teste t comparando dois grupos experimentais, cada um com tamanho n, com $\alpha = 0,05$. δ é a magnitude da mudança que se deseja detectar e σ é o desvio-padrão populacional. Se o valor utilizado fosse $\alpha = 0,01$ ou qualquer outro valor, um conjunto diferente de curvas seria obtido. A linha tracejada indica como ler o poder de um teste para detectar uma mudança de $\sigma = 200$ mL/dia na produção de urina com um desvio-padrão de $\delta = 200$ mL/dia na população subjacente com um tamanho amostral de $n = 10$ em cada grupo de teste; o poder desse teste é 0,56. A linha pontilhada indica como encontrar o poder de um experimento desenhado para o estudo dos efeitos da anestesia no sistema cardiovascular no qual $\phi = \delta/\sigma = 0,55$ com um tamanho amostral de 9; o poder desse teste é de somente 0,19.

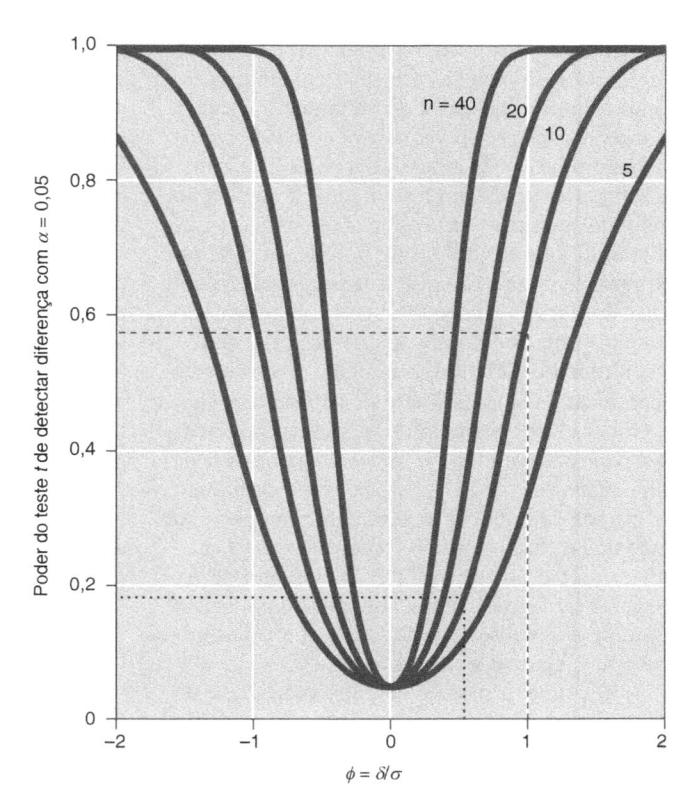

A discussão sobre o poder de procedimentos de teste de hipótese pode ser resumida por meio destas cinco afirmações:

Quadro 6.1 • Poder para detectar uma mudança no desempenho na subida de degraus de acordo com o tamanho amostral

> Se Roig e colaboradores incluíssem 20 pessoas em cada um dos grupo-controle e grupo de DPOC, qual teria sido o poder de o estudo detectar uma mudança de 25% na força de subida dos degraus assumindo a significância estatística convencional ($\alpha = 0,05$)?
> Como pessoas normais possuem uma força média de subida de degraus de 375 W, uma mudança de 25% no escore de dor teria uma magnitude do efeito, δ, de $0,25 \times 375 = 94$ W. O desvio-padrão estimado, σ, é de 125 W, então o parâmetro de não centralidade é
>
> $$\phi = \frac{\delta}{\sigma} = \frac{94}{125} = 0,75$$
>
> A partir da Figura 6.9, com um tamanho amostral de $n = 20$ em cada grupo, o poder de detecção desse efeito é de 0,64.

- O poder de um teste informa a probabilidade de a hipótese de ausência de efeito do tratamento ser rejeitada quando o tratamento tem um efeito.
- Quanto mais rígido é o requisito para informar que o tratamento produziu um efeito (i.e., quanto menores as probabilidades de afirmar erroneamente que o tratamento foi eficaz), menor será o poder do teste.
- Quanto menor a magnitude do efeito do tratamento (em relação ao desvio-padrão populacional), mais difícil será detectá-lo.
- Quanto maior o tamanho amostral, maior será o poder do teste.
- O procedimento exato para calcular o poder de um teste depende do teste em si.

PODER E TAMANHO AMOSTRAL PARA ANÁLISE DE VARIÂNCIA[*]

Os problemas por trás dos cálculos do poder e do tamanho amostral na análise de variância não são

---

[*] Em um curso introdutório, esta seção pode ser desconsiderada sem que haja interferência na matéria restante do livro.

diferentes dos encontrados para o teste t. As únicas diferenças são a maneira pela qual a magnitude do efeito mínimo detectável do tratamento é quantificada e a relação matemática que relaciona essa magnitude e o risco de tirar conclusões errôneas sobre o efeito de um tratamento. A medida do efeito do tratamento a ser detectado é mais complicada do que em um teste t porque ela deve ser expressa como mais do que uma simples diferença entre dois grupos (porque há geralmente mais do que dois grupos em uma análise de variância). A magnitude do efeito do tratamento é novamente quantificada pelo *parâmetro de não centralidade*, ϕ, embora este seja definido de maneira diferente do que para um teste t. Para estimar o poder de uma análise de variância, especifica-se o número de grupos de tratamento, o tamanho amostral, o risco de um falso-positivo (α) que se deseja aceitar, e a magnitude do efeito do tratamento que se deseja detectar (ϕ) e, então, busca-se o poder nas figuras para análise de variância, assim como utilizou-se a Figura 6.9 para os testes t.

O primeiro passo é definir a magnitude do efeito do tratamento com o parâmetro de não centralidade. Especifica-se a diferença mínima entre quaisquer dois grupos de tratamento que se queira detectar, δ, assim como quando calcula-se o poder do teste t. Nesse caso, define-se

$$\phi = \frac{\delta}{\sigma}\sqrt{\frac{n}{2k}}$$

em que σ é o desvio-padrão dentro da população subjacente, k é o número de grupos de tratamento, e n é o tamanho amostral de cada grupo de tratamento.* (Perceber a semelhança com a definição de $\phi = \delta/\sigma$ para o teste t.) Uma vez que ϕ é determinado, obter o poder olhando em um gráfico de poder como a Figura 6.10 com o número apropriado de graus de liberdade do numerador, $v_n = k - 1$ e de graus de liberdade do denominador $v_d = k(n - 1)$. (Um conjunto mais completo de gráficos de poder para análise de variância está disponível no Apêndice B.)

Estes gráficos podem ser utilizados para estimar o tamanho amostral necessário para detectar um certo efeito com um poder especificado. A situação é um pouco mais complicada do que no teste t porque o tamanho amostral, n, aparece no parâmetro de não centralidade, ϕ, e nos graus de liberdade do denominador, v_d. Consequentemente, deve-se aplicar palpites sucessivos para encontrar n. Deve-se dar um palpite sobre o n, calcular o poder e, então, ajustar o palpite até que o poder calculado fique próximo do valor desejado. O exemplo a seguir ilustra esse processo.

Poder e mobilidade do esperma

Pode-se supor que no estudo experimental sobre a mobilidade do esperma de coelho com três ($k = 3$) condições experimentais – controle comum, controle de estresse e exposição ao telefone celular – o objetivo fosse também medir o efeito da exposição ao telefone celular na contagem de espermatozoides. A contagem normal de espermatozoides em um coelho é de cerca de 350 milhões de espermatozoides/mL com um desvio-padrão de cerca de 20 milhões de espermatozoides/mL. Qual seria o poder do estudo com $n = 8$ coelhos por grupo analisado anteriormente (Quadro 3.1) para detectar uma mudança de 50 milhões de espermatozoides/mL considerando a significância estatística convencional ($\alpha = 0,05$)?

Utilizando essa informação, o parâmetro de não centralidade é

$$\phi = \frac{\delta}{\sigma}\sqrt{\frac{n}{2k}} = \frac{50}{20}\sqrt{\frac{8}{2 \cdot 3}} = 2,88$$

Há $v_n = k - 1 = 3 - 1 = 2$ graus de liberdade do numerador e $v_d = k(n-1) = 3(8-1) = 21$ graus de liberdade do denominador. A partir do gráfico de poder da Figura 6.10, o poder para detectar uma mudança de 50 milhões de espermatozoides/mL é de 0,99, de modo que se pode ter segurança para detectar essa mudança.

Esse é um poder excepcionalmente alto. Considerando o custo da condução dos experimentos e um desejo de minimizar o número de

---
* Apresenta-se a análise para tamanhos amostrais iguais em todos os grupos de tratamento e para o caso em que todas as médias, exceto uma, são iguais e a outra difere em δ. Essa organização produz o poder máximo para certo tamanho amostral total. Uma definição alternativa de ϕ envolve especificar as médias para os diferentes grupos de tratamento que se espera detectar, μ, para cada um dos k grupos. Nesse caso,

$$\phi = \sqrt{\frac{n\Sigma(\mu_i - \mu)^2}{k\sigma^2}}$$

em que

$$\mu = \frac{\Sigma \mu_i}{k}$$

é a média populacional geral. A definição de ϕ em termos da diferença mínima detectável é geralmente mais fácil de se utilizar porque requer menos pressupostos.

animais utilizados nos experimentos, a situação seria satisfatória com um poder de 0,80. Estima-se o tamanho amostral utilizando o mesmo parâmetro de não centralidade e o gráfico de poder, mas como o tamanho amostral, n, aparece tanto no parâmetro de não centralidade quanto nos graus de liberdade do denominador, v_d, que, por sua vez, determina qual linha da Figura 6.10 utiliza-se, é necessário resolver o n iterativamente. O Quadro 6.2 mostra que esse processo gera um tamanho amostral de 5 por grupo.

■ PODER E TAMANHO AMOSTRAL PARA COMPARAR DUAS PROPORÇÕES*

O desenvolvimento de fórmulas para poder e tamanho amostral ao comparar duas proporções é similar ao procedimento utilizado para o teste t, exceto pelo fato de que os cálculos serão feitos com base na distribuição normal. Pretende-se encontrar o poder de um teste z para detectar uma diferença entre duas proporções, p_1 e p_2 com tamanhos amostrais n_1 e n_2. Relembrar, do Capítulo 5, que a estatística de teste z utilizada para comparar duas proporções observadas é

$$z = \frac{\hat{p}_2 - \hat{p}_1}{s_{p_2 - p_1}}$$

Sob a hipótese nula de ausência de diferença, essa estatística de teste segue uma distribuição normal padrão (com média 0 e desvio-padrão 1) mostrada na última linha da Tabela 6.2. Simboliza-se o valor crítico bicaudal de z necessário para rejeitar a hipótese nula de não diferença com erro do Tipo I, α, $z_{\alpha(2)}$. Por exemplo, se for seguida a convenção de aceitar um risco de 5% de um falso-positivo (i.e., rejeitar a hipótese nula de não diferença quando $P < 0,05$), a partir da Tabela 4.1, $z_{\alpha(2)} = 1,960$ (Fig. 6.11A).

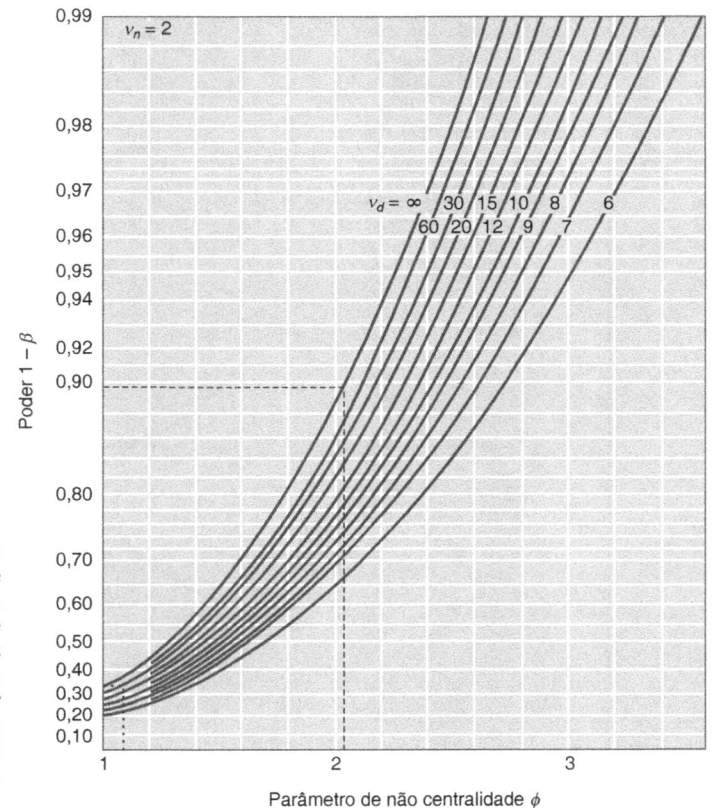

Figura 6.10 Função de poder para a análise de variância para $v_n = 2$ e $\alpha = 0,05$. O Apêndice B contém um conjunto completo de gráficos de poder para uma variedade de valores de v_n e $\alpha = 0,05$ e 0,01. (*Fonte*: adaptada de Pearson ES, Hartley HO. Charts for the power function for analysis of variance tests, derived from the noncentral f distribution. *Biometrika* 1951;38:112-130.)

---

* Se o tempo do leitor estiver limitado, esta matéria pode ser desconsiderada sem que haja perda de continuidade.

Quadro 6.2 • Tamanho amostral para detectar uma mudança de 50 milhões de espermatozoides/mL em estudo com coelhos

---

Há três (k = 3) condições experimentais e há a intenção de detectar uma diferença de δ = 50 milhões de espermatozoides/mL com um desvio-padrão de σ = 20 milhões de espermatozoides/mL com α = 0,05. Sabe-se que n = 8 coelhos por grupo fornece mais poder do que é preciso, então deve-se tentar n = 4. Nesse caso, o parâmetro de não centralidade seria

$$\phi = \frac{\delta}{\sigma}\sqrt{\frac{n}{2k}} = \frac{50}{20}\sqrt{\frac{4}{2\cdot 3}} = 2,04$$

Há $v_n = k - 1 = 3 - 1 = 2$ graus de liberdade do numerador e $v_d = k(n - 1) = 3(4 - 1) = 9$ graus de liberdade do denominador. A partir do gráfico de poder da Figura 6.10, o poder de detecção de uma mudança de 50 milhões de espermatozoides/mL é de 0,76, o que está um pouco abaixo do objetivo, que seria 0,80. Como está próximo, tentar n = 5, de modo que

$$\phi = \frac{\delta}{\sigma}\sqrt{\frac{n}{2k}} = \frac{50}{20}\sqrt{\frac{5}{2\cdot 3}} = 2,28$$

Há ainda $v_n = k - 1 = 3 - 1 = 2$ graus de liberdade do numerador, mas agora há $v_d = k(n - 1) = 3(5 - 1) = 12$ graus de liberdade do denominador. A partir da Figura 6.10, o poder é 0,89, então pode-se conduzir esse experimento com n = 5 coelhos em cada grupo e chegar ao poder desejado.

Caso haja realmente uma diferença nas duas proporções, p_1 e p_2, a distribuição real da estatística de teste z será centralizada em

$$z' = \frac{|p_2 - p_1|}{s_{p_2 - p_1}}$$

em que

$$s_{p_2 - p_1} = \sqrt{\frac{p_2(1 - p_2)}{n_2} + \frac{p_1(1 - p_1)}{n_1}}$$

Assim como foi feito com o teste t, determina-se o poder de detectar a diferença $p_2 - p_1$ como a proporção da distribuição real da estatística z (Fig. 6.11B) que fica acima de $z_{\alpha(2)}$. Portanto, o poder de o teste detectar a diferença especificada poderia ser estimado como a proporção da distribuição normal anterior

$$z_{1-\beta(\text{sup})} = z_{\alpha(2)} - z' = z_{\alpha(2)} - \frac{|p_2 - p_1|}{s_{p_2 - p_1}}$$

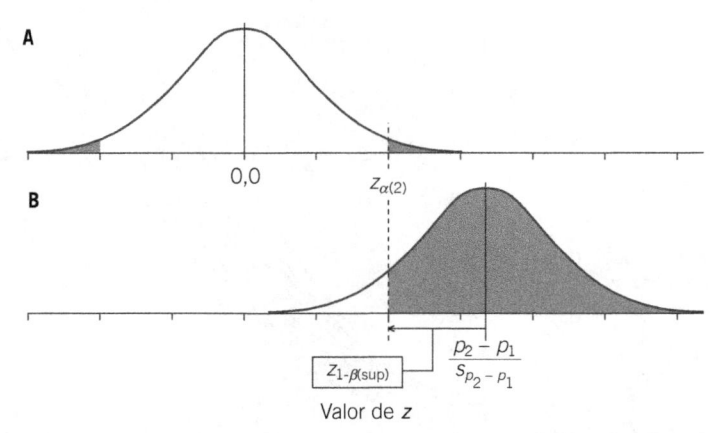

Figura 6.11 (A) $z_{\alpha(2)}$ é o valor crítico bicaudal da estatística de teste z que define o percentual α dos valores mais extremos da estatística de teste z esperado em um experimento comparando duas proporções se a hipótese nula de ausência de diferenças nas populações subjacentes fosse verdadeira. (B) Caso haja uma diferença nas proporções com a característica de interesse nas duas populações, a distribuição de valores possíveis da estatística de teste z não será mais centralizada em 0, mas sim em um valor que depende de quão grandes são as diferenças reais nas proporções entre as duas populações, $|p_1 - p_2|$. A fração dessa distribuição real da estatística de teste z que fica acima de $z_{\alpha(2)}$ se aproxima do poder do teste. (Comparar com a Fig. 6.4.)

em que $z_{1-\beta(\text{sup})}$ é o valor de z que define a porcentagem superior $(1 - \beta)$ da distribuição normal (a partir da Tab. 6.2).*

A estimativa de poder obtida pela combinação das duas distribuições da Figura 6.11 com base nos valores de z pode ser melhorada pelo ajuste do critério de combinação porque em unidades reais os desvios-padrão da distribuição normal sob a hipótese nula (análogo à figura superior da Fig. 6.11) e a hipótese alternativa (a figura inferior) são ligeiramente diferentes. Obtém-se uma estimativa do poder mais acurada pelo ajuste considerando esse fato, o que gera

$$z_{1-\beta(\text{sup})} = \frac{s_{\bar{p}}}{s_{p_2-p_1}} z_{\alpha(2)} - \frac{|p_2 - p_1|}{s_{p_2-p_1}}$$

$$= 1{,}960 - \frac{|0{,}97 - 0{,}87|}{0{,}0451} = -0{,}257$$

em que $\bar{p}$ é a média ponderada das duas probabilidades antecipadas

$$\bar{p} = \frac{n_2 p_2 + n_1 p_1}{n_2 + n_1}$$

e $s_{\bar{p}}$ é o desvio-padrão associado

$$s_{\bar{p}} = \sqrt{\frac{\bar{p}(1-\bar{p})}{n_2} + \frac{\bar{p}(1-\bar{p})}{n_1}}$$

Poder e sacos de polietileno

Quando avaliou-se o efeito sobre a mortalidade de manter bebês nascidos com peso extremamente baixo aquecidos enrolando-os em sacos de polietileno comparado aos métodos tradicionais (Tab. 5.3) não se rejeitou a hipótese nula de ausência de efeito. Para se ter uma noção da segurança de tomar uma conclusão negativa desses dados (e *aceitar* a hipótese nula de ausência de efeito), será calculado o poder desse estudo para detectar uma diferença de 10% na sobrevivência.

No Capítulo 5, esses dados foram analisados utilizando χ^2, mas como trata-se de uma tabela de contingência 2×2, a mesma análise também poderia ser feita como uma comparação de duas proporções. Sessenta e um dos 70 bebês que foram aquecidos utilizando métodos tradicionais, $61/70 = 87\%$ sobreviveram. Portanto, ainda foi estabelecida a proporção inicial, p_1, como 0,87 e a proporção final, p_2, como $0{,}87 + 0{,}10 = 0{,}97$. O tamanho amostral, n, de ambos os grupos é 70. Será utilizada a significância estatística convencional de $\alpha = 0{,}05$.

Inicia-se utilizando as proporções de interesse para calcular

$$\bar{p} = \frac{n_2 p_2 + n_1 p_1}{n_2 + n_1} = \frac{70 \cdot 0{,}97 + 70 \cdot 0{,}87}{70 + 70} = 0{,}92$$

$$s_{\bar{p}} = \sqrt{\frac{\bar{p}(1-\bar{p})}{n_2} + \frac{\bar{p}(1-\bar{p})}{n_1}}$$

$$= \sqrt{\frac{0{,}92(1-0{,}92)}{70} + \frac{0{,}92(1-0{,}92)}{70}} = 0{,}0459$$

e

$$s_{p_2-p_1} = \sqrt{\frac{p_2(1-p_2)}{n_2} + \frac{p_1(1-p_1)}{n_1}}$$

$$= \sqrt{\frac{0{,}97(1-0{,}97)}{70} + \frac{0{,}87(1-0{,}87)}{70}} = 0{,}0451$$

O valor crítico bicaudal de 95% da distribuição normal, $z_{\alpha(2)}$, é, a partir da Tabela 6.2, 1,960, de modo que o poder do teste é a fração da distribuição normal acima de

$$z_{1-\beta(\text{sup})} = \frac{s_{\bar{p}}}{s_{p_2-p_1}} z_{\alpha(2)} - \frac{p_2 - p_1}{s_{p_2-p_1}}$$

$$= \frac{0{,}0459}{0{,}0451} \cdot 1{,}960 - \frac{0{,}97 - 0{,}87}{0{,}0451} = -0{,}223$$

A partir da Tabela 6.2, o poder do teste é 59%. Isso oferece segurança para aceitar a hipótese nula e concluir que não houve melhora na sobrevivência em utilizar os sacos de polietileno para manter os bebês aquecidos.

O Quadro 6.3 mostra que esse estudo teve um poder de 16% de detectar uma melhora de 5% na sobrevivência, de modo que, se não se pensou em mudar a tecnologia para manter bebês nascidos com peso extremamente baixo aquecidos, valeria ter pensado se tivesse uma melhora de 5% em relação à diminuição da mortalidade, e não seria possível ter muita segurança sobre chegar a uma conclusão negativa.

---

* Tecnicamente, deveria ser também incluída a parte da distribuição na Figura 6.11A que fica abaixo da cauda inferior $z_{\alpha(2)}$ da distribuição na Figura 6.11B, mas essa cauda da distribuição raramente contribui para alguma consequência. Deve-se observar que esses cálculos não incluem a correção de Yates. É possível incluir a correção de Yates substituindo $(p_2 - p_1)$ por $(p_2 - p_1) - \frac{1}{2}(1/n_2 + 1/n_1)$. Fazer isso torna a aritmética mais difícil, mas não representa uma mudança teórica. Incluir a correção de Yates diminui o poder ou aumenta o tamanho amostral.

Quadro 6.3 • Poder de detecção de uma melhora de 5% na sobrevivência pelo uso de sacos de polietileno para manter aquecidos bebês nascidos com peso extremamente baixo

> Utiliza-se a proporção de bebês que sobreviveram usando métodos tradicionais como a proporção inicial, então se estabelece $p_1 = 0{,}87$ e a proporção final 5% maior, então $p_2 = 0{,}87 + 0{,}05 = 0{,}92$. O tamanho amostral, n, de ambos os grupos é 70.
> Inicia-se utilizando as proporções de interesse para calcular
>
> $$\overline{p} = \frac{n_2 p_2 + n_1 p_1}{n_2 + n_1} = \frac{70 \cdot 0{,}92 + 70 \cdot 0{,}87}{70 + 70} = 0{,}895$$
>
> $$s_{\overline{p}} = \sqrt{\frac{\overline{p}(1-\overline{p})}{n_2} + \frac{\overline{p}(1-\overline{p})}{n_1}} = \sqrt{\frac{0{,}895(1-0{,}895)}{70} + \frac{0{,}895(1-0{,}895)}{70}} = 0{,}0518$$
>
> e
>
> $$s_{p_2 - p_1} = \sqrt{\frac{p_2(1-p_2)}{n_2} + \frac{p_1(1-p_1)}{n_1}} = \sqrt{\frac{0{,}92(1-0{,}92)}{70} + \frac{0{,}87(1-0{,}87)}{70}} = 0{,}0516$$
>
> Utiliza-se a significância estatística convencional de $\alpha = 0{,}05$, então usa-se o valor crítico bicaudal de 95% da distribuição normal, $z_{\alpha(2)}$, que é, a partir da Tabela 6.2, 1,960. O poder do teste é a fração da distribuição normal acima de
>
> $$z_{1-\beta \,(\text{sup})} = \frac{s_{\overline{p}}}{s_{p_2 - p_1}} z_{\alpha(2)} - \frac{p_2 - p_1}{s_{p_2 - p_1}} = \frac{0{,}0518}{0{,}0516} \cdot 1{,}960 - \frac{0{,}92 - 0{,}87}{0{,}0516} = 0{,}999$$
>
> A partir da Tabela 6.2, o poder do teste é 13%.

Tamanho amostral para comparar duas proporções

Para obter o tamanho amostral para comparar duas proporções, deve-se simplesmente utilizar $z_{1-\beta\,(\text{sup})}$ como dado e resolver as equações resultantes para n, o tamanho de cada grupo. Assumindo que os dois grupos possuem o mesmo tamanho, esse processo gera

$$n = \frac{A\left[1 + \sqrt{1 + \dfrac{4\delta}{A}}\right]^2}{4\delta^2}$$

em que

$$\overline{p} = \frac{p_2 + p_1}{2}$$

$$\delta = |p_2 - p_1|$$

$$A = \left[z_{\alpha(2)}\sqrt{2\overline{p}(1-\overline{p})} + z_{1-\beta\,(\text{sup})}\sqrt{p_1(1-p_1) + p_2(1-p_2)}\right]^2$$

Pode-se utilizar essas fórmulas para estimar o tamanho amostral necessário para detectar uma melhora de 5% na sobrevivência no estudo do uso de sacos de polietileno para manter bebês nascidos com peso extremamente baixo aquecidos com 80% de poder. $p_1 = 0{,}87$ e $p_2 = 0{,}92$, então

$$\overline{p} = \frac{0{,}87 + 0{,}92}{2} = 0{,}895$$

A magnitude do efeito desejado, $\delta = 0{,}05$, e para obter um poder de 0,80, $z_{1-\beta(\text{sup})} = -0{,}842$ a partir da Tabela 6.2, e

$$A = \left[\begin{array}{l} 1{,}960\sqrt{2 \cdot 0{,}895(1-0{,}895)} \\ + (-0{,}842)\sqrt{0{,}87(1-0{,}87) + 0{,}92(1-0{,}92)} \end{array}\right]^2 = 0{,}2361$$

Portanto,

$$n = \frac{0{,}2361\left[1 + \sqrt{1 + \dfrac{4 \cdot 0{,}05}{0{,}2361}}\right]^2}{4(0{,}05^2)} = 131{,}4$$

Assim, para obter 80% de poder para detectar uma melhora de 5% na sobrevivência, é preciso ter 132 bebês por grupo experimental.

■ PODER E TAMANHO AMOSTRAL PARA O RISCO RELATIVO E RAZÃO DE CHANCES*

As fórmulas desenvolvidas anteriormente podem ser utilizadas para estimar o poder e os tamanhos

---

* Se o tempo do leitor estiver limitado, esta seção pode ser desconsiderada sem que haja perda de continuidade.

amostrais para os riscos relativos e razões de chances. Em vez de especificar ambas as proporções, especifica-se simplesmente uma proporção, o risco relativo desejado ou a razão de chances, e calcula-se a outra proporção. Seja p_1 a probabilidade de doença nos indivíduos não expostos da população e p_2 a probabilidade de doença nos indivíduos expostos da população.

O risco relativo é a razão da probabilidade de doença nas pessoas expostas à toxina de interesse sobre aquelas não expostas,

$$RR = \frac{p_{\text{exp}}}{p_{\text{não exp}}} = \frac{p_2}{p_1}$$

então, deve-se usar as fórmulas anteriores com

$$p_2 = RR \cdot p_1$$

Do mesmo modo, a razão de chances é

$$RC = \frac{p_{\text{exp}}/(1 - p_{\text{exp}})}{p_{\text{não exp}}/(1 - p_{\text{não exp}})} = \frac{p_2/(1 - p_2)}{p_1/(1 - p_1)}$$

então

$$p_2 = \frac{RC \cdot P_1}{1 + P_1(RC - 1)}$$

■ PODER E TAMANHO AMOSTRAL PARA TABELAS DE CONTINGÊNCIA*

A Figura 6.10 (e os gráficos correspondentes no Apêndice B) pode também ser utilizada para calcular o poder e o tamanho amostral para tabelas de contingência. Assim como com outros cálculos de poder, o primeiro passo é definir o padrão que se deseja ser capaz de detectar. Esse efeito é especificado pela seleção das proporções de observações de linha e coluna que aparece em cada célula da tabela de contingência.

A Tabela 6.3 mostra a notação para o cálculo de uma tabela de contingência 3 × 2: p_{11} é a proporção de todas as observações esperadas na célula superior esquerda da tabela, p_{12} é a proporção no canto superior direito, e assim por diante. A soma de todas as proporções deve ser 1. Os totais da linha l e coluna c são simbolizadas com Ls e Cs com subscritos correspondendo aos números das linhas e das colunas. O parâmetro de não cen-

■ **Tabela 6.3 Notação para cálculo de poder para tabelas de contingência**

p_{11}	p_{12}	R_1
p_{21}	p_{22}	R_2
p_{31}	p_{32}	R_3
C_1	C_2	1,00

tralidade para uma tabela de contingência é definido como

$$\phi = \sqrt{\frac{N}{(l-1)(c-1)+1} \sum \frac{(p_{ij} - L_i C_j)^2}{L_i C_j}}$$

em que l é o número de linhas, c é o número de colunas, e N é o número total de observações. Esse valor de ϕ é utilizado com a Figura 6.10 com $v_n = (l-1)(c-1)$ e $v_d = \infty$ graus de liberdade.

Para calcular o tamanho amostral necessário para chegar a certo poder, deve-se simplesmente reverter esse processo. Determinar o valor necessário de ϕ para chegar ao poder desejado com $v_n = (l-1)(c-1)$ e $v_d = \infty$ a partir da Figura 6.10 (ou dos gráficos de poder no Apêndice B). Obtém-se o tamanho amostral resolvendo a equação anterior para N, para obter

$$N = \frac{\phi^2[(l-1)(c-1)+1]}{\sum \frac{(p_{ij} - L_i C_j)^2}{L_i C_j}}$$

Poder e sacos de polietileno (novamente)

Agora é possível calcular o poder do estudo de diferentes maneiras de aquecer bebês nascidos com peso extremamente baixo utilizando uma abordagem de tabela de contingência. Será calculado novamente o poder de o estudo detectar uma melhora de 10% na sobrevivência, de $p_1 = 0,87$ a $p_2 = 0,97$. O tamanho amostral total é $N = 140$ (70 em cada grupo). Como os bebês são distribuídos igualmente nos dois grupos de tratamento, a fração em cada grupo (última coluna da Tab. 6.4) é 0,500. O padrão que se deseja encontrar é tal que 97% dos bebês tratados com o saco de polietileno sobreviveram, $0,97 \times 0,50 = 0,485$ de todos os bebês e seria esperado que $0,03 \times 0,50 = 0,015$ dos bebês morressem. Da mesma forma, para o tratamento tradicional, 87% dos bebês sobreviveriam, chegando a $0,50 \times 0,87 = 0,435$ de todos os bebês

---

* Se o tempo do leitor estiver limitado, esta seção pode ser desconsiderada sem que haja perda de continuidade.

Tabela 6.4 Padrão de mortalidade esperada

Tratamento de aquecimento	Fração de todos os bebês		
	Sobreviveu	Morreu	Total no grupo de tratamento
Saco de polietileno	0,485	0,015	0,500
Tradicional	0,435	0,065	0,500
Total	0,920	0,080	1,000

com $0,50 \times 0,13 = 0,065$ morrendo. A Tabela 6.4 mostra o padrão que se deseja detectar na tabela de contingência 2×2.

Há $l = 2$ linhas e $c = 2$ colunas, de modo que o valor do parâmetro de não centralidade é

$$\phi = \sqrt{\frac{140}{(2-1)(2-1)+1}\left[\frac{(0,485-0,500\cdot 0,920)^2}{0,500\cdot 0,920} + \frac{(0,015-0,500\cdot 0,080)^2}{0,500\cdot 0,080} + \frac{(0,435-0,500\cdot 0,920)^2}{0,500\cdot 0,920} + \frac{(0,065-0,500\cdot 0,080)^2}{0,500\cdot 0,080}\right]} = 2,18$$

Utilizar esse valor de $\phi = 1,54$ com $v_n = (l-1)(c-1) = (2-1)(2-1) = 1$ grau de liberdade do numerador e $v_d = \infty$ graus de liberdade do denominador no gráfico de poder no Apêndice B para encontrar que o poder é de cerca de 60%, como antes.

■ PROBLEMAS PRÁTICOS NA UTILIZAÇÃO DE PODER

Se a magnitude do efeito do tratamento é conhecida, o desvio-padrão populacional, α, e o tamanho amostral, podem ser utilizados gráficos como o da Figura 6.9 para estimar o poder de um teste t. Infelizmente, na prática, não se sabe o quão grande será o efeito de certo tratamento (descobrir isso é geralmente a razão primária do estudo), então deve-se especificar quão grande uma mudança deve ser para *valer* calcular o poder do teste.

Esse requisito de registro sobre quão pequena pode ser uma mudança para valer detectá-la pode ser uma razão pela qual tão poucas pessoas reportam o poder dos testes que utilizam. Ao mesmo tempo em que tal informação não é especialmente importante quando pesquisadores informam que detectaram uma diferença, ela pode ser muito importante quando eles informam que falharam em detectar uma diferença. Se o poder do teste de detecção de um efeito clinicamente significativo é pequeno, diga-se 25%, essa notícia significará algo bem diferente do que se o teste fosse poderoso o bastante para detectar uma diferença clinicamente significativa em 85% das vezes.

Essas dificuldades são ainda maiores ao utilizar cálculos de poder para decidir sobre o tamanho amostral para um estudo prospectivo. Realizar esses cálculos requer que os pesquisadores estimem não somente a magnitude do efeito que eles consideram que vale detectar e a segurança com a qual esperam aceitar (β) ou rejeitar (α) a hipótese de que o tratamento é eficaz, mas também o desvio-padrão da população sendo estudada. Algumas informações existentes podem ser utilizadas para estimar esses números; alguns pesquisadores fazem um estudo-piloto para estimá-los; algumas vezes eles simplesmente utilizam palpites.

■ QUE DIFERENÇA ISSO FAZ?

No Capítulo 4, discutiu-se o erro mais comum na utilização de métodos estatísticos na literatura médica, o uso inapropriado do teste t. O uso repetido do teste t aumenta a probabilidade de se encontrar uma diferença "estatisticamente significativa" acima dos níveis nominais que se obtém a partir da distribuição t. Na linguagem deste capítulo, isso aumenta o erro do Tipo I. Em termos práticos, isso aumenta a probabilidade de um pesquisador informar que algum procedimento ou terapia é capaz de produzir um efeito além do que se esperaria de variação aleatória quando a evidência na verdade não suporta essa conclusão.

Esse capítulo examinou o outro lado da moeda, o fato de que estudos delineados com perfeição empregando métodos estatísticos de maneira correta podem falhar em detectar diferenças reais, talvez clinicamente importantes, simplesmente porque os tamanhos amostrais são pequenos demais para conferir ao procedimento poder suficiente de detectar o efeito. Este capítulo mostra como se pode estimar o poder de certo teste após os resultados serem publicados na literatura e também como os pesquisadores podem estimar o número de sujeitos que necessitam estudar para detectar uma diferença especificada com certo nível de confiança (diga-se, 95%; i.e., $\alpha = 0,05$). Tais cálculos são frequentemente angustiantes porque eles muitas vezes revelam a necessidade de um grande número de sujeitos experimentais, sobretudo quando comparados com os relativamente poucos pacientes que em geral formam a base para estudos clínicos.[*] Algumas vezes os pesquisadores aumentam a magnitude da diferença que eles dizem que desejam detectar, diminuem o poder que consideram aceitável, ou ignoram o problema todo em um esforço de reduzir o tamanho amostral necessário. A maioria dos pesquisadores médicos nunca se confronta com esses problemas porque nunca ouviram falar sobre poder.

Em 1978, Jennie Freiman e colaboradores[†] examinaram 71 ensaios clínicos aleatorizados publicados entre 1960 e 1977 em periódicos, como *The Lancet*, *New England Journal of Medicine*, e *Journal of the American Medical Association*, informando que o tratamento estudado não produziu uma melhora "estatisticamente significativa" ($P < 0,05$) no resultado clínico. Somente 20% desses estudos incluíram sujeitos suficientes para detectar uma melhora de 25% no resultado clínico com um poder de 0,50 ou de valor maior. Em outras palavras, se o tratamento produziu uma redução de 25% na taxa de mortalidade ou em outro desfecho clinicamente importante, houve uma chance de menos de 50:50 de que o ensaio clínico fosse capaz de detectá-la com $P < 0,05$. Além disso, Freiman e colaboradores observaram que *somente um* dos 71 artigos informou que α e β foram considerados no início do estudo; 18 reconheceram uma tendência nos resultados, enquanto 14 comentaram sobre a necessidade de um tamanho amostral maior.

Quinze anos depois, em 1994, D. Mohler e colaboradores[‡] revisitaram essa questão examinando ensaios controlados aleatorizados nesses mesmos periódicos publicados em 1975, 1980, 1985 e 1990. Enquanto o número de ensaios controlados aleatorizados publicados em 1990 foi mais do que duas vezes o número publicado em 1975, a proporção de resultados negativos informados permaneceu razoavelmente constante em cerca de 27% de todos os ensaios. Somente 16 e 36% dos estudos negativos tiveram um poder adequado (0,80) para detectar uma mudança de 25 ou 50% no resultado, respectivamente. Somente um terço dos estudos com resultados negativos ofereceram informação sobre como os tamanhos amostrais foram calculados. Uma avaliação dos ensaios controlados aleatorizados publicados na literatura cirúrgica entre 1988 e 1998 encontrou que somente 25% dos ensaios foram grandes o bastante para detectar uma diferença de 50% no efeito terapêutico com poder de 0,80, e somente 29% dos artigos incluíram um cálculo formal do tamanho amostral.[§]

Nove anos mais tarde, em 2003, Melinda Maggard e colaboradores examinaram artigos publicados entre 1999 e 2002 e mostraram que metade dos estudos tinha o poder de detectar uma diferença de 50% no efeito terapêutico.[¶]

As coisas estão melhorando, mas lentamente.

Entretanto, permanece o fato de que a publicação de estudos "negativos", sem atenção adequada para um tamanho amostral grande o bastante para se chegar a conclusões definitivas, continua sendo um problema. Assim, nessa área, bem como no restante das aplicações estatísticas na literatura médica, é papel de leitores responsáveis interpretarem o que se lê em vez de considerar o que se lê sem antes pensar.

Em vez de desistir quando um estudo com poder baixo falha em detectar um efeito estatisticamente significativo, há algo que um pesquisador ou clínico consultando a literatura possa aprender a partir dos resultados? Sim. Em vez de focar na lógica do aceitar-rejeitar do teste de hipóteses es-

---

[*] Fletcher RA, Fletcher SW. Clinical research in general medical journals: a 30-year perspective. *N Engl J Med*. 1979;301:180-183 informa que a mediana do número de sujeitos incluídos em estudos clínicos publicados nos periódicos *Journal of the American Medical Association*, *The Lancet*, e *New England Journal of Medicine* de 1946 a 1976 variou de 16 a 36 pessoas.
[†] Freiman JA, Chalmers TC, Smith H Jr, Kuebler RR. The importance of beta, the type II error and sample size in the design and interpretation of the randomized controlled trial. *N Engl J Med*. 1978;299:690-694.

[‡] Mohler D, Dulberg CS, Wells GA. Statistical power, sample size, and their reporting in randomized clinical trials. *JAMA*. 1994;272:122-124.
[§] Dimick JB, Diener-West M, Lipsett PA. Negative results of randomized clinical trials published in the surgical literature. *Arch Surg*. 2001;136: 796-800.
[¶] Maggard MA, O'Connell JB, Liu JH, Etzioni DA, Ko CY. Sample size calculations in surgery: are they done correctly? *Surgery*. 2003;134:275-279.

tatísticas,* pode-se tentar estimar quão fortemente as observações *sugerem* um efeito pela estimativa da magnitude do efeito hipotetizado juntamente com a incerteza dessa estimativa.† Lançaram-se as bases para esse procedimento nos Capítulos 2, 4 e 5, quando foram discutidos o erro-padrão e a distribuição *t*. O próximo capítulo é construído sobre essa base para desenvolver a ideia de limites de confiança.

■ PROBLEMAS

6.1 Tanto o diabetes quanto o colesterol alto interagem aumentando o risco de doença cardíaca. A mudança da dieta afeta tanto o açúcar sanguíneo quanto o colesterol. Para investigar como dietas diferentes utilizadas para controlar o diabetes afetam os fatores de risco cardiovasculares, Neal Barnard e colaboradores‡ compararam os efeitos de uma dieta vegana com baixo nível de gorduras com a dieta recomendada pela Associação Americana de Diabetes. Qual é o poder desse estudo em detectar uma mudança no colesterol total médio de 190 para 165 mg/dL com um tamanho amostral de 20 pessoas em cada dieta com 95% de confiança? Com base em experiência anterior, o desvio-padrão do colesterol total na população é de cerca de 35 mg/dL.

6.2 Quão grande um tamanho amostral precisaria ser para aumentar o poder desse estudo de detectar uma mudança de 25 mg/dL no colesterol total?

6.3 Qual é o efeito mínimo detectável que poderia ser obtido com 20 pessoas em cada grupo e 80% de poder?

6.4 No Problema 3.5 (e novamente no Prob. 4.5), decidimos que não houve evidência suficiente para concluir que homens e mulheres que tiveram pelo menos uma fratura vertebral diferem na densidade óssea vertebral. Qual é o poder desse teste para detectar densidade óssea média (com $\alpha = 0{,}05$) em homens 20% menor do que a densidade óssea média em mulheres?

6.5 Quão grande uma amostra deveria ser para se estar 90% seguro de que homens possuem densidades ósseas vertebrais que diferem no mínimo 30% dos valores de mulheres quando você deseja estar 95% seguro em qualquer conclusão de que as densidades ósseas vertebrais diferem entre homens e mulheres?

6.6 Utilize os dados do Problema 3.2 para encontrar o poder para detectar uma mudança no fluxo mesoexpiratório forçado médio de 0,25 L/s com 95% de confiança.

6.7 Utilize os dados do Problema 3.3 para encontrar o poder para detectar um aumento em uma mudança na força de subida de degraus de 50 e 100 W com 95% de confiança.

6.8 Quão grande cada grupo amostral deve ser para se ter um poder de 80% para detectar uma mudança de 80 W com 95% de confiança?

6.9 Qual é o poder do experimento do Problema 5.4 para detectar uma situação em que nefazodona e psicoterapia separadamente causam remissão em um terço das vezes, e nefazodona e psicoterapia combinadas causam remissão na metade das vezes? Assuma que o mesmo número de pessoas recebe cada tratamento como no Problema 5.4. Utilize $\alpha = 0{,}05$.

6.10 Quão grande o tamanho amostral deveria ser no Problema 6.9 para alcançar 80% de poder?

---

* Há outra abordagem que pode ser utilizada em alguns ensaios clínicos para evitar o problema de aceitar-rejeitar. Em um *ensaio sequencial*, os dados são analisados após cada novo indivíduo ser adicionado ao estudo e a decisão feita para (1) aceitar a hipótese de ausência de efeito do tratamento, (2) rejeitar a hipótese, ou (3) estudar outro indivíduo. Ensaios sequenciais geralmente permitem que se chegue aos mesmos níveis de α e β para certo efeito de tratamento com um tamanho amostral menor do que os métodos discutidos neste livro. Esse tamanho amostral menor oferece aumento da complexidade dos procedimentos estatísticos. Análises sequenciais são geralmente feitas pelo uso repetido dos procedimentos estatísticos apresentados neste livro, como o teste *t*. Esse procedimento é incorreto porque produz valores de *P* demasiadamente otimistas, assim como o uso de repetidos testes *t* (sem a correção de Bonferroni ou de Holm-Sidak) produz resultados errôneos quando deveria ser utilizada uma análise de variância.

† Uma maneira rápida de utilizar um pacote estatístico computacional para estimar se tomar mais casos resolveria um problema de poder consiste em simplesmente copiar os dados duas vezes e rodar novamente a análise com o conjunto de dados dobrados. Se os resultados se tornarem menos ambíguos, isso sugere que obter mais casos (com o pressuposto de que os dados serão similares àqueles já obtidos) gerará resultados menos ambíguos. Esse procedimento não é, obviamente, um substituto de uma análise de variância formal e certamente não seria apresentado em um artigo científico, mas é uma maneira fácil de ter uma noção sobre se a coleta de mais dados valeria a pena.

‡ Barnard N, et al. A low-fat vegan diet improves glycemic control and cardiovascular risk factors in a randomized clinical trial in individuals with type 2 diabetes. *Diabetes Care*. 2006;29: 1777-1783.

7
Intervalos de confiança

Todos os procedimentos estatísticos estudados até agora foram desenvolvidos para auxiliar a decidir se um conjunto de observações é ou não compatível com alguma hipótese. Esses procedimentos geraram valores de P para estimar a probabilidade de afirmar que um tratamento tem um efeito quando, na verdade, não tem e o poder de estimar a probabilidade de o teste detectar o efeito de um tratamento de alguma magnitude especificada. Esse paradigma de tomada de decisão não caracteriza a magnitude da diferença ou ilumina os resultados que possam não ser estatisticamente significativos (i.e., não associados a um valor de P abaixo de 0,05), porém, de fato, sugere um efeito. Além disso, como P depende não somente da magnitude do efeito do tratamento, mas também do tamanho amostral, não é anormal que experimentos com tamanhos amostrais grandes gerem valores muito pequenos de P (o que os pesquisadores chamam de resultados "altamente significativos") quando a magnitude do efeito do tratamento é tão pequena que não é clinicamente ou cientificamente importante. Como observado no Capítulo 6, pode ser mais informativo pensar não somente em termos da abordagem aceitar-rejeitar do teste de hipóteses estatísticas, mas também estimar a magnitude do efeito do tratamento juntamente com alguma medida da incerteza dessa estimativa.

Essa abordagem não é nova; ela foi utilizada no Capítulo 2 quando definiu-se o erro-padrão da média para quantificar a certeza com a qual poderia ser estimada a média populacional a partir de uma amostra. Observou-se que como a população de todas as médias amostrais segue, no mínimo, aproximadamente uma distribuição normal, a média populacional verdadeira (e não observada) ficará dentro de cerca de 2 erros-padrão da média

da média amostral em 95% das vezes. Agora serão desenvolvidas as ferramentas para tornar essa afirmação mais precisa e generalizá-la para aplicação em outros problemas de estimativas, como a magnitude do efeito que um tratamento produz. As estimativas resultantes, chamadas *intervalos de confiança*, podem também ser utilizadas para testar hipóteses.[*] Essa abordagem gera exatamente as mesmas conclusões que os procedimentos antes discutidos porque simplesmente representa uma perspectiva diferente de como utilizar conceitos como erro-padrão, t, e distribuições normais. Intervalos de confiança também são utilizados para estimar a amplitude de valores que incluem uma proporção especificada de todos os indivíduos de uma população, como a "amplitude normal" de valores para um teste de laboratório.

■ MAGNITUDE DO EFEITO DO TRATAMENTO MEDIDA COMO DIFERENÇA ENTRE DUAS MÉDIAS

No Capítulo 4, definiu-se a estatística t como

$$t = \frac{\text{Diferença das médias amostrais}}{\text{Erro-padrão da diferença das médias amostrais}}$$

então, seu valor foi calculado para os dados observados em um experimento. Em seguida, o resultado foi comparado com o valor t_α que definia os 100α percentuais mais extremos dos valores possíveis de t que ocorreriam (em ambas as caudas)

---

[*] Alguns estatísticos acreditam que os intervalos de confiança oferecem uma maneira melhor para pensar sobre os resultados de experimentos do que o teste de hipóteses tradicional.

se as duas amostras fossem tomadas de uma única população. Se o valor observado de t excedesse t_α (dado na Tab. 4.1), seria afirmada uma diferença "estatisticamente significativa", com $P < \alpha$. Como a Figura 4.4 mostrou, a distribuição de possíveis valores de t possui uma média zero e é simétrica em torno de zero.

Por outro lado, se as duas amostras são obtidas de populações com médias *diferentes*, a distribuição de valores de t associados a todos os experimentos possíveis envolvendo duas amostras de certo tamanho *não* é centralizada em zero; e não segue a distribuição t. Como as Figuras 6.3 e 6.5 mostraram, a distribuição real de valores possíveis de t possui uma média diferente de zero que depende da magnitude do efeito do tratamento. É possível revisar a definição de t de modo que essa distribuição fique de acordo com a distribuição t da Figura 4.4, *não importando se o tratamento realmente tem ou não um efeito*. Essa modificação de t é

$$t = \frac{\text{Diferença das médias amostrais} - \text{Diferença verdadeira nas médias populacionais}}{\text{Erro-padrão da diferença das médias amostrais}}$$

Pode-se observar que se a hipótese de ausência de efeito do tratamento está correta, a diferença nas médias populacionais é zero e essa definição de t se reduz àquela utilizada antes. A expressão matemática equivalente é

$$t = \frac{(\overline{X}_1 - \overline{X}_2) - (\mu_1 - \mu_2)}{s_{\overline{X}_1 - \overline{X}_2}}$$

No Capítulo 4, calculou-se t a partir das observações, que foi, então, comparado com o valor crítico para um valor "grande" de t com $\nu = n_1 + n_2 - 2$ graus de liberdade para obter um valor de P. Agora, no entanto, não se pode seguir essa abordagem já que não são conhecidos todos os termos do lado direito da equação. Especificamente, *não se conhece a diferença verdadeira nos valores médios das duas populações* a partir das quais foram obtidos, $\mu_1 - \mu_2$. Pode-se, contudo, utilizar essa equação para estimar a magnitude do efeito do tratamento, $\mu_1 - \mu_2$.

Em vez de utilizar a equação para determinar t, será selecionado um valor apropriado de t e utilizada a equação para estimar $\mu_1 - \mu_2$. O único problema é selecionar um valor apropriado para t.

Por definição, 100α por cento de todos os valores possíveis de t são mais negativos do que $-t_\alpha$ ou mais positivos do que $+t_\alpha$. Por exemplo, somente 5% de todos os valores possíveis de t ficarão fora do intervalo entre $-t_{0,05}$ e $+t_{0,05}$, em que $t_{0,05}$ é o valor crítico de t que define os 5% mais extremos da distribuição t (tabulada na Tab. 4.1). Portanto, $100(1 - \alpha)$ por cento de todos os valores possíveis de t ficam entre $-t_\alpha$ e $+t_\alpha$. Por exemplo, 95% de todos os valores possíveis de t ficarão entre $-t_{0,05}$ e $+t_{0,05}$.

Cada par diferente de amostras aleatórias tomado do experimento será associado a valores diferentes de $\overline{X}_1 - \overline{X}_2$ e $s_{\overline{X}_1 - \overline{X}_2}$ e $100(1 - \alpha)$ por cento de todos os experimentos possíveis envolvendo amostras de certo tamanho gerarão valores de t que ficam entre $-t_\alpha$ e $+t_\alpha$. Portanto, para $100(1 - \alpha)$ por cento de todos os experimentos possíveis

$$-t_\alpha < \frac{(\overline{X}_1 - \overline{X}_2) - (\mu_1 - \mu_2)}{s_{\overline{X}_1 - \overline{X}_2}} < +t_\alpha$$

Resolver essa equação para a diferença verdadeira nas médias amostrais

$$(\overline{X}_1 - \overline{X}_2) - t_\alpha s_{\overline{X}_1 - \overline{X}_2} < \mu_1 - \mu_2 < (\overline{X}_1 - \overline{X}_2) + t_\alpha s_{\overline{X}_1 - \overline{X}_2}$$

Em outras palavras, a diferença real entre as médias das duas populações a partir das quais as amostras foram obtidas ficarão dentro de t_α erros-padrão da diferença observada nas médias amostrais. (t_α possui $\nu = n_1 + n_2 - 2$ graus de liberdade, assim como quando utiliza-se a distribuição t no teste de hipóteses.) Essa amplitude é chamada de *intervalo de confiança para a diferença das médias* $100(1 - \alpha)$ percentual. Por exemplo, o intervalo de confiança de 95% para a diferença verdadeira entre as médias populacionais é

$$(\overline{X}_1 - \overline{X}_2) - t_{0,05} s_{\overline{X}_1 - \overline{X}_2} < \mu_1 - \mu_2 < (\overline{X}_1 - \overline{X}_2) + t_{0,05} s_{\overline{X}_1 - \overline{X}_2}$$

Essa equação define a amplitude que incluirá a diferença verdadeira nas médias para 95% de todos os experimentos possíveis que envolvem tomar amostras de duas populações sob estudo.

Como esse procedimento para o cálculo do intervalo de confiança para a diferença entre as duas médias utiliza a distribuição t, ele está sujeito às mesmas limitações que o teste t. Em particular, as amostras devem ser tomadas de populações que seguem uma distribuição normal no mínimo de maneira aproximada.[*]

---

[*] É também possível definir intervalos de confiança para diferenças nas médias quando há comparações múltiplas, utilizando uma correção de Bonferroni ou de Holm-Sidak para determinar o valor apropriado de t. Para uma discussão detalhada desses cálculos, ver Zar JH. *Biostatistical Analysis*, 4th ed. Upper Saddle River, NJ: Prentice Hall; 1999.

DIURÉTICO EFICAZ

A Figura 6.1 mostrou as distribuições da produção diária de urina para uma população de 200 indivíduos quando eles estavam tomando um placebo ou um medicamento que é um diurético eficaz. A produção média de urina da população inteira quando todos os indivíduos estão tomando placebo é $\mu_{pla} = 1.200$ mL/dia. A produção média de urina para a população quando todos os indivíduos estão tomando o medicamento é $\mu_{med} = 1.400$ mL/dia. Portanto, o medicamento aumenta a produção de urina em uma média de $\mu_{med} - \mu_{pla} = 1.400 - 1.200 = 200$ mL/dia. Um pesquisador, contudo, não pode observar cada indivíduo da população e deve estimar a magnitude desse efeito a partir de amostras de pessoas observadas enquanto estão tomando o placebo ou o medicamento. A Figura 6.1 mostra um par dessas amostras, cada uma com 10 indivíduos. As pessoas que receberam o placebo tiveram uma produção média de urina de 1.180 mL/dia, e as pessoas que receberam o medicamento tiveram uma produção média de urina de 1.400 mL/dia. Assim, essas duas amostras sugerem que o medicamento aumentou a produção de urina em $\overline{X}_{med} - \overline{X}_{pla} = 1.400 - 1.180 = 220$ mL/dia. A variação aleatória associada ao procedimento de amostragem levou a uma estimativa diferente da magnitude do efeito do tratamento daquela realmente presente. Apenas apresentar essa simples estimativa de aumento de 220 mL/dia na produção de urina ignora o fato de que há alguma incerteza nas estimativas da verdadeira produção média de urina nas duas populações, de modo que haverá alguma incerteza na estimativa da diferença verdadeira na produção de urina. Agora utiliza-se o intervalo de confiança para apresentar uma descrição alternativa de quão grande é a mudança na produção de urina que acompanha o medicamento. Esse intervalo descreve a mudança média vista nas pessoas incluídas no experimento e também reflete a incerteza introduzida pelo processo de amostragem aleatório.

Para estimar o erro-padrão da diferença das médias $s_{\overline{X}_{med} - \overline{X}_{pla}}$ primeiramente calcula-se uma estimativa combinada da variância populacional. Os desvios-padrão da produção de urina observada foram 245 e 144 mL/dia para pessoas tomando o medicamento e o placebo, respectivamente. Ambas as amostras incluíram 10 pessoas; portanto,

$$s^2 = \frac{1}{2}(s^2_{med} + s^2_{pla}) = \frac{1}{2}(245^2 + 144^2) = 201^2$$

e

$$s_{\overline{X}_{med} - \overline{X}_{pla}} = \sqrt{\frac{s^2}{n_{med}} + \frac{s^2}{n_{pla}}} = \sqrt{\frac{201^2}{10} + \frac{201^2}{10}} = 89,9 \text{ mL/dia}$$

Para calcular o intervalo de confiança de 95%, é preciso ter o valor de $t_{0,05}$ da Tabela 4.1. Como cada amostra contém $n = 10$ indivíduos, utiliza-se o valor de $t_{0,05}$ correspondente a $v = 10 + 10 - 2 = 18$ graus de liberdade. A partir da Tabela 4.1, $t_{0,05} = 2,101$.

Agora pode-se calcular o intervalo de confiança de 95% para a mudança média na produção de urina que acompanha o uso do medicamento

$$(\overline{X}_{med} - \overline{X}_{pla}) - t_{0,05}\, s_{\overline{X}_{med} - \overline{X}_{pla}} < \mu_{med} - \mu_{pla} < (\overline{X}_{med} - \overline{X}_{pla}) + t_{0,05}\, s_{\overline{X}_{med} - \overline{X}_{pla}}$$

$$220 - 2,101 \cdot 89,9 < \mu_{med} - \mu_{pla} < 220 + 2,101 \cdot 89,9$$

$$31 \text{ mL/dia} < \mu_{med} - \mu_{pla} < 409 \text{ mL/dia}$$

Assim, com base neste experimento em particular, pode-se ter 95% de segurança de que o medicamento aumenta a produção média de urina em algo entre 31 e 409 mL/dia. A *amplitude* de valores de 31 a 409 *é o intervalo de confiança* de 95% correspondente a esse experimento. Como mostra a Figura 7.1A, esse intervalo inclui a mudança real na produção média de urina, $\mu_{med} - \mu_{pla}$, 200 mL/dia.

Mais experimentos

Obviamente, não há nada de especial sobre as duas amostras de 10 pessoas selecionadas no estudo recém-analisado. Assim como os valores da média amostral e do desvio-padrão amostral variam com a amostra aleatória específica de pessoas que foram tomadas no experimento, da mesma forma variará o intervalo de confiança que calcula-se a partir das observações resultantes. (Isso não deveria ser surpreendente, já que o intervalo de confiança é calculado a partir das médias e desvios-padrão amostrais.) O intervalo de confiança recém-calculado corresponde à amostra aleatória específica de indivíduos mostrada na Figura 6.1. Se tivesse sido selecionada uma *amostra aleatória diferente* de pessoas (aquelas da Fig. 6.2), teria sido obtido um *intervalo de confiança de 95% diferente* para a magnitude do efeito do tratamento.

Os indivíduos selecionados ao acaso para o experimento na Figura 6.2 mostram uma produ-

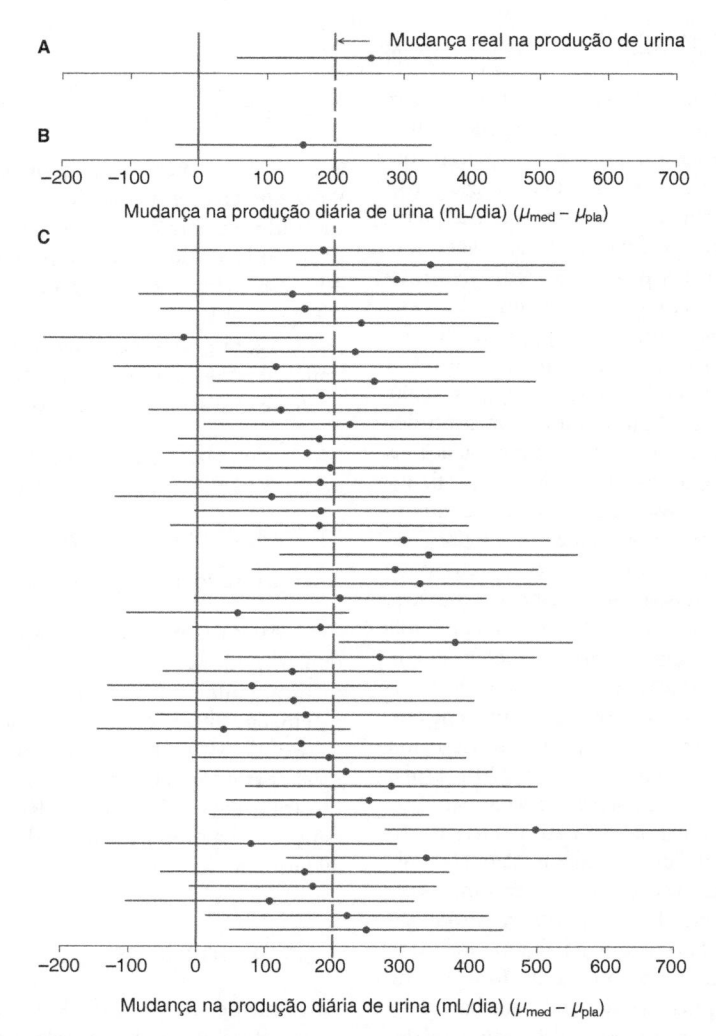

Figura 7.1 (A) Intervalo de confiança de 95% para a mudança na produção de urina causada pelo medicamento utilizando as amostras aleatórias mostradas na Figura 6.1. O intervalo contém a mudança verdadeira na produção de urina, 200 mL/dia (indicados pela linha tracejada). Como o intervalo não inclui zero (indicado pela linha contínua), pode-se concluir que o medicamento aumenta a produção de urina ($P < 0,05$). **(B)** Intervalo de confiança de 95% para a mudança na produção de urina calculada para as amostras aleatórias mostradas na Figura 6.2. O intervalo inclui a mudança verdadeira na produção de urina (200 mL/dia), mas também inclui zero, de modo que não é possível rejeitar a hipótese de ausência de efeito do medicamento (no nível de 5%). **(C)** Intervalos de confiança de 95% para mais 48 conjuntos de amostras aleatórias, por exemplo, experimentos, tomados das duas populações da Figura 6.1A. Todos, exceto três, dos 50 intervalos mostrados nessa figura incluem a mudança real na produção de urina; 5% de todos os intervalos de confiança de 95% não incluirão os 200 mL/dia. Dos 50 intervalos de confiança, 22 incluem zero, significando que os dados não permitem rejeitar a hipótese de não diferença no nível de 5%. Nesses casos, seria cometido um erro do Tipo II. Como 44% de *todos* os intervalos de confiança de 95% possíveis incluem zero, a probabilidade de detecção de uma mudança na produção de urina é de $1 - \beta = 0,56$.

ção média de urina de 1.216 mL/dia para as pessoas tomando placebo e de 1.368 mL/dia para as pessoas tomando o medicamento. Os desvios-padrão das duas amostras são 97 e 263 mL/dia, respectivamente. Nessas duas amostras, o medicamento aumentou a produção média de urina em $\overline{X}_{med} - \overline{X}_{pla} = 1.368 - 1.216 = 152$ mL/dia. A estimativa combinada da variância populacional é

$$s^2 = \frac{1}{2}(97^2 + 263^2) = 198^2$$

nesse caso,

$$s_{\overline{X}_{med}-\overline{X}_{pla}} = \sqrt{\frac{198^2}{10}+\frac{198^2}{10}} = 88,5 \text{ mL/dia}$$

Então o intervalo de confiança de 95% para a mudança média na produção de urina associada à amostra apresentada na Figura 6.2 é

$152 - 2,101 \cdot 88,5 < \mu_{med} - \mu_{pla} < 152 + 2,101 \cdot 88,5$

$-34 \text{ mL/dia} < \mu_{med} - \mu_{pla} < 340 \text{ mL/dia}$

Esse intervalo, ao mesmo tempo em que é diferente do primeiro calculado, também inclui o aumento médio real na produção de urina, 200 mL/dia (Fig. 7.1B). Se tivesse sido tomada essa amostra no lugar da amostra da Figura 6.1, haveria 95% de segurança de que o medicamento aumentou a produção média de urina em algo entre −34 e 338 mL/dia. (É possível perceber que esse intervalo inclui valores negativos, indicando que os dados não permitem excluir a possibilidade de que o medicamento diminuiu bem como aumentou a produção média de urina. Essa observação é a base para o uso de intervalos de confiança para testar hipóteses mais adiante neste capítulo.) Em suma, o intervalo de confiança de 95% obtido depende da amostra aleatória específica selecionada para a observação.

Até agora, foram vistos dois desses intervalos que poderiam surgir a partir da amostragem aleatória das populações da Figura 6.1; há mais do que 10^{27} amostras possíveis de 10 pessoas cada, de modo que há mais do que 10^{27} intervalos de confiança de 95% possíveis. A Figura 7.1C mostra mais 48 deles, calculados pela seleção de duas amostras de 10 pessoas cada a partir das populações de pessoas recebendo placebo e medicamento. Dos 50 intervalos mostrados na Figura 7.1, todos, exceto três (cerca de 5%), incluem o valor de 200 mL/dia, a mudança verdadeira na produção média de urina associada ao medicamento.

■ O QUE SIGNIFICA "CONFIANÇA"?

Agora pode-se designar um significado preciso para o termo *95% confiante* (ou seguro). O intervalo de confiança específico de 95% associado a certo conjunto de dados incluirá ou não, na realidade, a verdadeira magnitude do efeito do tratamento, mas, a longo prazo, 95% de *todos os intervalos de confiança de 95% possíveis* incluirão a diferença verdadeira de valores médios associados ao tratamento. Assim, ele descreve não somente a magnitude do efeito, mas também quantifica a certeza com a qual é possível estimar a magnitude do efeito do tratamento.

O tamanho do intervalo depende do nível de confiança que se deseja ter e que realmente inclua o verdadeiro efeito do tratamento. Como t_α aumenta à medida que α diminui, requerer uma fração cada vez maior de todos os intervalos de confiança possíveis para cobrir o verdadeiro efeito tornará os intervalos maiores. Para observar isso, serão calculados os intervalos de confiança de 90, 95 e 99%, associados aos dados na Figura 6.1, em que a diferença média observada na produção de urina foi de 220 mL/dia. Para isso, é necessário somente substituir os valores de $t_{0,10}$ e $t_{0,01}$ correspondentes a $\nu = 18$ a partir da Tabela 4.1 para t_α na fórmula derivada anteriormente. (O problema para $t_{0,05}$ já foi resolvido.)

Para o intervalo de confiança de 90%, $t_{0,10} = 1,734$, então, o intervalo associado às amostras da Figura 6.1 é

$220 - 1,734 \cdot 89,5 < \mu_{med} - \mu_{pla} < 220 + 1,734 \cdot 89,5$

$65 \text{ mL/dia} < \mu_{med} - \mu_{pla} < 375 \text{ mL/dia}$

o qual, como a Figura 7.2 mostra, é mais estreito do que o intervalo de 95%. Isso significa que os dados agora fornecem de maneira mágica uma estimativa mais precisa do efeito do tratamento? Não. Se o que se quer é aceitar o risco de que 10% de todos os intervalos de confiança possíveis não incluirão a mudança verdadeira nos valores médios, um intervalo mais estreito é suficiente.

Por outro lado, se o que se quer é especificar um intervalo selecionado de uma população de intervalos de confiança, 99% dos quais incluem a mudança verdadeira nas médias populacionais, calcula-se o intervalo de confiança com $t_{0,01} = 2,878$. O intervalo de confiança de 99% associado às amostras da Figura 6.1 é

$220 - 2,878 \cdot 89,5 < \mu_{med} - \mu_{pla} < 220 + 2,878 \cdot 89,5$

$-38 \text{ mL/dia} < \mu_{med} - \mu_{pla} < 478 \text{ mL/dia}$

Esse intervalo é maior do que os outros dois da Figura 7.2.

Em suma, o intervalo de confiança fornece uma amplitude que é calculada sobre a expectativa de que ele incluirá o parâmetro de interesse (nesse caso, a diferença das duas médias populacionais). O nível de confiança associado ao intervalo (pode-se dizer 95, 90 ou 99%) gera a porcentagem de todos os intervalos possíveis que realmente incluirão o valor verdadeiro do parâmetro.

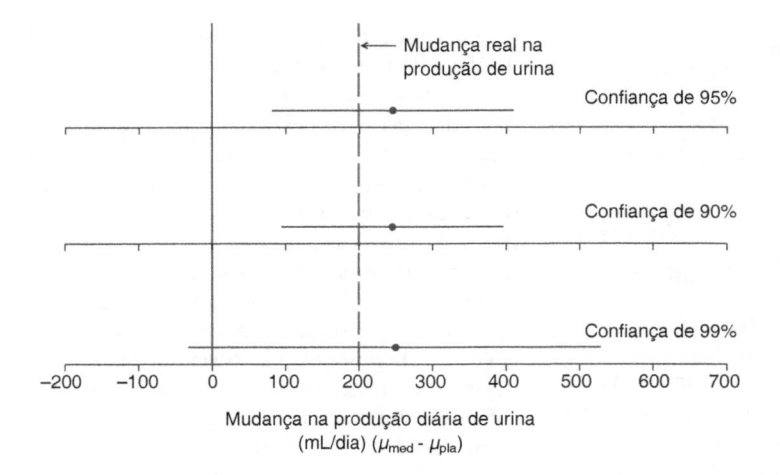

Figura 7.2 Aumentar o nível de confiança que se deseja ter para que um intervalo de confiança inclua o verdadeiro efeito do tratamento torna o intervalo maior. Todos os intervalos de confiança nesta figura foram calculados a partir das duas amostras aleatórias mostradas na Figura 6.1. O intervalo de confiança de 90% é mais estreito do que o intervalo de confiança de 95%, e o intervalo de confiança de 99% é mais largo. A mudança real na produção de urina, 200 mL/dia, é indicada pela linha tracejada.

Um intervalo *em particular* incluirá ou não o valor verdadeiro do parâmetro. Infelizmente, nunca será possível saber se aquele intervalo inclui ou não. Tudo o que se pode dizer é que a probabilidade de selecionar um intervalo que não inclui o valor verdadeiro é pequeno (pode-se dizer 5, 10 ou 1%). Quanto mais segurança houver de que o intervalo contempla o valor verdadeiro, mais largo será o intervalo.

■ INTERVALOS DE CONFIANÇA PODEM SER UTILIZADOS PARA O TESTE DE HIPÓTESES

Como já observado, intervalos de confiança podem fornecer outra maneira de testar hipóteses estatísticas. Esse fato não deve ser surpreendente porque são utilizados todos os mesmos ingredientes, a diferença das médias amostrais, o erro-padrão da diferença das médias amostrais e o valor de t que corresponde à maior fração α dos valores possíveis definidos pela distribuição t com ν graus de liberdade.

Dado um intervalo de confiança, não se pode dizer em que ponto dentro do intervalo está localizada a diferença verdadeira nas médias populacionais. Se o intervalo de confiança contém zero, a evidência representada pelas observações experimentais não é suficiente para excluir a possibilidade de que $\mu_1 - \mu_2 = 0$, isto é, de que $\mu_1 = \mu_2$, a hipótese que o teste t testa. Consequentemente, tem-se a seguinte regra:

Se o intervalo de confiança de $100(1 - \alpha)$ por cento associado a um conjunto de dados inclui zero, não há evidência suficiente para rejeitar a hipótese de ausência de efeito com $P < \alpha$. Se o intervalo de confiança não inclui zero, há evidência suficiente para rejeitar a hipótese de ausência de efeito com $P < \alpha$.

Pode-se aplicar essa regra para os dois exemplos recém-discutidos. O intervalo de confiança de 95% da Figura 7.1A não inclui zero, de modo que é possível afirmar que o medicamento produziu uma mudança estatisticamente significativa na produção de urina ($P < 0,05$), assim como concluiu-se utilizando o teste t. O intervalo de confiança de 95% na Figura 7.1B inclui zero, então, a amostra aleatória (mostrada na Fig. 6.2) utilizada para calculá-lo não oferece evidência suficiente para rejeitar a hipótese de que o medicamento não possui efeito. Essa é a mesma conclusão à qual chegou-se anteriormente.

Dos 50 intervalos de confiança de 95% mostrados na Figura 7.1, 22 incluem zero. Dessa forma, 22/50 = 44% dessas amostras aleatórias não permitem afirmar uma diferença com 95% de confiança, isto é, com $P < 0,05$. Se fossem observados todos os intervalos de confiança de 95% possíveis calculados para essas duas populações com duas amostras de 10 pessoas cada, seria possível ver que 44% deles incluem zero, o que quer dizer que seria uma falha informar uma diferença verdadeira, isto é, seria cometido um erro do Tipo II, 44% das vezes. Dessa forma, $\beta = 0,44$, e o poder do teste é 0,56, o que equivale ao que foi encontrado anteriormente (comparar com a Fig. 6.4).

A abordagem do intervalo de confiança para o teste de hipóteses oferece duas vantagens potenciais. Além de permitir que seja rejeitada a hipótese de ausência de efeito quando o intervalo não inclui zero, também fornece informação sobre a magnitude do efeito. Assim, se um resultado atinge a significância estatística mais em decorrência de um tamanho amostral grande do que devido a um efeito do tratamento forte, o intervalo de confiança mostrará isso. Em outras palavras, tornará mais fácil reconhecer efeitos que podem ser detectados com segurança, mas que são muito pequenos para terem significância clínica ou científica.

Por exemplo, pode-se supor que se quer estudar o valor potencial de um medicamento anti-hipertensivo proposto. São selecionadas duas amostras de 100 pessoas cada e administrado um placebo para um grupo e o medicamento para o outro grupo. O grupo tratado possui uma pressão média diastólica de 81 mmHg e um desvio-padrão de 11 mmHg; o grupo-controle (placebo) possui uma pressão sanguínea média de 85 mmHg e um desvio-padrão de 9 mmHg. Esses dados são consistentes com a hipótese de que a pressão sanguínea diastólica entre pessoas tomando medicamento e placebo não foram realmente diferentes? Para responder a essa questão, são utilizados os dados para completar um teste t. A estimativa combinada de variância é

$$s^2 = \frac{1}{2}(11^2 + 9^2) = 10^2 \, mmHg^2$$

então

$$t = \frac{\overline{X}_{med} - \overline{X}_{pla}}{s_{\overline{X}_{med} - \overline{X}_{pla}}} = \frac{81 - 85}{\sqrt{(10^2/100) + (10^2/100)}} = \frac{-4}{1,41} = -2,83$$

Esse valor é mais negativo do que $-2,61$, o valor crítico de t que define o 1% mais extremo da distribuição t com $v = 2(n-1) = 198$ graus de liberdade (a partir da Tab. 4.1). Assim, conclui-se que o medicamento diminui a pressão sanguínea diastólica ($P < 0,01$).

Mas esse resultado é clinicamente significante? Para ter uma ideia disso, pode-se calcular o intervalo de confiança de 95% para a diferença média na pressão sanguínea diastólica para pessoas tomando o placebo *versus* o medicamento. Como $t_{0,05}$ para 198 graus de liberdade é 1,972 (a partir da Tabela 4.1), o intervalo de confiança é

$$-4 - 1,972 \cdot 1,41 < \mu_{med} - \mu_{pla} < -4 + 1,972 \cdot 1,41$$

$$-6,8 \, mmHg < \mu_{med} - \mu_{pla} < -1,2 \, mmHg$$

Em outras palavras, pode-se ter 95% de segurança de que o medicamento diminui a pressão sanguínea entre $-6,8$ e $-1,2$ mmHg. Isso não é um efeito muito grande, especialmente se comparado com os desvios-padrão das pressões sanguíneas observadas dentro de cada uma das amostras, que estão em torno de 10 mmHg. Assim, enquanto o medicamento de fato parece em média diminuir a pressão sanguínea, examinar o intervalo de confiança permitiu ver que a magnitude do efeito não é muito impressionante. O valor pequeno de P foi mais um reflexo do tamanho amostral do que da magnitude do efeito sobre a pressão sanguínea.

O estudo dos efeitos do uso de sacos de polietileno para manter aquecidos bebês nascidos com peso extremamente baixo, discutido no Capítulo 5, não encontrou diferença na sobrevivência entre utilizar esses sacos e métodos tradicionais, apesar do fato de que os sacos não aumentaram de maneira significativa estatisticamente a temperatura do corpo em 1ºC. O Quadro 7.1 mostra que o intervalo de confiança de 95% para o aumento real na temperatura varia de 0,67ºC a 1,33ºC. Enquanto essa diferença foi *estatisticamente significativa*, não parece ter sido um efeito grande o bastante para ser *clinicamente significativa*.

Esse exemplo ilustra a importância de examinar não somente os valores de P informados em um estudo, mas também a *magnitude* do efeito do tratamento comparado com a variabilidade dentro de cada um dos grupos de tratamento. Geralmente, essa comparação requer converter os erros-padrão da média informados no artigo em desvios-padrão, multiplicando-os pela raiz quadrada do tamanho amostral. Esse simples passo frequentemente mostra que os estudos clínicos possuem interesse potencial na elucidação de mecanismos fisiológicos, mas são de pequeno valor no diagnóstico ou no manejo de um paciente específico, devido à variabilidade de pessoa para pessoa.

■ INTERVALO DE CONFIANÇA PARA A MÉDIA POPULACIONAL

O procedimento desenvolvido anteriormente pode ser utilizado para calcular um intervalo de confiança para a média da população a partir da qual uma amostra foi tomada. O intervalo de confiança resultante é a origem da regra, apresentada no Capítulo 2, de que a média verdadeira (e não observada) da população original ficará dentro de cerca de 2 erros-padrão da média da média amostral para 95% de todas as amostras possíveis.

Quadro 7.1 • Efeito sobre a temperatura ao utilizar sacos de polietileno para manter aquecidos bebês nascidos com peso extremamente baixo

A temperatura da pele para os 70 bebês enrolados em sacos de polietileno foi de 36°C com um desvio-padrão de 1°C e de 35°C com um desvio-padrão de 1°C para os 70 bebês mantidos aquecidos pela utilização de métodos tradicionais. Para calcular o intervalo de confiança de 95% para a diferença na temperatura, primeiramente calcula-se a diferença média observada na temperatura

$$\overline{X}_{saco} - \overline{X}_{trad} = 36 - 35 = 1°C$$

e o erro-padrão da diferença

$$s_{\overline{X}_{saco}-\overline{X}_{trad}} = \sqrt{\frac{s^2}{n_{saco}} + \frac{s^2}{n_{trad}}} = \sqrt{\frac{1^2}{70} + \frac{1^2}{70}} = 0,169°C$$

porque

$$s^2 = \frac{(n_{saco}-1)s_{saco}^2 + (n_{trad}-1)s_{trad}^2}{n_{saco}+n_{trad}-2} = \frac{(70-1)1^2 + (70-1)1^2}{70+70-2} = 1°C$$

Há $v = n_{saco} + n_{trad} - 2 = 70 + 70 - 2 = 138$ graus de liberdade associados a essa estimativa. A partir da Tabela 4.1, o valor crítico de t que define os 5% de valores mais extremos da distribuição t para 138 graus de liberdade é 1,977, então, o intervalo de confiança de 95% para a diferença na temperatura é

$$1 - 1,977 \cdot 0,169 < \mu_{saco} - \mu_{trad} < 1 + 1,977 \cdot 0,169$$
$$0,67°C < \mu_{saco} - \mu_{trad} < 1,33°C$$

Como o intervalo de confiança de 95% não inclui 0, pode-se rejeitar a hipótese nula de que a técnica de aquecimento não afeta a temperatura dos bebês ($P < 0,05$).

A partir da Tabela 4.1, o valor crítico de t que define o 1% de valores mais extremos da distribuição t é 2,611, então, o intervalo de confiança de 99% para a diferença na temperatura é

$$1 - 2,611 \cdot 0,169 < \mu_{saco} - \mu_{trad} < 1 + 2,611 \cdot 0,169$$
$$0,54°C < \mu_{saco} - \mu_{trad} < 1,44°C$$

Como o intervalo de confiança de 99% também exclui 0, pode-se também rejeitar a hipótese nula com $P < 0,01$. (Comparar esse resultado com o Prob. 4.2.)

Os intervalos de confiança calculados até este ponto são baseados no fato de que

$$t = \frac{\text{Diferença das médias amostrais} - \text{Diferença nas médias populacionais}}{\text{Erro-padrão da diferença das médias amostrais}}$$

segue a distribuição t. É possível também mostrar que

$$t = \frac{\text{Média amostral} - \text{Média populacional}}{\text{Erro-padrão da média}}$$

segue a distribuição t. A expressão matemática equivalente é

$$t = \frac{\overline{X} - \mu}{s_{\overline{X}}}$$

Pode-se calcular o intervalo de confiança de $100(1 - \alpha)$ por cento para a média populacional obtendo o valor de t_α correspondente a $v = n - 1$ graus de liberdade, em que n é o tamanho amostral. Deve-se substituir esse valor por t na equação e resolver para μ (da mesma forma feita para $\mu_1 - \mu_2$ anteriormente).

$$\overline{X} - t_\alpha s_{\overline{X}} < \mu < \overline{X} + t_\alpha s_{\overline{X}}$$

A interpretação do intervalo de confiança para a média é análoga à interpretação do intervalo de confiança para a diferença de duas médias: toda amostra aleatória possível de certo tamanho pode ser utilizada para calcular um, pode-se dizer, intervalo de confiança de 95% para a média populacional, e essa mesma porcentagem (95%) de todos esses intervalos incluirão a média populacional verdadeira.

É comum de se aproximar do intervalo de confiança de 95% com a média amostral mais ou menos duas vezes o erro-padrão da média porque os valores de $t_{0,05}$ são aproximadamente 2 para tamanhos amostrais acima de cerca de 20 (ver a Tab.

4.1). Essa "regra geral" aproximada realmente subestima o tamanho do intervalo de confiança para a média, contudo, especialmente para os pequenos tamanhos amostrais comuns na pesquisa biomédica.

■ MAGNITUDE DO EFEITO DO TRATAMENTO MEDIDO COMO A DIFERENÇA DE DUAS TAXAS OU PROPORÇÕES

É fácil generalizar os procedimentos recém-estudados para permitir que sejam calculados intervalos de confiança para taxas e proporções. No Capítulo 5, utilizou-se a estatística

$$z = \frac{\text{Diferença das proporções amostrais}}{\text{Erro-padrão da diferença das proporções}}$$

para testar a hipótese de que as proporções observadas de eventos em duas amostras foram consistentes com a hipótese de que o evento ocorreu na mesma taxa nas duas populações. É possível mostrar que mesmo quando as populações possuem diferentes proporções de indivíduos com o atributo, a razão

$$z = \frac{\text{Diferença das proporções amostrais} - \text{Diferença nas proporções populacionais}}{\text{Erro-padrão da diferença das proporções amostrais}}$$

é distribuída aproximadamente de acordo com a distribuição normal, contanto que os tamanhos amostrais sejam grandes o bastante.

Se p_1 e p_2 são as proporções reais de indivíduos de cada uma das duas populações com o atributo, e se as estimativas correspondentes calculadas a partir das amostras são $\hat{p}_1$ e $\hat{p}_2$, respectivamente,

$$z = \frac{(\hat{p}_1 - \hat{p}_2) - (p_1 - p_2)}{s_{\hat{p}_1 - \hat{p}_2}}$$

Pode-se utilizar essa equação para definir o intervalo de confiança de $100(1 - \alpha)$ por cento para a diferença nas proporções substituindo z_α por z nessa equação e resolvendo-a, assim como feito anteriormente. z_α é o valor que define a proporção α mais extrema dos valores na distribuição normal;* $z_\alpha = z_{0,05} = 1,960$ é comumente utilizado, já

que é usado para definir o intervalo de confiança de 95%. Assim,

$$(\hat{p}_1 - \hat{p}_2) - z_\alpha s_{\hat{p}_1 - \hat{p}_2} < p_1 - p_2 < (\hat{p}_1 - \hat{p}_2) + z_\alpha s_{\hat{p}_1 - \hat{p}_2}$$

para $100(1 - \alpha)$ por cento de todas as amostras possíveis.

Diferença na sobrevivência em dois métodos para manter aquecidos bebês nascidos com peso extremamente baixo

No Capítulo 5, foi utilizada uma análise de tabela de contingência para testar a hipótese nula de que métodos de aquecimento com sacos de polietileno e métodos tradicionais tinham o mesmo efeito sobre a sobrevivência de bebês. Agora, utiliza-se uma abordagem de intervalo de confiança para testar a mesma hipótese nula.

Os dados da Tabela 5.3 mostraram que 90% (63 de 70) dos bebês mantidos aquecidos com sacos de polietileno sobreviveram, bem como 87% (61 de 70) dos bebês mantidos aquecidos pela utilização de métodos tradicionais. Portanto, a diferença observada na sobrevivência foi de $\hat{p}_{\text{saco}} - \hat{p}_{\text{trad}} = 0,90 - 0,87 = 0,03$. A proporção geral de todos os bebês que sobreviveram é

$$\hat{p} = \frac{83 + 61}{70 + 70} = 0,886$$

Então, o erro-padrão da diferença é

$$s_{\hat{p}_{\text{saco}} - \hat{p}_{\text{trad}}} = \sqrt{\hat{p}(1 - \hat{p})\left(\frac{1}{n_{\text{saco}}} + \frac{1}{n_{\text{trad}}}\right)}$$

$$= \sqrt{0,886(1 - 0,886)\left(\frac{1}{70} + \frac{1}{70}\right)} = 0,054$$

Portanto, o intervalo de confiança de 95% para a diferença nas taxas de sobrevivência é

$$(\hat{p}_{\text{saco}} - \hat{p}_{\text{trad}}) - z_{.05}\, s_{\hat{p}_{\text{saco}} - \hat{p}_{\text{trad}}} < (p_{\text{saco}} - p_{\text{trad}})$$
$$< (\hat{p}_{\text{saco}} - \hat{p}_{\text{trad}}) + z_{.05}\, s_{\hat{p}_{\text{saco}} - \hat{p}_{\text{trad}}}$$

$$0,03 - 1,960 \cdot 0,054 < (p_{\text{saco}} - p_{\text{trad}}) < 0,03 + 1,960 \cdot 0,054$$
$$-0,076 < (p_{\text{saco}} - p_{\text{trad}}) < 0,136$$

Assim, pode-se ter 95% de segurança de que a diferença verdadeira na sobrevivência fica entre uma taxa de melhor sobrevivência de 7,6% para métodos de aquecimento tradicionais e uma ta-

---

* Esse valor pode ser obtido de uma tabela t – por exemplo, a Tabela 6.2 – tomando-se o valor de t correspondente a um número infinito de graus de liberdade.

xa de melhor sobrevivência de 13,6% para a utilização de sacos de polietileno.* Como o intervalo de confiança de 95% contém zero, não há evidência suficiente para rejeitar a hipótese nula de que as duas técnicas de aquecimento estão associadas às mesmas taxas de sobrevivência. Além disso, o intervalo de confiança varia aproximadamente da mesma maneira em ambos os lados do zero, de modo que não há nem mesmo uma sugestão de que um método seja superior ao outro.

QUÃO NEGATIVO É UM ENSAIO CLÍNICO "NEGATIVO"?

O Capítulo 6 discutiu o estudo de 71 ensaios clínicos aleatorizados que não demonstraram uma melhoria estatisticamente significativa no resultado clínico (mortalidade, complicações, ou o número de pacientes que não mostraram melhora, dependendo do estudo). A maioria desses ensaios envolveu muito poucos pacientes para que se tenha um poder suficiente para ter a segurança de que a falha em detectar um efeito do tratamento não foi devido a um tamanho amostral inadequado. Para que se tenha uma noção de quão compatíveis os dados são com a hipótese de ausência de efeito do tratamento, serão examinados os intervalos de confiança de 90% para a proporção de casos "com sucesso" (a definição de sucesso variou com o estudo) para todos os 71 ensaios. A Figura 7.3 mostra esses intervalos de confiança.

Todos os intervalos de confiança incluem zero, então não se pode excluir a possibilidade de que os tratamentos não tiveram efeito. É possível observar, no entanto, que alguns desses ensaios também são compatíveis com a possibilidade de que os tratamentos produziram melhorias bastante grandes na taxa de sucesso. Deve-se relembrar que enquanto pode-se ter 90% de segurança de que a mudança verdadeira na proporção de sucessos fica dentro do intervalo, ela poderia ficar em qualquer lugar. Isso prova que alguns desses tratamentos melhoraram o resultado clínico? Não. A questão importante é que a confiança com a qual pode-se afirmar que não houve efeito do tratamento é geralmente a mesma confiança com a qual pode-se afirmar que o tratamento produziu uma melhora bastante grande. Ao mesmo tempo em que o tamanho e a localização do intervalo de confiança não podem ser utilizados como parte de um argumento estatístico formal para que se prove que o tratamento teve um efeito, ele certamente pode ajudar a buscar padrões nos dados.

Metanálise

Enquanto a solução ideal para evitar o problema que vem sendo discutido seria conduzir estudos amplos, com bom poder, que gerariam estimativas da magnitude do efeito que foi estudado juntamente com um intervalo de confiança estreito, permanece o fato lamentável de que fazê-lo não é sempre possível, devido a limitações práticas (como não ser possível recrutar sujeitos suficientes na instituição que está conduzindo o estudo) ou de limitações financeiras. Felizmente, há uma abordagem que permite combinar os resultados de vários estudos similares a fim de obter uma estimativa única do efeito que integra toda a informação disponível.

Essa abordagem, conhecida como *metanálise*, é essencialmente um procedimento utilizado para combinar os resultados dos estudos individuais como se eles fossem um estudo muito mais amplo.† Como o tamanho amostral efetivo é aumentado pela combinação de todos os estudos, o intervalo de confiança associado é mais estreito e o poder da análise combinada aumenta. Esses dois efeitos criam uma situação na qual é possível ter maior segurança tanto em relação a conclusões positivas quanto a conclusões negativas do que seria possível ao considerar cada estudo individual de maneira separada.

A Figura 7.4 mostra os resultados de 29 estudos diferentes sobre o risco relativo de desenvolver doença cardíaca associada ao fato de estar regularmente exposto ao fumo passivo (definido como um não fumante vivendo ou trabalhando com um fumante) comparado com pessoas não expos-

---

* Para incluir a correção de Yates, deve-se ampliar os limites superior e inferior para o intervalo de confiança em ½ $(1/n_{saco} + 1/n_{trad})$.

† Os cálculos envolvidos na – e limitações da – metanálise estão além do escopo deste livro. Para uma discussão de como conduzir uma metanálise, ver Petitti DB. *Meta-Analysis, Decision Analysis, and Cost-effectiveness Analysis: Methods for Quantitative Synthesis in Medicine*, 2nd ed. New York: Oxford University Press; 2000 ou Sutton AJ, Abrams KR, Jones DR, Sheldon TA, Song F. *Methods for Meta-Analysis in Medical Research*. West Sussex, England: John Wiley & Sons; 2000.

Figura 7.3 Intervalos de confiança de 90% para 71 ensaios clínicos negativos. Como todos os intervalos contêm zero, não há evidência suficiente de que a taxa de sucesso seja diferente para os grupos de tratamento e de controle. Entretanto, os dados também são compatíveis com o tratamento, produzindo uma melhora substancial na taxa de sucesso em muitos dos ensaios em questão. Enquanto este estudo foi feito em 1978, com base em ensaios clínicos conduzidos antes desse ano, o problema de se chegar a conclusões negativas com base em ensaios clínicos de pouco poder persiste no século XXI. (A partir da Fig. 2 de Freiman JA, Chalmers TC, Smith H Jr, Keubler RR. The importance of beta, the type II error and sample size in the design and interpretation of the randomized control trial: survey of 71 "negative" trials. N Engl J Med. 1978;299:690-694.)

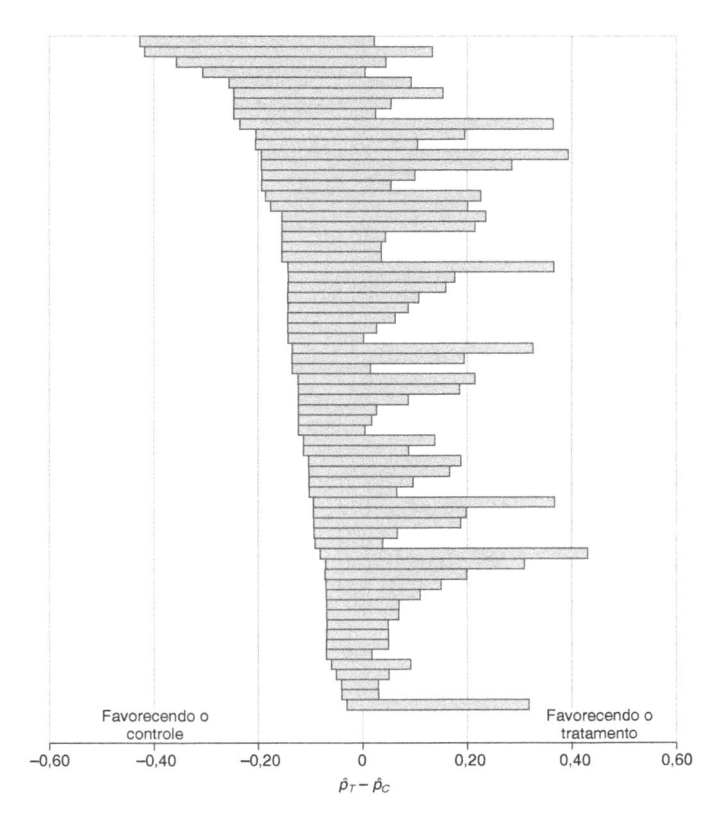

tas. Cada linha na parte superior da Figura 7.4 representa os resultados de um dos estudos. Os pontos representam o risco observado em cada estudo e as linhas contemplam o intervalo de confiança de 95% associado a cada estudo. Não surpreende que haja variação nas estimativas das magnitudes dos efeitos de estudo para estudo (devido ao processo de amostragem aleatória inerente em fazer estimativas de cada amostra). Vários intervalos de confiança excluem um risco relativo de 1,0, levando a concluir que aqueles estudos encontraram uma elevação estatisticamente significativa no risco de doença cardíaca associado à exposição ao fumo passivo. Ao mesmo tempo, vários estudos geraram intervalos de confiança incluindo 1,0, o que leva à conclusão de que seria possível não concluir que o fumo passivo aumentou o risco de doença cardíaca com base naqueles estudos individuais tomados isoladamente. Deve-se observar também que muitos estudos tiveram intervalos de confiança amplos associados consigo, devido aos tamanhos amostrais pequenos.

A estimativa na base da Figura 7.4 mostra os resultados da combinação de todos os estudos individuais por meio de uma metanálise. Enquanto somente alguns dos 29 estudos individuais sobre o risco de doença cardíaca associado ao fato de respirar passivamente a fumaça de fumantes foram grandes o bastante para alcançarem a significância estatística convencional (no nível de 0,05), a estimativa combinada de um risco relativo de 1,31 e o intervalo de confiança estreito (de 1,21 a 1,41) significa que pode-se ter um alto nível de confiança em concluir que há um aumento no risco de doença cardíaca em pessoas regularmente expostas ao fumo passivo. Como essa estimativa é baseada em todos os dados de todos os 18 estudos, o tamanho amostral efetivo é substancialmente maior do que para qualquer um dos estudos individuais. Essa é a razão para que o intervalo de confiança de 95% para a estimativa combinada da magnitude do efeito seja tão mais estreito do que para os estudos individuais.

Embora não seja perfeita, a metanálise tornou-se uma ferramenta importante para combinar informações de vários estudos relatados e lidar com o problema de que os estudos individuais carecem de poder adequado para oferecer alta segurança para que seja possível chegar a conclusões negativas.

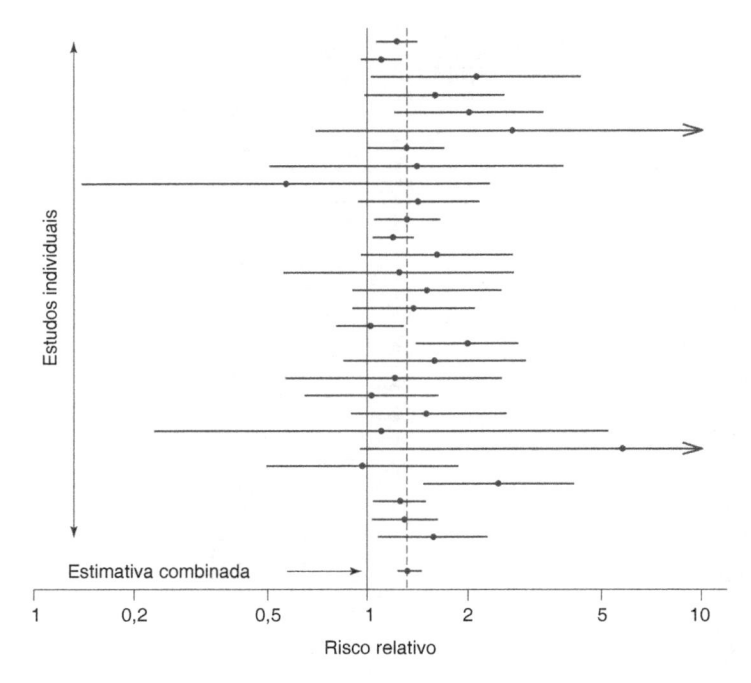

Figura 7.4 Uma metanálise dos 29 estudos sobre risco relativo de desenvolver doença cardíaca quando há exposição ao fumo passivo gera uma única estimativa combinada do risco com um intervalo de confiança de 95% muito mais estreito (base da figura) do que qualquer um dos estudos individuais (acima da estimativa combinada). Essa estimativa mais precisa do risco resulta do fato de que a estimativa combinada do risco utiliza toda a informação dos 29 estudos individuais e, então, tem um tamanho amostral efetivo muito maior do que qualquer um dos estudos individuais. (Esta figura é baseada na informação de Barnoya J, Glantz S. Cardiovascular effects of secondhand smoke: nearly as large as smoking. *Circulation*. 2005;111:2684-2698. Para a análise completa, ver o artigo original.)

■ INTERVALO DE CONFIANÇA PARA TAXAS E PROPORÇÕES

É possível utilizar a distribuição normal para calcular intervalos de confiança aproximados para proporções a partir de observações, contanto que o tamanho amostral seja grande o bastante para fazer a aproximação razoavelmente acurada.* Quando não for possível utilizar essa aproximação, serão calculados os intervalos de confiança exatos com base na distribuição binomial. Não haverá um aprofundamento sobre os detalhes dos cálculos desse procedimento, mas serão apresentados os resultados necessários na forma gráfica porque os artigos, na maioria das vezes, apresentam os resultados com base em números pequenos de sujeitos. Examinar os intervalos de confiança de maneira contrária a somente examinar a proporção observada de pacientes com certo atributo é especialmente útil quando se pensa em tais estudos, porque uma mudança de um *simples paciente* de um grupo para o outro geralmente faz uma grande diferença na proporção observada de pacientes com o atributo de interesse.

---

* Como discutido no Capítulo 5, $n\hat{p}$ e $n(1 - \hat{p})$ devem exceder cerca de 5, em que $\hat{p}$ é a proporção da amostra observada tendo o atributo de interesse.

Assim como houve uma maneira análoga de utilizar a distribuição t para relacionar a diferença das médias e o intervalo de confiança para uma única média amostral, é possível mostrar que o tamanho amostral é grande o bastante,

$$z = \frac{\text{Proporção observada} - \text{Proporção verdadeira}}{\text{Erro-padrão da proporção}}$$

Em outras palavras,

$$z = \frac{\hat{p} - p}{s_{\hat{p}}}$$

segue aproximadamente a distribuição normal (na Tab. 6.2). Dessa forma, pode-se utilizar essa equação para definir o intervalo de confiança de 100(1 − α) por cento para a proporção verdadeira p com

$$\hat{p} - z_\alpha s_{\hat{p}} < p < \hat{p} + z_\alpha s_{\hat{p}}$$

Qualidade da evidência utilizada como base para intervenções para melhorar a prescrição de antibióticos em hospitais

Apesar de muitos esforços para controlar o uso de antibióticos e promover prescrição otimizada, alguns médicos continuam prescrevendo de maneira inapropriada, o que contribui não somente para custos médicos aumentados como também para o desenvolvimento de bactérias resistentes ao antibiótico. A Sociedade Britânica de Quimioterapia Antimicrobiana e a Sociedade (britânica) de Infecção Hospitalar convocaram um Grupo de Trabalho para estudar o problema da prescrição de antibióticos em hospitais.* Eles fizeram uma busca exaustiva na literatura e encontraram 306 artigos que tratavam sobre recomendações para o uso de antibióticos. A partir disso, aplicaram os critérios de qualidade da Colaboração Cochrane, um esforço internacional que promove revisões sistemáticas da literatura de alta qualidade, e descobriram que 91 dos artigos alcançaram os critérios mínimos para inclusão em uma revisão de Cochrane. Qual é o intervalo de confiança para a fração de artigos que atenderam a esses critérios de qualidade?

A proporção de artigos aceitáveis é $\hat{p} = 91/306 = 0{,}297$, de modo que o erro-padrão da proporção é

$$s_{\hat{p}} = \sqrt{\frac{0{,}297(1-0{,}297)}{306}} = 0{,}026$$

Portanto, o intervalo de confiança de 95% para a proporção de artigos aceitáveis é

$$0{,}297 - 1{,}960 \cdot 0{,}26 < p < 0{,}297 + 1{,}960 \cdot 0{,}026$$
$$0{,}246 < p < 0{,}348$$

Em outras palavras, com base nessa amostra, pode-se ter 95% de confiança de que a proporção verdadeira de artigos sobre instruções para a prescrição de antibióticos que atenderam aos critérios Cochrane ficou entre 25 e 35%.

■ INTERVALOS DE CONFIANÇA EXATOS PARA TAXAS E PROPORÇÕES

Quando o tamanho amostral ou a proporção observada é pequeno(a) demais para que o intervalo de confiança aproximado baseado na distribuição normal seja confiável, deve-se calcular o intervalo de confiança com base na distribuição teórica exata de uma proporção, a *distribuição binomial*.[†] Co-

---

* Ramsay C, Brown E, Hartman G, Davey P. Room for improvement: a systematic review of the quality of evaluations to improve hospital antibiotic prescribing. *J Antimicrob Chemother*. 2003;52:764-771.
[†] A razão pela qual seria possível utilizar a distribuição normal aqui e no Capítulo 5 é que para tamanhos amostrais grandes o bastante há pouca diferença entre as distribuições normal e binomial. Esse resultado é uma consequência do teorema do limite central, discutido no Capítulo 2.

mo os resultados baseados em amostras pequenas com taxas observadas baixas de eventos aparecem frequentemente na literatura, são apresentados os resultados dos cálculos dos intervalos de confiança utilizando a distribuição binomial.

Para ilustrar como o procedimento seguido anteriormente pode falhar quando $n\hat{p}$ está abaixo de cerca de 5, será considerado um exemplo. Neste, um cirurgião executou 30 operações sem uma única complicação. Sua taxa de complicação observada $\hat{p}$ é de $0/30 = 0\%$ para os 30 pacientes específicos que ele operou. Por mais impressionante que isso seja, é improvável que o cirurgião continue operando para sempre sem uma complicação sequer, de modo que o fato de que $\hat{p} = 0$ provavelmente reflete sorte em relação aos pacientes selecionados de maneira aleatória que acabaram sendo operados durante o período em questão. Para obter uma melhor estimativa de p, a verdadeira taxa de complicação do cirurgião, será calculado o intervalo de confiança de 95% para p.

Segue uma tentativa de aplicar o procedimento atual. Como $\hat{p} = 0$,

$$s_{\hat{p}} = \sqrt{\frac{\hat{p}(1-\hat{p})}{n}} = \sqrt{\frac{0(1-0)}{30}} = 0$$

e o intervalo de confiança de 95% é de zero a zero. Esse resultado não faz sentido. Não é possível que um cirurgião *nunca* tenha tido uma complicação. Obviamente, a aproximação falha.

A Figura 7.5 oferece uma apresentação gráfica dos intervalos de 95% para proporções. Os limites superior e inferior são lidos no eixo vertical utilizando o par de curvas correspondente ao tamanho da amostra n utilizada para estimar $\hat{p}$ no ponto sobre o eixo horizontal correspondente ao $\hat{p}$ observado. Para o cirurgião, $\hat{p} = 0$ e $n = 30$, então, o intervalo de confiança de 95% para sua verdadeira taxa de complicação varia de 0 a 0,12. Em outras palavras, pode-se ter 95% de segurança de que sua verdadeira taxa de complicação, baseada nos 30 casos observados, está em algum ponto entre 0 e 12%.

Agora, pode-se supor que o cirurgião teve uma única complicação. Então $\hat{p} = 1/30 = 0{,}033$ e

$$s_{\hat{p}} = \sqrt{\frac{0{,}033(1-0{,}033)}{30}} = 0{,}0326$$

Então, o intervalo de confiança de 95% para a verdadeira taxa de complicação, calculada utilizando o método aproximado, é

$$0{,}033 - 1{,}960 \cdot 0{,}0326 < p < 0{,}033 + 1{,}960 \cdot 0{,}0326$$
$$-0{,}031 < p < 0{,}097$$

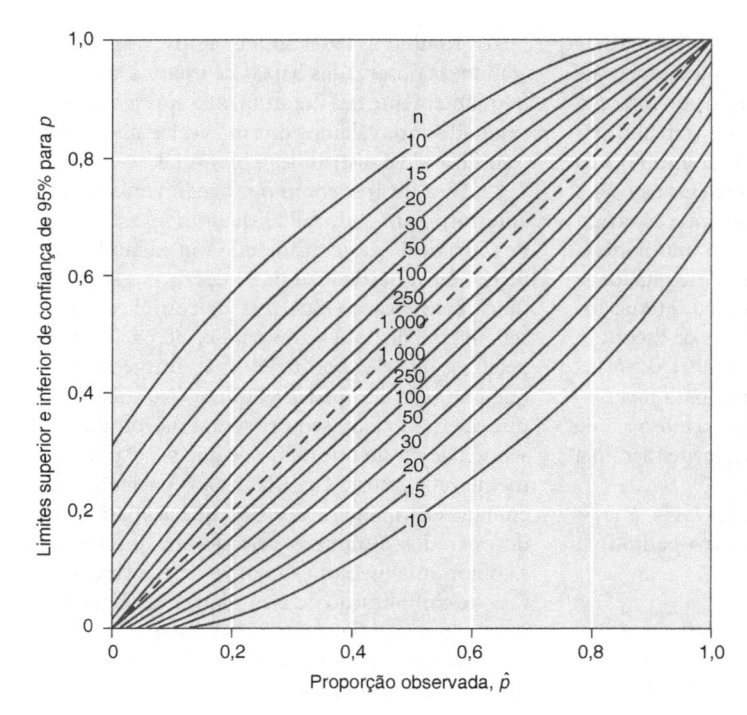

Figura 7.5 Apresentação gráfica dos intervalos de confiança exatos de 95% (com base na distribuição binomial) para a proporção populacional. Interpreta-se este gráfico lendo os dois limites das linhas definidas pelo tamanho amostral no ponto sobre o eixo horizontal na proporção da amostra com o atributo de interesse $\hat{p}$. (Adaptada de Clopper CJ, Pearson ES. The use of confidence or fiducial limits illustrated in the case of the binomial. *Biometrika*. 1934;26:404-413.)

Ao pensar sobre esse resultado por um momento, logo conclui-se que não é possível que um cirurgião possa ter um taxa de complicação *negativa*.

A Figura 7.5 fornece o intervalo de confiança exato, de 0 a 0,17, ou 0 a 17%.[*] Esse intervalo de confiança não é tão diferente daquele calculado quando não houve complicações, como deveria ser, já que há pouca diferença real entre não ter quaisquer complicações e ter somente uma complicação em uma amostra pequena como essa.

É possível notar quão importante o tamanho amostral é, especialmente para pequenos tamanhos amostrais. Se o cirurgião tivesse relatado ter uma taxa de complicação zero com base em somente 10 casos, o intervalo de confiança de 95% para sua taxa de complicação verdadeira teria se estendido de zero a 31%!

---

[*] Quando não há "falhas" observadas, o limite superior aproximado do intervalo de confiança de 95% para a taxa de falha verdadeira é de aproximadamente $3/n$, em que n é o tamanho amostral. Para uma discussão mais aprofundada sobre a interpretação de resultados quando não há "falhas", ver Hanley JA, Lippman-Hand A. If nothing goes wrong, is everything all right? Interpreting zero numerators. *JAMA*. 1983;249:1743-1745.

■ **INTERVALOS DE CONFIANÇA PARA RISCO RELATIVO E RAZÃO DE CHANCES**[†]

Como o risco relativo e a razão de chances são razões, as distribuições dos valores dessas estatísticas não são normalmente distribuídas. Entretanto, acontece que o logaritmo dessas razões é normalmente distribuído. Portanto, pode-se utilizar abordagens similares àquelas utilizadas com proporções com os logaritmos do risco relativo e a razão de chances e, então, inverter os resultados para retornar à escala original. Por convenção, os estatísticos e os epidemiologistas utilizam o logaritmo natural para esses cálculos.[‡] Utilizando a notação da Tabela 5.13, o logaritmo natural do risco relativo, ln RR, é normalmente distribuído com erro-padrão

$$s_{\ln RR} = \sqrt{\frac{n_{TD}/n_T}{n_{TD}} + \frac{n_{CD}/n_C}{n_{CD}}}$$

[†] Se o tempo do leitor estiver limitado, esta seção pode ser desconsiderada sem que haja perda de continuidade.

[‡] O logaritmo natural tem a base $e = 2,71828\ldots$ em vez de 10, que é a base do logaritmo comum. Como e é a base, o logaritmo natural e as funções exponenciais são *inversos*, isto é, $e^{\ln x} = x$ e $\ln e^x = x$.

Portanto, o intervalo de confiança de $100(1 - \alpha)$ por cento para o logaritmo natural $\ln \mathrm{RR}_{\mathrm{verd}}$ da população verdadeira é

$$\ln \mathrm{RR} - z_\alpha\, s_{\ln \mathrm{RR}} < \ln \mathrm{RR}_{\mathrm{verd}} < \ln \mathrm{RR} + z_\alpha\, s_{\ln \mathrm{RR}}$$

Essas estimativas são convertidas novamente às unidades originais, aplicando a função exponencial aos termos nessa equação, para obter

$$e^{\ln \mathrm{RR} - z_\alpha\, s_{\ln \mathrm{RR}}} < \mathrm{RR}_{\mathrm{verd}} < e^{\ln \mathrm{RR} + z_\alpha\, s_{\ln \mathrm{RR}}}$$

Assim, seria possível testar a hipótese nula de que o verdadeiro RR = 1, de que o tratamento (ou fator de risco) não teve efeito, calculando esse intervalo de confiança e vendo se ele incluiu 1,0.

Da mesma forma, o logaritmo natural da razão de chances, RC, é normalmente distribuído. Utilizando a notação da Tabela 5.14, o erro-padrão é

$$s_{\ln \mathrm{RC}} = \sqrt{\frac{1}{n_{\mathrm{ED}}} + \frac{1}{n_{\mathrm{EN}}} + \frac{1}{n_{\mathrm{UD}}} + \frac{1}{n_{\mathrm{UN}}}}$$

e o intervalo de confiança de $100(1 - \alpha)$ por cento para a verdadeira razão de chances é

$$e^{\ln \mathrm{RC} - z_\alpha\, s_{\ln \mathrm{RC}}} < \mathrm{RC}_{\mathrm{verd}} < e^{\ln \mathrm{RC} + z_\alpha\, s_{\ln \mathrm{RC}}}$$

Esse intervalo de confiança também pode ser utilizado para testar a hipótese nula de que a verdadeira RC = 1, de que a exposição ao fator de risco não está associada a um aumento na chance de ter a doença.

Efeito do aconselhamento no envio de testamentos vitais para o cuidado no fim da vida entre moradores de rua

No Capítulo 5, a hipótese nula de que os moradores de rua que receberam aconselhamento pessoal sobre cuidado no fim da vida enviaram testamentos vitais na mesma taxa que pessoas que simplesmente receberam material por escrito (Tab. 5.1) foi rejeitada. Naquele estudo, 38% (55 de 145) das pessoas que receberam aconselhamento pessoal enviaram testamentos vitais e 13% (15 de 117) das pessoas que receberam material por escrito enviaram testamentos vitais. Como também apresentado, pelo fato de esse estudo ter sido um ensaio clínico aleatorizado prospectivo, poderia ser calculado um risco relativo a partir desses dados,

$$RR = \frac{\hat{p}_{\mathrm{acons}}}{\hat{p}_{\mathrm{escr}}} = \frac{0,379}{0,128} = 2,92$$

Agora será calculado o intervalo de confiança de 95% para esse risco relativo para testar a hipótese nula de que as duas maneiras de educar moradores de rua leva às mesmas taxas de envio de testamentos vitais.

Utilizando os dados da Tabela 5.1 e a notação da Tabela 5.13, $n_{\mathrm{TD}} = 55$, $n_{\mathrm{TN}} = 90$, $n_{\mathrm{CD}} = 15$, e $n_{\mathrm{CN}} = 102$, então, $n_{\mathrm{T}} = n_{\mathrm{TD}} + n_{\mathrm{TN}} = 55 + 90 = 145$ e $n_{\mathrm{D}} = n_{\mathrm{CD}} + n_{\mathrm{CN}} = 15 + 102 = 117$ e o erro-padrão de $\ln RR$ é

$$s_{\ln RR} = \sqrt{\frac{1 - \dfrac{55}{145}}{55} + \frac{1 - \dfrac{15}{117}}{15}} = 0,263$$

Para estimar o intervalo de confiança de 95%, pode-se observar que $z_{0,05} = 1,960$ e calcula-se

$$e^{\ln 2,92 - 1,960 \cdot 0,263} < RR < e^{\ln 2,92 + 1,960 \cdot 0,263}$$

$$e^{0,556} < RR < e^{1,587}$$

$$1,74 < RR < 4,89$$

Consequentemente, pode-se ter 95% de confiança de que o risco relativo verdadeiro de moradores de rua enviarem testamentos vitais se receberam aconselhamento pessoalmente comparado ao recebimento de instruções por escrito está entre 1,74 e 4,89. Como essa amplitude não inclui 1 (as mesmas probabilidades de enviar um testamento vital para ambos os grupos de tratamento), conclui-se que o aconselhamento pessoal aumenta significativamente a probabilidade de um morador de rua enviar um testamento vital se ela recebeu aconselhamento pessoalmente.

O Quadro 7.2 mostra que o intervalo de confiança de 95% para o risco relativo de morte para bebês nascidos com peso extremamente baixo mantidos aquecidos por meio de sacos de polietileno é $0,305 < RR < 1,96$. Como esse intervalo inclui o valor 1, conclui-se que o procedimento de aquecimento não afeta significativamente a sobrevivência, assim como concluiu-se anteriormente. De fato, o teste dessa hipótese nula utilizando comparação de proporções, tabela de contingência e risco relativo, gerou precisamente os mesmos resultados porque eles são simplesmente apresentações diferentes do mesmo teste estatístico subjacente.

Fumo passivo e câncer de mama

Pode-se calcular o intervalo de confiança para a razão de chances de uma mulher na pré-meno-

Quadro 7.2 • Risco relativo de morte em bebês nascidos com peso extremamente baixo para diferentes técnicas de aquecimento

---

A partir dos dados da Tabela 5.3, 7 dos 70 bebês mantidos aquecidos (tratados) por meio de sacos de polietileno morreram, bem como 9 dos 70 bebês mantidos aquecidos pela utilização de métodos tradicionais. Portanto, $n_{TD} = 7$ de $n_T = 70$ e $n_{CD} = 9$ de $n_T = 70$, então

$$RR = \frac{\frac{n_{TD}}{n_T}}{\frac{n_{CD}}{n_C}} = \frac{\frac{7}{70}}{\frac{9}{70}} = \frac{0,100}{0,129} = 0,775$$

O fato de que o risco relativo está abaixo de 1 indica que a taxa de mortalidade é menor no grupo dos bebês tratados com saco de polietileno do que no grupo dos bebês tratados pelo método tradicional. O erro-padrão de ln RR é

$$s_{\ln RR} = \sqrt{\frac{1 - \frac{n_{TD}}{n_T}}{n_{TD}} + \frac{1 - \frac{n_{CD}}{n_C}}{n_{CD}}}$$

$$= \sqrt{\frac{1 - \frac{7}{70}}{7} + \frac{1 - \frac{9}{70}}{9}} = 0,475$$

Para estimar o intervalo de confiança de 95%, observa-se que $z_{0,05} = 1,960$ e calcula-se

$$e^{\ln 0,775 - 1,96 \times 0,475} < RR < e^{\ln 0,775 + 1,96 \times 0,475}$$

$$e^{-1,186} < RR < e^{0,676}$$

$$0,305 < RR < 1,96$$

Como o intervalo de confiança de 95% inclui 1 – riscos iguais de morte para ambos os tratamentos – não é rejeitada a hipótese nula de ausência de diferença entre os dois tratamentos.

---

pausa exposta ao fumo passivo e que esteja desenvolvendo câncer de mama pela utilização dos dados da Tabela 5.16. Para calcular o intervalo de confiança de 95% para essa razão de chances, nota-se que a razão de chances observada é 2,91 e, a partir da Tabela 5.15, $n_{ED} = 50$, $n_{EN} = 14$, $n_{UD} = 43$, e $n_{UN} = 35$. Portanto,

$$s_{\ln RC} = \sqrt{\frac{1}{50} + \frac{1}{14} + \frac{1}{43} + \frac{1}{35}} = 0,378$$

e então,

$$e^{\ln 2,91 - 1,960 \cdot 378} < RC_{verd} < e^{\ln 2,91 + 1,960 \cdot 0,378}$$

$$e^{0,327} < RC_{verd} < e^{1,809}$$

$$1,39 < RC_{verd} < 6,10$$

Assim, pode-se ter 95% de segurança de que a verdadeira razão de chances está em algum ponto entre 1,39 e 6,10. Como o intervalo de confiança de 95% para a razão de chances exclui 1, conclui-se que o fumo passivo aumenta significativamente a chance de mulheres na pré-menopausa terem câncer de mama.

■ INTERVALO DE CONFIANÇA PARA A POPULAÇÃO INTEIRA[*]

Até agora, os intervalos calculados sobre os quais pode-se ter um alto grau de confiança incluirão um *parâmetro populacional*, como μ ou p. É geralmente desejável determinar um intervalo de confiança para a *população em si*, mais comumente ao se definir a amplitude normal de alguma variável. A abordagem mais comum é tomar a amplitude definida por dois desvios-padrão em torno da média amostral, já que esse intervalo contém 95% dos indivíduos de uma população que segue a distribuição normal (Fig. 2.5). Na verdade, em uma linguagem cautelosa, essa regra foi sugerida no Capítulo 2. Quando a amostra utilizada para estimar a média e o desvio-padrão é grande (mais de 100 a 200 indivíduos), essa comum "regra geral" é razoavelmente acurada.

Infelizmente, muitos estudos são feitos com base em amostras muito menores (na ordem de 5 a 20 indivíduos). Com amostras pequenas como essa, o uso dessa regra de dois desvios-padrão subestima seriamente a amplitude dos prováveis valores a serem incluídos na população a partir da qual as amostras foram tomadas.

Por exemplo, a Figura 2.8 mostrou a população de alturas de todos os 200 marcianos, juntamente com os resultados de três amostras aleatórias de 10 marcianos cada. A Figura 2.8A mostrou que 95% de todos os marcianos possuem alturas entre 31 e 49 cm. A média e o desvio-padrão das alturas da população de todos os 200 marcianos são 40 e 5 cm, respectivamente. As três amostras ilustradas na Figura 2.8 geram estimativas da média de 41,5, 36 e 40 cm, e do desvio-padrão de 3,8, 5 e 5 cm, respectivamente. Pode utilizar a suposi-

---

[*] Intervalos de confiança para a população são também chamados de *limites de tolerância*. Os procedimentos derivados nesta seção são apropriados para analisar dados de uma população normalmente distribuída. Se a população segue outras distribuições, há procedimentos alternativos para o cálculo de intervalos de confiança para a população.

ção de que simplesmente calculou-se a amplitude definida por dois desvios-padrão *amostrais* acima e abaixo da média *amostral*, com a expectativa de que essa amplitude incluísse 95% da população. A Figura 7.6A mostra os resultados desses cálculos para cada uma das três amostras da Figura 2.8. A área clara define a amplitude de alturas reais que cobre 95% das alturas dos marcianos. Duas das três amostras geraram intervalos que não incluem 95% da população.

Esse problema surge porque tanto a média quanto o desvio-padrão amostrais são somente *estimativas* da média e do desvio-padrão populacionais e, assim, não podem ser utilizados de maneira intercambiável com a média e o desvio-padrão populacionais ao calcular a amplitude de valores populacionais. Para saber por que, deve-se considerar a amostra da Figura 2.8B que gerou estimativas da média e do desvio-padrão de 36 e 5 cm, respectivamente. Por sorte, a estimativa do desvio-padrão calculada a partir da amostra foi igual ao desvio-padrão populacional. A estimativa da média populacional, no entanto, foi baixa. Como resultado, o intervalo de dois desvios-padrão acima e abaixo da média amostral não alcançou um valor alto o bastante para cobrir 95% dos valores da população inteira. Devido a erros potenciais nas estimativas da média e do desvio-padrão populacionais, deve-se utilizar uma amplitude maior do que dois desvios-padrão em torno da média amostral de modo a ter certeza de incluir, pode-se dizer, 95% da população inteira. Entretanto, à medida que o tamanho da amostra utilizada para estimar a média e o desvio-padrão aumenta, a certeza com a qual pode-se utilizar essas estimativas para calcular a amplitude contemplada pela população inteira também aumenta. Desse modo, pode-se tomar menos múltiplos do desvio-padrão amostral ao calcular um intervalo que contenha uma proporção especificada dos indivíduos da população.

Especificar o intervalo de confiança para a população inteira é mais complexo do que especificar os intervalos de confiança discutidos até agora, porque deve-se especificar tanto a *fração da população* que se deseja que o intervalo cubra quanto a *segurança que se deseja ter de que qualquer intervalo ao acaso a cubra*. O tamanho do intervalo depende desses dois fatores e do tamanho da amostra utilizada para estimar a média e o desvio-padrão. O intervalo de confiança de $100(1 - \alpha)$ por cento para $100f$ por cento da população é

$$\overline{X} - K_\alpha s < X < \overline{X} + K_\alpha s$$

em que $\overline{X}$ e s são a média e o desvio-padrão amostrais e K_α é o número de desvios-padrão amostrais em torno da média amostral necessário para cobrir a parte desejada da população. A Figura 7.7 mostra $K_{0,05}$ como uma função do tamanho amostral para vários valores de f. Ele desempenha um papel similar a t_α ou z_α.

K_α é maior do que t_α (que é maior do que z_α) porque ele considera a incerteza nas estimati-

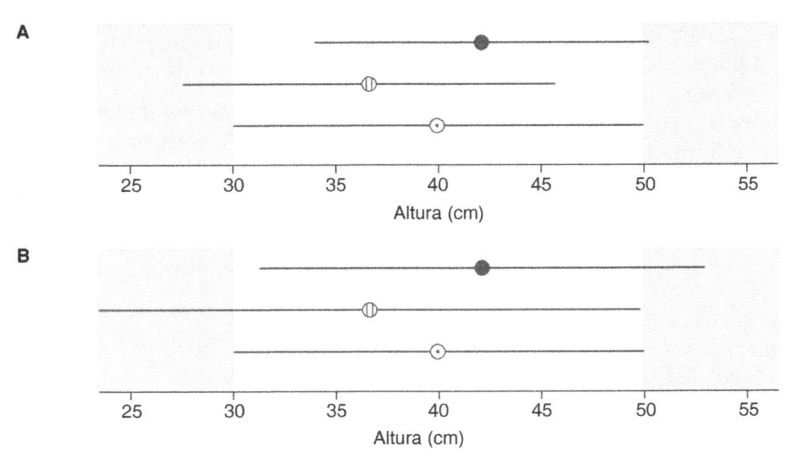

Figura 7.6 (A) Amplitude definida pela média amostral ±2 desvios-padrão para as três amostras de 10 marcianos mostradas na Figura 2.8. Duas das três amplitudes resultantes *não* cobrem a amplitude inteira que inclui 95% dos indivíduos da população (indicados pela área em branco). **(B)** Os intervalos de confiança de 95% para a população, calculados como a média amostral ±$K_{0,05}$ vezes o desvio-padrão amostral, cobrem a amplitude real que inclui 95% da população real; 95% de todos esses intervalos cobrirão 95% da amplitude da população real.

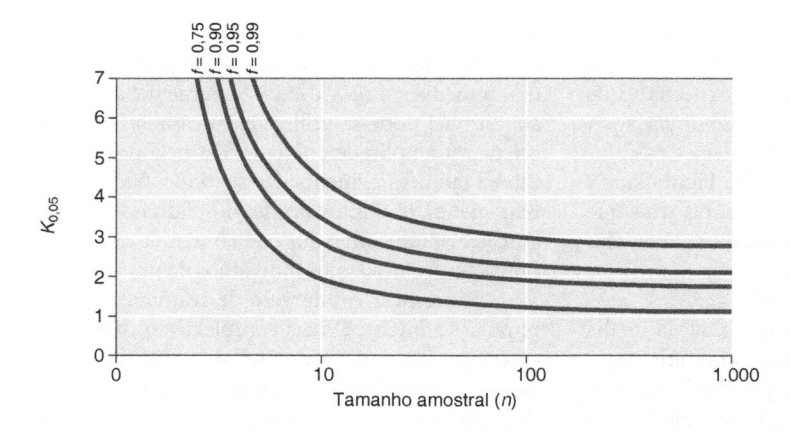

Figura 7.7 $K_{0,05}$ depende do tamanho da amostra n utilizada para estimar a média e o desvio-padrão e a fração f da população que se deseja que o intervalo inclua.

vas *tanto* da média *quanto do* desvio-padrão, em vez de considerar apenas a média.*

Pode-se observar que K_α pode ser muito maior do que 2 para tamanhos amostrais na amplitude de 5 a 25, o que é comum na pesquisa biomédica. Assim, tomar simplesmente dois desvios-padrão em torno da média pode subestimar substancialmente a amplitude da população da qual as amostras foram obtidas. A Figura 7.6B mostra o intervalo de confiança de 95% para 95% das alturas da população de marcianos, com base nas três amostras de 10 marcianos mostradas na Figura 2.8. Todos os três intervalos incluem 95% da população.

Como discutido no Capítulo 2, muitas pessoas confundem o erro-padrão da média com o desvio-padrão e consideram que a amplitude definida pela "média amostral ±2 erros-padrão da média" contempla cerca de 95% da população. Esse erro as leva a subestimar seriamente a amplitude possível de valores na população da qual a amostra foi obtida. Viu-se que, para tamanhos amostrais relativamente pequenos comuns na pesquisa biomédica, aplicar a regra dos dois desvios-padrão também pode subestimar a amplitude de valores na população subjacente.

■ PROBLEMAS

7.1 Encontre os intervalos de confiança de 90 e 95% para os níveis médios de bifenil policlorado (PCB, do inglês *polychlorinated biphenyl*) com base no Problema 2.3.

---
*Para uma derivação de K_α que claramente mostra como ele se relaciona aos limites de confiança para a média e o desvio-padrão, ver Lewis AE. Tolerance limits and indices of discrimination. *Biostatistics*. New York: Reinhold; 1966:chap 12.

7.2 Encontre o intervalo de confiança de 95% para a diferença na produção média de adenosina trifosfato (ATP, do inglês *adenosine triphosphate*) por grama nos dois grupos de crianças do Problema 3.1. Com base nesse intervalo de confiança, a diferença é significativa para $P < 0,05$?

7.3 Encontre os intervalos de confiança de 95% para as proporções de resultados adversos e o intervalo de confiança de 95% para a diferença nas taxas de resultados adversos do Problema 5.1. Compare esse resultado com o teste de hipótese do Problema 5.1.

7.4 Encontre os intervalos de confiança de 95% para a diferença média nas distâncias caminhadas em seis minutos para os dois grupos de teste do Problema 4.3. Compare esse resultado com o teste de hipótese do Problema 4.3.

7.5 Encontre os intervalos de confiança de 95% para as porcentagens de artigos com resultados favoráveis nas duas classes de estudos do Problema 5.6.

7.6 Utilize os dados do Problema 2.4 para encontrar o intervalo de confiança de 95% para 90 e 95% da população de concentrações de PCB em adultos japoneses. Plote esses intervalos juntamente com as observações.

7.7 Retrabalhe o Problema 5.5 utilizando intervalos de confiança.

7.8 Retrabalhe o Problema 5.11 utilizando intervalos de confiança.

7.9 Retrabalhe o Problema 5.12 utilizando intervalos de confiança.

7.10 Retrabalhe o Problema 5.13 utilizando intervalos de confiança.

7.11 Retrabalhe o Problema 5.14 utilizando intervalos de confiança.

8
Como testar tendências

O primeiro problema estatístico apresentado neste livro, em conexão com a Figura 1.2A, tratou sobre um medicamento que se pensava ser diurético, mas o experimento não pode ser analisado utilizando os procedimentos existentes. Sendo assim, foi selecionado um grupo de pessoas diferentes e foram dadas a elas diferentes doses do medicamento diurético, depois foi medida a produção de urina. As pessoas que receberam doses maiores do medicamento produziram mais urina. O problema estatístico em questão é se o padrão resultante de pontos, que relacionam produção de urina à dose administrada de remédio, fornece evidência suficiente para concluir que o remédio aumenta a produção de urina proporcionalmente à dosagem do medicamento. Este capítulo desenvolve as ferramentas para analisar os resultados desses experimentos. Será estimado o quanto uma variável aumenta (ou diminui) em média enquanto a outra variável muda com uma *linha de regressão* e quantificar a *força* dessa associação com o *coeficiente de correlação*.*

MAIS SOBRE OS MARCIANOS

Assim como em todos os outros procedimentos estatísticos, deseja-se utilizar uma amostra tomada ao acaso a partir de uma população para fazer inferências sobre esta população. Os Capítulos 3 e 4 discutiram populações nas quais os membros são normalmente distribuídos, com média μ e desvio-padrão σ, e utilizaram estimativas desses parâmetros para realizar testes estatísticos (como F e t) que permitiram examinar se um determinado tratamento *discreto* afetou ou não o valor médio da variável de interesse. Agora, será adicionado outro procedimento paramétrico, a *regressão linear*, para analisar experimentos nos quais as amostras são tomadas de populações caracterizadas por uma resposta média que varia *continuamente* com o tamanho do tratamento. Para entender a natureza dessa população e de suas amostras aleatórias associadas, retornar-se-á a Marte, onde será possível examinar toda a população de 200 marcianos.

A Figura 2.1 mostrou que as alturas dos marcianos são normalmente distribuídas, com média igual a 40 cm e desvio-padrão de 5 cm. Além de medir a altura de cada marciano, cada um deles será pesado também. A Figura 8.1 mostra um gráfico no qual cada ponto representa a altura x e o peso y de um marciano. Como observou-se a *população inteira*, não há dúvida de que marcianos altos tendem a ser mais pesados do que marcianos baixos.

Existem várias conclusões que podem ser tiradas sobre a altura e o peso dos marcianos, assim como a relação entre essas duas variáveis. Como visto no Capítulo 2, as alturas são normalmente distribuídas, com média $\mu = 40$ cm e desvio-padrão $\sigma = 5$ cm. Os valores de peso também são normalmente distribuídos, com média $\mu = 12$ g e desvio-padrão $\sigma = 2,5$ g. Entretanto, a característica mais impressionante da Figura 8.1 é que o *peso médio dos marcianos em cada altura* aumenta na medida em que a altura aumenta.

---

* Regressão linear simples é um caso especial de um método mais geral de *regressão múltipla*, no qual há múltiplas variáveis independentes. Para uma discussão sobre regressão múltipla e métodos relacionados semelhante à descrita neste livro, ver Glantz SA, Slinker BK. *Primer of Applied Regression and Analysis of Variance*, 2nd ed. New York: McGraw-Hill; 2001.

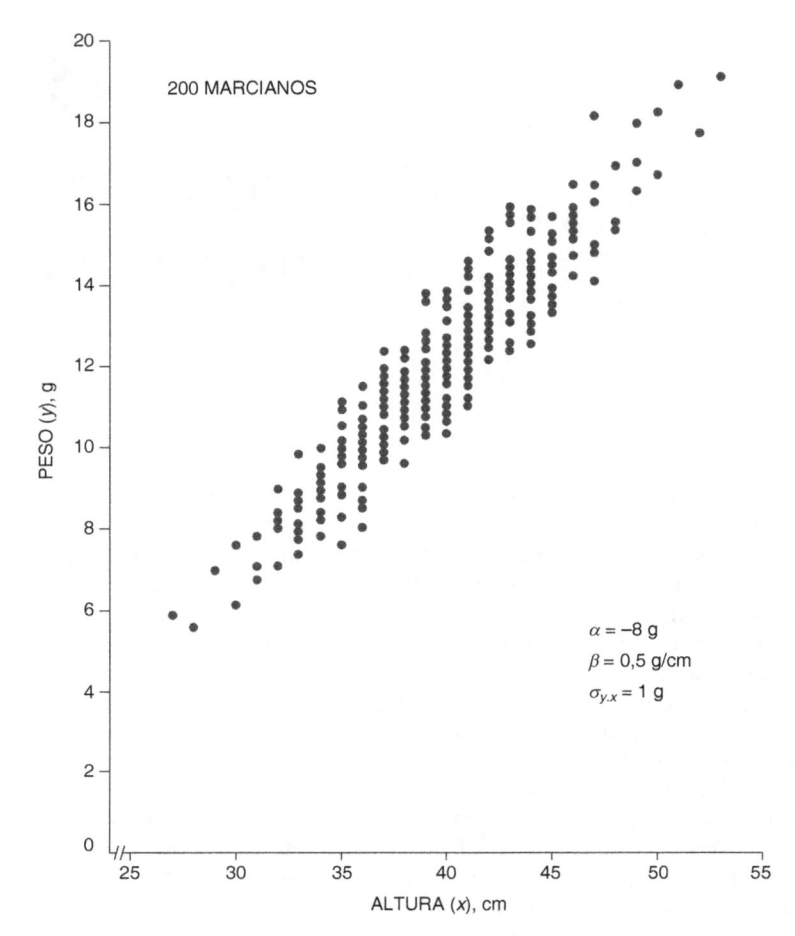

Figura 8.1 Relação entre altura e peso na população de 200 marcianos, em que cada marciano é representado por um círculo. Os pesos para cada dada altura seguem uma distribuição normal. Além disso, o peso médio dos marcianos a cada dada altura aumenta linearmente com a altura, e a variabilidade do peso em uma dada altura é a mesma, independentemente da altura. A população deve apresentar essas características para que sejam realizadas adequadamente as análises de regressão linear e correlação.

($\alpha = -8$ g; $\beta = 0{,}5$ g/cm; $\sigma_{y.x} = 1$ g)

Por exemplo, os marcianos que têm 32 cm de altura pesam 7,1, 7,9, 8,3 e 8,8 g. Assim, o peso médio de marcianos com 32 cm de altura é 8 g. Os oito marcianos que medem 46 cm de altura pesam 13,7, 14,5, 14,8, 15,0, 15,1, 15,2, 15,3 e 15,8 g, portanto o peso médio de marcianos com 46 cm de altura é 15 g. A Figura 8.2 mostra que o peso médio dos marcianos em cada altura aumenta *linearmente* com o aumento da altura.

Entretanto, essa linha não permite predizer o peso de *um indivíduo* marciano se o valor de sua altura for conhecido. Por que não? Porque existe variabilidade entre os marcianos de mesma altura. A Figura 8.1 mostra que o desvio-padrão dos valores de peso dos marcianos de *uma dada altura* é cerca de 1 g. É preciso distinguir este desvio-padrão daquele desvio-padrão dos pesos de todos os marcianos, calculados sem levar em conta o fato de que o peso médio varia com a altura.

Parâmetros populacionais

Agora serão definidos alguns termos e símbolos novos para que se possa generalizar a partir dos marcianos para outras populações que apresentem características similares. Como está sendo considerado que o peso varia em relação à altura, pode-se chamar altura de *variável independente x* e o peso, *variável dependente y*. Em alguns casos, incluindo o exemplo, pode-se apenas *observar* a variável independente e utilizá-la para *predizer* o valor médio esperado da variável dependente. (Existe variabilidade na variável dependente para cada valor da variável independente.) Já em outras situações, que incluem experimentos controlados, é possível *manipular* a variável independente para controlar, com alguma incerteza, o valor da variável dependente. No primeiro caso, é somente possível identificar uma *associação* entre duas variá-

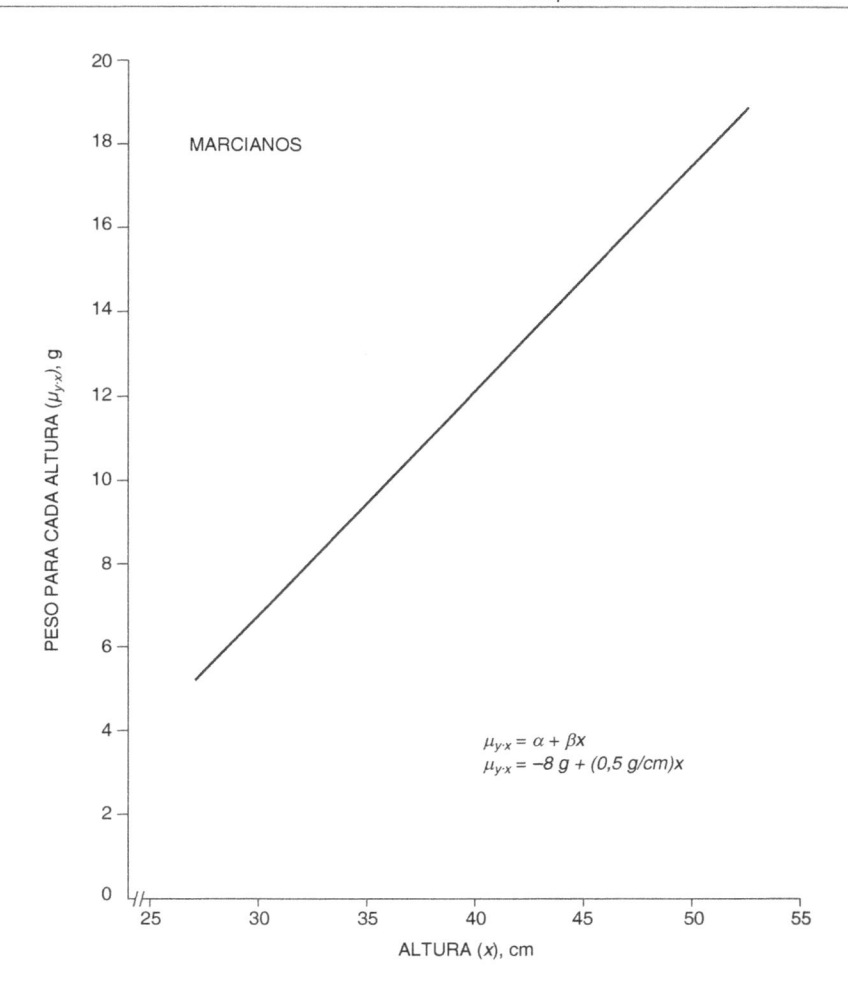

Figura 8.2 Linha de valores médios da população de marcianos da Figura 8.1.

$$\mu_{y \cdot x} = \alpha + \beta x$$
$$\mu_{y \cdot x} = -8\ g + (0{,}5\ g/cm)x$$

veis, enquanto no segundo caso é possível estabelecer uma relação *causal* entre elas.*

---

* Em um estudo observacional, as análises estatísticas somente permitem a identificação de uma associação. Para identificar relações causais, geralmente é necessária alguma evidência independente para explicar o mecanismo biológico (ou outro) que deu origem à associação observada. Por exemplo, o fato de alguns estudos epidemiológicos demonstrarem associação entre fumo passivo e doenças do coração, juntamente com estudos laboratoriais mostrando efeitos a curto prazo do fumo passivo e dos constituintes da fumaça sobre o coração, permitem concluir que fumo passivo *causa* doenças cardíacas. Para mais detalhes sobre como uma variedade de evidências é combinada para utilizar estudos observacionais como uma *parte* de um caso para relação causal, ver Glantz SA, Parmley WW. Passive smoking and heart disease: epidemiology, physiology, and biochemistry. *Circulation*. 1991;83:1-12 e Barnoya J, Glantz S. Cardiovascular effects of second-hand smoke: nearly as large as smoking. *Circulation* 2005;111:2684-2698.

Para cada valor da variável independente x é possível obter o valor médio de todos os valores da variável dependente correspondente a esse valor de x. Foi mostrada essa média $\mu_{y \cdot x}$ para indicar que essa é a média de todos os valores de y na população para um dado valor de x. Essas médias se posicionam ao longo de uma linha reta dada por

$$\mu_{y \cdot x} = \alpha + \beta x$$

em que α é o intercepto e β é a inclinação[†] da *linha de médias*. Por exemplo, a Figura 8.2 mostra que, em média, o peso médio dos marcianos aumenta

---

[†] Infelizmente, o uso de α e β desta maneira é uma convenção estatística, mesmo que essas duas letras gregas também sejam utilizadas para denominar o tamanho dos erros de Tipo I e Tipo II no teste de hipótese. O significado de α deve ficar claro pelo contexto. Neste capítulo, β sempre fará referência à inclinação da linha de médias.

0,5 g para cada aumento de 1 cm de altura. Então, a inclinação β de $\mu_{y \cdot x}$ com a linha de x é 0,5 g/cm. O intercepto α dessa linha é de -8 g. Portanto,

$$\alpha_{y \cdot x} = -8 \text{ g} + (0,5 \text{ g/cm})x$$

Existe variabilidade na linha de médias. Para cada valor da variável independente x, os valores de y para a população são normalmente distribuídos com média $\mu_{y \cdot x}$ e desvio-padrão $\sigma_{y \cdot x}$. Essa notação indica que $\sigma_{y \cdot x}$ é o desvio-padrão dos pesos (y) calculado após se saber que o peso médio varia com a altura (x). Como mostrado anteriormente, a variação residual da linha de médias dos marcianos é de 1 g; $\sigma_{y \cdot x} = 1$ g. O montante dessa variabilidade é um fator importante para determinar o quão útil é a linha de médias para predizer o valor da variável dependente (p. ex., peso), quando se sabe o valor da variável independente (p. ex., altura). Os métodos desenvolvidos a seguir necessitam que esse desvio-padrão seja *o mesmo* para todos os valores de x. Em outras palavras, a variabilidade da variável dependente na linha de médias é a mesma, independentemente do valor da variável independente.

Em resumo, serão analisados os resultados do experimento no qual as observações foram obtidas a partir de populações com estas características:

- A média da população da variável dependente, para um dado valor da variável independente, aumenta (ou diminui) linearmente com o aumento da variável independente.

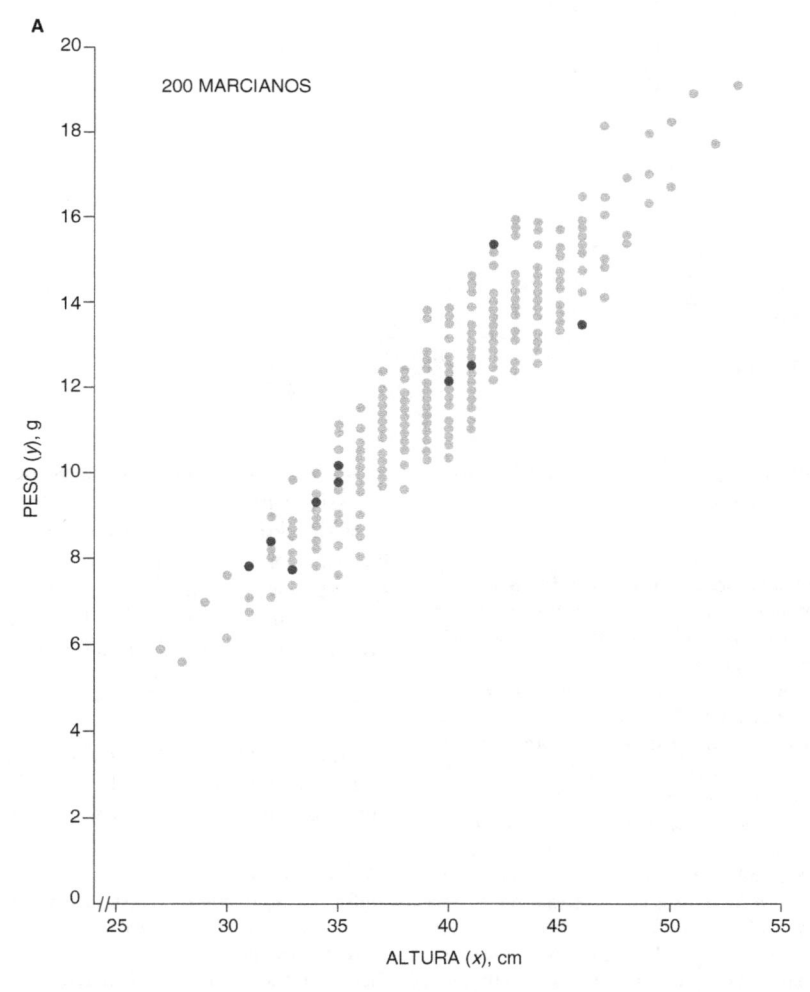

Figura 8.3 Uma amostra aleatória de 10 marcianos, mostrando **(A)** os membros da população que foram selecionados com **(B)** a amostra da maneira como ela aparece para o investigador. *(continua)*

- Para cada valor da variável independente, os valores possíveis da variável dependente são normalmente distribuídos.
- O desvio-padrão da população da variável dependente sobre a sua média para qualquer valor da variável independente será o mesmo para todos os valores da variável independente.

Os parâmetros dessa população são α e β, que definem a linha de médias, a média da população da variável dependente para cada valor da variável independente, e $\sigma_{y \cdot x}$, que define a variabilidade sobre a linha de médias.

Agora, a atenção será voltada ao problema de estimar esses parâmetros a partir de amostras obtidas aleatoriamente dessas populações.

COMO ESTIMAR TENDÊNCIAS A PARTIR DE UMA AMOSTRA

Considerando que observou-se a população inteira de marcianos, não há incerteza em como o peso varia com a altura. Essa situação difere dos problemas reais, em que não pode-se observar todos os indivíduos de uma população e tem-se que inferir hipóteses sobre ela a partir de uma amostra limitada que espera-se ser representativa. Para compreender a informação que essas amostras contêm, será considerada a amostra de 10 indivíduos selecionados aleatoriamente da população de 200 marcianos. A Figura 8.3A mostra os 10 indivíduos da população que seriam selecionados; a Figura 8.3B mostra o que o investigador ou leitor veria.

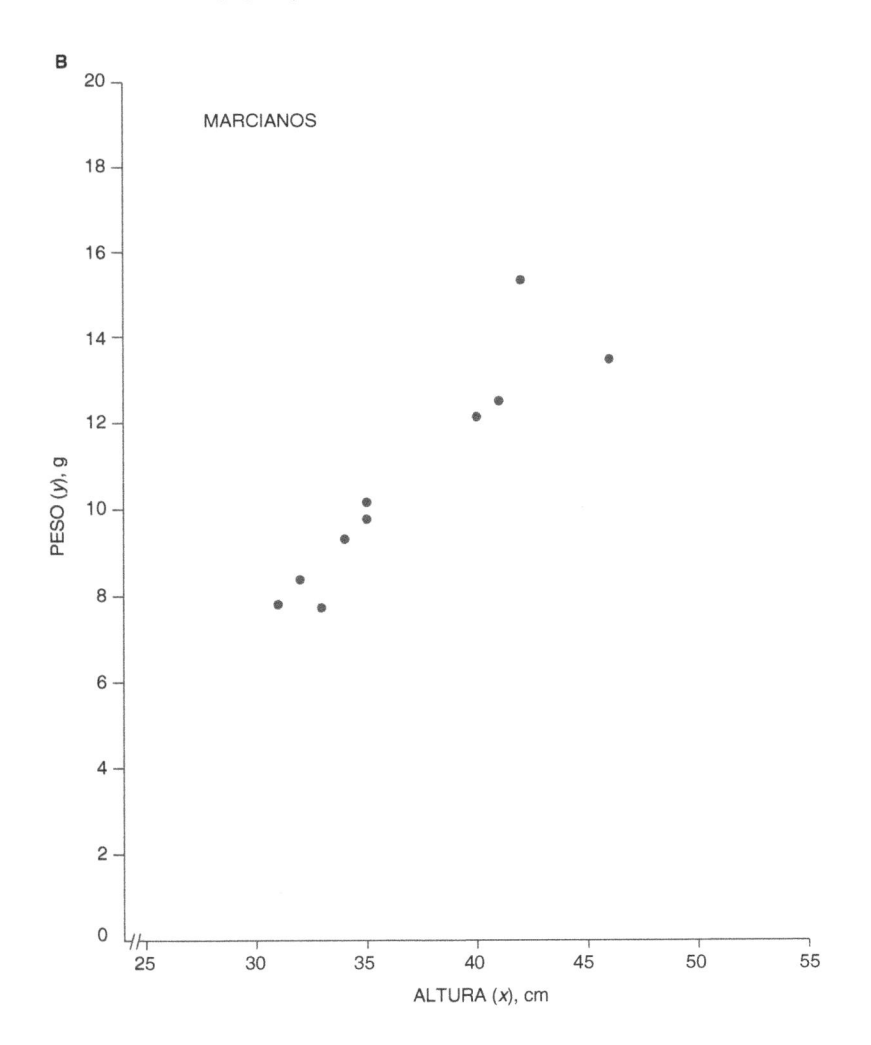

Figura 8.3 *(Continuação)*

O que os dados da Figura 8.3B permitem dizer sobre a população subjacente? Qual é a confiabilidade dos resultados obtidos?

Basta olhar para a Figura 8.3B para perceber que o peso aumenta com a altura entre esses 10 indivíduos *dessa* amostra. O problema aqui é, entretanto: o peso varia com a altura na população da qual a amostra foi tirada? Apesar de tudo, existe uma chance de que a amostra não seja representativa, assim como na Figura 1.2. Antes que se possa testar a hipótese de que a tendência aparente nos dados é devido ao acaso, em vez de ser uma tendência verdadeira da população, é necessário estimar a tendência populacional a partir da amostra. Isso resume-se a estimar o intercepto α e a inclinação β da linha de médias.

A melhor reta através dos dados

Serão estimados os parâmetros α e β utilizando o intercepto e a inclinação, a e b, de uma linha reta disposta através dos pontos amostrais. A Figura 8.4 mostra a mesma amostra da Figura 8.3B, com quatro propostas de retas, chamadas de I, II, III e IV. A reta I é obviamente inapropriada, pois ela nem mesmo passa pelos dados. Já a reta II passa pelos dados, mas tem uma inclinação muito mais íngreme do que eles sugerem. As retas III e IV parecem mais razoáveis; ambas passam ao longo do aglomerado de pontos. Qual das retas é a melhor?

Para selecionar a melhor reta e obter as estimativas a e b de α e β, é preciso definir exatamente o que "melhor" significa. Antes de chegar até es-

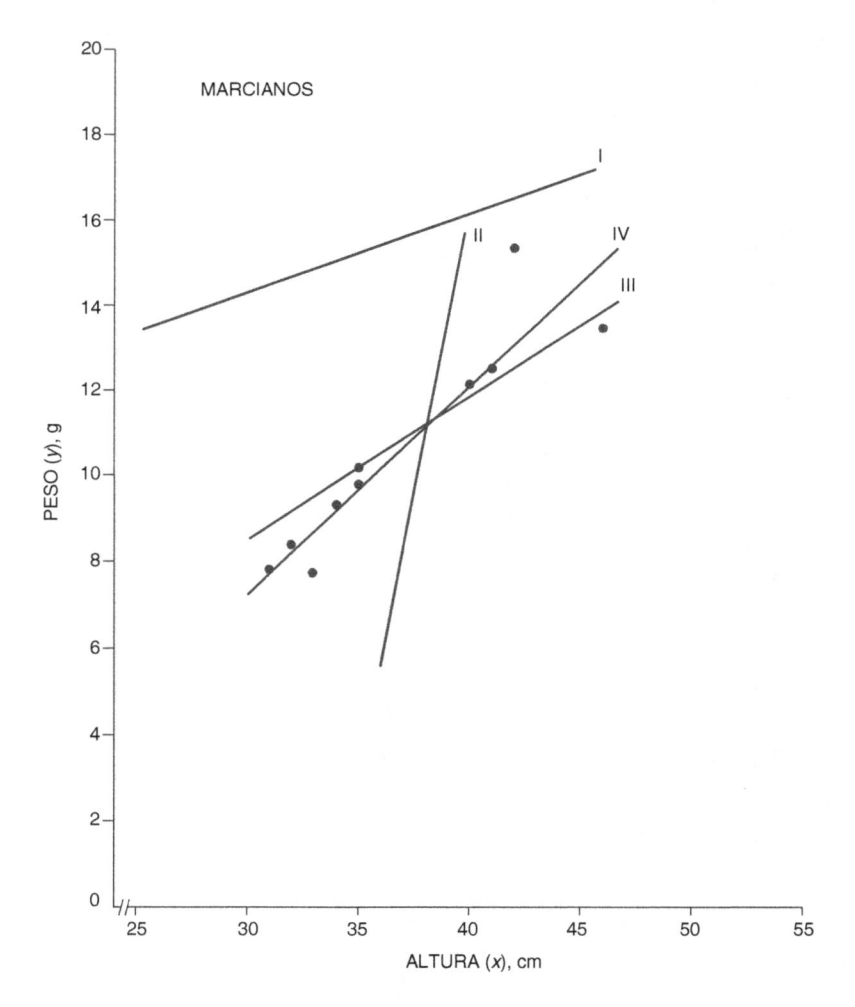

Figura 8.4 Quatro linhas retas possíveis para estimar a linha de médias da amostra na Figura 8.3. As retas I e II são candidatas pouco prováveis, pois estão mais distantes da maioria das observações. As retas III e IV são mais prováveis.

sa definição, deve-se pensar no porquê de a reta II parecer melhor que a reta I e a reta III parecer melhor que a reta II. A "melhor" reta aqui é aquela que mais se aproxima de todos os pontos da amostra como um todo. Em outras palavras, se quer selecionar a reta que minimiza a variabilidade total entre os dados e a própria reta. Quanto mais distante da reta estiver algum ponto, mais ela irá diferir dos dados, será selecionada a que apresentar a menor variabilidade total entre os valores observados e os valores preditos pela reta.

O problema é definir uma medida de variabilidade para depois selecionar valores de a e b que minimizem essa variação. Deve-se lembrar que quantificou-se a variabilidade de uma população a partir da variância (ou desvio-padrão) calculando a soma dos desvios em relação à média ao quadrado e dividindo pelo tamanho amostral, n, menos 1. Agora, seguindo a mesma ideia, serão utilizados a *soma dos quadrados das diferenças entre os valores observados da variável dependente e o valor na reta para um mesmo valor da variável independente* como medida do quanto qualquer reta varia em relação aos dados. Esses desvios foram elevados ao quadrado para que valores positivos e negativos contribuam igualmente. A Figura 8.5 mostra os desvios associados às retas III e IV da Figura 8.4. A soma dos desvios ao quadrado é menor para a reta IV do que para a reta III, então ela é a melhor reta. De fato, é possível provar matematicamente que a reta IV é a que apresenta a menor soma de desvios ao quadrado entre as observações e a reta,[*] fazendo dela a "melhor" reta. Por essa razão, esse procedimento é frequentemente chamado de *método dos mínimos quadrados* ou *regressão dos mínimos quadrados*.

A reta resultante é chamada de *reta de regressão* de y sobre x (nesse caso, a reta de regressão do peso sobre a altura). A equação da reta de regressão é

$$\hat{y} = a + bx$$

$\hat{y}$ indica o valor de y na regressão para um dado valor de x. Essa notação o distingue do valor observado da variável dependente Y. O intercepto a é dado por

$$a = \frac{(\sum Y)(\sum X^2) - (\sum X)(\sum XY)}{n(\sum X^2) - (\sum X)^2}$$

e a inclinação é dada por

$$b = \frac{n(\sum XY) - (\sum X)(\sum Y)}{n(\sum X^2) - (\sum X)^2}$$

em que X e Y são as coordenadas dos n pontos da amostra.[†]

A Tabela 8.1 mostra esses cálculos para a amostra de 10 pontos da Figura 8.3B. Conforme a tabela, $n = 10$, $\Sigma X = 369$ cm, $\Sigma Y = 103,8$ g, $\Sigma X^2 = 13.841$ cm², e $\Sigma XY = 3.930,1$ g · cm. Substituir esses valores na equação do intercepto e da inclinação para encontrar

$$a = \frac{(103,8 \text{ g})(13.841 \text{ cm}^2) - (369 \text{ cm})(3.930,1 \text{ g} \cdot \text{cm})}{10(13.841 \text{ cm}^2) - (369 \text{ cm})^2}$$
$$= -6,0 \text{ g}$$

e

$$b = \frac{10(3.930,1 \text{ g} \cdot \text{cm}) - (369 \text{ cm})(103,8 \text{ g})}{10(13.841 \text{ cm}^2) - (369 \text{ cm})^2} = 0,44 \text{g/cm}$$

A reta IV, nas Figuras 8.4 e 8.5B é a reta de regressão.

$$\hat{y} = -6,0 \text{ g} + (0,44 \text{ g/cm})x$$

Esses dois valores são estimativas dos parâmetros populacionais, $\alpha = -8$ g e $\beta = 0,5$ g/cm, o intercepto e a inclinação da linha de médias. A linha mais clara na Figura 8.5B mostra a linha de médias.

Variabilidade sobre a reta de regressão

Há a reta de regressão para estimar a linha de médias, mas ainda é necessária a estimativa de variabilidade dos indivíduos da população sobre a linha de médias, $\sigma_{y \cdot x}$. Esse parâmetro será estimado pelo cálculo da raiz quadrada do desvio-padrão "médio" dos dados sobre a reta de regressão

$$s_{y \cdot x} = \sqrt{\frac{\sum (Y - \hat{y})^2}{n - 2}} = \sqrt{\frac{\sum [Y - (a + bX)]^2}{n - 2}}$$

em que $a + bX$ é o valor de $\hat{y}$ na reta de regressão correspondente à observação em X; Y é o valor ob-

---

[*] Para esta comprovação e a derivação das fórmulas de inclinação e intercepto da reta, ver Glantz SA, Slinker BK. *Primer of Applied Regression and Analysis of Variance*, 2 ed. New York: McGraw-Hill; 2001, 19.

[†] Os cálculos podem ser simplificados obtendo-se o b primeiro, calculando depois o a a partir de $a = \bar{Y} - b\bar{X}$, em que $\bar{Y}$ e $\bar{X}$ são as médias de todas as observações das variáveis dependente e independente, respectivamente.

Tabela 8.1 Cálculo da reta de regressão da Figura 8.5B

Altura observada X (cm)	Peso observado Y (g)	X^2 (cm^2)	XY (g · cm)
31	7,8	961	241,8
32	8,3	1.024	265,6
33	7,6	1.089	250,8
34	9,1	1.156	309,4
35	9,6	1.225	336,0
35	9,8	1.225	343,0
40	11,8	1.600	472,0
41	12,1	1.681	496,1
42	14,7	1.764	617,4
46	13,0	2.116	598,0
369	103,8	13.841	3.930,1

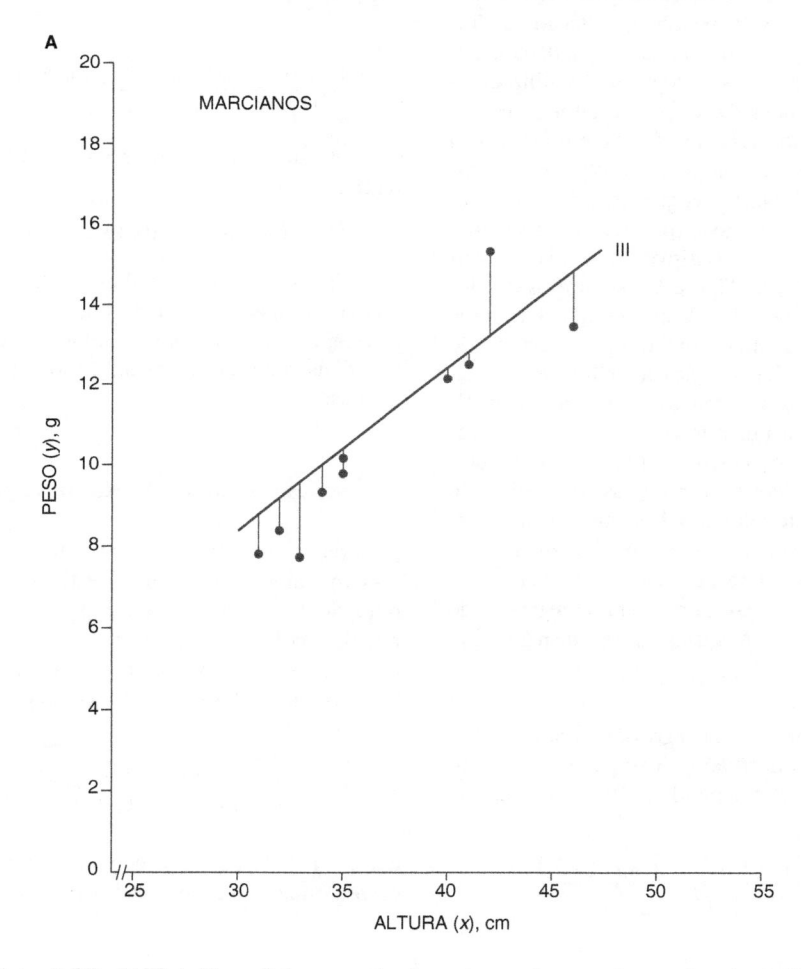

Figura 8.5 Retas III **(A)** e IV **(B)** da Figura 8.4, com os desvios entre as retas e as observações. A reta IV está associada a uma menor soma de quadrados dos desvios entre a reta de regressão e os valores observados da variável dependente. As linhas verticais indicam os desvios. A linha preta indica a linha de médias para a população de marcianos da Figura 8.1. A reta de regressão se aproxima da linha de médias, mas elas não coincidem precisamente. A reta III está associada a desvios maiores do que a reta IV. *(continua)*

servado real de y; $Y - (a + bX)$ é o quanto a observação desvia da reta de regressão; e Σ indica a soma, ao longo de todos os pontos, dos quadrados desses desvios $[Y - (a + bX)]^2$. Dividiu-se por $n - 2$ em vez de dividir por n por razões análogas a dividir por $n - 1$ quando calcula-se o desvio-padrão da amostra como uma estimativa do desvio-padrão da população. Considerando que a amostra não terá tanta variabilidade quanto a população, é necessário diminuir o denominador quando se calcula o desvio-padrão "médio" da reta para compensar a subestimativa da variabilidade populacional.

$s_{y \cdot x}$ é chamado de *erro-padrão da estimativa*. Ele é relacionado aos desvios-padrão das variáveis dependente e independente e a inclinação e intercepto da reta de regressão, de acordo com

$$s_{y \cdot x} = \sqrt{\frac{n-1}{n-2}(s_Y^2 - b^2 s_X^2)}$$

em que s_Y e s_X são os desvios-padrão das variáveis dependente e independente, respectivamente.

Para a amostra da Figura 8.3B (e da Tab. 8.1), $s_X = 5,0$ cm e $s_Y = 2,4$ g, então

$$s_{y \cdot x} = \sqrt{\frac{9}{8}[2,4^2 - 0,44^2(5,0^2)]} = 1,02 \text{ g}$$

Esse número é uma estimativa da real variabilidade da linha de médias, $\sigma_{y \cdot x} = 1$ g.

Erros-padrão dos coeficientes de regressão

Assim como a média amostral é apenas uma estimativa da média populacional verdadeira, a inclinação e o intercepto da reta de regressão são apenas estimativas dos valores de inclinação e o in-

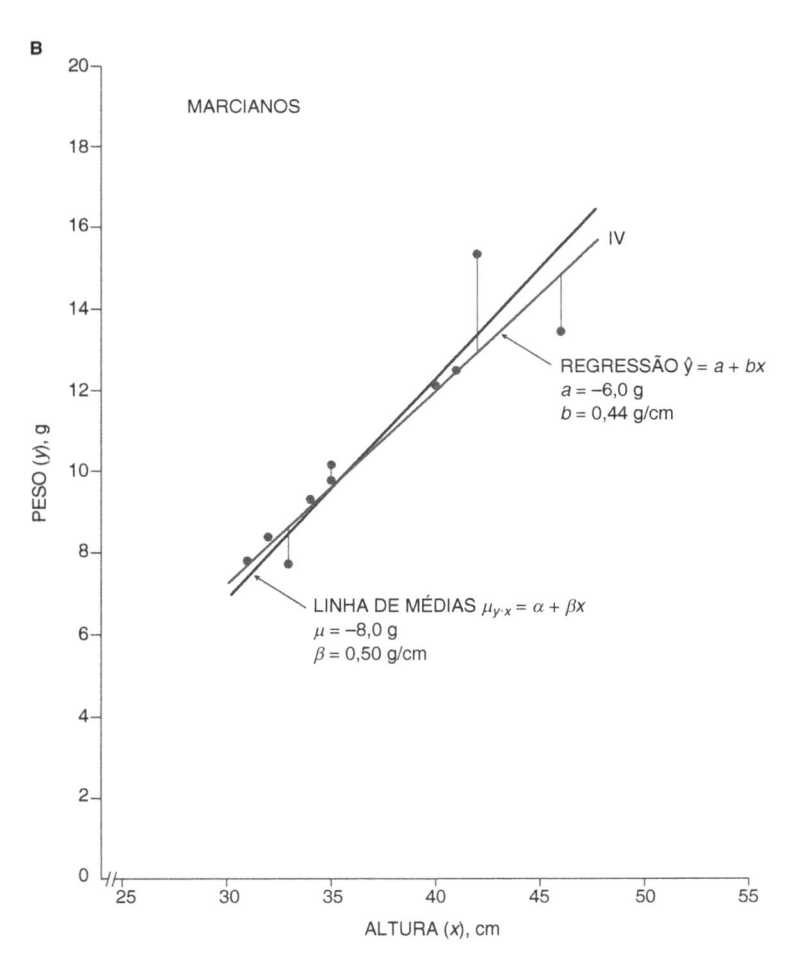

Figura 8.5 *(Continuação)*

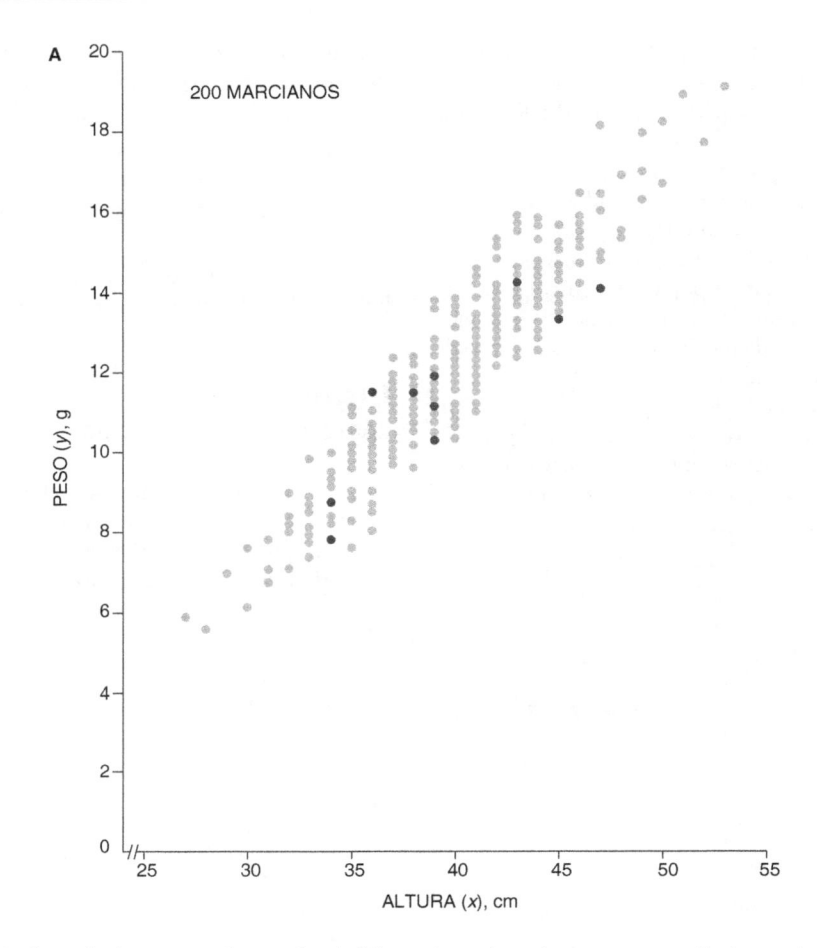

Figura 8.6 Esta figura ilustra a segunda amostra de 10 marcianos tomada ao acaso a partir da população da Figura 8.1. Ela é associada a uma reta de regressão diferente daquela computada para a primeira amostra, mostrada na Figura 8.5A. *(continua)*

tercepto da reta das médias populacionais. Além disso, assim como diferentes amostras levam a diferentes estimativas da média populacional, amostras diferentes levarão a diferentes retas de regressão também. Afinal, não há nada de especial com a amostra da Figura 8.3. A Figura 8.6A mostra outra amostra de 10 indivíduos tomada ao acaso a partir da população total de marcianos. A Figura 8.6B mostra o que o profissional de estatística veria. Como na amostra da Figura 8.3B, os resultados para essa amostra também sugerem que marcianos mais altos tendem a ser mais pesados, mas a relação parece ser um pouco diferente daquela encontrada na primeira amostra. Essa amostra gera estimativas de $a = -4,0$ g e $b = 0,38$ g/cm, que são as estimativas de intercepto e inclinação da linha de médias.

Existe uma população de valores possíveis para a e b correspondentes a todas as possíveis amostras de um determinado tamanho que possam ser tomadas a partir da população da Figura 8.1. A distribuição de todos os valores possíveis de a e b tem médias α e β, respectivamente, e desvios-padrão σ_a e σ_b chamados de *erro-padrão do intercepto* e *erro-padrão da inclinação*, respectivamente.

Esses erros padrão podem ser utilizados da mesma maneira que utiliza-se o erro-padrão das médias e o erro-padrão da proporção. Especificamente, serão utilizados para testar hipóteses e calcular intervalos de confiança para os coeficientes de regressão e para a própria equação de regressão.

O desvio-padrão da população de todos os possíveis valores para o intercepto da reta de re-

B

[Gráfico: MARCIANOS — PESO (y), g vs ALTURA (x), cm]

RETA DE REGRESSÃO
$a = -4{,}0$ g
$b = 0{,}38$ g/cm

LINHA DE MÉDIAS
$\mu = -8{,}0$ g
$\beta = 0{,}50$ g/cm

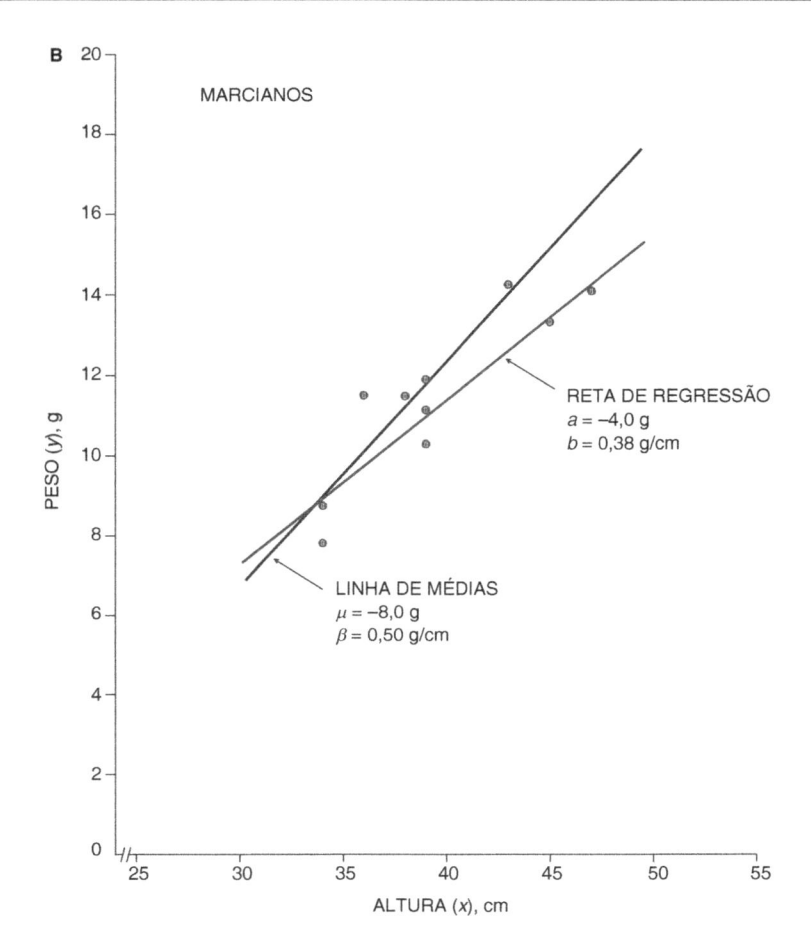

Figura 8.6 *(Continuação)*

gressão, o *erro-padrão do intercepto*, pode ser estimado a partir de uma amostra usando[*]

$$s_a = s_{y \cdot x} \sqrt{\frac{1}{n} + \frac{\overline{X}^2}{(n-1)s_{\overline{X}}^2}}$$

O *erro-padrão da inclinação* da reta de regressão é o desvio-padrão da população de todos os possíveis valores de inclinação da reta. Sua estimativa é

$$s_b = \frac{1}{\sqrt{n-1}} \frac{s_{y \cdot x}}{s_X}$$

A partir dos dados da Figura 8.3B e da Tabela 8.1 é possível calcular os erros-padrão da inclinação e do intercepto como

$$s_a = (1{,}02 \text{ g})\sqrt{\frac{1}{10} + \frac{(36{,}9 \text{ cm})^2}{(10-1)(5{,}0 \text{ cm})^2}} = 2{,}6 \text{ g}$$

e

$$s_b = \frac{1}{\sqrt{10-1}} \frac{1{,}02 \text{ g}}{5{,}0 \text{ cm}} = 0{,}064 \text{ g/cm}$$

---

[*] Para obter a derivação destas fórmulas, ver Neter J, Kutner MH, Nachtsheim CJ, Wasserman W. Inferences in regression analysis. *Applied Linear Statistical Models: Regression, Analysis of Variance, and Experimental Designs*. Boston: WCB McGraw-Hill; 1996:chap 2.

Assim como a média amostral, a e b são calculados a partir da soma das observações. Como a distribuição de todos os possíveis valores de média amostral, todos os possíveis valores de a e b tendem a ser normalmente distribuídos. (Esse resultado é mais uma consequência do teorema do limite-central.) Os valores específicos de a e b associados à reta de regressão são, então, aleatoriamente selecionados a partir de populações normalmente distribuídas. Sendo assim, esses erros-padrão podem ser utilizados para calcular os intervalos de confiança e testar hipóteses sobre o intercepto e a inclinação da linha de médias utilizando-se a distribuição t, como foi feito para a média amostral no Capítulo 7.

Quão convincente é a tendência?

Podem ser testadas várias hipóteses sobre as retas de regressão, porém, a mais comum e importante é que a inclinação da linha de médias é igual a zero. Essa hipótese é equivalente a estimar a probabilidade de a tendência ser tão forte ou mais forte do que os dados mostram *quando não há nenhuma relação* entre as variáveis dependente e independente. O valor resultante de P quantifica a certeza com a qual se pode rejeitar a hipótese de que não há tendência *linear* de relação entre duas variáveis.*

Considerando que a população de valores possíveis de inclinação para a reta de regressão apresenta uma distribuição aproximadamente normal, pode-se, então, utilizar a definição geral da estatística t

$$t = \frac{\text{Estimativa do parâmetro} - \text{valor real do parâmetro populacional}}{\text{Erro-padrão do parâmetro estimado}}$$

para testar a hipótese. A expressão matemática equivalente é

$$t = \frac{b - \beta}{s_b}$$

Esta equação permite testar a hipótese de que não há nenhuma tendência na população da qual a amostra foi tirada, ou seja, $\beta = 0$, utilizando ambas as abordagens de teste de hipóteses abordadas anteriormente.

Para uma abordagem de teste de hipótese clássica (como no Cap. 4), colocar β como zero na equação anterior e calcular

$$t = \frac{b}{s_b}$$

após, comparar o valor resultante de t com o valor crítico de t_α definindo os percentuais dos 100α valores mais extremos de t que ocorreriam se a hipótese de que não há tendência na população fosse verdade.

Por exemplo, os dados da Figura 8.3B (e da Tab. 8.1) geraram valores de $b = 0{,}44$ g/cm e $s_b = 0{,}064$ g/cm para uma amostra de 10 pontos. Consequentemente, $t = 0{,}44/0{,}064 = 6{,}875$, o que excede o valor de 5,041, que é o valor de t correspondente para $P < 0{,}001$ com $v = 10 - 2 = 8$ graus de liberdade (da Tab. 4.1). Portanto, é pouco provável que esta amostra tenha sido obtida a partir de uma população na qual não haja nenhuma relação entre as variáveis dependente e independente, ou seja, peso e altura. Esses dados podem ser utilizados para afirmar que o peso aumenta com o aumento da altura ($P < 0{,}001$).

Assim como em todos os testes de hipótese estatísticos, é claro que um valor baixo de P não garante que realmente haja uma tendência na população, apenas significa que é improvável que não haja. Por exemplo, a amostra da Figura 1.2A é associada a um valor de $P < 0{,}0005$. Porém, assim como a Figura 1.2B mostra, não existe uma tendência na população como um todo.

Ao testar a hipótese de que não há tendência na população utilizando intervalos de confiança, seria utilizada a definição anterior de t para encontrar o $100(1 - \alpha)$ por cento do intervalo de confiança para a inclinação da reta de regressão,

$$b - t_\alpha s_b < \beta < b + t_\alpha s_b$$

É possível calcular o intervalo de confiança de 95% para o β substituindo o valor de $t_{0{,}05}$ com $v = n - 2 = 10 - 2 = 8$ graus de liberdade, 2,306, nesta equação com os valores observados de b e s_b

$$0{,}44 - 2{,}306 \cdot 0{,}064 < \beta < 0{,}44 + 2{,}306 \cdot 0{,}064$$
$$0{,}29 \text{ g/cm} < \beta < 0{,}59 \text{ gm/cm}$$

---

* Esta restrição é importante. Como discutido anteriormente neste capítulo, é possível que haja uma relação *não linear* forte nas observações, e os métodos discutidos até agora não capturam isso.

Como esse intervalo não contém o zero, pode-se concluir que existe uma tendência na população ($P < 0,05$).*

Notar que o intervalo contém o valor real de inclinação da linha de médias, $\beta = 0,5$ g/cm.

Da mesma forma, é possível testar hipóteses sobre, ou calcular intervalos de confiança para o intercepto com base no fato de que

$$t = \frac{a - \alpha}{s_a}$$

é distribuído de acordo com a distribuição de t com $\nu = n - 2$ graus de liberdade. Por exemplo, sendo $s_a = 2,6$ g, o intervalo de confiança de 95% para o intercepto baseado nas observações da Figura 8.3B é

$$a - t_{0,05}s_a < \alpha < \alpha + t_{0,05}s_a$$
$$-6,0 - 2,306 \cdot 2,6 < \alpha < -0,60 + 2,306 \cdot 2,6$$
$$-12,0 \text{ g} < \alpha < 5,4 \text{ g}$$

que inclui o intercepto real da linha de médias, $\alpha = -8$ g.

Vários outros intervalos de confiança associados à analise de regressão, como o intervalo de confiança da linha de médias, serão discutidos em seguida.

Intervalo de confiança da linha de médias

Existe incerteza nas estimativas de inclinação e intercepto da reta de regressão. Os erros-padrão da inclinação e do intercepto, s_a e s_b, quantificam essa incerteza. Esses erros-padrão são $s_a = 2,6$ g e $s_b = 0,06$ g/cm para a regressão da altura com o peso para marcianos na amostra da Figura 8.3B. Portanto, a linha de médias pode estar localizada um pouco acima ou abaixo da reta de regressão observada ou apresentar uma inclinação levemente diferente. No entanto, é provável que a reta das médias esteja em uma região no entorno da reta de regressão observada. A Figura 8.7A mostra essa região. Ela é mais larga nas pontas do que no centro devido ao fato de que a linha de regressão deve ser reta e passar pelo ponto definido pelas médias das variáveis dependente e independente.

---

* O intervalo de confiança de 99,9% também não contém zero, então pode-se obter o mesmo valor de P (0,001), como com o primeiro método usando intervalos de confiança anteriormente nesta seção como $t = b/s_b$.

Existe uma distribuição de valores possíveis para a reta de regressão para cada valor da variável independente x. Considerando que esses valores possíveis são normalmente distribuídos em torno da linha de médias, faz sentido falar em erro-padrão da reta de regressão. (Essa é outra consequência do teorema do limite central.) Diferentemente do outro erro-padrão discutido até então, este erro-padrão não é constante, mas dependente do valor da variável independente x:

$$s_{\hat{y}} = s_{y \cdot x} \sqrt{\frac{1}{n} + \frac{(x - \overline{X})^2}{(n-1)s_X^2}}$$

Tendo em vista que os possíveis valores da reta de regressão são normalmente distribuídos, pode-se calcular $100(1 - \alpha)$ por cento do intervalo de confiança para a reta de regressão com

$$\hat{y} - t_\alpha s_{\hat{y}} < y < \hat{y} + t_\alpha s_{\hat{y}}$$

em que t_α tem $\nu = n - 2$ graus de liberdade e $\hat{y}$ é o ponto da reta de regressão para cada valor de x,

$$\hat{y} = a + bx$$

A Figura 8.7A mostra o *intervalo de confiança de 95% da linha de médias*. Ele é mais amplo nas extremidades e mais estreito no centro, tal como deve ser. Notar também que ele é menor que a amplitude dos dados, devido ao intervalo de confiança ser da linha de *médias*, e não da população como um todo.

Não é incomum que pesquisadores apresentem o intervalo de confiança da reta de regressão e discutam isso como se fosse o intervalo de confiança da população. Essa prática é análoga a informar o erro-padrão da média em vez do desvio-padrão para descrever variabilidade populacional. Por exemplo, a Figura 8.7A mostra que pode-se estar 95% confiante de que o peso *médio* de todos os marcianos com 40 cm de altura está entre 11,0 e 12,5 g. Não se pode estar 95% confiante de que o peso de qualquer marciano com 40 cm de altura cairá nesse intervalo estreito.

Intervalo de confiança para uma observação

Para calcular o intervalo de confiança para uma observação individual, deve-se combinar a variabilidade total que surge a partir da variação da po-

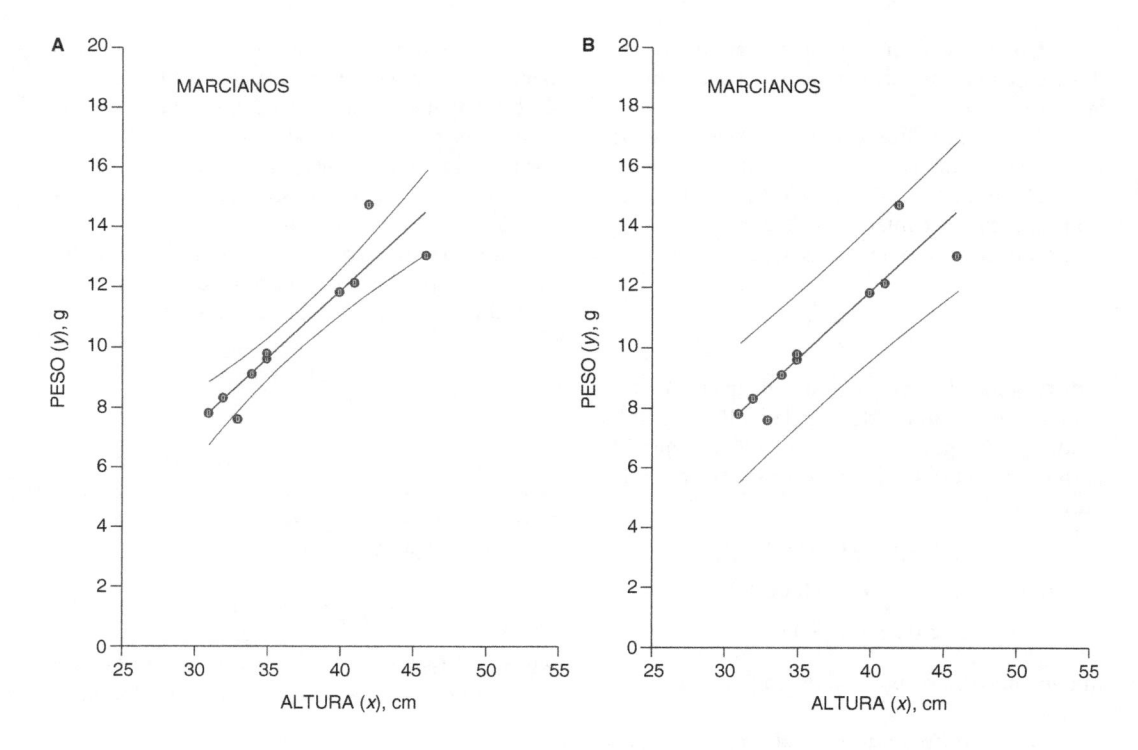

Figura 8.7 (A) Intervalo de confiança de 95% da reta de regressão relacionando o peso e a altura dos marcianos utilizando os dados da Figura 8.3. **(B)** Intervalo de confiança de 95% para uma observação adicional de peso de um marciano a uma dada altura. Este é o intervalo de confiança que deve ser usado para estimar o real peso para uma altura para ter 95% de confiança de que a amplitude inclua o real peso.

pulação subjacente em torno da linha de médias, estimada com $s_{y \cdot x}$, e a variabilidade devido à incerteza na localização a linha de médias $s_{\hat{y}}$. Uma vez que a variância de uma soma é a soma das variâncias, o desvio-padrão do valor predito de uma observação será

$$s_{Y_{novo}} = \sqrt{s_{y \cdot x}^2 + s_{\hat{y}}^2}$$

Pode-se eliminar $s_{\hat{y}}$ dessa equação substituindo-o pela equação de $s_{\hat{y}}$ na última seção

$$s_{Y_{novo}} = s_{y \cdot x}\sqrt{1 + \frac{1}{n} + \frac{(x - \overline{X})^2}{(n-1)s_X^2}}$$

Esse erro-padrão pode ser utilizado para definir o intervalo de confiança de $100(1 - \alpha)$ por cento para uma observação de acordo com

$$\hat{y} - t_\alpha s_{Y_{novo}} < y < \hat{y} + t_\alpha s_{Y_{novo}}$$

Lembrar-se de que $\hat{y}$ e $s_{Y\,novo}$ dependem do valor da variável independente x.

As duas curvas em torno da reta de regressão na Figura 8.7B mostram o intervalo de confiança de 95% para uma observação adicional. Essa banda inclui a incerteza devido à variação na população e a variação devido à incerteza na estimativa da verdadeira linha de médias. Notar que muitos membros da amostra caíram nessa banda. Isso quantifica a incerteza em utilizar a altura de marcianos para estimar o peso e, por isso, a incerteza do valor real de peso do marciano de uma dada altura. Por exemplo, isso mostra que pode-se estar 95% confiante de que o peso real de um marciano de 40 cm de altura está entre 9,5 e 14,0 g. Esse intervalo de confiança descreve a precisão com a qual é possível estimar o peso real do marciano. Essa informação é muito mais útil do que saber que a relação entre peso e altura dos marcianos é estatisticamente significativa[*] ($P < 0,001$).

---

[*] $t = b/s_b = 0,44/0,064 = 6,875$ para os dados da Figura 8.3. $t_{0,001}$ para $v = 10 - 2 = 8$ graus de liberdade é 5,041.

Celulares e radiação, espécies reativas a oxigênio e danos em DNA em esperma humano

Motivados por estudos com humanos e animais, os quais mostraram que o uso do telefone celular estava associado com baixa motilidade do esperma, Geoffry De Iuliis e colaboradores[*] conduziram um experimento no qual expuseram placas com esperma de humanos normais a sinais eletromagnéticos de celulares e mediram a produção intracelular de espécies reativas de oxigênio (ERO) produzidos na mitocôndria, o que pode danificar o DNA, bem como a quantia de danos do DNA.

Os pesquisadores expuseram o esperma (obtido de estudantes sem história de problemas reprodutivos ou infecciosos) a sinais de telefone celular de diferentes intensidades por 16 horas e investigaram a relação entre a intensidade do sinal e a produção de ERO e danos no DNA. O esperma foi exposto em placas de petri mantidas a uma temperatura constante de 21°C, para evitar que radiação de radiofrequências maiores a partir de sinais telefônicos de celular muito intensos pudessem esquentar o esperma, o que poderia afetar o funcionamento do esperma. Mantendo a temperatura constante, De Iuliis e colaboradores evitaram o efeito dessa potencial variável de confusão.

Eles buscaram investigar se existia um efeito dose-dependente da exposição a celulares na produção de ERO pelo esperma e o nível de danos no DNA deste.

A variável independente no estudo era a intensidade do sinal de telefone celular, medido por meio da taxa de absorção específica (TAE), para o celular. (TAE é uma taxa de absorção de uma radiação eletromagnética de um telefone celular por um modelo destinado a simular a cabeça humana.) As variáveis dependentes foram as frações do esperma que deram resultado positivo no teste vermelho MitroSOX para ERO. Uma segunda questão é se existe relação entre o nível de ERO e a segunda variável dependente, a fração do esperma que expressou 8-hidroxi-2'-desoxiguanosina (8-OH-dg), um marcador de danos oxidativos ao DNA do esperma.

A Tabela 8.2 mostra os dados para esse estudo.

A Figura 8.8 mostra a relação entre o percentual de dano do esperma positivo para ERO, R, como uma função da TAE, S, junto com o resultado de uma regressão linear desses dados. Mesmo que a inclinação seja significativamente diferente de zero ($P < 0,001$), a reta de regressão não fornece uma descrição acurada dos dados, que mostra um rápido aumento na produção de ERO em baixos níveis de TAE e, depois, estabiliza. *Esse exemplo ilustra a importância de sempre olhar o gráfico de dispersão dos dados juntamente com a reta de regressão associada para assegurar que os pressupostos centrais da regressão linear – de que a linha de médias é uma reta e de que os resíduos são aleatoriamente e normalmente distribuídos em torno da reta de regressão – são respeitados.* Nesse caso, nenhum dos pressupostos é atendido, então não pode-se utilizar regressão linear para fazer inferências sobre a relação aparente nos dados.[†] Portanto, enquanto esta figura parece indicar uma forte relação entre a intensidade de sinal de telefone celular e o nível de dano oxidativo, não pode-se fazer nenhuma afirmação estatística quanto à confiança que há ao afirmar tal relação com a utilização de regressão linear.

Entretanto, na relação entre o nível de ERO e os danos no DNA (Fig. 8.9), os pressupostos da regressão são atendidos. (Comparar quão bem a reta de regressão atravessa os dados comparada à reta da Fig. 8.8.) O Quadro 8.1 mostra que a inclinação da reta de regressão é 0,505, com erro-padrão de 0,105, e intercepto de −0,796% com erro-padrão de 2,27%. Testou-se se a inclinação e o intercepto são significativamente diferentes de zero calculando $t = b/s_b = 0,505/0,105 = 4,810$ e $t = a/s_a = -0,796/2,27 = 0,351$, respectivamente.

---

[*] De Iuliis GN, Newey RJ, King BV, Aitken RJ. Mobil phone radiation induces reactive oxygen species production and DNA damage in human spermatoza *in vitro*. *PLoS One*. 2010;4(7):e6446. doi:10.1371/journal.pone.0006446.

[†] Examinar a relação entre a produção de ERO danoso e TAE sugere uma saturação exponencial,

$$R = R_\infty \left(1 - e^{-\frac{S}{s}}\right)$$

em que os dois parâmetros são R_∞, a fração máxima de esperma que teve resultado positivo para ERO, e s, a taxa exponencial na qual ERO aumenta. Essa relação pode acontecer se a taxa com que o esperma se torna positivo para ERO depender da fração de esperma que ainda não resultou positivo para ERO. É possível ajustar uma equação não linear a esses dados. Ver Glantz S, Slinker B. Nonlinear regression. *Primer of Applied Regression and Analysis of Variance*, 2nd ed. New York: McGraw-Hill; 2001:chap 11.

■ Tabela 8.2 Intensidade do sinal de telefones celulares e fração do esperma com espécies de oxigênio reativo e danos ao DNA

Taxa de absorção específica de telefone celular, TAE (Peso/kg)	Esperma com ERO mitocondrial (%)	Esperma com danos ao DNA (%)
0,4	8	5
27,5	29	18
0,0	6	3
1,0	13	8
2,8	16	10
10,1	27	15
2,8	18	5
27,5	30	13
10,1	25	15
4,3	25	7
4,3	23	8
1,0	15	4
1,0	11	3

Comparou-se esses valores de t associados à regressão com o valor crítico de t que define 95% dos valores mais extremos da distribuição de t, com $v = n - 2 = 13 - 2 = 11$ graus de liberdade (da Tab. 4.2), 2,201. Considerando que o t para a inclinação excede esse valor, rejeita-se a hipótese nula de que não há relação linear entre o nível de ERO no esperma e os danos no DNA e conclui-se que elevados níveis de ERO são associados a altos níveis de dano no DNA. (De fato, o valor de t associado à inclinação excede 4,437, o valor crítico pa-

ra $P < 0,001$.) Por outro lado, o t para o intercepto nem se aproximou do valor crítico, sendo assim, não rejeita-se a hipótese nula de que o intercepto é zero. A conclusão geral desses dois testes é de que a fração do esperma com danos no DNA aumenta à medida que aumenta a fração do esperma que apresenta níveis elevados de ERO. Além disso, com base neste experimento, pode-se concluir, com um alto nível de confiança, que níveis altos de produção de ERO mitocondrial no esperma causam danos no DNA ($P < 0,001$).

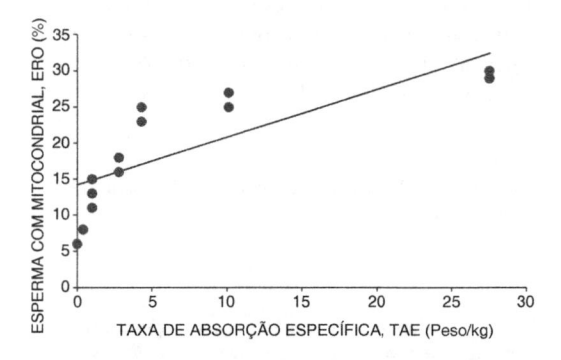

Figura 8.8 A fração do esperma com resultado positivo para o teste de espécies de oxigênio reativo mitocondrial aumenta com a intensidade de radiação eletromagnética produzida por telefones celulares, mas esse aumento não é linear, então, a regressão linear não pode ser usada para testar a hipótese de relação entre essas duas variáveis.

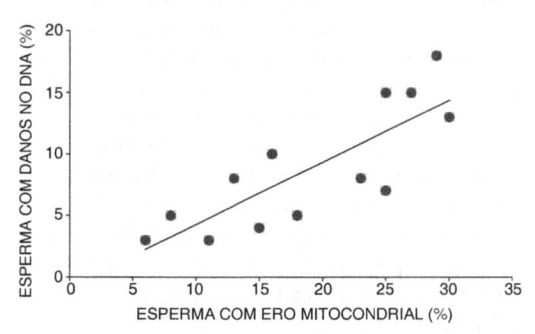

Figura 8.9 Esperma com altos níveis de espécies de oxigênio reativo mitocondrial apresentam níveis elevados de danos ao DNA. Diferentemente dos resultados na Figura 8.8, os dados são consistentes com os pressupostos da regressão linear, então pode-se usar regressão linear para tirar conclusões a respeito dessa relação.

Quadro 8.1 • Regressão linear da fração de esperma com ERO como uma função da TAE de telefones celulares

As primeiras duas colunas da tabela abaixo apresentam os dados da Tabela 8.2 (as duas últimas colunas), com o quadrado dos valores da variável independente e o produto das variáveis dependente e independente e as somas necessárias para calcular a regressão linear.

Cálculo da regressão linear de danos ao DNA

Esperma com ERO mitocondrial (%) X	Esperma com danos ao DNA (%) Y	X^2	XY	Ajuste da reta de regressão $\hat{y}$	Resíduo $(Y - \hat{y})$	Resíduo^2 $(Y - \hat{y})^2$
8	5	64	40	3,25	1,75	3,07
29	18	841	522	13,86	4,14	17,12
6	3	36	18	2,24	0,76	0,58
13	8	169	104	5,78	2,22	4,95
16	10	256	160	7,29	2,71	7,33
27	15	729	405	12,85	2,15	4,61
18	5	324	90	8,30	−3,30	10,91
30	13	900	390	14,37	−1,37	1,87
25	15	625	375	11,84	3,16	9,98
25	7	625	175	11,84	−4,84	23,43
23	8	529	184	10,83	−2,83	8,01
15	4	225	60	6,79	−2,79	7,76
11	3	121	33	4,76	−1,76	3,11
246	114	5.444	2.556			102,75

$n = 13$; $\bar{X} = 246/13 = 18,9\%$; $s_X = 8,11\%$.

O intercepto da reta de regressão é

$$a = \frac{(\sum Y)(\sum X^2) - (\sum X)(\sum XY)}{n(\sum X^2) - (\sum X)^2} = \frac{114 \cdot 5.444 - 246 \cdot 2.556}{13 \cdot 5.444 - 246^2} = -0,796\%$$

e a inclinação é

$$b = \frac{n(\sum XY) - (\sum X)(\sum Y)}{n(\sum X^2) - (\sum X)^2} = \frac{13 \cdot 2.556 - 246 \cdot 114}{13 \cdot 5.444 - 246^2} = 0,505$$

Assim, a equação da regressão é

$$\hat{y}(x) = -0,796\% + 0,518\,x$$

Utiliza-se a equação da regressão para calcular os valores preditos de *y* para cada observação *X*; por exemplo, para a primeira observação, $X = 8$,

$$\hat{y}(8) = -0,796\% + 0,505 \cdot 8 = 3,25$$

e o resíduo associado é

$$(Y - \hat{y}) = 5,00 - 3,25 = 1,75$$

Deste modo, o erro-padrão da estimativa é

$$s_{y \cdot x} = \sqrt{\frac{\sum (Y - \hat{y})^2}{n - 2}} = \sqrt{\frac{102,75}{13 - 2}} = 3,06\%$$

O desvio-padrão dos valores observados da variável independente, s_X, é 8,11%, então os erros-padrão do intercepto e da inclinação são

$$s_a = \sqrt{\frac{1}{n} + \frac{\bar{X}^2}{(n-1)s_X^2}} = \sqrt{\frac{1}{13} + \frac{18,9^2}{(13-1)8,11^2}} = 2,27\%$$

e

$$s_b = \frac{1}{\sqrt{n-1}} \frac{s_{y \cdot x}}{s_X} = \frac{1}{\sqrt{13-1}} \frac{3,06}{11,8} = 0,105$$

COMO COMPARAR DUAS RETAS DE REGRESSÃO*

A situação frequentemente emerge quando se quer comparar duas retas de regressão. Existem, na verdade, três comparações que podem ser feitas:

- Testar a diferença na inclinação (sem considerar os interceptos).
- Testar a diferença no intercepto (sem considerar as inclinações).
- Fazer um teste global de coincidência, no qual pergunta-se se as linhas são diferentes.

Os procedimentos para comparar duas inclinações são extensões diretas do fato de que o intercepto e a inclinação observados seguem a distribuição t. Por exemplo, para testar a hipótese de que duas amostras foram tomadas de populações com mesma inclinação da linha de médias, calcula-se

$$t = \frac{\text{Diferença das inclinações das regressões}}{\text{Erro-padrão da diferença das inclinações das regressões}}$$

ou, em termos matemáticos,

$$t = \frac{b_1 - b_2}{s_{b_1 - b_2}}$$

em que os subscritos 1 e 2 referem-se aos dados da primeira e da segunda regressão dos dados. Este valor de t é comparado ao valor crítico da distribuição t com $v = n_1 + n_2 - 4$ graus de liberdade. Esse teste é exatamente análogo à definição do teste t para comparar duas médias amostrais.

Se duas regressões são baseadas no mesmo número de pontos, o erro-padrão da diferença entre as duas inclinações das regressões será

$$s_{b_1 - b_2} = \sqrt{s_{b_1}^2 + s_{b_2}^2}$$

Se houver um número diferente de pontos, utilizar a estimativa combinada da diferença de inclinações. Analogamente à estimativa combinada da variância no teste t do Capítulo 4, calcular a estimativa combinada da variação sobre a reta de regressão com

$$s_{y \cdot x_p}^2 = \frac{(n_1 - 2)s_{y \cdot x_1}^2 + (n_2 - 2)s_{y \cdot x_2}^2}{n_1 + n_2 - 4}$$

e utilize este valor para calcular

$$s_{b_1 - b_2} = \sqrt{\frac{s_{y \cdot x_p}^2}{(n_1 - 1)s_{x_1}^2} + \frac{s_{y \cdot x_p}^2}{(n_2 - 1)s_{x_2}^2}}$$

Do mesmo modo, para comparar os interceptos de duas retas de regressão, calcula-se

$$t = \frac{a_1 - a_2}{s_{a_1 - a_2}}$$

em que

$$s_{a_1 - a_2} = \sqrt{s_{a_1}^2 + s_{a_2}^2}$$

se houver o mesmo número de pontos para cada reta de regressão, e utiliza-se a fórmula baseada em estimativas combinadas de variância se o número de pontos for desigual entre as retas de regressão.

Teste global de coincidência de duas retas de regressão

Também é possível testar a hipótese nula de que duas regressões são *coincidentes*, ou seja, que possuem a mesma inclinação e o mesmo intercepto. Foram calculados a inclinação e o intercepto da reta de regressão selecionando os valores que minimizam a soma de quadrados total das diferenças entre o valor observado e o valor na reta da variável dependente para um mesmo valor da variável independente (resíduos). O erro-padrão da estimativa ao quadrado, $s_{y \cdot x}$, é a estimativa da variância de resíduos em torno da reta de regressão e mede o quão próximo é o ajuste da reta de regressão em relação aos dados. Esse fato será utilizado para construir o teste para examinar se o ajuste de retas de regressão separadas em dois conjuntos

---

* Esta seção trata de um material mais avançado e pode deixar de ser lida sem perda de continuidade. Também é possível testar diferenças entre três ou mais retas de regressão utilizando técnicas que são generalizações da regressão e da análise de variância; ver Zar JH. Comparing simple linear regression equations. *Biostatistical Analysis*, 4th ed. Upper Saddle River, NJ: Prentice-Hall; 1999:chapter 18. Para uma discussão de como utilizar modelos de regressão múltipla para comparar várias retas de regressão, incluindo como testar mudanças paralelas entre retas de regressão, ver Glantz S, Slinker B. Regression with two or more independent variables. *Primer of Applied Regression and Analysis of Variance*, 2nd ed. New York: McGraw-Hill; 2001:chapter 3.

de dados (as quais possuem interceptos e inclinações diferentes) produz resíduos menores do que o ajuste de uma única reta de regressão para todos os dados (com intercepto e inclinação única).

O procedimento específico para testar a coincidência de duas retas de regressão é

- Ajustar em cada conjunto de dados uma reta de regressão separada.
- Calcular a estimativa combinada da variância em torno da reta de regressão, $s^2_{y \cdot x_p}$, utilizando as equações anteriores. Essa estatística é uma medida da variabilidade total em torno das duas retas de regressão, permitindo que as inclinações e os interceptos das retas sejam diferentes.
- Ajustar todos os dados com uma reta de regressão e calcular a variância em torno desta reta de regressão única, $s^2_{y \cdot x_s}$. Esta estatística é uma medida da variabilidade total observada quando os dados são ajustados, assumindo que todos se distribuem ao longo de uma única linha de médias.
- Calcular a "melhora" no ajuste obtido ao utilizar duas retas de regressão separadas para dois conjuntos de dados comparado ao ajuste com uma única reta de regressão utilizando

$$s^2_{y \cdot x_{melhora}} = \frac{(n_1 + n_2 - 2)s^2_{y \cdot x_s} - (n_1 + n_2 - 4)s^2_{y \cdot x_p}}{2}$$

- O numerador nesta expressão é a subtração da soma de quadrados das diferenças entre as observações e a reta de regressão que ocorrem quando é permitido que duas retas tenham inclinações e interceptos diferentes. Pode-se calcular isso por meio de

$$s^2_{y \cdot x_{melhora}} = \frac{SQ_{residual_x} - SQ_{residual_p}}{2}$$

em que $SQ_{residual}$ é a soma de quadrados dos resíduos das regressões.

- Calcular a razão de melhora no ajuste obtido quando são ajustados os dois conjuntos de dados separadamente em relação ao ajuste de todos os dados juntos em uma única reta de regressão, com a variação residual em torno da reta de regressão quando ajustadas duas linhas de maneira separada, utilizando o teste de estatística F,

$$F = \frac{s^2_{y \cdot x_{melhora}}}{s^2_{y \cdot x_p}}$$

- Comparar o valor observado do teste de estatística F com os valores críticos de F para $v_n = 2$ graus de liberdade para o numerador e $v_d = n_1 + n_2 - 4$ graus de liberdade para o denominador.

Se o valor observado de F exceder o valor crítico de F, isso significa que obteve-se um ajuste significativamente melhor dos dados (medido pela variação residual em torno da reta de regressão) ajustando duas retas de regressão separadamente em dois conjuntos de dados do que ajustando uma única reta com todos os dados juntos. Rejeita-se a hipótese nula de uma única linha de médias e conclui-se que os dois conjuntos de dados foram tomados de populações com linhas de médias diferentes.

Relação entre fraqueza e perda de massa muscular na artrite reumatoide

A artrite reumatoide é uma doença na qual as articulações inflamam, fazendo a realização de movimentos das pessoas que possuem essa doença ser dolorosa, o que torna muito difícil a execução de tarefas mecânicas, como segurar objetos. Ao mesmo tempo, à medida que as pessoas envelhecem, perdem massa muscular com frequência. Como resultado disso, P.S. Helliwell e S. Jackson[*] se questionaram se a redução da força de preensão em pessoas com artrite seria devida às articulações artríticas ou se seria, simplesmente, um reflexo da redução de massa muscular.

Para investigar essa questão, eles mediram a área transversal (em cm^2) dos antebraços de um grupo de pessoas normais e de um grupo similar de pessoas com artrite, assim como a força (em newtons) com que cada um conseguia agarrar um dispositivo de teste. A Figura 8.10 mostra os dados desse experimento, utilizando diferentes símbolos para os dois grupos de pessoas. A questão é: a relação entre área muscular transversal e força de preensão é diferente para pessoas normais (círculos) e para pessoas com artrite (triângulos)?

Essa pergunta será respondida, primeiramente, fazendo um teste global de coincidência entre duas regressões. A Figura 8.11A mostra os

---

[*] Helliwell PS, Jackson S. Relationship between weakness and muscle wasting in rheumatoid arthritis. *Ann Rheum Dis.* 1994;53:726-728.

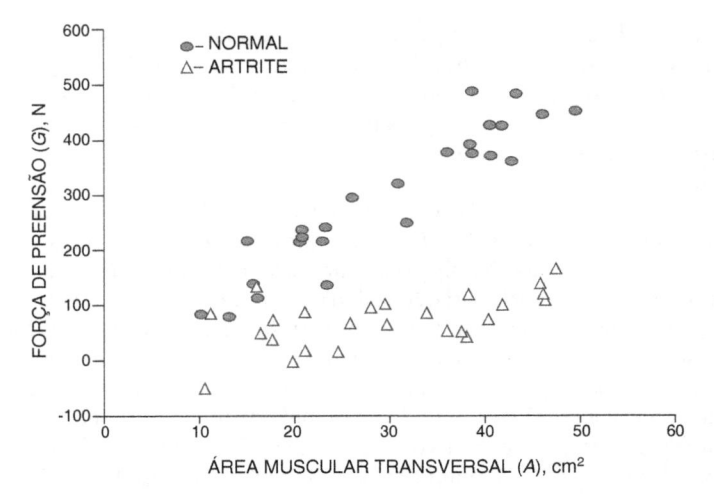

Figura 8.10 Este gráfico mostra a força de preensão como uma função da área muscular transversal em 25 pessoas normais e 25 pessoas com artrite. A pergunta é: a relação entre essas duas variáveis é a mesma em ambos os grupos de pessoas?

mesmos dados da Figura 8.10, com equações de regressão ajustadas de forma separada em cada um dos conjuntos de dados, e a Tabela 8.3 apresenta os resultados do ajuste de duas equações de regressão. Utilizando a fórmula apresentada anteriormente, a estimativa combinada da variância em torno de duas retas de regressão separadamente é

$$s^2_{\text{área de preensão}_p} = \frac{(n_{\text{normal}} - 2)s^2_{\text{área de preensão}_{\text{normal}}} + (n_{\text{artrite}} - 2)s^2_{\text{área de preensão}_{\text{artrite}}}}{n_{\text{normal}} + n_{\text{artrite}} - 4}$$

$$= \frac{(25-2)45{,}7^2 + (25-2)40{,}5^2}{25+25-4} = 1.864\, N^2$$

Em seguida, ajustar uma única equação de regressão a todos os dados, sem se preocupar de qual grupo cada pessoa é; a Figura 8.11B mostra essa reta de regressão única, com os resultados de ajuste da equação de regressão na Tabela 8.3. A variância total das observações em torno da reta de regressão é $s^2_{\text{área de preensões}} = (129{,}1)^2 = 16.667\, N^2$.

Esse valor é maior do que o observado quando duas retas são ajustadas separadamente. Para estimar a melhora (redução) da variância associada ao ajuste das duas retas separadamente, calcula-se

$$s^2_{\text{área de preensão}_{\text{melhora}}} = \frac{(n_{\text{normal}} + n_{\text{artrite}} - 2)s^2_{\text{área de preensão}_s} - (n_{\text{normal}} + n_{\text{artrite}} - 4)s^2_{\text{área de preensão}_p}}{2}$$

$$= \frac{(25+25-2)16.667 - (25+25-4)1.864}{2}$$

$$= 357.136\, N^2$$

Finalmente, compara-se a melhora da variância em torno da reta de regressão obtida pelo ajuste de duas retas de regressão separadamente com a melhora obtida por meio do ajuste dos dados separadamente (o que leva a uma menor variação residual) com o teste F.

$$F = \frac{s^2_{\text{área de preensão}_{\text{melhora}}}}{s^2_{\text{área de preensão}_p}} = \frac{375.136}{1.864} = 191{,}597$$

Tabela 8.3 Comparação da relação entre força de preensão e área muscular transversal em pessoas normais e em pessoas com artrite (ver Figs. 8.8 e 8.9)

	Normal	Artrite	Todas as pessoas
Tamanho da amostra n	25	25	50
Intercepto a (s_a), N	−7,3 (25,3)	3,3 (22,4)	−23,1 (50,5)
Inclinação b (s_b), N/cm²	10,19 (0,789)	2,41 (0,702)	6,39 (1,579)
Erro-padrão para a estimativa $s_{y \cdot x}$, N	45,7	40,5	129,1

Este valor excede 5,10, que é o valor crítico de F para $P < 0,01$ com $v_d = 2$ e $v_d = n_{normal} + n_{artrite} - 4 = 25 + 25 - 4 = 46$ graus de liberdade, então conclui-se que a relação entre força de preensão e área muscular transversal é diferente para pessoas normais e para pessoas com artrite.

A próxima questão que surge é de onde vem essa diferença. Os interceptos ou as inclinações são diferentes? Para responder a essa questão, comparam-se os interceptos e as inclinações das duas regressões. Inicia-se pelos interceptos. Uma vez que as duas regressões são baseadas no mesmo número de pontos, pode-se utilizar os resultados da Tabela 8.3 para calcular o erro-padrão, a diferença entre os dois interceptos com

$$s_{a_{normal} - a_{artrite}} = \sqrt{s^2_{a_{normal}} + s^2_{a_{artrite}}} = \sqrt{25,3^2 + 22,4^2} = 33,8 \, N$$

e

$$t = \frac{a_{normal} - a_{artrite}}{s_{a_{normal} - a_{artrite}}} = \frac{(-7,3) - (3,3)}{33,8} = -0,314$$

que nem de perto excede 2,013 em magnitude, que é o valor crítico de t para $P < 0,05$ para $v = n_{normal} + n_{artrite} - 4 = 46$ graus de liberdade. Além disso, não se pode concluir que os interceptos das duas retas são significativamente diferentes.

Uma análise similar comparando as inclinações leva a um valor de $t = 7,367$, o que leva à conclusão de que as inclinações são diferentes ($P < 0,001$). Como consequência, o aumento na força de preensão por unidade de aumento na área muscular transversal é menor para pessoas com artrite do que para pessoas normais.

CORRELAÇÃO E COEFICIENTES DE CORRELAÇÃO

A análise de regressão linear de uma amostra fornece uma estimativa de como, em média, a variável dependente muda quando a variável independente se altera e uma estimativa de variabilidade da variável dependente em relação à linha de médias. Essas estimativas, com seus erros-padrão, permitem calcular intervalos de confiança para mostrar a certeza com a qual pode-se predizer o valor da variável dependente para um dado valor da variável independente. Em alguns experimentos, entretanto, duas varáveis são medidas e alteram-se juntas, mas nenhuma delas pode ser considerada a variável dependente. Em tais experimentos, abandonam-se todas as premissas de fazer inferências sobre causalidade e simplesmente busca-se descrever a força da associação entre essas duas variáveis. O *coeficiente de correlação*, um número entre -1 e $+1$, é frequentemente utilizado para quantificar a força dessa associação. A Figura 8.12 mostra que quanto mais estreita a relação entre duas variáveis, mais próximo em magnitude o r é de 1; quanto mais fraca é a relação entre duas variáveis, mais próximo de 0 é o r. Serão examinados dois coeficientes de correlação diferentes.

O primeiro, chamado de *coeficiente de correlação de momento-produto de Pearson*, quantifica a intensidade da associação entre duas variáveis que

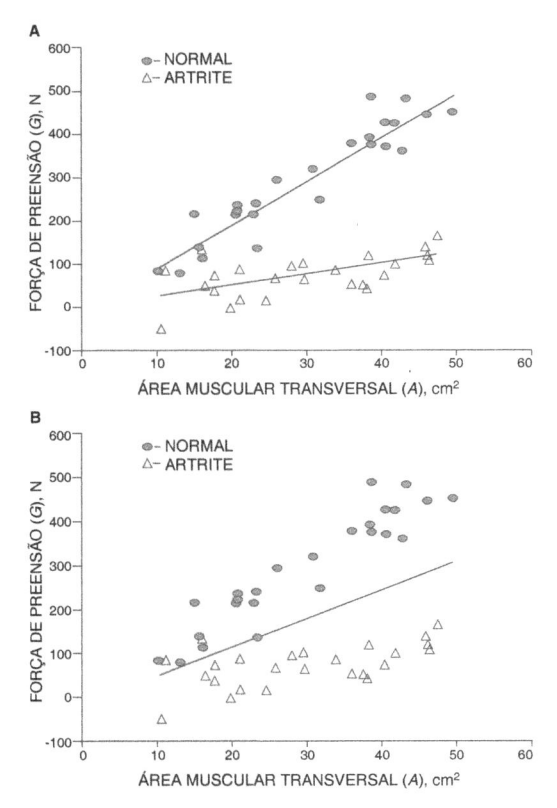

Figura 8.11 Para testar se dois grupos de pessoas (sujeitos normais e sujeitos com artrite) apresentam uma relação similar entre força de preensão e área muscular transversal, primeiro ajustam-se retas para os dois grupos separadamente **(A)** e, depois, para os dois grupos juntos **(B)**. Se a hipótese nula de que não há diferença entre os dois grupos for verdadeira, então a variação em torno das retas de regressão ajustadas separadamente será quase a mesma do que a variação encontrada quando apenas uma reta é ajustada para ambos os grupos.

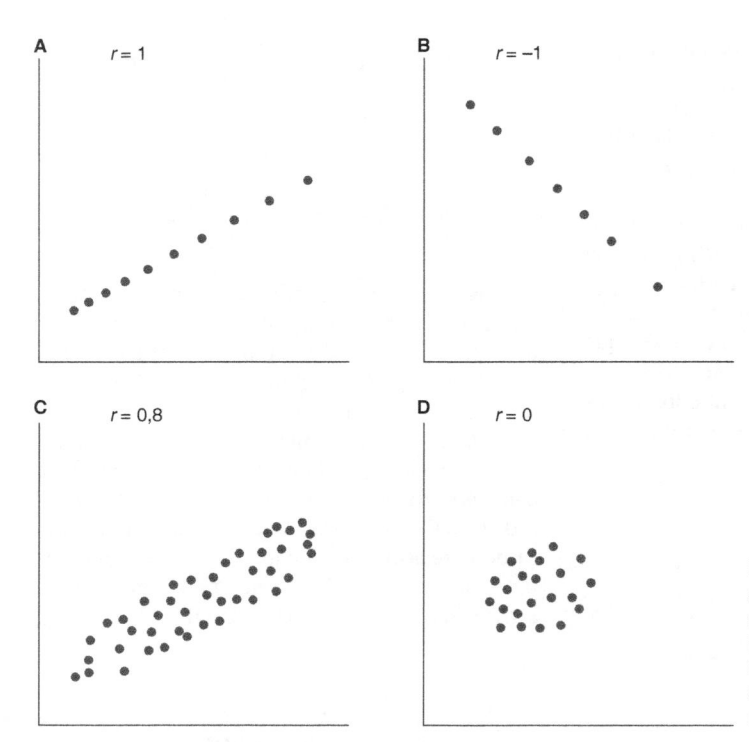

Figura 8.12 Quanto mais próxima a 1 for a magnitude de correlação coeficiente, menos dispersão há na relação entre as duas variáveis. Quanto mais próxima a 0 for a correlação coeficiente, mais fraca é a relação entre as duas variáveis.

são normalmente distribuídas como as da Figura 8.1. Essa medida, portanto, fornece uma perspectiva alternativa sobre os mesmos dados analisados utilizando regressão linear. Quando as pessoas se referem ao coeficiente de correlação, em geral estão se referindo ao coeficiente de correlação de momento-produto de Pearson.

O segundo, chamado de *coeficiente de correlação de postos de Spearman*, é utilizado para quantificar a força de uma tendência entre duas variáveis medidas em uma *escala ordinal*. Em uma escala ordinal, as respostas podem ser graduadas, mas não existe nenhuma relação aritmética entre as possíveis diferentes respostas. Por exemplo, o Papanicolaou, exame comum para detecção de câncer de colo de útero, é graduado de acordo com a seguinte escala:

1. normal;
2. cervicite (inflamação, em geral causada por infecção);
3. displasia leve a moderada (células anormais mas não cancerosas);
4. displasia moderada a severa; e
5. presença de células cancerosas.

Nesse caso, um grau 4 denota uma condição mais séria do que o grau 2, mas isto *não é* ne-
cessariamente *duas vezes* mais grave. Essa situação é contrastante com observações quantificadas em uma *escala de intervalo*, em que há relação aritmética entre as respostas. Por exemplo, um marciano que pesa 16 g *é* duas *vezes* mais pesado do que um que pesa 8 g. Escalas ordinais com frequência aparecem em práticas clínicas quando as condições são classificadas de acordo com a gravidade.

Coeficiente de correlação de momento-produto de Pearson

O problema de descrever a intensidade de uma associação entre duas variáveis é intimamente relacionado ao problema da regressão linear, então, por que não simplesmente estabelecemos a causalidade entre elas? A Figura 8.13 mostra que, quando invertem-se os papéis das duas variáveis e calcula-se a reta de regressão, o resultado é duas retas de regressão *diferentes*. Essa situação surge porque, durante o processo de cálculo da inclinação e do intercepto da reta de regressão, minimizam-se a soma de quadrados dos desvios entre a reta de regressão e os valores observados da variável *dependente*. Se forem invertidos os papéis das duas variáveis, haverá uma variável dependente diferente, assim, valores diferentes de inclinação e intercepto minimizarão a soma de quadrados dos desvios. É necessária uma medida de associação que não exija que se decida de maneira arbitrária que uma das variáveis é a variável independente.

O coeficiente de correlação de momento-produto de Pearson r, definido por

$$r = \frac{\sum(X-\overline{X})(Y-\overline{Y})}{\sqrt{\sum(X-\overline{X})^2 \sum(Y-\overline{Y})^2}}$$

em que as somas estão sobre todos os pontos observados (X, Y), tem esta propriedade. Seu valor não depende de qual variável é chamada de x e de y. A magnitude de r descreve a *intensidade de associação* entre duas variáveis, e o sinal do r indica a direção dessa associação: $r = +1$ quando duas variáveis aumentam precisamente juntas de maneira linear (Fig. 8.12A), e $r = -1$ quando uma variável diminui linearmente enquanto a outra aumenta (Fig. 8.12B). A Figura 8.12C também mostra o caso mais comum de duas variáveis que são correlacionadas, mesmo que não perfeitamente. A Figura 8.12D mostra duas variáveis aparentemente não correlacionadas; $r = 0$.

A Tabela 8.4 ilustra como calcular o coeficiente de correlação utilizando a amostra de 10 pontos da Figura 8.3B. (Estes são os mesmos dados utilizados para o cálculo da reta de regressão na Tab. 8.1 e na Fig. 8.5B.) Da Tabela 8.4, $n = 10$, $\overline{X} = \Sigma X/n = 369/10$ cm $= 36,9$ cm, e $\overline{Y} = \Sigma Y/n = 103,8/10$ g $= 10,38$ g, então $\Sigma(X - \overline{X})(Y - \overline{Y}) = 99,9$ g·cm, $\Sigma(X - \overline{X})^2 = 224,9$ cm^2, e $\Sigma(Y - \overline{Y})^2 = 51,8$ g^2. Substituir esses números na definição do coeficiente de correlação para obter

$$r = \frac{99,9 \text{ g·cm}}{\sqrt{224,9 \text{ cm}^2 \cdot 51,8 \text{ g}^2}} = 0,925$$

Para entender melhor o significado da magnitude do coeficiente de correlação, a Tabela 8.5 lista os valores dos coeficientes de correlação para as observações das Figuras 8.7 e 8.11.

Relação entre regressão e correlação

Obviamente, é possível calcular o coeficiente de correlação para qualquer dado adequado para análise de regressão linear. De fato, os coeficientes de correlação da Tabela 8.4 foram todos calculados com os mesmos exemplos utilizados para ilustrar a análise de regressão. No contexto da análise de regressão, é possível acrescentar significado ao coeficiente de correlação. Foi selecionada a equação de regressão que minimiza a soma de quadrados dos desvios entre os pontos da reta de regressão e o valor observado da variável dependente para cada valor da variável independente. Pode ser demonstrado que o coeficiente de correlação também é igual a

$$r = \sqrt{1 - \frac{\text{Soma de quadrados dos desvios em relação à reta de regressão}}{\text{Soma de quadrados dos desvios em relação à média}}}$$

em que os desvios são todos medidos para a variável dependente.

Sendo SQ$_{residual}$ igual à soma de quadrados dos desvios (resíduos) em relação a reta de regressão e SQ$_{total}$ igual à soma de quadrados dos desvios em relação à média da variável dependente. Assim,

$$r = \sqrt{1 - \frac{\text{SQ}_{residual}}{\text{SQ}_{total}}}$$

Quando não há variação nas observações em torno da reta de regressão SQ$_{residual}$ = 0, o coeficiente de correlação é igual a 1 (ou -1), indicando que a variável dependente pode ser predita com toda certeza a partir da variável independente. Por outro lado, se a variação residual em torno da reta de regressão é a mesma que a variação em torno da média da variável dependente, SQ$_{residual}$ = SQ$_{total}$, não há nenhuma tendência nos dados e o $r = 0$. A variável dependente não pode, de forma alguma, ser predita pela variável independente.

O quadrado do coeficiente de correlação, r_2, é conhecido como *coeficiente de determinação*. Considerando que, a partir da equação anterior,

$$r^2 = 1 - \frac{\text{SQ}_{residual}}{\text{SQ}_{total}}$$

e SQ$_{total}$ é uma medida de variação total na variável dependente, se diz que o coeficiente de determinação é a fração da variância total da variável dependente "explicada" pela equação de regressão. Essa é uma terminologia bastante infeliz, porque a reta de regressão não "explica" nada no sentido de fornecer um significado mecanicístico da relação entre a variável dependente e a independente. Porém, o coeficiente de determinação é um bom índice de quão bem uma linha reta descreve a relação entre duas variáveis.

Do mesmo modo, a soma de quadrados dos desvios em relação à reta de regressão, SQ$_{residual}$, é

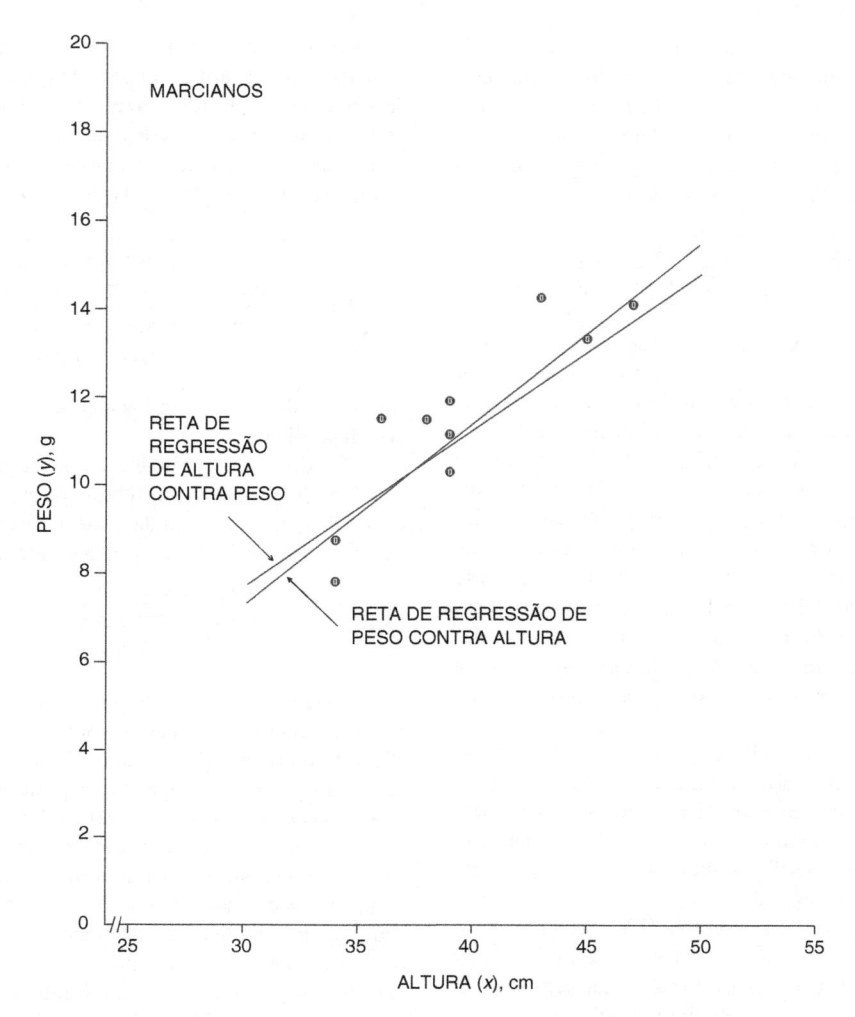

Figura 8.13 A regressão de y contra x gera uma reta de regressão diferente do que a reta de regressão de x contra y para os mesmos dados. O coeficiente de correlação é o mesmo para ambos os casos.

Tabela 8.4	Cálculo do coeficiente de correlação para a amostra da Figura 8.3B					
Altura observada X (cm)	Peso observado Y (g)	$(X - \bar{X})$ (cm)	$(Y - \bar{Y})$ (g)	$(X - \bar{X})(Y - \bar{Y})$ (cm · g)	$(X - \bar{X})^2$ (cm^2)	$(Y - \bar{Y})^2$ (g^2)
31	7,8	−5,9	−2,6	15,2	34,8	6,7
32	8,3	−4,9	−2,1	10,2	24,0	4,3
33	7,6	−3,9	−2,8	10,8	15,2	7,7
34	9,1	−2,9	−1,3	3,7	8,4	1,6
35	9,6	−1,9	−0,8	1,5	3,6	0,3
35	9,8	−1,9	−0,6	1,1	3,6	2,0
40	11,8	3,1	1,4	4,4	9,6	2,0
41	12,1	4,1	1,7	7,1	16,8	3,0
42	14,7	5,1	4,3	22,0	26,0	18,7
46	13,0	9,1	2,6	23,8	82,8	6,9
369	103,8	0,0	0,0	99,9	224,9	51,8

apenas $(n-2)s_{y \cdot x}^2$ e a soma de quadrados dos desvios em relação a média, SQ_{total}, é apenas $(n-1)s_y^2$. (Relembrar as definições de variância amostral ou desvio-padrão.) Consequentemente, o coeficiente de correlação é relacionado aos resultados da análise de regressão, de acordo com

$$r = \sqrt{1 - \frac{n-2}{n-1}\frac{s_{y \cdot x}^2}{s_Y^2}}$$

Como o desvio-padrão dos resíduos em torno da reta de regressão $s_{y \cdot x}$ diminui em relação à variação total na variável dependente, quantificado com s_Y, a razão $s_{y \cdot x}/s_y$ diminui e o coeficiente de correlação aumenta. Desse modo, quanto maior o valor do coeficiente de correlação, mais precisamente a variável dependente pode ser predita a partir da variável independente.

Entretanto, essa abordagem deve ser utilizada com precaução, devido à incerteza absoluta, como descrito para o intervalo de confiança, ser geralmente mais informativa, pois permite medir o tamanho da incerteza na predição relativa ao tamanho do efeito que é de importância clínica ou científica. Como mostrado na Figura 8.7, é possível ter correlações bem acima de 0,9 (em geral, consideradas respeitáveis em pesquisa biomédica) e ainda assim ter uma incerteza substancial no valor de uma observação adicional para um dado valor de variável independente.

O coeficiente de correlação é relacionado também à inclinação da equação de regressão de acordo com

$$r = b\frac{s_X}{s_Y}$$

Pode-se utilizar o argumento intuitivo a seguir para justificar a relação: quando não há relação entre duas variáveis sendo estudadas, o coeficiente de correlação e a inclinação da reta serão zero.

Como testar hipóteses sobre coeficientes de correlação

Anteriormente neste capítulo, verificou-se a existência de uma tendência testando a hipótese de que a inclinação da linha de médias era zero utilizando o teste t

$$t = \frac{b}{s_b}$$

com $v = n - 2$ graus de liberdade. Uma vez que recentemente observou-se que o coeficiente de correlação é zero quando a inclinação da reta de regressão também é zero, será testada a hipótese de que não há tendência relacionando duas variáveis testando a hipótese de que o coeficiente de correlação é zero com o teste t

$$t = \frac{r}{\sqrt{(1-r^2)/n-2}}$$

com $v = n - 2$ graus de liberdade. Enquanto essa estatística parece estranha, é apenas outra maneira de descrever a estatística t utilizada para testar a hipótese de que $\beta = 0$.[*]

Tamanho da revista e seletividade

Como parte de uma avaliação das políticas de revistas médicas sobre como os editores lidam com a revisão por pares de aspectos estatísticos dos manuscritos submetidos às suas revistas, Steven Goodman e colaboradores[†] pesquisaram uma amostra de revistas médicas. Além de perguntar aos editores a respeito de suas políticas de revisão estatística, Goodman e colaboradores também coletaram dados de porcentagem de manuscritos submetidos que foram recentemente aceitos para

---

[*] Para ver isto, relembrar que

$$r = \sqrt{1 - \frac{n-2}{n-1}\frac{s_{y \cdot x}^2}{s_y^2}}$$

então

$$s_{y \cdot x}^2 = \frac{n-1}{n-2}(1-r^2)s_y^2$$

Utilizar este resultado para eliminar $s_{y \cdot x}$ a partir de

$$s_b = \frac{1}{\sqrt{n-1}}\frac{s_{y \cdot x}}{s_x}$$

para obter

$$s_b = \frac{s_Y}{s_X}\sqrt{\frac{1-r^2}{n-2}}$$

Substituir esse resultado com $b = r(s_Y/s_X)$ em $t = b/s_b$ para obter o teste t para o coeficiente de correlação

$$t = \frac{r(s_Y/s_X)}{(s_Y/s_X)\sqrt{(1-r^2)/(n-2)}} = \frac{r}{\sqrt{(1-r^2)/(n-2)}}$$

[†] Goodman SN, Altman DG, George SL. Statistical reviewing policies of medical journals. *J Gen Intern Med*. 1998;13:753-756.

Tabela 8.5	Correlações entre as variáveis dos exemplos		
Figura	Variáveis	Coeficiente de correlação, r	Tamanho amostral, n
8.7	Altura e peso de marcianos	0,925	10
8.9A	Força de preensão e área muscular transversal em pessoas normais	0,938	25
8.9B	Área em pessoas normais e com artrite	0,581	25

publicação e a circulação da revista. A Figura 8.14 mostra os dados relativos a essas duas variáveis, o que torna possível testar se quanto maior a revista mais seletiva ela é.

Notar que, em vez de plotar a taxa de publicação contra a circulação, a Figura 8.14 a plota contra o logaritmo da circulação. A razão para essa *transformação da variável* é ajustar a escala para que os dados fiquem mais próximos dos pressupostos da correlação, o que requer que os dados sejam dispersos ao longo de uma linha reta. (O coeficiente de correlação de postos de Spearman, discutido na próxima seção, não requer este pressuposto.) Transformações de variáveis constituem uma ferramenta comum em métodos estatísticos mais avançados para dar conta de falhas de normalidade e linearidade.[*] Transformações logarítmicas são particularmente úteis quando as observações apresentam valores de várias ordens de magnitude diferentes, como neste caso. Situações como esta frequentemente surgem em estudos com doses variadas de um medicamento.

A correlação entre a taxa de aceitação e a circulação (logarítmica) da revista, com base na amostra de 113 revistas mostrada na Figura 8.14, é 0,64. Para testar a hipótese nula de que não existe relação linear entre taxa de aceitação e o logaritmo da circulação da revista, calcular

$$t = \frac{0,64}{\sqrt{(1-0,64^2)/(113-2)}} = 8,78$$

O valor calculado de t excede $t_{0,001} = 3,38$ para $v = 113 - 2 = 111$ graus de liberdade, então conclui-se que há correlação entre o tamanho da revista e a seletividade ($P < 0,001$).

Esse resultado *prova* que o aumento da circulação das revistas as torna mais seletivas? Não. Um pesquisador não pode manipular o tamanho da circulação da amostra de 113 revistas diferentes da Figura 8.14, então, os dados são resultados de observações, em vez de estudos experimentais. Essas duas variáveis podem estar relacionadas a uma terceira variável subjacente, uma *variável de confusão*, que faz as variáveis observadas se alterarem de maneira simultânea. De fato, nesse caso, a variável de confusão subjacente é provavelmente a qualidade percebida da revista, com autores querendo submeter seus manuscritos em revistas mais competitivas devido ao maior prestígio, e devido à maior qualidade, mais pessoas desejarão submeter seus artigos a esta revista.

Quando interpretam-se os resultados de uma análise de regressão, é importante manter em mente a distinção entre dados observacionais e da-

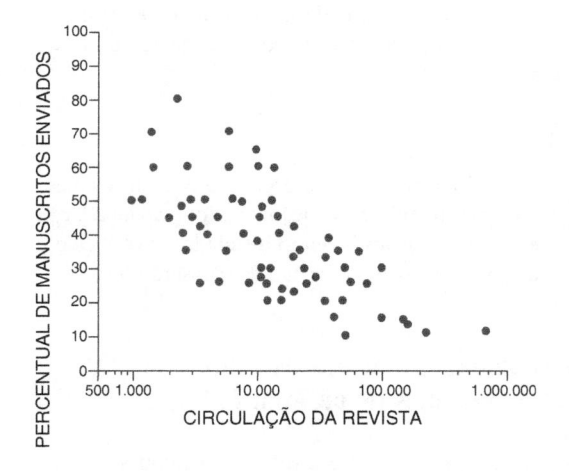

Figura 8.14 Parece haver uma relação entre a fração de manuscritos enviados que são aceitos e a circulação (logarítmica) da revista, com jornais maiores sendo mais seletivos. (Com permissão de Springer Science + Business Media. Goodman SN, Altman DG, George SL. Statistical reviewing policies of medical journals. *J Gen Intern Med*. 1998;13:753-756, Fig. 1.)

---

[*] Para mais detalhes sobre transformações de variáveis, ver Glantz SA, Slinker BK. *Primer of Applied Regression and Analysis of Variance*, 2nd ed. New York: McGraw-Hill; 2001, 150-153, 163-166.

dos de estudos experimentais. Quando os pesquisadores podem manipular ativamente a variável independente e observar mudanças na variável dependente, é possível tirar conclusões fortes sobre como as mudanças na variável independente *causa* mudanças na variável dependente. Por outro lado, quando pesquisadores somente observam duas variáveis mudando juntas, podem apenas observar que há uma *associação* entre elas, na qual uma muda conforme a outra também muda. É impossível descartar a possibilidade de ambas as variáveis estarem respondendo independentemente a um terceiro fator, e que a variável independente não afeta causalmente a variável dependente.

■ COEFICIENTE DE CORRELAÇÃO DE POSTOS DE SPEARMAN

É frequentemente desejável a hipótese de que existe uma tendência em um estado clínico, medido com escala ordinal, com a mudança de outra variável. O coeficiente de correlação de momento-produto de Pearson é uma estatística paramétrica delineada para ser utilizada em dados normalmente distribuídos ao longo de intervalos, então ele não pode ser usado. Ele também exige que a relação entre as duas variáveis seja linear. Quando a amostra sugere que a população da qual ambas as variável foram tomadas não apresenta essas características, é possível calcular uma medida de associação com base nos *postos* em vez de valores de observações. Esse novo coeficiente de correlação, chamado de *coeficiente de correlação de postos de Spearman*, r_s, é baseado em postos e pode ser usado para dados quantificados com escala ordinal.[*] O coeficiente de correlação de postos de Spearman é uma estatística *não paramétrica* porque não requer que as observações tenham sido tomadas a partir de uma população normalmente distribuída.[†]

A ideia por trás do coeficiente de correlação de postos de Spearman é simples. Os valores das duas variáveis são classificados em ordem ascendente (ou descendente), levando em conta os sinais dos valores. Por exemplo, classificando 1, −1 e 2 (do menor valor, −1, ao maior valor, 2) leva aos postos 2, 1 e 3, respectivamente. Após, a correlação de momento-produto de Pearson entre os *postos* (ao contrário das observações) é calculada utilizando a mesma fórmula anterior. Uma fórmula matemática equivalente para o coeficiente de correlação de postos de Spearman, mais fácil de calcular, é

$$r_s = 1 - \frac{6\Sigma d^2}{n^3 - n}$$

na qual d é a diferença de dois postos associados a cada ponto. O coeficiente de correlação resultante pode ser, então, comparado com a população de todos os valores possíveis que poderiam ocorrer se não houvesse de fato associação entre duas variáveis.[‡] Se o valor de r_s associado aos dados for

---

[*] Outro coeficiente de correlação de classes, conhecido como *coeficiente de correlação de Kendall* τ, pode ser generalizado para o caso no qual existem múltiplas variáveis independentes. Para problemas envolvendo somente duas variáveis, este coeficiente leva a uma conclusão idêntica ao coeficiente de correlação de postos de Spearman, mesmo que o valor de τ, associado a um dado conjunto de observações seja diferente do valor de r_s associado às mesmas observações. Para uma discussão sobre ambos os procedimentos, ver Siegel S, Castellar NJ Jr. Measures of association and their tests of significance. *Nonparametric Statistics for the Behavioral Sciences*, 2nd ed. New York: McGraw-Hill; 1988:chap 9.

[†] Além de ter sido explicitamente delineado para analisar dados medidos em postos, métodos não paramétricos podem ser usados também em casos nos quais pressupostos de normalidade, subjacentes aos métodos paramétricos, não são atendidos ou não se quer assumir que eles atendem. Quando os pressupostos dos métodos paramétricos não são atendidos, os métodos não paramétricos são adequados. Quando ambos são apropriados, os métodos não paramétricos têm em geral um menor poder de teste do que os métodos paramétricos. No caso das correlações de Pearson (paramétrico) e Spearman (não paramétrico), essa diferença é muito pequena. Por exemplo, em tamanhos maiores que 10, o poder do coeficiente de correlação de postos de Spearman é calculado exatamente da mesma maneira que para a correlação de momento-produto de Pearson, exceto que σ_Z é calculado como

$$\sigma_Z = \sqrt{\frac{1,060}{n-3}}$$ isto é, com 1,060 no numerador em vez de 1,000.

[‡] Quando ocorrem empates, r_s pode ser mais acuradamente calculado pelo ajuste para empates utilizando

$$r_s = \frac{1 - \frac{6\Sigma d^2}{(n^3-n)} - \frac{\Sigma(\tau_x^3 - \tau_x) + \Sigma(\tau_y^3 - \tau_y)}{2(n^3-n)}}{\sqrt{\left[1 - \frac{\Sigma(\tau_x^3 - \tau_x)}{(n^3-n)}\right]\left[1 - \frac{\Sigma(\tau_y^3 - \tau_y)}{(n^3-n)}\right]}}$$

em que τ_x e τ_y são o número de valores empatados para cada valor de x e y.

maior, comparado com o esperado pela distribuição de r_s se a hipótese nula de que não há relação for verdadeira, rejeita-se a hipótese nula e conclui-se que as observações não são compatíveis com a hipótese de não associação entre as duas variáveis.

A Tabela 8.6 ilustra como calcular r_s para as observações da Figura 8.3. Ambas as variáveis (altura e peso) são classificadas de 1 a 10 (pois existem 10 pontos nos dados), 1 sendo atribuído ao valor menor e 10 ao valor maior. Quando houver um empate, como quando a altura é igual a 35 cm, ambos os valores são atribuídos para a média do posto que seria utilizado se não houvesse empate. Uma vez que o peso tende a aumentar à medida que a altura aumenta, os postos de ambas as variáveis também aumentam. A correlação de Pearson destas duas listas de postos é o coeficiente de correlação de postos de Spearman.

O coeficiente de correlação de postos de Spearman para os dados da Tabela 8.6 é

$$r_s = 1 - \frac{6[(-1)^2 + (-1)^2 + 2^2 + 0^2 + 0,5^2 + (-0,5)^2 + 0^2 + 0^2 + 0^2 + 0^2]}{10^3 - 10}$$
$$= 0,96$$

A Tabela 8.7 fornece vários riscos de cometer o erro do Tipo I. O valor observado de r_s excede 0,903, o valor crítico para o 0,1% mais extremo dos valores quando há $n = 10$ ponto de dados, então pode-se informar que existe uma associação entre peso e altura ($P < 0,001$).

Nesse exemplo, é claro, poderia ter sido utilizada apenas a correlação de momento-produto de Pearson. Se os dados fossem medidos em escala ordinal, poderia ser necessário utilizar o coeficiente de correlação de postos de Spearman.

Radiação de telefones celulares e espécies de oxigênio mitocondrial reativo em esperma

Não se pode utilizar regressão linear para fazer inferências sobre a relação entre o nível de exposição à radiação eletromagnética de telefones celulares (medida com a taxa de absorção específica, TAE) e níveis induzidos de esperma com espécies reativas de oxigênio (ERO) da Figura 8.8 pois a relação não é linear. Pode-se, entretanto, testar a relação entre essas duas variáveis (apresentada sem a inapropriada reta de regressão na Fig. 8.15) usando o coeficiente de correlação de postos de Spearman porque, ao contrário da regressão linear e da correlação de Pearson, ele não assume que a linha de médias é uma reta. O Quadro 8.2 mostra que a correlação de postos de Spearman para os dados de taxa de absorção específica de radiação de celulares e EOR mitocondrial da Tabela 8.2 é $r_S = 0,985$. Este valor excede 0,824 para $n = 13$ pontos (a partir da Tab. 8.7), então pode-se rejeitar a hipótese nula de que não há relação entre estas duas variáveis com $P < 0,001$.

■ **Tabela 8.6 Cálculo do coeficiente de correlação de postos de Spearman para as observações da Figura 8.3**

Altura		Peso		
Valor (cm)	Posto[*]	Valor (g)	Posto[*]	Diferença de posto d
31	1	7,7	2	−1
32	2	8,3	3	−1
33	3	7,6	1	2
34	4	9,1	4	0
35	5,5	9,6	5	0,5
35	5,5	9,9	6	−0,5
40	7	11,8	7	0
41	8	12,2	8	0
42	9	14,8	10	0
46	10	13,0	9	0

[*] 1 = menor valor; 10 = maior valor.

PODER E TAMANHO AMOSTRAL EM REGRESSÃO E CORRELAÇÃO

Cálculos de poder e tamanho amostral para regressão e correlação são simples, com base no fato de que testar se a inclinação é significativamente diferente de zero é equivalente a testar se o coeficiente de correlação difere significativamente de zero.

A chave para esses cálculos é transformar o coeficiente de correlação de acordo com

$$Z = \frac{1}{2} \ln\left(\frac{1+r}{1-r}\right)$$

Z é normalmente distribuído com desvio-padrão

$$\sigma_Z = \sqrt{\frac{1}{n-3}}$$

Assim,

$$z = \frac{Z}{\sigma_Z}$$

segue uma distribuição normal padronizada se não há correlação entre as variáveis dependente e independente na população subjacente. Se houver correlação ρ na população subjacente, então

$$z = \frac{Z - Z_\rho}{\sigma_Z}$$

será normalmente distribuído, em que

$$Z_\rho = \frac{1}{2} \ln\left(\frac{1+\rho}{1-\rho}\right)$$

Esse fato será utilizado para calcular o poder analogamente, como feito para o teste t.[*]

Por exemplo, será calculado o poder de uma análise de regressão em detectar a correlação de $\rho = 0,9$ na população subjacente com 95% de confiança baseado no tamanho amostral de 10 observações. Primeiro calcula-se

$$Z_\rho = \frac{1}{2} \ln\left(\frac{1+\rho}{1-\rho}\right) = \frac{1}{2} \ln\left(\frac{1+0,9}{1-0,9}\right) = 1,472$$

e

$$\sigma_Z = \sqrt{\frac{1}{n-3}} = \sqrt{\frac{1}{10-3}} = 0,378$$

Portanto, se a correlação real na população subjacente é de 0,9, a distribuição de z é centrada em $Z_\rho/\sigma_Z = 1,472/0,378 = 3,894$ (Fig. 8.16; comparar com a Fig. 6.7).

Se for usado $\alpha = 0,05$ para exigir 95% de confiança em afirmar que a correlação é diferente de zero, rejeita-se, então, a hipótese nula quando o valor de z associado aos dados exceder $z_{\alpha(2)} = 1,960$, o valor (bicaudal) que define os valores mais extremos da distribuição normal (das Tabs. 4.1 ou 6.2). Esse valor é $1,960 - 3,894 = -1,934$ abaixo do centro da distribuição real de z. A partir da Tabela 6.2, 0,97 dos valores possíveis de z está à direita de $-1,934$. Desse modo, o poder de uma regressão linear ou correlação de 0,9 com 95% de confiança e tamanho amostral de 10 é 97%.

Esse processo pode ser reduzido a uma simples equação. O poder de uma regressão linear ou correlação para detectar a correlação de ρ é a área de uma distribuição normal padrão à direita de

$$z_{1-\beta \text{ (superior)}} = z_{\alpha(2)} - \frac{Z_\rho}{\sqrt{\frac{1}{n-3}}}$$

A solução para obter o tamanho amostral necessário para detectar a correlação específica com o poder especificado para um dado nível de confiança vem da resolução desta equação para n

$$n = \left(\frac{z_{\alpha(2)} - z_{1-\beta \text{ (superior)}}}{Z_\rho}\right)^2 + 3$$

COMPARANDO DUAS MEDIDAS DIFERENTES DO MESMO OBJETO DE PESQUISA: MÉTODO DE BLAND-ALTMAN[†]

Frequentemente surge a necessidade, sobretudo em estudos clínicos, de comparar duas medidas

---

[*] Este fato pode ser usado também como uma técnica alternativa ao teste de hipótese de que o coeficiente de correlação é zero, calculando o intervalo de confiança para o coeficiente de correlação observado com

$$Z - z_\alpha \sigma_Z < Z_\rho < Z + z_\alpha \sigma_Z$$

e, então, convertendo os limites inferior e superior de Z de volta para correlações pela inversão da transformação de r em Z.

[†] Esta seção trata de material mais avançado e pode deixar de ser lida sem nenhum prejuízo à continuidade.

Tabela 8.7 Valores críticos para o coeficiente de correlação de postos de Spearman[*]

	Probabilidade de um valor maior (P)								
n	0,50	0,20	0,10	0,05	0,02	0,01	0,005	0,002	0,001
4	0,600	1	1						
5	0,500	0,800	0,900	1	1				
6	0,371	0,657	0,829	0,886	0,943	1	1		
7	0,321	0,571	0,714	0,786	0,893	0,929	0,964	1	1
8	0,310	0,524	0,643	0,738	0,833	0,881	0,905	0,952	0,976
9	0,267	0,483	0,600	0,700	0,783	0,833	0,867	0,917	0,933
10	0,248	0,455	0,564	0,648	0,745	0,794	0,830	0,879	0,903
11	0,236	0,427	0,536	0,618	0,709	0,755	0,800	0,845	0,873
12	0,217	0,406	0,503	0,587	0,678	0,727	0,769	0,818	0,846
13	0,209	0,385	0,484	0,560	0,648	0,703	0,747	0,791	0,824
14	0,200	0,367	0,464	0,538	0,626	0,679	0,723	0,771	0,802
15	0,189	0,354	0,446	0,521	0,604	0,654	0,700	0,750	0,779
16	0,182	0,341	0,429	0,503	0,582	0,635	0,679	0,729	0,762
17	0,176	0,328	0,414	0,485	0,566	0,615	0,662	0,713	0,748
18	0,170	0,317	0,401	0,472	0,550	0,600	0,643	0,695	0,728
19	0,165	0,309	0,391	0,460	0,535	0,584	0,628	0,677	0,712
20	0,161	0,299	0,380	0,447	0,520	0,570	0,612	0,662	0,696
21	0,156	0,292	0,370	0,435	0,508	0,556	0,599	0,648	0,681
22	0,152	0,284	0,361	0,425	0,496	0,544	0,586	0,634	0,667
23	0,148	0,278	0,353	0,415	0,486	0,532	0,573	0,622	0,654
24	0,144	0,271	0,344	0,406	0,476	0,521	0,562	0,610	0,642
25	0,142	0,265	0,337	0,398	0,466	0,511	0,551	0,598	0,630
26	0,138	0,259	0,331	0,390	0,457	0,501	0,541	0,587	0,619
27	0,136	0,255	0,324	0,382	0,448	0,491	0,531	0,577	0,608
28	0,133	0,250	0,317	0,375	0,440	0,483	0,522	0,567	0,598
29	0,130	0,245	0,312	0,368	0,433	0,475	0,513	0,558	0,589
30	0,128	0,240	0,306	0,362	0,425	0,467	0,504	0,549	0,580
31	0,126	0,236	0,301	0,356	0,418	0,459	0,496	0,541	0,571
32	0,124	0,232	0,296	0,350	0,412	0,452	0,489	0,533	0,563
33	0,121	0,229	0,291	0,345	0,405	0,446	0,482	0,525	0,554
34	0,120	0,225	0,287	0,340	0,399	0,439	0,475	0,517	0,547
35	0,118	0,222	0,283	0,335	0,394	0,433	0,468	0,510	0,539
36	0,116	0,219	0,279	0,330	0,388	0,427	0,462	0,504	0,533
37	0,114	0,216	0,275	0,325	0,383	0,421	0,456	0,497	0,526
38	0,113	0,212	0,271	0,321	0,378	0,415	0,450	0,491	0,519
39	0,111	0,210	0,267	0,317	0,373	0,410	0,444	0,485	0,513
40	0,110	0,207	0,264	0,313	0,368	0,405	0,439	0,479	0,507
41	0,108	0,204	0,261	0,309	0,364	0,400	0,433	0,473	0,501
42	0,107	0,202	0,257	0,305	0,359	0,395	0,428	0,468	0,495
43	0,105	0,199	0,254	0,301	0,355	0,391	0,423	0,463	0,490
44	0,104	0,197	0,251	0,298	0,351	0,386	0,419	0,458	0,484
45	0,103	0,194	0,248	0,294	0,347	0,382	0,414	0,453	0,479
46	0,102	0,192	0,246	0,291	0,343	0,378	0,410	0,448	0,474
47	0,101	0,190	0,243	0,288	0,340	0,374	0,405	0,443	0,469
48	0,100	0,188	0,240	0,285	0,336	0,370	0,401	0,439	0,465
49	0,098	0,186	0,238	0,282	0,333	0,366	0,397	0,434	0,460
50	0,097	0,184	0,235	0,279	0,329	0,363	0,393	0,430	0,456

Adaptada de Zar JH. *Biostatistical Analysis, 4th ed.* Englewood Cliffs, NJ: Prentice-Hall; 1999, Appendix 116-117. Utilizada com permissão.

[*] Para amostras maiores que 50, usar

$$t = \frac{r_s}{\sqrt{(1-r_s^2)/(n-2)}}$$

Com $v = n - 2$ graus de liberdade para obter o valor aproximado de P.

diferentes do mesmo objeto de pesquisa, quando nenhum dos métodos é perfeito. Por exemplo, com o progresso tecnológico médico, são desenvolvidos procedimentos menos invasivos para medir parâmetros fisiológicos. A questão que emerge a partir de novas técnicas é: qual é a relação entre as técnicas novas com as técnicas antigas, mais invasivas? Se a mesma coisa for medida duas vezes, o quanto as medições variarão? Por que não calcula-se simplesmente a equação de regressão ou o coeficiente de correlação entre os dois conjuntos de observações?

Primeiro, nenhuma variável é naturalmente independente, e a escolha da variável independente afeta o resultado da equação de regressão. A situação de comparar duas medidas clínicas imperfeitas da mesma coisa difere do problema de *calibração*, comum em ciência laboratorial, na qual são comparados os valores medidos com outros padronizados. Por exemplo, pode-se misturar uma quantidade conhecida de sal com uma quantidade conhecida de água destilada para obter uma dada concentração salina, depois medir as concentrações de sal com algum aparelho. Seria então possível traçar a concentração real de sal contra a concentração de sal medida para se obter uma curva de calibração. O erro-padrão da estimativa representaria uma boa medida de incerteza na medição. Quando são comparadas duas medidas clínicas imperfeitas, não existe esse padrão.

Quadro 8.2 • Cálculo do coeficiente de correlação de postos de Spearman para os dados relacionando radiação eletromagnética de telefones celulares com espécies reativas de oxigênio mitocondriais

Em primeiro lugar, classificam-se separadamente os valores das duas variáveis da Tabela 8.2 (e Fig. 8.15), considerando os valores empatados para cada variável. Por exemplo, há três observações empatadas de TAE em 1,0 P/kg, o que ocupa os postos 3, 4 e 5. A todos os valores empatados é atribuída um posto médio de 4. Do mesmo modo, existem dois valores empatados em 2,8, que ocupam os postos 6 e 7, então, ambos são atribuídos ao posto médio de 6,5.

Intensidade de sinal de telefones celulares e fração de esperma com espécies reativas de oxigênio

Taxa de absorção específica de radiação de telefones celulares, TAE (P/kg)		Esperma com ERO mitocondrial (%)		Diferença de posto, d	Diferença de posto ao quadrado d^2
Valor	Posto	Valor	Posto		
0,4	2	0	2	0	0,00
27,5	12,5	0,5	12	0,5	0,25
0,0	1	0	1	0	0,00
1,0	4	0	4	0	0,00
2,8	6,5	0,5	6	0,5	0,25
10,1	10,5	–0,5	11	–0,5	0,25
2,8	6,5	–0,5	7	–0,5	0,25
27,5	12,5	–0,5	13	–0,5	0,25
10,1	10,5	1	9,5	1	1,00
4,3	8,5	–1	9,5	–1	1,00
4,3	8,5	0,5	8	0,5	0,25
1,0	4	–1	5	–1	1,00
1,0	4	1	3	1	1,00
Soma					5,50

Após, calcula-se a diferença dos postos (última coluna) e utilizam-se estas diferenças para calcular a correlação de postos de Spearman:

$$r_s = 1 - \frac{6\Sigma d^2}{n^3 - n} = 1 - \frac{6 \cdot 5{,}50}{13^3 - 13} = 0{,}985$$

A partir da Tabela 8.8, este valor de r_S excede 0,824, o valor crítico que define os 0,1% valores mais extremos da distribuição dos coeficientes de correlação de postos de Spearman a partir de uma hipótese nula de não relação entre as duas variáveis, então, rejeita-se a hipótese nula e conclui-se que existe uma relação ($P < 0{,}001$).

Segundo, o coeficiente de correlação mede a intensidade da concordância entre a hipótese nula de não relação. Quando são comparadas duas medidas da mesma coisa, quase sempre haverá uma relação entre essas duas medidas, então a hipótese nula implícita da correlação, de que não há relação, não faz sentido.

Terceiro, a correlação depende da amplitude dos dados em uma amostra. Se todo o resto for igual, quanto maior a amplitude das observações, maior será a correlação. A presença de um ponto discrepante pode levar a uma correlação alta, inclusive quando há uma boa dose de dispersão no resto das observações.

J. Martin Bland e Douglas Altman[†] desenvolveram uma técnica descritiva simples para avaliar a concordância entre duas medidas clínicas imperfeitas ou a repetitividade das observações duplicadas. A ideia é bastante simples: a medida mais simples de discordância entre duas observações é a diferença, então deve-se simplesmente calcular as diferenças entre todos os pares de observações. Após, calcular a média e o desvio-padrão das diferenças. A diferença média é uma medida de *viés* entre as duas observações, e o desvio-padrão é uma medida de variação entre duas observações. Finalmente, devido ao fato de as duas observações serem igualmente boas (ou ruins), a melhor estimativa de valor verdadeiro para a variável que está sendo medida é a média de duas observações diferentes. Ao plotar a diferença contra a média, pode-se ter uma indicação de se há alguma diferença sistemática entre as duas técnicas de medida como uma função da magnitude do que está sendo medido.

A seguir será ilustrado o método de Bland-Altman com um exemplo.

Avaliação da regurgitação mitral com ecocardiografia

O coração bombeia sangue para todo o corpo. O sangue vai do lado direito do coração para os pulmões, onde ele é oxigenado e elimina gases residuais, depois vai para o lado esquerdo do cora-

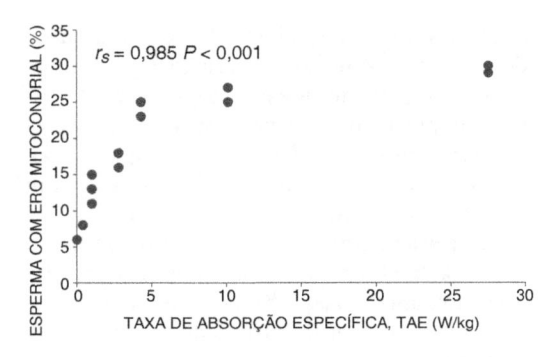

Figura 8.15 A fração de esperma com espécies reativas de oxigênio aumenta de maneira não linear com o nível de radiação eletromagnética de telefones celulares.

ção, de onde é bombeado para o corpo, voltando depois para o lado direito do coração. Esse bombeamento exige que existam válvulas dentro do coração que mantenham o sangue fluindo para a direção correta quando o coração se contrai. A válvula entre os pulmões e o lado esquerdo do coração, conhecida como válvula mitral, impede que o sangue volte para os pulmões quando o lado esquerdo do coração está contraído para que o sangue seja bombeado para o corpo. Quando essa válvula adoece, ela permite que o sangue seja empurrado de volta para os pulmões quando o lado esquerdo do coração se contrai, situação chamada de *regurgitação mitral*. Essa condição é séria pois ela reduz o fluxo de sangue do coração para o corpo e também tem efeitos adversos nos pulmões. Se a condição se agravar, é necessária uma cirurgia cardíaca aberta para substituir a válvula. Portanto, medir a intensidade de regurgitação mitral é um problema clínico muito importante.

A quantidade de regurgitação é quantificada com a *fração regurgitada*,

$$\text{Fração regurgitada} = \frac{\text{Fluxo mitral (para o lado esquerdo do coração)} - \text{fluxo aórtico (para o corpo)}}{\text{Fluxo mitral}}$$

Se a válvula mitral estiver funcionando perfeitamente, todo o fluxo mitral para dentro do lado esquerdo do coração vai aparecer como um fluxo para fora dentro da aorta e a fração regurgitada será 0. À medida que a válvula torna-se cada vez mais deficiente, a fração regurgitada aumentará até 1.

[†] Para uma discussão mais detalhada sobre o método de Bland-Altman, ver Altman DG, Bland JM. Measurement in medicine: the analysis of method comparison studies. *Statistician.* 1983;32:307-317, ou Bland JM, Altman DG. Statistical methods for assessing agreement between two measures of clinical measurement. *Lancet.* 1986;1(8476):307-310.

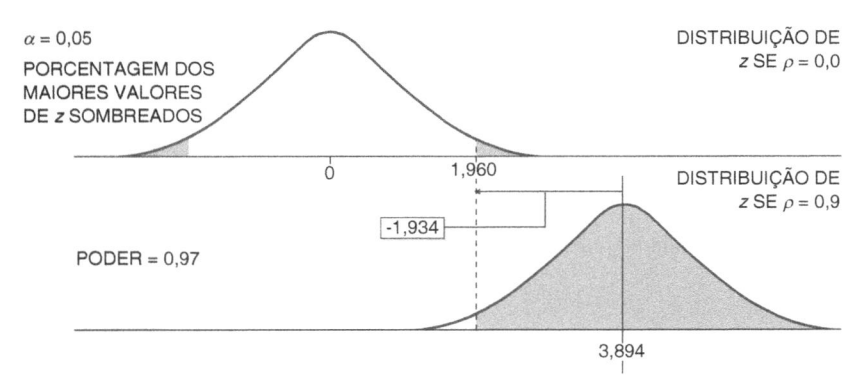

Figura 8.16 O poder da correlação para detectar uma correlação na população de $\rho = 0,9$ com um tamanho amostral de 10 e 95% de confiança é igual a área sob a distribuição real da estatística do teste z acima $z\alpha = 1,960$. Se $\rho = 0,9$, a distribuição real de z será centrada em 3,894.

O jeito original de medir a fração regurgitada tem sido por meio de cateterismo, procedimento no qual um pequeno cano (chamado cateter) é introduzido em uma artéria do braço ou da perna até o coração; após, um químico conhecido como agente contraste, que aparece opaco em raios X, é injetado dentro do coração; assim, o fluxo regurgitado pode ser visto em um filme de raio X feito enquanto o contraste é injetado. Esse é um procedimento desconfortável, caro e potencialmente perigoso.

Andrew MacIsaac e colaboradores[*] propuseram utilizar um procedimento não invasivo conhecido como ecocardiografia com Doppler para substituir o cateterismo cardíaco como uma nova maneira de medir a fração regurgitada. A ecocardiografia com Doppler envolve a colocação de um dispositivo que manda ondas sonoras de alta frequência para dentro do coração e registra os reflexos no peito da pessoa. A informação pode ser utilizada para medir o fluxo para dentro e para fora do coração, da mesma maneira que radares metereológicos medem o fluxo de ar para prever tempestades e outros padrões climáticos. Os autores compararam seu método com o cateterismo cardíaco tradicional para medir o grau de concordância entre os dois métodos.

A Tabela 8.8 mostra os resultados dos estudos dos autores supracitados e a Figura 8.17A mostra um gráfico das duas medidas uma contra a outra, sendo que cada pessoa é representada por um ponto. A correlação entre os dois métodos é de 0,89. Isso indica uma concordância razoável, mas isso não diz nada sobre a natureza quantitativa da concordância em termos de quão bem os dois métodos quantificam a fração mitral regurgitada.

A Tabela 8.8 também mostra os cálculos necessários para construir a descrição de Bland-Altman, tendo em vista que a concordância dos dois métodos é satisfatória. A terceira coluna na tabela representa as diferenças entre as duas determinações de fração regurgitada para cada pessoa, e a última coluna é a média dos dois métodos. A Figura 8.17B mostra um gráfico com as diferenças contra as respostas médias para cada pessoa. Há vários pontos a serem destacados a partir dessa informação. Em primeiro lugar, a diferença média na fração regurgitada entre os dois métodos é de apenas −0,03, o que indica que existe uma pequena diferença sistêmica entre os dois métodos diferentes. Não parece haver uma relação entre a diferença das duas observações e a regurgitação mitral média; assim, cada método é uma estimativa imparcial do outro. Em seguida, o desvio-padrão das diferenças é de 0,12. Colocar uma amplitude de dois desvios-padrão acima e abaixo da diferença média fornece uma medida da extensão da discordância entre os dois métodos, em torno de ±0,24, o que é mais que toda a amplitude observada de 0 a 0,83. Por exemplo, um resultado de Doppler de 0,40 significaria o correspondente ao "padrão-ouro" do resultado do cateter, podendo ser tão baixo como 0,16 e tão alto quanto 0,64. Esse resultado leva a concluir que enquanto os dois métodos, em média, produzem

---

[*] MacIsaac AI, McDonald IG, Kirsner RLG, Graham SA, Gill RW. Quantification of mitral regurgitation by integrated Doppler backscatter power. *J Am Coll Cardiol*. 1994;24:690-695. Dados utilizados com permissão.

resultados relacionados entre si, as diferenças para pacientes individuais são grandes o suficiente para que os métodos não possam ser utilizados como medidas intercambiáveis de regurgitação mitral.

Procedimentos similares podem ser usados para quantificar a repetitividade de duas observações do mesmo objeto de estudo por observadores diferentes ou observações repetidas do mesmo observador.

■ REGRESSÃO MÚLTIPLA

Os métodos de regressão desenvolvidos neste capítulo envolvem predizer a variável dependente a partir de uma variável independente. Como ilustrado nos exemplos discutidos (e apresentados nos problemas), existem muitos problemas nos quais tal análise é apropriada e informativa. Na vida real, incluindo a biomedicina e a epidemiologia, a variável dependente (resultado) frequentemente depende de *várias* variáveis independentes atuando de forma simultânea. De certa forma, esse fato já foi reconhecido por meio da tentativa de delinear estudos observacionais e experimentais de maneira a minimizar os efeitos de uma possível variável de confusão. Outra maneira de pensar nessas variáveis de confusão é considerá-las como *variáveis independentes adicionais*.

Felizmente, os métodos apresentados neste capítulo podem ser generalizados para permitir tais situações. Para ver como, será escrita a equação da regressão linear simples para y em função de apenas uma variável independente x, utilizando b_0 em vez de a para intercepto e b_1 no lugar de b para a inclinação:

$$\hat{y} = b_0 + b_1 x$$

É apenas um pequeno passo lógico considerar a possibilidade de y depender de *duas* variáveis independentes x_1 e x_2,

$$\hat{y} = b_0 + b_1 x_1 + b_2 x_2$$

Essa equação é chamada de *regressão linear múltipla* (com duas variáveis independentes).

Não é de se surpreender que se possa usar o mesmo critério de minimização da soma de quadrados das diferenças entre os valores observados e preditos da variável dependente y correspondente aos valores observados de x_1 mantendo x_2 constante e x_2 para obter as "melhores" estimativas dos coeficientes de regressão b_1 e b_2. Nesse caso, b_1 é uma estimativa do quanto, em média, y muda por unidade de mudança de x_1 e b_2 é uma estimativa do quanto, em média, y muda por unidade de mudança de x_2 mantendo x_1 constante. Dito de outra forma, b_1 é uma estimativa do efeito das mudanças em y associado à mudança da unidade em x_1 *controlando* o efeito de x_2 (e vice-versa).

Usando procedimentos semelhantes aos deste capítulo, é possível estimar erros-padrão para os dois coeficientes de regressão e usar esses erros-padrão para testar se x_1, x_2 ou ambos, simultaneamente, predizem y.

De fato, pode-se adicionar qualquer número de variáveis preditoras independentes; se o objetivo fosse predizer y com base em três variáveis independentes, a equação da regressão múltipla seria

$$\hat{y} = b_0 + b_1 x_1 + b_2 x_2 + b_3 x_3$$

Métodos de regressão múltipla (também chamados de métodos multivariados) são muito comuns em pesquisas biomédicas devido a sua ha-

■ **Tabela 8.8   Medição da fração regurgitada da válvula mitral com ecocardiografia com Doppler e cateterismo cardíaco em 21 pessoas**

Observações			
Doppler	Cateterismo	Diferença	Média
0,49	0,62	−0,13	0,56
0,83	0,72	0,11	0,78
0,71	0,63	0,08	0,67
0,38	0,61	−0,23	0,50
0,57	0,49	0,08	0,53
0,68	0,79	−0,11	0,74
0,69	0,72	−0,03	0,71
0,07	0,11	−0,04	0,09
0,75	0,66	0,09	0,71
0,52	0,74	−0,22	0,63
0,78	0,83	−0,05	0,81
0,71	0,66	0,05	0,69
0,16	0,34	0,18	0,25
0,33	0,50	−0,17	0,42
0,57	0,62	−0,05	0,60
0,11	0,00	0,11	0,06
0,43	0,45	−0,02	0,44
0,11	0,06	0,05	0,09
0,31	0,46	−0,15	0,39
0,20	0,03	0,17	0,12
0,47	0,50	−0,03	0,49
		Média = −0,03	
		DP = 0,12	

bilidade de modelar a realidade de que os resultados com frequência dependem simultaneamente de várias variáveis independentes. Eles também são amplamente acessíveis em qualquer pacote estatístico e são fáceis de usar. Como resultado, há uma grande tentação para apenas jogar os dados multivariados em um computador, apertar "rodar", e buscar a significância dos coeficientes de regressão.

O problema de fazer isso é que, assim como a regressão linear simples discutida neste capítulo, a regressão linear múltipla é baseada na premissa de que a população subjacente atende aos mesmos pressupostos, isto é, que a linha de médias é reta e que os resíduos são normalmente distribuídos em torno da reta de regressão. Infelizmente, com mais de uma variável independente é impossível simplesmente olhar o gráfico dos dados e a reta de regressão (como foi feito com o exemplo da radiação no esperma da Fig. 8.8) porque, mesmo que houvesse apenas duas variáveis independentes, a relação entre elas e a variável dependente acontece em um espaço tridimensional, o qual é difícil de visualizar. (Se houvesse três variáveis independentes, a relação existiria em um espaço de quatro dimensões, o que é impossível de desenhar.) Além disso, a análise de regressão linear requer que todas as variáveis independentes sejam completamente *independentes entre si*, uma situação que raramente acontece. Acontece que a análise de regressão múltipla (e outros métodos multivariados) ainda produz resultados confiáveis mesmo quando este pressuposto é suavemente violado, mas este pressuposto precisa ser verificado. De fato, há todo um conjunto de *diagnósticos de regressão* para assegurar que os dados são consistentes com os pressupostos da análise de regressão múltipla.

É também possível realizar uma análise de regressão múltipla com uma variável dependente qualitativa (como a presença ou a ausência de uma doença) usando uma técnica chamada *regressão logística*. A regressão logística é amplamente usada em ensaios clínicos e pesquisa epidemiológica para controlar o efeito de potenciais variáveis de confusão para avaliar os efeitos de múltiplas variáveis independentes sobre a variável resposta qualitativa (binária, sim ou não).

Enquanto existem muitos detalhes técnicos para serem monitorados quando se faz uma análise de regressão múltipla, as ideias básicas e a interpretação dos resultados são essencialmente as mesmas que as apresentadas neste capítulo. A análise de regressão logística múltipla é uma técnica comum para ajustar as probabilidades para as variáveis de confusão, quando a variável resposta é a presença ou ausência de uma doença e a variável independente é a exposição ou não exposição a fatores de risco além das possíveis variáveis de confusão.

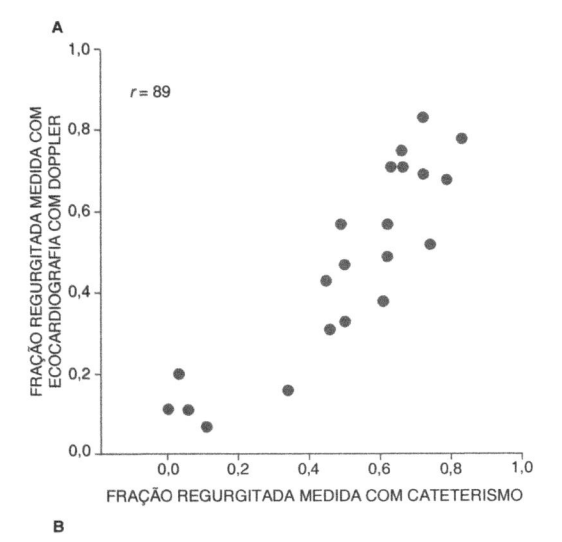

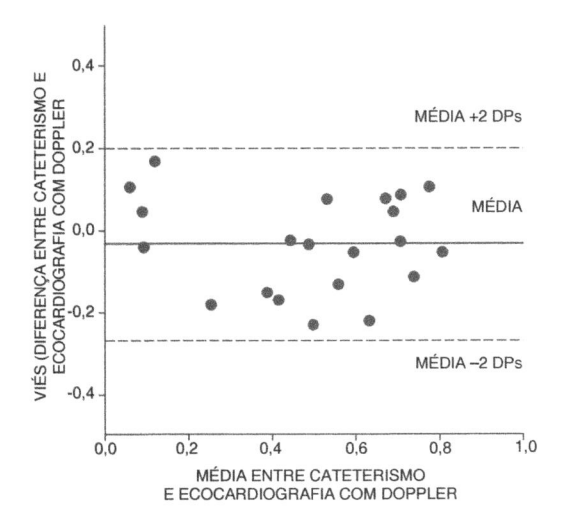

Figura 8.17 (A) Relação entre fração regurgitada mitral medida com cateterismo cardíaco e com ecocardiografia com Doppler em 21 pessoas. **(B)** Curva de Bland-Altman para os dados do gráfico A. Notar que há uma pequena diferença sistêmica entre as duas medidas.

■ RESUMO

Os métodos descritos neste capítulo permitem quantificar a relação entre duas variáveis. A abordagem básica é a mesma de métodos estatísticos anteriores: foi descrita a natureza da população subjacente, as informações foram compiladas em parâmetros estatísticos adequados, após, foram desenvolvidos procedimentos para estimar estes parâmetros e seus erros-padrão a partir de uma ou mais amostras. Ao relacionar duas variáveis usando regressão ou correlação, é particularmente importante examinar o gráfico dos dados e olhar se os pressupostos dos métodos estatísticos que estão sendo utilizados são atendidos satisfatoriamente pelos dados coletados.

■ PROBLEMAS

8.1 Plote os dados e calcule a regressão linear de Y contra X e o coeficiente de correlação para cada um dos conjuntos de observações mostrados na Tabela 8.9. Em cada caso, desenhe a reta de regressão no mesmo gráfico dos dados. O que permanece da mesma maneira e o que muda? Por quê?

■ Tabela 8.9   Dados para o Problema 8.1

a		b		c	
X	Y	X	Y	X	Y
30	37	30	37	30	37
30	47	30	47	30	47
40	50	40	50	40	50
40	60	40	60	40	60
		20	25	20	25
		20	35	20	35
		50	62	50	62
		50	72	50	72
				10	13
				10	23
				60	74
				60	84

8.2 Plote os dados e calcule a regressão linear de Y contra X e o coeficiente de correlação para cada um dos conjuntos de observações mostrados na Tabela 8.10. Em cada caso, desenhe a reta de regressão no mesmo gráfico dos dados. Discuta os resultados.

8.3 Os gráficos do Quadro 8.3 mostram dados de quatro experimentos diferentes, junto com as observações associadas. Calcule os coeficientes de regressão e correlação para cada um destes quatro

■ Tabela 8.10   Dados para o Problema 8.2

a		b	
X	Y	X	Y
15	19	20	21
15	29	20	31
20	25	30	18
20	35	30	28
25	31	40	15
25	41	40	25
30	37	40	75
30	47	40	85
60	40	50	65
		50	75
		60	55
		60	65

conjuntos de dados. Discuta as semelhanças e as diferenças entre estes conjuntos de dados. Incluir um exame dos pressupostos das análises de regressão linear e correlação.[*]

8.4 Bifenis policlorados (PCBs, do inglês *polychlorinated biphenyls*) são compostos que já foram usados como material isolante em transformadores elétricos antes de serem banidos dos Estados Unidos durante os anos 1970 devido a uma preocupação quanto a sua toxicidade. Apesar da proibição, PCBs podem ainda ser detectados em muitas pessoas por serem compostos persistentes no ambiente e tenderem a se acumular no tecido adiposo de animais que absorvem PCBs ao comer outros animais que absorveram PCBs. Uma das maiores fontes atuais de exposição a PCB é o consumo de peixe gordo pescado em águas contaminadas. No início dos anos 1980, o casal Joseph Jacobsen e Sandra Jacobsen[†] começaram um estudo prospectivo para examinar a relação entre níveis de PCB em um grupo de mulheres que comeram peixes do lago Michigan e o desenvolvimento intelectual de seus filhos. A quantidade de PCBs (ng/g de gordura) detectada no leite materno foi utilizada como indicador de exposição parental aos PCBs. O casal Jacobsen realizou o teste de escala

---

[*] Este exemplo é de Anscombe FJ. Graphs in statistical analysis. *Am Stat.* 1973;27:17-21.
[†] Jacobsen J, Jacobsen S. Intellectual impairment in children exposed to polychlorinated biphenyls in utero. *N Engl J Med.* 1996;335:783-789.

de inteligência QI infantil Wechsler para testar as crianças quando elas tivessem 11 anos. A Tabela 8.11 mostra os resultados. Existe alguma associação entre o nível materno de PCB e o valor de QI das crianças?

■ **Tabela 8.11 Dados de níveis de PCB no leite materno e QI das crianças**

Níveis de PCB encontrados no leite materno (ng/g de gordura)	Quociente de Inteligência
539	116
1093	108
1665	94
476	127
550	122
999	97
974	85
1205	115
604	112
850	108
596	112
547	105
1164	95
905	108

8.5 A habilidade de medir níveis de hormônios baseados em uma gota de sangue (como o utilizado por diabéticos para monitorar a glicose) teve várias mudanças em relação às medições feitas com base em coleta de sangue. Primeiro, gotas de sangue permitem medições repetidas ao longo de minutos e horas. Segundo, elas podem ser coletadas com treinamento mínimo por assistentes de pesquisa ou pelos sujeitos da pesquisa. E, finalmente, elas são fáceis de armazenar em uma variedade de condições experimentais. Os baixos níveis hormonais em gotas ou coleta de sangue são atualmente medidos por uma técnica chamada radioimunoensaio (RIA, do inglês *radioimmunoassay*), um ensaio baseado na ligação de um marcador hormonal radioativo para um anticorpo específico. Elizabeth Shirtcliff e colaboradores[*] usaram uma versão modificada disponível comercialmente do RIA para detectar estradiol (o principal estrogênio encontrado em humanos) em gotas de sangue e comparar com os resultados obtidos com coleta de sangue. Quão boa é a concordância entre os volumes medidos usando essas duas técnicas? Os resultados estão na Tabela 8.12.

■ **Tabela 8.12 Estradiol medido de duas formas diferentes**

Medidas de estradiol	
Estradiol em gota de sangue (pg/mL)	Estradiol em coleta de sangue (pg/mL)
17	25
18	29
21	24
22	33
27	35
30	40
34	40
35	45
36	58
40	63
44	70
45	60
49	70
50	95
52	105
53	108
57	95
58	90
72	130
138	200

8.6 Artérias ajustam seu tamanho em uma base de minuto a minuto para atender às necessidades do corpo para que o sangue carregue oxigênio para os tecidos e remova produtos residuais. Uma parte substancial dessa resposta é mediada por uma camada fina de células das artérias, chamada de endotélio vascular, respondendo ao óxido nitroso que o endotélio produz a partir do aminoácido L-arginina. Como parte da investigação do efeito do fumo passivo na habilidade do endotélio de dilatar as artérias, Stuart Hutchison e colaboradores[†] examinaram a relação entre quantos segmentos das artérias relaxaram após serem expostos a níveis di-

---

[*] Shirtcliff E, et al. Assaying estradiol in biobehavioral studies using saliva and blood spots: simple radioimmunoassay protocols, reliability and comparative validity. *Horm Behav.* 2000;38:137-147.

[†] Hutchison S, et al. Secondhand tobacco smoke impairs rabbit pulmonary artery endothelium-dependent relaxation. *Chest.* 2001;120:2004-2012.

ferentes de L-arginina e sujeitos a dois estímulos diferentes, acetilcolina e uma substância, A23187 (Tab. 8.13). Existe relação entre o relaxamento e o nível de L-arginina na presença dos dois agentes relaxantes diferentes? Existe diferença de efeito entre as substâncias? (Nota: Para "linearizar" os dados, transforme os níveis de arginina para logaritmo natural antes de fazer a análise.)

Quadro 8.3 • Gráficos e dados brutos para o Problema 8.3

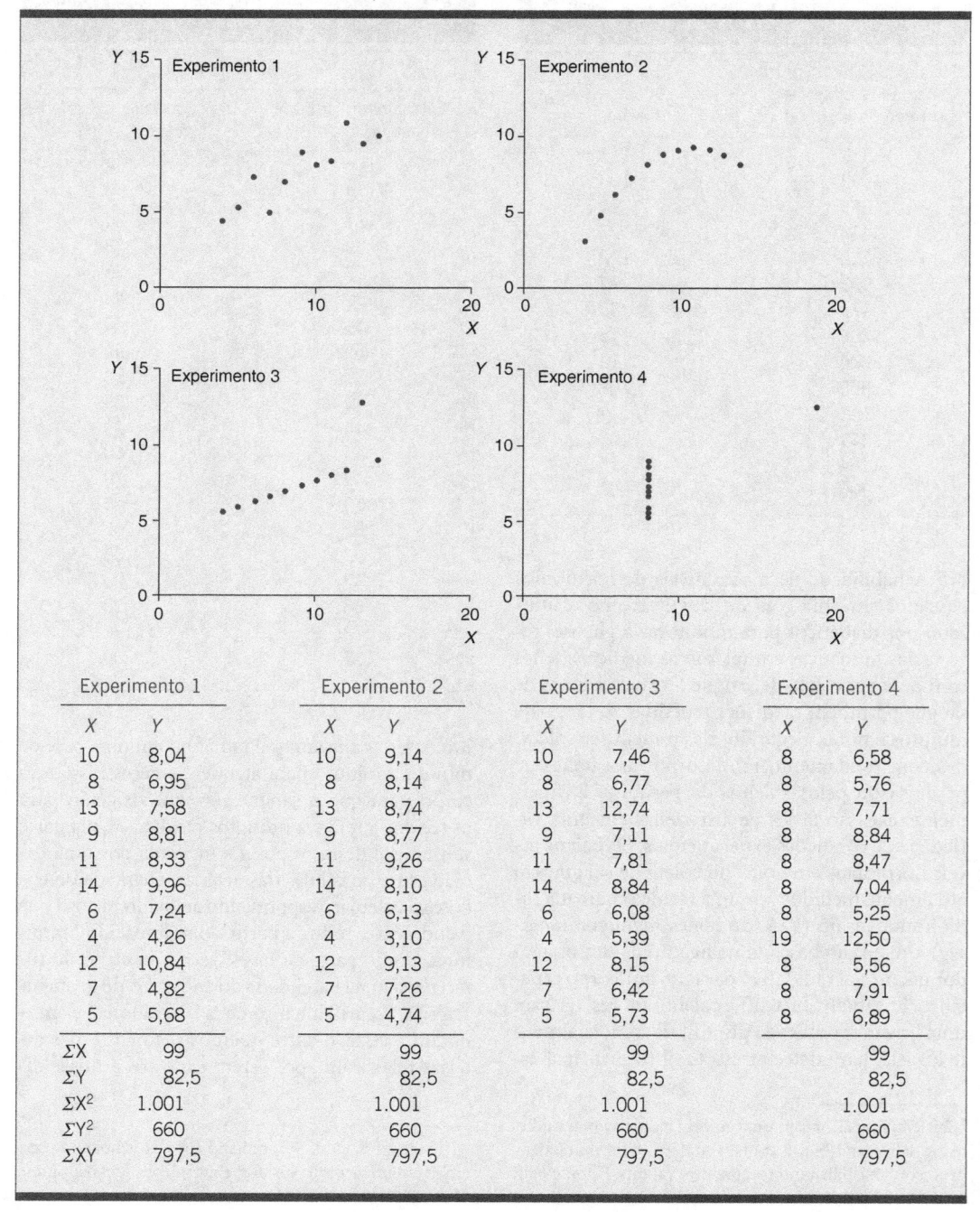

Experimento 1		Experimento 2		Experimento 3		Experimento 4	
X	Y	X	Y	X	Y	X	Y
10	8,04	10	9,14	10	7,46	8	6,58
8	6,95	8	8,14	8	6,77	8	5,76
13	7,58	13	8,74	13	12,74	8	7,71
9	8,81	9	8,77	9	7,11	8	8,84
11	8,33	11	9,26	11	7,81	8	8,47
14	9,96	14	8,10	14	8,84	8	7,04
6	7,24	6	6,13	6	6,08	8	5,25
4	4,26	4	3,10	4	5,39	19	12,50
12	10,84	12	9,13	12	8,15	8	5,56
7	4,82	7	7,26	7	6,42	8	7,91
5	5,68	5	4,74	5	5,73	8	6,89
ΣX	99		99		99		99
ΣY	82,5		82,5		82,5		82,5
ΣX^2	1.001		1.001		1.001		1.001
ΣY^2	660		660		660		660
ΣXY	797,5		797,5		797,5		797,5

■ **Tabela 8.13** Força de relaxamento arterial após exposição a dois agentes relaxantes diferentes

Acetilcolina		A23187	
Nível de arginina	Força de relaxamento (%)	Nível de arginina	Força de relaxamento (%)
0,02	−10	0,03	−2
0,03	−21	0,04	−47
0,1	−48	0,10	−36
0,5	−52	0,13	−27
0,6	−41	0,5	−43
0,7	−52	0,6	−56
0,9	−67	0,6	−50
0,9	−58	0,7	−77
0,9	−32	0,8	−67
1,2	−58	0,8	−42
1,3	−29	1,2	−60
		1,2	−36
		1,6	−68

■ **Tabela 8.14** Relação entre infecções do trato urinário e disfunção erétil

Índice de infecção do trato urinário	Índice de função erétil
1	14
0	15
9	6
6	11
5	12
5	10
0	11
4	12
8	10
7	8
0	14
10	3
8	9
4	12
16	3
8	9
2	13
13	2
10	4
18	4

8.7 A disfunção erétil é amplamente reconhecida por ser associada a diabetes e problemas cardiovasculares. Para investigar se a disfunção erétil estava associada a infecções do trato urinário inferior, Wo-Sik Chung e colaboradores[*] aplicaram questionários-padrão em homens entre 40 e 70 anos de idade para avaliar a presença de infecções do trato urinário inferior, bem como questões relacionadas à função erétil, com altos índices nos questionários que indicaram problemas mais sérios com infecções do trato urinário e melhores funcionamentos eréteis, respectivamente (Tab. 8.14). Existe evidência de uma relação entre infecção do trato urinário e disfunção erétil?

8.8 Como parte de um estudo sobre a natureza dos cânceres de gengiva e mandíbula, Eiji Nakayama e colaboradores[†] estavam interessados em relacionar a extensão de invasão do câncer, determinada por investigação histológica direta, com os níveis de invasão medidos por exame de tomografia computadorizada da pessoa com câncer. Eles mediram ambas as variáveis na seguinte escala ordinal:

1. Erosivo
2. Erosivo e Parcialmente misturado
3. Misturado
4. Misturado e Parcialmente invasivo
5. Invasivo

Existe relação entre estas duas formas de quantificar a extensão de câncer entre os dois métodos de avaliação de severidade da doença? A relação é forte o suficiente para permitir a utilização doss métodos de maneira intercambiável? Os dados são mostrados na Tabela 8.15.

8.9 Qual o poder do estudo de circulação de revistas e seletividade descrito na Figura 8.12 para detectar uma correlação de 0,6 com 95% de confiança? (Existem 113 revistas na amostra.)

8.10 Qual o tamanho amostral necessário para se ter um poder de 80% para detectar a correlação de circulação de revistas e seletividade com 95%

---

[*] Chung W-S, et al. Lower urinary tract symptoms and sexual dysfunction in community-dwelling men. *Mayo Clin Proc.* 2004;79:745-749.
[†] Nakayama E, et al. The correlation of histological features with a panoramic radiography pattern and a computed tomography pattern of bone destruction in carcinoma of the mandibular gingival. *Oral Surg Oral Med Oral Path Oral Radiol Endod.* 2003;96:774-782.

Tabela 8.15 Duas maneiras diferentes de medir distúrbios na gengiva e na mandíbula

Histologia	Tomografia computadorizada
3	5
3	2
1	1
4	5
3	3
3	3
5	4
4	3
4	3
3	3
5	5
4	3
4	4
2	2
3	5
1	3
3	2
2	3
4	3
2	3
3	2
2	3
3	3
3	3
2	5

de confiança se a correlação real na população é de 0,6?

8.11 Estudos clínicos e epidemiológicos têm demonstrado uma associação entre pressão arterial alta, diabetes e níveis altos de lipídeos medidos no sangue. Além disso, muitos estudos mostraram que pessoas com pressão alta têm menor sensibilidade à insulina do que pessoas com pressão arterial normal, e que atividade física afeta a sensibilidade à insulina. Como parte de uma investigação sobre existir ou não um componente genético na relação entre pressão arterial alta e sensibilidade à insulina, Tomas Endre e colaboradores[*] investigaram a relação entre sensibilidade à insulina e uma medida de condicionamento físico em dois grupos de homens com pressão arterial normal, um com parentes imediatos que têm pressão alta e um grupo similar de homens provenientes de famílias com pressão normal. Eles utilizaram a razão cintura-quadril como medida de condicionamento físico e examinaram a relação entre essa razão e o índice de sensibilidade à insulina dos dois grupos de homens (Tab. 8.16). A relação é a mesma para os dois grupos? (Use o logaritmo do índice de sensibilidade à insulina como variável dependente para linearizar a relação entre as duas variáveis.)

Tabela 8.16 Relação entre obesidade e sensibilidade à insulina

Controle (nenhum membro imediato da família com pressão alta)			Familiares (membro imediato da família com pressão alta)		
Razão cintura/ quadril, R	Sensibilidade à insulina	Log (sensibilidade à insulina) I	Razão cintura/ quadril, R	Sensibilidade à insulina	Log (sensibilidade à insulina) I
0,775	21,0	1,322	0,800	10,0	1,000
0,800	20,0	1,301	0,810	5,0	0,699
0,810	13,5	1,130	0,850	9,5	0,978
0,800	8,5	0,929	0,875	2,5	0,398
0,850	10,5	1,021	0,850	4,0	0,602
0,860	10,0	1,000	0,870	5,8	0,763
0,925	12,8	1,107	0,910	9,8	0,971
0,900	9,0	0,954	0,925	8,0	0,903
0,925	6,5	0,813	0,925	6,0	0,778
0,945	11,0	1,041	0,940	4,3	0,633
0,945	10,5	1,021	0,945	8,5	0,929
0,950	9,5	0,978	0,960	9,0	0,954
0,975	5,5	0,740	1,100	8,5	0,929
1,050	6,0	0,778	1,100	4,5	0,653
1,075	3,8	0,580	0,990	2,3	0,362

---

[*] Endre T, et al. Insulin resistance is coupled to low physical fitness in normotensive men with a family history of hypertension. *J Hypertens.* 1994;12:81-88.

9

Experimentos em que cada sujeito recebe mais de um tratamento

Os procedimentos de teste de hipótese discutidos nos Capítulos 3 e 5 aplicam-se a experimentos em que os grupos de tratamento e controle contêm sujeitos (indivíduos) *diferentes*. É frequentemente possível delinear um experimento em que *cada* sujeito experimental possa ser observado *antes* e *depois* de um ou mais tratamentos. Esses experimentos geralmente são mais sensíveis pois eles tornam possível medir o quanto o tratamento *afeta cada indivíduo*. Quando os indivíduos dos grupos de tratamento e controle são diferentes, as mudanças causadas pelo tratamento podem ser mascaradas pela variabilidade dos sujeitos experimentais. Este capítulo mostra como analisar experimentos em que cada sujeito é observado repetidamente sob diferentes condições experimentais.

A primeira parte expõe o *teste t pareado* para experimentos nos quais os sujeitos são observados antes e depois de receberem apenas um tratamento. Após, esse teste será generalizado para obter a *análise de variância de medidas repetidas*, que permite testar hipóteses sobre qualquer número de tratamentos, cujos efeitos são medidos repetidamente sobre os mesmos indivíduos. Será separada explicitamente a variabilidade total das observações em três componentes: variabilidade entre os sujeitos experimentais, variabilidade em cada resposta individual e variabilidade devido aos tratamentos. Assim como em quaisquer análises de variância (incluindo testes *t*), esses procedimentos exigem que as observações venham de uma população normalmente distribuída. (O Cap. 10 apresenta métodos baseados em classes que não têm essa pressuposição.) Finalmente, será desenvolvido o *teste de McNemar* para analisar os dados medidos em escala nominal e apresentados em tabelas de contingência.

■ EXPERIMENTOS NOS QUAIS OS SUJEITOS SÃO OBSERVADOS ANTES E DEPOIS DE UM ÚNICO TRATAMENTO: TESTE *t* PAREADO

Em experimentos nos quais é possível observar cada sujeito experimental *antes* e *depois* da administração de um único tratamento, será testada uma hipótese sobre a *mudança* da média que o tratamento produz, em vez das diferenças entre as respostas dos indivíduos com e sem tratamento. Essa abordagem reduz a variabilidade nas observações devido às diferenças entre indivíduos e leva a um teste mais sensível.

A Figura 9.1 ilustra esse ponto. A Figura 9.1A mostra a produção diária de urina em *duas* amostras de 10 pessoas diferentes; um grupo amostral tomou um placebo e o outro tomou um medicamento. Uma vez que existe uma pequena diferença entre a reposta média relativa aos desvios-padrão, seria difícil assumir que o tratamento produziu um efeito com base nas observações. De fato, o *t* calculado usando os métodos do Capítulo 4 é de apenas 1,33, o que não está próximo de $t_{0,05} = 2,101$, o valor crítico para $\nu = n_{pla} + n_{med} - 2 = 10 + 10 - 2 = 18$ graus de liberdade.

Agora pode-se considerar a Figura 9.1B. Ela mostra a produção de urina idêntica à da Figura 9.1A, mas para um experimento no qual a produção de urina é medida em *uma* amostra de 10 indivíduos, *antes* e *depois* da administração do medicamento. As linhas retas conectam as observações de cada indivíduo. A Figura 9.1B mostra que a medicação aumentou a produção de urina em 8 das 10 pessoas da amostra. Esse resultado sugere que o medicamento *é* um diurético efetivo.

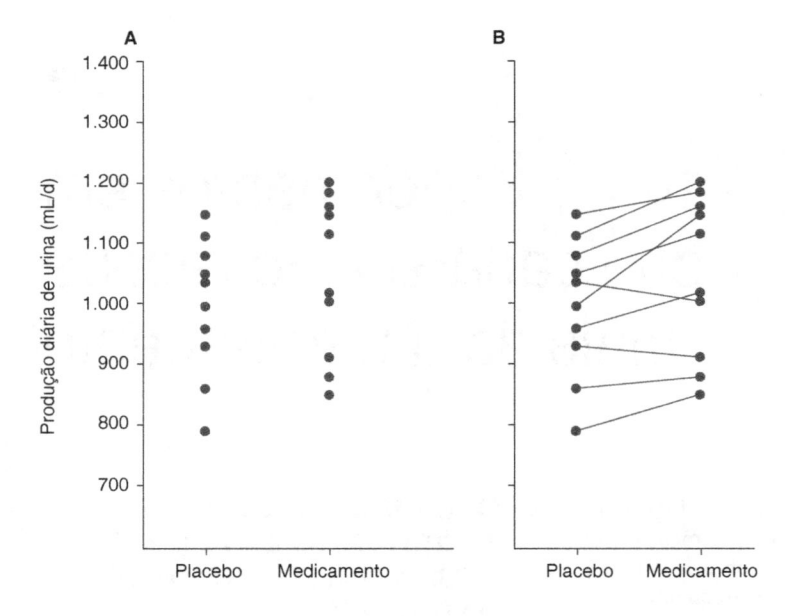

Figura 9.1 (A) Produção diária de urina em dois grupos com 10 pessoas diferentes. Um grupo de 10 pessoas recebeu um placebo e o outro grupo de 10 pessoas recebeu um medicamento. O diurético parece não ser eficaz. **(B)** Produção diária de urina em um grupo com 10 pessoas antes e depois de tomarem o medicamento. O medicamento parece ter um efeito diurético. As observações são idênticas às do Gráfico A; focando nas mudanças em cada resposta individual, em vez de focar em todas as respostas tomadas juntas, é possível detectar a diferença que foi mascarada pela variabilidade dos sujeitos do Gráfico A.

Se o enfoque for dado à *mudança* em cada indivíduo que foi acompanhado tomando o medicamento (na Fig. 9.1B), pode-se detectar um efeito que foi mascarado pela variabilidade entre os indivíduos quando diferentes pessoas receberam o placebo e o medicamento (na Fig. 9.1A).

Agora, será desenvolvido o procedimento estatístico para quantificar a impressão em tais experimentos. O *teste t pareado* pode ser utilizado para testar a hipótese de que não há, em média, mudança em cada indivíduo depois de receber o tratamento do estudo. Deve-se lembrar que a definição geral das estatísticas t é

$$t = \frac{\text{Parâmetro estimado} - \text{Valor real do parâmetro populacional}}{\text{Erro-padrão do parâmetro estimado}}$$

O parâmetro que se quer estimar é a diferença média na resposta δ *em cada indivíduo* devido ao tratamento. Se d for mantido igual à mudança observada em cada indivíduo que acompanha o tratamento, pode-se utilizar $\bar{d}$, a mudança média, para estimar δ. O desvio-padrão das diferenças observadas é

$$s_d = \sqrt{\frac{\sum(d - \bar{d})^2}{n-1}}$$

Assim, o erro-padrão da diferença é

$$s_{\bar{d}} = \frac{s_d}{\sqrt{n}}$$

Portanto,

$$t = \frac{\bar{d} - \delta}{s_{\bar{d}}}$$

Para testar a hipótese de que não há, em média, resposta ao tratamento, deve-se colocar $\delta = 0$ nesta equação para obter

$$t = \frac{\bar{d}}{s_{\bar{d}}}$$

O valor resultante de t é comparado com o valor crítico de n = ν − 1 graus de liberdade.

Recapitulando, quando são analisados dados de um experimento no qual é possível observar cada indivíduo antes e depois da aplicação do tratamento deve-se:

- Calcular a mudança da resposta que acompanha o tratamento em cada indivíduo d.
- Calcular a mudança média $\bar{d}$ e o erro-padrão da mudança média $s_{\bar{d}}$.
- Utilizar esses números para calcular $t = \bar{d}/s_{\bar{d}}$.
- Comparar este t com o valor crítico para $\nu = n - 1$ graus de liberdade, em que n é o número de sujeitos experimentais.

Pode-se notar que o número de graus de liberdade, ν, associado ao teste t pareado é $n - 1$, menos do que os $2(n - 1)$ graus de liberdade associados à análise desses dados utilizando um teste t não pareado. Essa perda de graus de liberdade aumenta o valor crítico de *t* que deve ser excedido para rejeitar a hipótese nula de não diferença. Enquanto essa situação parece ser indesejável, devido à típica variabilidade biológica que ocorre entre indivíduos, essa perda de graus de liberdade é quase sempre mais do que compensada pelo enfoque nas *diferenças entre sujeitos*, o que reduz a variabilidade nos resultados utilizados para calcular *t*. Se todos os outros fatores forem iguais, o delineamento em pares será na maioria das vezes mais eficaz para detectar efeitos em dados biológicos do que os delineamentos não pareados.

Finalmente, o teste *t* pareado, como qualquer teste *t*, é feito com base em uma população normalmente distribuída. No teste *t* para observações não pareadas desenvolvido no Capítulo 4, as respostas têm de ser normalmente distribuídas. No teste *t* pareado, as diferenças (mudanças em cada sujeito) associadas ao tratamento devem ser normalmente distribuídas.

Consumo de cigarro e função plaquetária

Fumantes são mais propensos a desenvolver doenças causadas por coágulos sanguíneos anormais (tromboses) – incluindo ataques cardíacos e oclusão das artérias periféricas –, do que não fumantes. As plaquetas são pequenos fragmentos que circulam no sangue e se juntam para formar coágulos de sangue. Uma vez que fumantes experimentam mais distúrbios relacionados aos indesejáveis coágulos sanguíneos do que não fumantes, Peter Levine[*] coletou algumas amostras de sangue de 11 pessoas, antes e depois de elas fumarem um único cigarro, e mediu a quantidade de agregações plaquetárias quando expostas a um estímulo-padrão. Esse estímulo, adenosina difosfato, faz as plaquetas liberarem seus conteúdos granulares, o que, por sua vez, faz elas se manterem unidas e formarem um coágulo.

A Figura 9.2 mostra os resultados desse experimento, com a aderência de plaquetas sendo medida pelo percentual máximo de todas as plaquetas que se agregaram após serem expostas à adenosina difosfato. O *par* de observações feitas em cada indivíduo antes e depois de fumarem um cigarro está conectado com uma linha reta. A por-

[*] Levine PH. An acute effect of cigarette smoking on platelet function: a possible link between smoking and arterial thrombosis. *Circulation*. 1973;48:619-623.

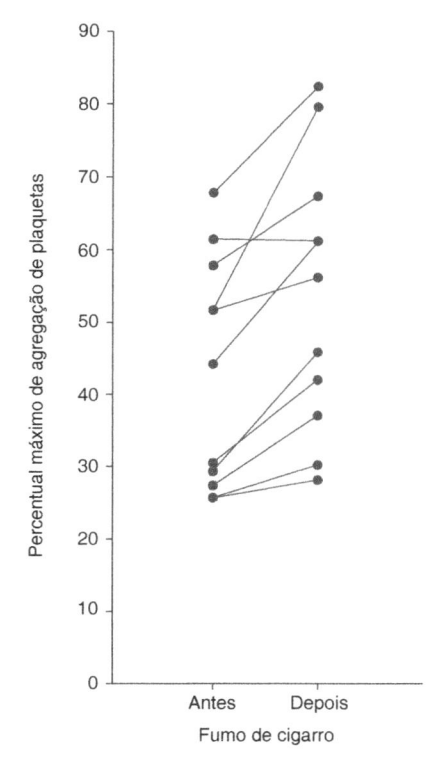

Figura 9.2 Percentual máximo de agregação de plaquetas antes e depois do consumo de um cigarro de tabaco em 11 pessoas. (Adaptada com permissão da American Heart Association, Inc. da Fig. 1 de Levine PH. An acute effect of cigarette smoking on platelet function: a possible link between smoking and arterial thrombosis. *Circulation*. 1973;48:619-623.)

centagem de agregação média foi de 43,1% antes de fumar e 53,5% depois de fumar, com desvios-padrão de 15,9 e 18,7%, respectivamente. Apenas olhar para esses números não sugere que fumar teve um efeito na agregação de plaquetas. Essa abordagem, entretanto, omite um fato importante sobre o experimento: a agregação de plaquetas não foi medida em dois grupos diferentes (independentes) de pessoas, fumantes e não fumantes, mas em apenas um grupo de pessoas que foram observadas antes e depois de fumarem um cigarro.

Em quase todos os indivíduos, com a exceção de um, a agregação máxima das plaquetas aumentou após o consumo de um cigarro, sugerindo que o fumo facilita a formação de trombos. As médias e os desvios-padrão da agregação de plaquetas antes e depois de fumar para todas as pessoas juntas não sugere este padrão, pois a variabilidade entre indivíduos mascara a variabilidade na agregação de plaquetas que foi gerada pelo fumo. Quando leva-se em conta o fato de que os dados consistem em *pares* de observações feitas antes e depois de cada indivíduo fumar, pode-se focar na *mudança* da resposta e remover a variabilidade devido ao fato de que pessoas diferentes têm distintas tendências de agregação de plaquetas, independentemente do fato de terem fumado um cigarro ou não.

As mudanças no percentual máximo de agregação de plaquetas que acompanhou o fumo foi (a partir da Fig. 9.2) 2, 4, 10, 12, 16, 15, 4, 27, 9, –1, e 15%. Portanto, a mudança média no percentual da agregação de plaquetas com o fumo nessas 11 pessoas é $\bar{d} = 10{,}3\%$. O desvio-padrão dessa mudança é de 8,0%, assim, o erro-padrão da mudança é $s_{\bar{d}} = 8{,}0/\sqrt{11} = 2{,}41\%$. Finalmente, a estatística de teste é

$$t = \frac{\bar{d}}{s_{\bar{d}}} = \frac{10{,}3}{2{,}41} = 4{,}27$$

Este valor excede 3,169, o valor que define o 1% mais extremo da distribuição com $\nu = n - 1 = 11 - 1 = 10$ graus de liberdade (da Tab. 4.1). Assim, reporta-se que fumar aumenta a agregação plaquetária ($P < 0{,}01$).

Quão convincente é esse experimento de que o constituinte específico do fumo de *tabaco*, em vez de outros químicos comuns a cigarros em geral (p. ex., monóxido de carbono), ou mesmo o estresse do experimento, produziu a mudança observada? Para investigar essa questão, Levine também fez os sujeitos "fumarem" um cigarro apagado e um cigarro de folhas de alface, que não contém nicotina. A Figura 9.3 mostra os resultados desses experimentos, junto com os resultados do fumo de um cigarro comum (a partir da Fig. 9.2).

Quando os sujeitos experimentais apenas fingiram fumar ou fumaram um cigarro sem nicotina feito de folhas secas de alface, não houve nenhuma mudança detectável na agregação de plaquetas. Essa situação contrasta com o aumento da agregação plaquetária que sucedeu o fumo de um cigarro de tabaco. Este desenho experimental ilustra um ponto importante:

Em um experimento bem-delineado, a única diferença entre o grupo de tratamento e o grupo-controle, ambos escolhidos ao acaso de uma população de interesse, é o tratamento.

Nesse experimento, o tratamento de interesse foi relacionado aos constituintes do tabaco na fumaça; por isso, foi importante comparar os re-

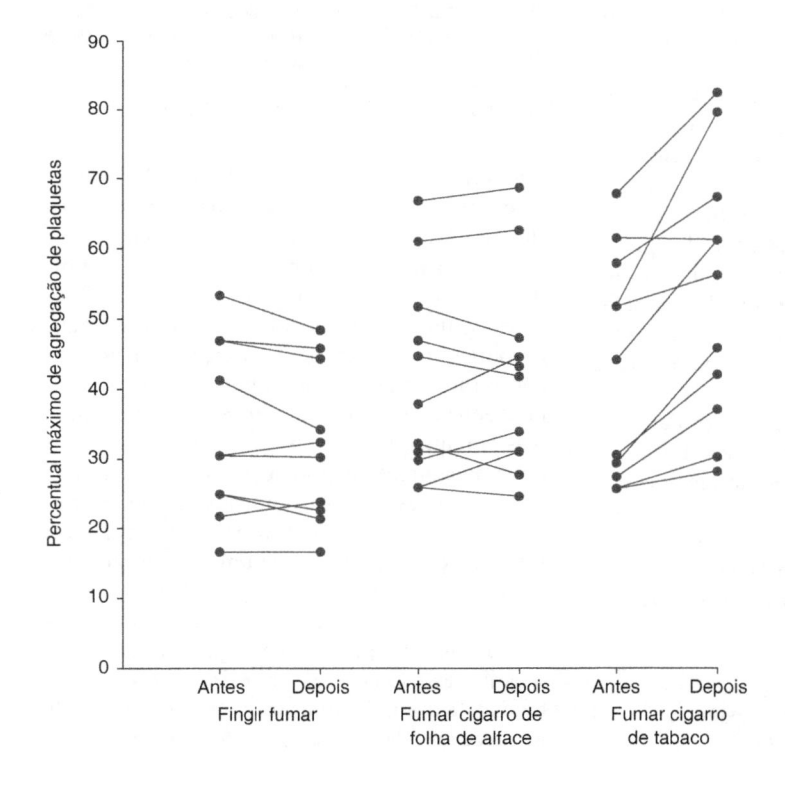

Figura 9.3 Percentual máximo de agregação de plaquetas antes e depois de fingir fumar ("cigarro falso"), antes e depois de fumar um cigarro de folha de alface que não tem nicotina, e antes e depois de fumar um cigarro de tabaco. Essas observações, tomadas juntas, sugerem que era algo no fumo de tabaco – em vez do ato de fumar em si ou outro constituinte geral da fumaça –, que produziu a mudança na agregação das plaquetas. (Redesenhada, com permissão, da American Heart Association, Inc. da Fig. 1 de Levine PH. An acute effect of cigarette smoking on platelet function: a possible link between smoking and arterial thrombosis. *Circulation*. 1973;48:619-623.)

sultados com observações obtidas depois de expor os sujeitos à fumaça sem tabaco. Essa etapa ajudou a assegurar que as mudanças observadas foram devidas ao tabaco em vez de à fumaça em geral. Quanto mais cuidadosamente o pesquisador conseguir isolar o efeito do tratamento, mais convincentes serão as suas conclusões.

Há também vieses sutis que podem confundir as conclusões de um experimento. Muitos pesquisadores, e seus colaboradores e técnicos, querem que seus experimentos deem suporte às suas hipóteses. Além disso, os sujeitos experimentais, quando são pessoas, geralmente querem ser prestativos e desejam que o pesquisador esteja correto, especialmente se o estudo está avaliando um novo tratamento que estes sujeitos experimentais esperam que seja a cura. Esses fatores podem levar as pessoas que realizam um estudo a inclinar os julgamentos (frequentemente necessários quando se coleta dados) na direção de fazer o estudo sair da maneira que todos querem. Por exemplo, os técnicos de laboratórios que medem a agregação plaquetária podem ler as amostras de controle de modo a resultarem em valores mais baixos e as amostras dos fumantes de modo a resultarem em valores mais altos sem sequer perceber isso. Talvez algum fator psicológico entre sujeitos experimentais (analogamente ao efeito placebo) leve a um aumento na agregação das plaquetas quando eles fumam o cigarro de tabaco. Levine evitou essas dificuldades fazendo os experimentos da forma *duplamente cega*, na qual o pesquisador, o sujeito experimental e os técnicos de laboratório que analisam as amostras de sangue não sabem o conteúdo dos cigarros que estão sendo fumados até que todos os experimentos estejam completos e os espécimes tenham sido analisados. Como discutido no Capítulo 2, estudos duplamente cegos são a maneira mais efetiva para eliminar viés devido ao observador e ao sujeito experimental.

Em estudos *unicamente cegos*, uma parte (geralmente o pesquisador) sabe qual tratamento está sendo administrado. Essa abordagem controla vieses devidos ao efeito placebo, mas não o viés do observador. Alguns estudos são também parcialmente cegos, nos quais os participantes sabem algo sobre o tratamento mas não têm toda a informação. Por exemplo, o estudo de plaquetas sanguíneas pode ser considerado parcialmente cego, pois o sujeito e o observador obviamente sabem quando o sujeito está apenas fingindo fumar. Entretanto, é possível omitir essa informação dos técnicos de laboratório, que são as pessoas que realmente analisam as amostras de sangue, para evitar vieses nas medições de percentual de agregação plaquetária.

O teste *t* pareado pode ser utilizado para testar hipóteses quando as observações são tomadas antes e depois da administração de um único tratamento para um grupo de indivíduos. Para generalizar esse procedimento para experimentos nos quais os mesmo indivíduos são submetidos a mais de um tratamento, será desenvolvida agora a *análise de variância de medidas repetidas*.

Para isso, deve-se, em primeiro lugar, introduzir algumas nomenclaturas novas para análise de variância. Para facilitar a transição, inicia-se com a análise de variância apresentada no Capítulo 3, em que cada tratamento foi aplicado em indivíduos *diferentes*. Depois de reformularmos esse tipo de análise para variância, será dado seguimento ao caso das medidas repetidas em um mesmo indivíduo.

■ OUTRA ABORDAGEM PARA ANÁLISE DE VARIÂNCIA[*]

Quando foi desenvolvida a análise de variância no Capítulo 3, assumiu-se que todas as amostras foram tomadas a partir de uma mesma população (i.e., que o tratamento não tinha nenhum efeito), estimou-se a variabilidade naquela população a partir da variabilidade dentro dos grupos de amostra e entre os grupos de amostras, e compararam-se as duas estimativas para ver quão compatíveis elas eram com o pressuposto original – a hipótese nula – de que todas as amostras foram tomadas de uma única população. Quando o surgimento das duas estimativas de variabilidade era improvável se as amostras tivessem sido tomadas de uma única população, rejeitou-se a hipótese nula de não efeito e concluiu-se que pelo menos uma das amostras representa uma população dife-

---

[*] Esta e a seção seguinte, que desenvolve análise de variância de medidas repetidas (a generalização multitratamento do teste *t* pareado), são mais matemáticas do que o resto do texto. Alguns leitores podem querer desconsiderar esta parte até encontrarem um experimento que possa ser analisado com análise de variância de medidas repetidas. Embora esses experimentos sejam comuns em literatura biomédica, esse teste é raramente utilizado. Essa decisão leva a alguns tipos de erros múltiplos do teste *t* discutidos nos Capítulos 3 e 4 para o teste *t* não pareado.

rente (i.e., que pelo menos um tratamento tem um efeito). Foram utilizadas estimativas da *variância populacional* para quantificar variabilidade.

No Capítulo 8, foi utilizado um método um pouco diferente para quantificar a variabilidade na distribuição dos pontos observados em torno da reta de regressão: a *soma de quadrados dos desvios* em torno da reta de regressão, a fim de quantificar a variabilidade. A variância e a soma de quadrados dos desvios são, obviamente, bastante relacionados. Obtém-se a variância dividindo a soma de quadrados dos desvios por um número apropriado de graus de liberdade. Agora será refeita a análise de variância utilizando a soma de quadrados dos desvios para quantificar a variabilidade. Essa nova nomenclatura cria a base de todas as formas de análise de variância, incluindo análise de variância de medidas repetidas.

No Capítulo 3, considerou-se o seguinte experimento: para determinar se a dieta afetava o débito cardíaco em pessoas que viviam em uma cidade pequena, foram selecionados de maneira aleatória quatro grupos de sete pessoas cada. As pessoas do grupo-controle continuaram comendo normalmente; as pessoas do segundo grupo comiam somente espaguete; as do terceiro grupo comiam apenas bife; e as pessoas do quarto grupo comiam apena frutas e nozes. Depois de um mês, cada pessoa passou por um cateterismo e seu débito cardíaco foi medido. A Figura 3.1 mostra que a dieta não influenciou de fato o débito cardíaco. A Figura 3.2 mostrou os resultados do experimento como eles aparecem para o leitor ou para o pesquisador. A Tabela 9.1 apresenta os mesmo dados na forma de tabela. Os quatro grupos diferentes mostram alguma variabilidade no débito cardíaco. A questão é: quão consistente é esta variabilidade observada com a hipótese de que a dieta não tem nenhum efeito sobre o débito cardíaco?

Algumas notações novas

As Tabelas 9.1 e 9.2 ilustram a notação que será utilizada agora para responder a esta questão; é necessária para formas mais gerais de análise de variância. As quatro dietas diferentes são chamadas de *tratamentos* e são representadas pelas colunas das tabelas. Indica-se os quatro tratamentos com números de 1 a 4 (1 = controle, 2 = espaguete, 3 = bife, 4 = frutas e nozes). Sete pessoas *diferentes* receberam cada tratamento. Cada sujeito experimental em particular (ou, mais precisamente, a observação ou ponto associado a cada sujeito) é representado por X_{ts}, em que t representa o tratamento e s representa o sujeito específico daquele grupo de tratamento. Por exemplo, $X_{11} = 4,6$ L/min representa o débito cardíaco observado para o primeiro sujeito ($s = 1$) que recebeu a dieta controle ($t = 1$). $X_{35} = 5,1$ L/min representa o quinto sujeito ($s = 5$) que recebeu a dieta de bife ($t = 3$).

As Tabelas 9.1 e 9.2 também mostram o débito cardíaco médio de todos os sujeitos (nesse caso, pessoas) recebendo cada um dos quatro tratamentos, chamados de $\overline{X}_1$, $\overline{X}_2$, $\overline{X}_3$, e $\overline{X}_4$. Por exemplo, $\overline{X}_2 = 5,23$ L/min é o débito cardíaco médio observado entre as pessoas que foram alimentadas com espaguete. As tabelas também mostram a

■ **Tabela 9.1** Débito cardíaco (L/min) em quatro grupos de sete pessoas alimentadas com quatro dietas diferentes

	Tratamento (dieta)			
	Controle	Espaguete	Bife	Frutas e nozes
	4,6	4,6	4,3	4,3
	4,7	5,0	4,4	4,4
	4,7	5,2	4,9	4,5
	4,9	5,2	4,9	4,9
	5,1	5,5	5,1	4,9
	5,3	5,5	5,3	5,0
	5,4	5,6	5,6	5,6
Médias (colunas) dos tratamentos	4,96	5,23	4,93	4,80
Soma de quadrados (colunas) dos tratamentos	0,597	0,734	1,294	1,200
Média geral = 4,98	Soma total de quadrados = 4,507			

variabilidade dentro de cada grupo de tratamento, quantificada pela *soma de quadrados dos desvios em torno da média do tratamento*,

Soma de quadrados para o tratamento t = soma, de todos os sujeitos que receberam o tratamento t, de (valor da observação para o sujeito − resposta média de todos os indivíduos que receberam o tratamento t)^2.

A equação matemática equivalente é

$$SQ_t = \sum_s (X_{ts} - \overline{X}_t)^2$$

O símbolo de somatório, Σ, tem sido modificado para indicar que são somados todos os sujeitos s que receberam o tratamento t. É necessária uma notação mais explícita porque as observações de cada tratamento serão somadas de diferentes maneiras. Por exemplo, a soma de quadrados dos desvios do débito cardíaco médio para as sete pessoas que comeram a dieta controle ($t = 1$) é

$$SQ_1 = \sum_s (X_{1s} - \overline{X}_1)^2$$
$$= (4,6 - 4,96)^2 + (4,7 - 4,96)^2 + (4,7 - 4,96)^2$$
$$+ (4,9 - 4,96)^2 + (5,1 - 4,96)^2 + (5,3 - 4,96)^2$$
$$+ (5,4 - 4,96)^2 = 0,597 (L/\min)^2$$

Deve-se relembrar que a definição de variância amostral é

$$s^2 = \frac{\sum (X - \overline{X})^2}{n-1}$$

em que n é o tamanho da amostra. A expressão no numerador é somente a soma de quadrados dos desvios a partir da média amostral, então, pode-se escrever

$$s^2 = \frac{SQ}{n-1}$$

Por isso, a variância no grupo de tratamento t é igual à soma de quadrados para aquele tratamento dividido pelo número de indivíduos que recebeu o tratamento (i.e., o tamanho amostral) menos 1:

$$s_t^2 = \frac{SQ_t}{n-1}$$

No Capítulo 3, estimou-se a variância populacional de dentro dos grupos para o experimento de dieta com a média das variâncias calculadas dentro de cada um dos quatro grupos de tratamento.

$$s_{dentro}^2 = \tfrac{1}{4}(s_{con}^2 + s_{espa}^2 + s_{bife}^2 + s_{fn}^2)$$

Na notação da Tabela 9.1, pode-se reescrever esta equação como

$$s_{dentro}^2 = \tfrac{1}{4}(s_1^2 + s_2^2 + s_3^2 + s_4^2)$$

E agora, substituir cada uma das variâncias em termos de soma de quadrados.

$$s_{dentro}^2 = \frac{1}{4}\left[\frac{\sum_s (X_{1s} - \overline{X}_1)^2}{n-1} + \frac{\sum_s (X_{2s} - \overline{X}_2)^2}{n-1} + \frac{\sum_s (X_{3s} - \overline{X}_3)^2}{n-1} + \frac{\sum_s (X_{4s} - \overline{X}_4)^2}{n-1}\right]$$

■ Tabela 9.2 Notação para análise de variância unifatorial da Tabela 9.1

	Tratamento			
	1	2	3	4
	X_{11}	X_{21}	X_{31}	X_{41}
	X_{12}	X_{22}	X_{32}	X_{42}
	X_{13}	X_{23}	X_{33}	X_{43}
	X_{14}	X_{24}	X_{34}	X_{44}
	X_{15}	X_{25}	X_{35}	X_{45}
	X_{16}	X_{26}	X_{36}	X_{46}
	X_{17}	X_{27}	X_{37}	X_{47}
Médias (colunas) dos tratamentos	$\overline{X}_1$	$\overline{X}_2$	$\overline{X}_3$	$\overline{X}_4$
Soma de quadrados (colunas) dos tratamentos	$\sum_s (X_{1S} - \overline{X}_1)^2$	$\sum_s (X_{2S} - \overline{X}_2)^2$	$\sum_s (X_{3S} - \overline{X}_3)^2$	$\sum_s (X_{4S} - \overline{X}_4)^2$
Média geral = $\overline{X}$		Soma total de quadrados = $\sum_t \sum_s (X_{ts} - \overline{X})^2$		

ou

$$s_{\text{dentro}}^2 = \frac{1}{4}\left(\frac{SQ_1}{n-1} + \frac{SQ_2}{n-1} + \frac{SQ_3}{n-1} + \frac{SQ_4}{n-1}\right)$$

em que $n = 7$ representa o tamanho de cada grupo amostral. O fator $n - 1$ de quatro expressões de variância calculadas dentro de cada um dos quatro grupos de tratamento separados, e deixar $m = 4$ representar o número de tratamentos (dietas), para obter

$$s_{\text{dentro}}^2 = \frac{1}{m}\frac{SQ_1 + SQ_2 + SQ_3 + SQ_4}{n-1}$$

O numerador desta fração é justamente a soma de quadrados dos desvios total das observações em torno da média do seu grupo de tratamento respectivo. Pode-se chamá-lo de *soma de quadrados dentro de tratamentos (ou dentro de grupos)* SQ_{dentro}. Pode-se notar que a soma de quadrados dentro de tratamentos é uma medida de variabilidade nas observações, independente se as respostas médias aos diferentes tratamentos é a mesma ou não.

Para os dados a partir do experimento da dieta na Tabela 9.1

$SQ_{\text{dentro}} = 0{,}597 + 0{,}734 + 1{,}294 + 1{,}200 = 3{,}825 (L/min)^2$

Dada a definição de SQ_{dentro} e a equação de s_{dentro}^2 anterior, pode-se escrever

$$s_{\text{dentro}}^2 = \frac{SQ_{\text{dentro}}}{m(n-1)}$$

s_{dentro}^2 aparece no denominador da razão F associada a $\nu_d = m(n - 1)$ graus de liberdade. Utilizando essa notação para análise de variância, graus de liberdade são geralmente indicados por GL em vez de ν, então, substitui-se $m(n - 1)$ com GL_{dentro} na equação de s_{dentro}^2 para obter

$$s_{\text{dentro}}^2 = \frac{SQ_{\text{dentro}}}{GL_{\text{dentro}}}$$

Para o experimento de dieta, $GL_{\text{dentro}} = m(n - 1) = 4(7 - 1) = 24$ graus de liberdade.

Por fim, deve-se lembrar que no Capítulo 2 definiu-se a variância como o desvio quadrado "médio" a partir da média. Assim sendo, estatísticos chamam a razão $SQ_{\text{dentro}}/GL_{\text{dentro}}$ de *quadrado médio* dentro de grupos e a indicam com QM_{dentro}. Essa notação não seria a mais correta, já que $SQ_{\text{dentro}}/GL_{\text{dentro}}$ não é realmente uma média (no sentido estatístico da palavra) e isso obscurece o fato de que QM_{dentro} é uma estimativa de variância calculada dentro dos grupos (que se tem denotado s_{dentro}^2). Porém, utiliza-se essa notação de maneira tão corriqueira que ela será aqui adotada. Além disso, será estimada a variância a partir de dentro dos grupos amostrais com

$$QM_{\text{dentro}} = \frac{SQ_{\text{dentro}}}{GL_{\text{dentro}}}$$

s_{dentro}^2 será substituído na definição de F com esta expressão.

Para os dados na Tabela 9.1,

$$QM_{\text{dentro}} = \frac{3{,}825}{24} = 0{,}159 (L/min)^2$$

Após, é preciso fazer o mesmo para a variância estimada entre os grupos de tratamento. Deve-se lembrar que essa variância foi estimada ao calcular o desvio-padrão das médias amostrais como uma estimativa de erro-padrão da média. Após, estimou-se a variância da população com

$$s_{\text{entre}}^2 = n s_{\overline{X}}^2$$

O quadrado dos desvios-padrão das médias dos tratamentos é

$$s_{\overline{X}}^2 = \frac{(\overline{X}_1 - \overline{X})^2 + (\overline{X}_2 - \overline{X})^2 + (\overline{X}_3 - \overline{X})^2 + (\overline{X}_4 - \overline{X})^2}{m-1}$$

em que m novamente denota o número de grupos de tratamento (4) e $\overline{X}$ indica a média de *todas* as observações (o que é igual também à média das médias amostrais quando as amostras são todas do mesmo tamanho). Pode-se escrever esta equação de forma mais compacta como

$$s_{\overline{X}}^2 = \frac{\sum_t (\overline{X}_t - \overline{X})^2}{m-1}$$

de modo que

$$s_{\text{entre}}^2 = \frac{n\sum_t (\overline{X}_t - \overline{X})^2}{m-1}$$

(Deve-se observar que agora somaram-se os tratamentos em vez de somar os sujeitos amostrais.)

A variância entre grupos pode ser escrita como a soma de quadrados dos desvios das médias dos tratamentos em torno da média de todas as observações multiplicada pelo tamanho amostral dividido por $m - 1$. Denota-se essa soma de quadrados de *soma de quadrados entre grupos (ou tratamentos)*.

$$SQ_{\text{entre}} = SQ_{\text{trat}} = n\sum_t (\overline{X}_t - \overline{X})^2$$

A soma de quadrados de tratamentos é uma medida de variabilidade entre os grupos, assim como a soma de quadrados dentro de grupos é uma medida de variabilidade dentro de grupos.

Para os dados do experimento de dieta na Tabela 9.1

$$SQ_{trat} = n \sum_t (\overline{X}_t - \overline{X})^2$$
$$= 7[(4,96-4,98)^2 + (5,23-4,98)^2 + (4,93-4,98)^2$$
$$+ (4,80-4,98)^2] = 0,685(L/min)^2$$

A variância do tratamento (entre grupos) aparece no numerador da razão F e é associada a $v = m - 1$ graus de liberdade; então, denota-se $m - 1$ com

$$GL_{entre} = GL_{trat} = m - 1$$

caso em que

$$s^2_{entre} = \frac{SQ_{entre}}{GL_{entre}} = \frac{SQ_{trat}}{GL_{trat}}$$

Assim como os estatísticos chamam a razão SQ_{dentro} de quadrados médios dentro de grupos, eles denominam a estimativa da variância entre os grupos (ou tratamentos) de *quadrados médios entre grupos (ou tratamentos)* QM_{trat} (ou QM_{entre}). Portanto,

$$QM_{entre} = \frac{SQ_{entre}}{GL_{entre}} = \frac{SQ_{trat}}{GL_{trat}} = QM_{trat}$$

Para os dados na Tabela 9.1, $GL_{trat} = m - 1 = 4 - 1 = 3$, então

$$QM_{entre} = \frac{0,685}{3} = 0,228 (L/min)^2$$

Pode-se escrever o teste estatístico F como

$$F = \frac{QM_{entre}}{QM_{dentro}} = \frac{QM_{trat}}{QM_{dentro}}$$

e compará-lo com o valor crítico de F para os graus de liberdade do numerador, GL_{trat} (ou GL_{entre}), e os graus de liberdade para o denominador, GL_{dentro}.

Finalmente, para os dados na Tabela 9.1

$$F = \frac{QM_{trat}}{QM_{dentro}} = \frac{0,228}{0,159} = 1,4$$

o mesmo valor de F obtido a partir destes dados no Capítulo 3.

Avançou-se em um campo com um procedimento computacional que é mais complexo e, na superfície, menos intuitivo do que aquele desenvolvido no Capítulo 3. Essa abordagem é necessária, entretanto, para analisar os resultados obtidos em desenhos experimentais mais complexos. Surpreendentemente, como será visto, há alguns significados intuitivos que podem ser associados às somas de quadrados e que são muito importantes.

Considerando toda a variabilidade nas observações

A soma de quadrados dentro e entre grupos de tratamento, SQ_{dentro} e SQ_{trat}, quantifica a variabilidade observada dentro e entre os grupos de tratamento. Além disso, é possível descrever a variabilidade total observada nos dados calculando a *soma de quadrados dos desvios de todas as observações em torno da média total $\overline{X}$ de todas as observações*, chamada de *soma de quadrados total*.

$$SQ_{tot} = \sum_t \sum_s (X_{ts} - \overline{X})^2$$

Os dois símbolos de somatório indicam as somas de todos os sujeitos de todos os grupos de tratamento. O número total de graus de liberdade associado a essa soma de quadrados é $GL_{tot} = mn - 1$, ou 1 menos do que o tamanho amostral total (m grupos de tratamento vezes n sujeitos em cada grupo de tratamento). Para as observações na Tabela 9.1, $SQ_{tot} = 4,507(L/min)^2$ e $GL_{tot} = 4(7) - 1 = 27$.

Pode-se notar que a variância estimada para todas as observações, sem considerar o fato de que há grupos experimentais diferentes, é apenas

$$\frac{\sum_t \sum_s (X_{ts} - \overline{X})^2}{mn - 1} = \frac{SQ_{tot}}{mn - 1}$$

As três somas de quadrados discutidas até então são relacionadas de uma maneira muito simples:

A soma de quadrados total é a soma de quadrados entre grupos (tratamentos) somado com a soma de quadrados dentro de grupos.

$$SQ_{tot} = SQ_{entre} + SQ_{dentro}$$

Em outras palavras, a variabilidade total, quantificada com a soma de quadrados dos desvios, pode ser *particionada* em dois componentes, um devido à variabilidade entre os grupos experimentais e outro componente devido à variabilidade dentro de grupos.* É comum sumarizar todos estes cálculos em uma *tabela de análise de variância* como a Tabela 9.3. Pode-se observar que a soma de quadrados entre grupos e dentro de grupos de fato compõe a soma de quadrados total.

F é a razão de QM_{entre} sobre QM_{dentro} e deve ser comparado com o valor crítico de F com GL_{entre} e GL_{dentro} graus de liberdade para numerador e denominador, respectivamente, para testar a hipótese de que todas as amostras foram tomadas de uma mesma população.

■ **Tabela 9.3** Tabela de análise de variância para o experimento de dieta

Fonte de variação	SQ	GL	QM
Entre grupos	0,685	3	0,228
Dentro de grupos	3,822	24	0,159
Total	4,507	27	

$$F = \frac{QM_{entre}}{QM_{dentro}} = \frac{0,228}{0,159} = 1,4$$

Pode-se notar também que o tratamento e os graus de liberdade de dentro dos grupos também somam ao número total de graus de liberdade. Isso não é uma ocorrência casual; será sempre o caso. Especificamente, se houver m grupos experimentais com n membros cada,

$$GL_{entre} = m-1; \quad GL_{dentro} = m(n-1); \quad GL_{tot} = mn-1$$

de modo que

$$GL_{entre} + GL_{dentro} = (m-1) + m(n-1)$$
$$= m - 1 + mn - m = mn - 1 = GL_{tot}$$

Em outras palavras, pode-se tanto particionar a soma de quadrados total em componentes devido à variabilidade entre grupos e dentro de grupos, quanto particionar graus de liberdade. A Figura 9.4 ilustra como a soma de quadrados e graus de liberdade são particionados nessa análise de variância.

Agora já é possível voltar ao problema original, que é desenvolver uma análise de variância adequada para experimentos nos quais o sujeito experimental recebe mais de um tratamento.

---

* Para verificar se isso é verdade, primeiro decompõe-se a quantia que qualquer dada observação desvia a partir da média total, $\overline{X}_{ts} - \overline{X}$, em dois componentes, o desvio da média do grupo de tratamento a partir da média geral e os desvios da observação a partir da média do seu próprio grupo de tratamento.

$$(X_{ts} - \overline{X}) = (\overline{X}_t - \overline{X}) + (X_{ts} - \overline{X}_t)$$

Os dois lados são elevados ao quadrado

$$(X_{ts} - \overline{X})^2 = (\overline{X}_t - \overline{X})^2 + (X_{ts} - \overline{X}_t)^2 + 2(\overline{X}_t - \overline{X})(X_{ts} - \overline{X}_t)$$

e somam-se os valores de todas as observações para obter a soma de quadrados total.

$$SQ_{tot} = \sum_t \sum_s (X_{ts} - \overline{X})^2$$
$$= \sum_t \sum_s (\overline{X}_t - \overline{X})^2 + \sum_t \sum_s (X_{ts} - \overline{X}_t)^2 + \sum_t \sum_s 2(\overline{X}_t - \overline{X})(X_{ts} - \overline{X}_t)$$

Uma vez que $(\overline{X}_t - \overline{X})$ não depende de quais do n indivíduos de cada amostra estão sendo somados,

$$\sum_s (\overline{X}_t - \overline{X})^2 = n(\overline{X}_t - \overline{X})^2$$

O primeiro termo à direita do sinal de igual pode ser escrito como

$$\sum_t \sum_s (\overline{X}_1 - \overline{X})^2 = n \sum_t (\overline{X}_t - \overline{X})^2$$

que é apenas SQ_{entre}. Além disso, o segundo termo à direita do sinal de igual é somente SQ_{dentro}.

Apenas resta mostrar que o terceiro termo à direita do sinal de igual é zero. Para fazer isso, deve-se notar novamente que $\overline{X}_t - \overline{X}$ não depende de quais do n indivíduos de cada amostra estão sendo somados, então pode-se fatorar a soma sobre os membros de cada amostra, nesse caso

$$\sum_t \sum_s 2(\overline{X}_t - \overline{X})(X_{ts} - \overline{X}_t) = 2 \sum_t (\overline{X}_t - \overline{X}) \sum_s (X_{ts} - \overline{X}_t)$$

Mas $\overline{X}_t$ é a média de n membros do grupo de tratamento t, então

$$\sum_s (X_{ts} - \overline{X}_t) = \sum_s X_{ts} - \sum_s \overline{X}_t = \sum_s X_{ts} - n\overline{X}_t$$

$$= n\left(\sum_s X_{ts}/n - \overline{X}_t\right) = n(\overline{X}_t - \overline{X}_t) = 0$$

Portanto,

$$SQ_{tot} = SQ_{entre} + SQ_{dentro} + 0 = SQ_{entre} + SQ_{dentro}$$

EXPERIMENTOS NOS QUAIS OS SUJEITOS SÃO OBSERVADOS DEPOIS DE VÁRIOS TRATAMENTOS: ANÁLISE DE VARIÂNCIA DE MEDIDAS REPETIDAS

Quando cada sujeito experimental recebe mais de um tratamento não é possível particionar a variabilidade total nas observações em três componentes mutuamente exclusivos: a variabilidade entre todos os sujeitos experimentais, a variabilidade devido aos tratamentos, e a variabilidade dentro das respostas dos sujeitos ao tratamento. O último componente de variabilidade representa o fato de que existe alguma variação aleatória em como dado indivíduo responde a dado tratamento bem

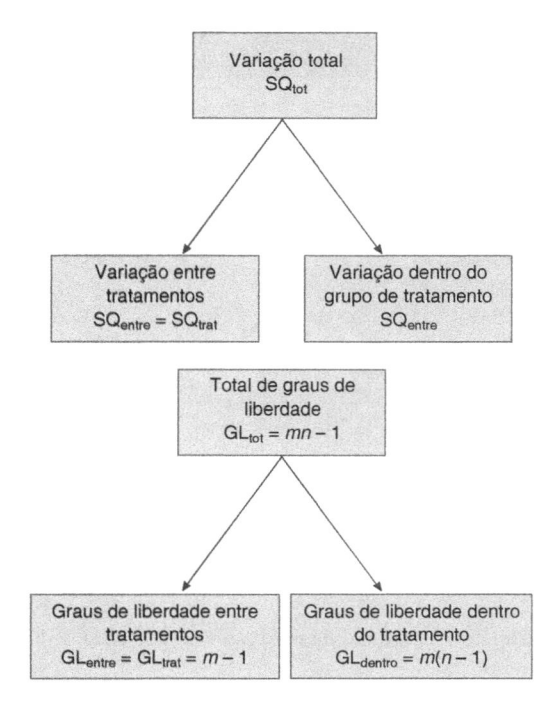

Figura 9.4 Partição das somas de quadrados e dos graus de liberdade para uma análise de variância unifatorial.

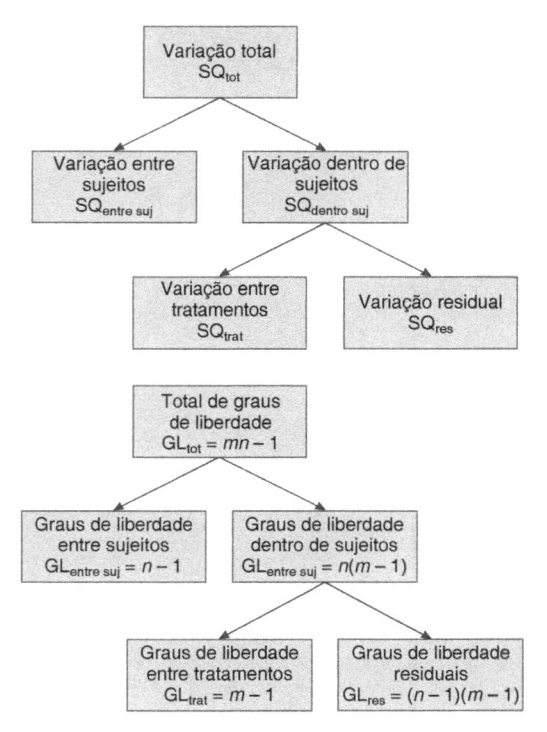

Figura 9.5 Partição das somas de quadrados e dos graus de liberdade para uma análise de variância de medidas repetidas unifatorial. Pode-se perceber que este procedimento permite concentrar-se na variação dentro dos sujeitos experimentais.

como às medidas de erro. A Figura 9.5 mostra essa separação. O procedimento resultante é chamado de análise de variância de *medidas repetidas*, devido às medidas que são repetidas sob todas as diferentes condições experimentais (tratamentos) em cada um dos sujeitos experimentais.[*]

---

[*] Este capítulo discute análise de variância de medidas repetidas *unifatorial*, o caso mais simples. Apenas análise de variância unifatorial pode ser generalizada para análise de variância bifatorial (e maior). A análise de variância de medidas repetidas unifatorial apresentada neste capítulo forma a base para a mais geral análise de variância de medidas repetidas bifatorial (e maior). A análise de variância de medidas repetidas bifatorial é muito comum em pesquisa biomédica em áreas como ensaios de medicamentos, por exemplo, em que um fator é a presença ou ausência de uma medicação (e o tempo após a administração) e o gênero é outro fator. Como na análise de variância sem medidas repetidas, pode-se testar o efeito da medicação controlando o gênero, o gênero controlando o efeito da medicação e a interação gênero × medicação (quando diferentes gêneros respondem diferentemente ao remédio). Para uma discussão detalhada, ver Glantz SA, Slinker B. *Primer of Applied Regression and Analysis of Variance*, 2nd ed. New York: McGraw-Hill; 2001 para detalhes de como realizar análise de variância de medidas repetidas bifatorial ou de ordem maior.

Agora, serão escritas expressões para os três tipos de variabilidade. Como a Figura 9.5 sugere, o primeiro passo é dividir a variabilidade total em variabilidade dentro dos sujeitos e entre sujeitos.

A Tabela 9.4 ilustra a notação que será utilizada para a análise de variância de medidas repetidas. (Nesse caso, é para um experimento no qual cada um dos quatro sujeitos experimentais recebe três tratamentos diferentes.) À primeira vista, esta tabela parece ser muito similar à Tabela 9.2, utilizada pra analisar experimentos nos quais sujeitos *diferentes* recebem cada um dos tratamentos. Percebe-se uma diferença muito importante: na Tabela 9.4, o *mesmo* sujeito recebe todos os tratamentos. Por exemplo, X_{11} representa como o primeiro sujeito experimental responde ao primeiro tratamento; X_{21} representa como o (mesmo) primeiro sujeito experimental responde ao segundo tratamento. Em geral, X_{ts} é a resposta do sujeito experimental de ordem s para o tratamento de ordem t.

Tabela 9.4 Notação para análise de variância de medidas repetidas

Sujeito experimental, $n = 4$	Tratamento, $m = 3$			Sujeito	
	1	2	3	Média	SQ
1	X_{11}	X_{21}	X_{31}	$\overline{S}_1$	$\sum_t (X_{t_1} - \overline{S}_1)^2$
2	X_{12}	X_{22}	X_{32}	$\overline{S}_2$	$\sum_t (X_{t_1} - \overline{S}_2)^2$
3	X_{13}	X_{23}	X_{33}	$\overline{S}_3$	$\sum_t (X_{t_3} - \overline{S}_3)^2$
4	X_{14}	X_{24}	X_{34}	$\overline{S}_4$	$\sum_t (X_{t_4} - \overline{S}_4)^2$
Média do tratamento	$\overline{T}_1$	$\overline{T}_2$	$\overline{T}_3$		
Média geral $\overline{X} = \dfrac{\sum_t \sum_s X_{ts}}{mn}$				SQ$_{tot}$ = $\sum_t \sum_s = (X_{ts} - \overline{X})^2$	

$\overline{S}_1, \overline{S}_2, \overline{S}_3,$ e $\overline{S}_4$ são as respostas médias de cada um dos quatro sujeitos a todos os três tratamentos

$$\overline{S}_s = \frac{\sum_t X_{ts}}{m}$$

em que existem $m = 3$ tratamentos. Da mesma forma, $\overline{T}_1, \overline{T}_2,$ e $\overline{T}_3$ são as respostas médias para cada um dos três tratamentos de todos os quatro sujeitos experimentais.

$$\overline{T}_t = \frac{\sum_s X_{ts}}{n}$$

em que há $n = 4$ sujeitos experimentais.

Assim como em qualquer análise de variância, quantifica-se a variação total com a soma de quadrados total dos desvios das observações em relação à média geral. A média geral de todas as observações é

$$\overline{X} = \frac{\sum_t \sum_s X_{ts}}{mn}$$

e a soma de quadrados dos desvios em relação à média geral é

$$SQ_{tot} = \sum_t \sum_s (X_{ts} - \overline{X})^2$$

Essa soma de quadrados é associada a GL$_{tot}$ = $mn - 1$ graus de liberdade.

Após, particiona-se essa soma de quadrados total em variação *dentro de sujeitos* e variação *entre sujeitos*. A variação das observações dentro do sujeito 1 em torno da média observada para o sujeito 1, $\overline{S}_1$, é

$$SQ_{\text{dentro suj 1}} = \sum_t (X_{t1} - \overline{S}_1)^2$$

Da mesma forma, a variação nas observações dentro do sujeito 2 em torno da média observada para o sujeito 2 é

$$SQ_{\text{dentro suj 2}} = \sum_t (X_{t2} - \overline{S}_2)^2$$

Pode-se escrever somas similares para os outros dois sujeitos experimentais. A variabilidade total observada dentro de todos os sujeitos é apenas a soma da variabilidade observada dentro de cada um.

$$SQ_{\text{dentro sujs}} = SQ_{\text{dentro suj 1}} + SQ_{\text{dentro suj 2}} + SQ_{\text{dentro suj 3}} + SQ_{\text{dentro suj 4}}$$
$$= \sum_t \sum_s (X_{ts} - \overline{S}_s)^2$$

Uma vez que a soma de quadrados dentro de cada sujeito está associada a $m - 1$ graus de liberdade (em que m é o número de tratamentos) e existem n sujeitos, SQ$_{\text{dentro sujs}}$ está associado a GL$_{\text{dentro sujs}}$ = $n(m - 1)$ graus de liberdade.

A variação entre sujeitos é quantificada pelo cálculo da soma de quadrados dos desvios da resposta média de cada sujeito em relação à média geral

$$SQ_{\text{entre sujs}} = m \sum_t (\overline{S}_s - \overline{X})^2$$

A soma é multiplicada por m pois cada média de sujeito é a resposta média aos m tratamentos. (Essa situação é análoga ao cálculo da soma de quadrados entre grupos com a soma de quadrados dos desvios das médias amostrais em relação a média geral na análise de variância desenvolvida na seção anterior.) Essa soma de quadrados tem $GL_{entre\ sujs} = n - 1$ graus de liberdade.

É possível mostrar que

$$SQ_{tot} = SQ_{dentro\ sujs} + SQ_{entre\ sujs}$$

ou seja, que a soma de quadrados total pode ser particionada em soma de quadrados dentro e entre sujeitos.*

Após, é necessário particionar a soma de quadrados dentro de sujeitos em dois componentes: a variabilidade nas observações devido aos *tratamentos* e a variação *residual* devido à variação aleatória relacionada a como cada indivíduo responde a cada tratamento. A soma de quadrados devido aos tratamentos é a soma das diferenças ao quadrado entre as médias dos tratamentos e a média geral:

$$SQ_{trat} = n \sum_t (\overline{T}_t - \overline{X})^2$$

Multiplica-se por n, o número de sujeitos utlizados para calcular cada média de tratamento, assim como feito anteriormente quando calculou-se a soma de quadrados entre sujeitos. Considerando que existem m tratamentos diferentes, há $GL_{trat} = m - 1$ graus de liberdade associados a SQ_{trat}.

Uma vez que é particionada a soma de quadrados dentro de sujeitos em soma de quadrados devido aos tratamentos e soma de quadrados residual,

$$SQ_{dentro\ sujs} = SQ_{trat} + SQ_{res}$$

e então

$$SQ_{res} = SQ_{dentro\ sujs} - SQ_{trat}$$

A mesma partição para os graus de liberdade leva a

$$GL_{res} = GL_{dentro\ sujs} - GL_{trat}$$
$$= n(m-1) - (m-1) = (n-1)(m-1)$$

Finalmente, a estimativa da variância populacional a partir da soma de quadrados do tratamento é

$$QM_{trat} = \frac{SQ_{trat}}{GL_{trat}}$$

e a estimativa da variância populacional a partir da soma de quadrados residual é

$$QM_{res} = \frac{SQ_{res}}{GL_{res}}$$

Se a hipótese nula de que os tratamentos não tem efeito é verdadeira, QM_{trat} e QM_{res} são estimativas da mesma variância populacional (desconhecida), então, deve-se calcular

$$F = \frac{QM_{trat}}{QM_{res}}$$

para testar a hipótese nula de que os tratamentos não alteram os sujeitos experimentais. Se a hipótese de não efeito do tratamento for verdadeira, a razão F seguirá a distribuição F com GL_{trat} graus de liberdade no numerador e GL_{res} graus de liberdade no denominador.

Esse desenvolvimento tem sido, por necessidade, mais matemático do que a maioria das explicações deste livro. Ele será aplicado a um exemplo simples para tornar os conceitos mais concretos.

Medicamentos antiasmáticos e endotoxinas

As endotoxinas são componentes de uma bactéria gram-negativa na poeira em locais de trabalho e residências. A inalação da endotoxina causa febre, calafrios, broncoconstrição das vias aéreas nos pulmões, e hiper-responsividade brônquica generalizada (sibilância). A exposição prolongada à endotoxina é associada à doença obstrutiva pulmonar crônica e à asma. Olivier Michel e colaboradores[†] cogitaram a possibilidade de que a medicação antiasmática (salbutamol) pudesse proteger contra a inflamação induzida pela endotoxina que produz esses sintomas. Para testar essa hipótese, eles expuseram quatro pessoas suavemente asmáticas a um aerossol que continha uma forma puri-

---

* Para a derivação desta equação, ver Winer BJ, Brown DR, Michels KM. Single-factor experiments having repeated measures on the same elements. *Statistical Principles in Experimental Design*, 3rd ed. New York: McGraw-Hill; 1991:chap 4.

[†] Michel O, Olbrecht J, Moulard D, Sergysels R. Effect of anti-asthmatic drugs on the response to inhaled endotoxin. *Ann Allergy Asthma Immunol*. 2000;85:305-310.

ficada de endotoxina e mediram quantos litros de ar eles conseguiam exalar em 1 segundo. Essa variável, conhecida como volume expiratório forçado em 1 segundo ou VEF_1, é uma medida de constrição das vias aéreas. Uma diminuição do VEF_1 indica um maior grau de broncoconstrição. Eles tomaram três medições de VEF_1 de cada pessoa: patamar de base (antes de inalar a endotoxina), 1 hora após a inalação da endotoxina, e 2 horas depois de cada sujeito receber um tratamento adicional de salbutamol.

A Figura 9.6 mostra os resultados desse experimento. Simplesmente olhar a Figura 9.6 sugere que o salbutamol aumenta a VEF_1, mas há apenas quatro pessoas nesse estudo. Quão confiante pode-se estar ao afirmar que o medicamento realmente reduz a constrição bronquial e facilita a respiração? Para resolver essa questão, será realizada uma análise de variância de medidas repetidas.

A Tabela 9.5 mostra os mesmos dados da Figura 9.6, juntamente com o VEF_1 médio observado para cada um dos $n = 4$ sujeitos experimentais (pessoas) e cada um dos $m = 3$ tratamentos (basal,

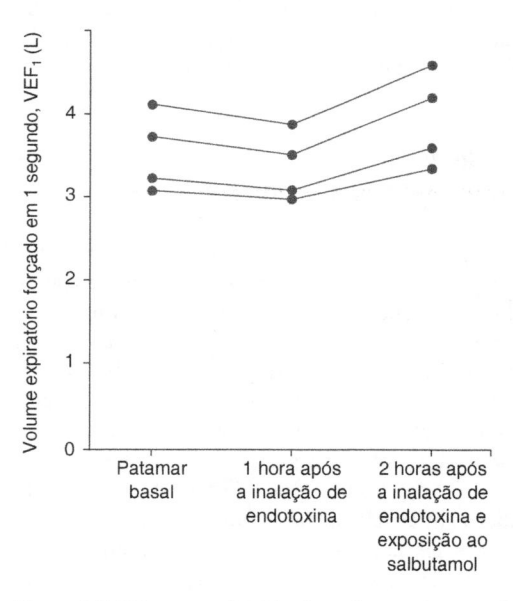

Figura 9.6 Volume expiratório forçado em 1 segundo (VEF_1) de quatro pessoas no patamar basal, 1 hora após a inalação de endotoxina e 2 horas após a inalação da endotoxina e exposição ao salbutamol. Cada resposta individual está conectada com linhas retas. (Adaptada a partir da Tab. 2 e da Fig. 4 de Michel O, Olbrecht J, Moulard D, Sergysels R. Effect of anti-asthmatic drugs on the response to inhaled endotoxin. *Ann Allergy Asthma Immunol*. 2000;85:305-310.)

1 hora, e 2 horas). Por exemplo, a média do segundo sujeito para todos os três tratamentos é

$$\bar{S}_2 = \frac{4,0 + 3,7 + 4,4}{3} = 4,03 \text{ L}$$

e a reposta média de todos os quatro sujeitos ao tratamento 1 (basal) é

$$\bar{T}_1 = \frac{3,70 + 4,03 + 3,0 + 3,17}{4} = 3,48 \text{ L}$$

A média geral de todas as observações é $\bar{X} = 3,48$ L e a soma de quadrados total é $SQ_{tot} = 2,6656$ L^2.

A Tabela 9.5 também inclui a soma de quadrados dentro de cada sujeito; por exemplo, para o sujeito 2

$$SQ_{\text{dentro suj 2}} = (4-4,03)^2 + (3,7-4,03)^2 + (4,4-4,03)^2$$
$$= 0,2467 \text{ L}^2$$

Adicionando a soma de quadrados dentro de sujeitos para os quatro sujeitos nesse estudo leva a

$$SQ_{\text{dentro sujs}} = 0,1800 + 0,2467 + 0,0800 + 0,1267$$
$$= 0,6334 \text{ L}^2$$

Obteve-se a soma de quadrados entre sujeitos adicionando os quadrados dos desvios entre as médias dos sujeitos e a média geral e multiplicando pelo número de tratamentos ($m = 3$, o número de observações utilizadas para calcular cada reposta média por sujeito).

$$SQ_{\text{entre sujs}} = 3[(3,70-3,48)^2 + (4,03-3,48)^2$$
$$+ (3,00-3,48)^2 + (3,17-3,48)^2]$$
$$= 2,0322 \text{ L}^2$$

(Pode-se notar que $SQ_{\text{dentro sujs}} + SQ_{\text{entre sujs}} = 0,6334 + 2,0322 = 2,6656$ L^2, a soma total de quadrados, como deveria ser.)

Obteve-se a soma de quadrados dos tratamentos pela multiplicação dos quadrados das diferenças entre a média dos tratamentos e a média geral vezes o número de sujeitos ($n = 4$, o número de números utilizados para calcular cada média):

$$SQ_{\text{trat}} = 4[(3,48-3,48)^2 + (3,20-3,48)^2 + (3,75-3,48)^2]$$
$$= 0,6051 \text{ L}^2$$

Existem $GL_{\text{trat}} = m - 1 = 3 - 1 = 2$ graus de liberdade associados aos tratamentos.

Finalmente, a soma de quadrados residual é

$$SQ_{\text{res}} = SQ_{\text{dentro sujs}} - SQ_{\text{trat}} = 0,6334 - 0,6051 = 0,0283 \text{ L}^2$$

com

$$GL_{\text{res}} = (n-1)(m-1) = (4-1)(3-1) = 6$$

graus de liberdade.

■ **Tabela 9.5** Volume expiratório forçado (L) em 1 segundo antes e depois do desafio brônquico com endotoxina e do tratamento com salbutamol

Pessoa (sujeito)	Sem medicação (patamar basal)	1 hora após endotoxina	2 horas após endotoxina e salbutamol	Sujeito	
				Média	SQ
1	3,7	3,4	4,0	3,70	0,1800
2	4,0	3,7	4,4	4,03	0,2467
3	3,0	2,8	3,2	3,00	0,0800
4	3,2	2,9	3,4	3,17	0,1267
Média do tratamento	3,48	3,20	3,75		
Média geral = 3,48					$SQ_{tot} = 2{,}6656\ L^2$

A Tabela 9.6, tabela de análise de variância para esse experimento, sumariza os resultados de todos esses cálculos. Pode-se notar que particionou-se a soma de quadrados em mais componentes do que o feito na Tabela 9.3. (É possível comparar essas duas tabelas com as Figs. 9.4 e 9.5.) Pode-se fazer isto porque foram repetidas as medições nos mesmos sujeitos experimentais.

Partindo da Tabela 9.6, as duas estimativas de variância populacional são

$$QM_{trat} = \frac{SQ_{trat}}{GL_{trat}} = \frac{0{,}6051}{2} = 0{,}3026\ L^2$$

e

$$QM_{res} = \frac{SQ_{res}}{GL_{res}} = \frac{0{,}0283}{6} = 0{,}0047\ L^2$$

então o teste estatístico é

$$F = \frac{QM_{trat}}{QM_{res}} = \frac{0{,}3026}{0{,}0047} = 64{,}38$$

Este valor excede $F_{0,01} = 10{,}92$, o valor crítico que define 1% de maiores valores possíveis de F com 2 e 6 graus de liberdade para o numerador e para o denominador. Além disso, esses dados permitem concluir que a endotoxina e o salbutamol alteram o VEF_1 ($P < 0{,}01$).

Até agora foi possível concluir que pelo menos um dos tratamentos produz uma mudança. Para isolar qual, é necessário utilizar o procedimento de comparações múltiplas análogo ao teste t de Holm (ou teste de Holm-Sidak ou teste t de Bonferroni) desenvolvido no Capítulo 4.

Como isolar diferenças em análise de variância de medidas repetidas

No Capítulo 4, foram conduzidas comparações múltiplas par a par entre grupos com o teste t de Holm-Sidak.

■ **Tabela 9.6** Tabela de análise de variância para análise de variância de medidas repetidas unifatorial de VEF_1 em resposta à endotoxina

Fonte de variação	SQ	GL	QM
Entre sujeitos	2,0322	3	
Dentro de sujeitos	0,6334	8	
Tratamentos	0,6051	2	0,3026
Residual	0,0283	6	0,0047
Total	2,6656	11	
	$F = \dfrac{QM_{trat}}{QM_{res}} = \dfrac{0{,}3026}{0{,}0047} = 64{,}038$		

$$t = \frac{\overline{X}_1 - \overline{X}_2}{\sqrt{\frac{s_{dentro}^2}{n_1} + \frac{s_{dentro}^2}{n_2}}}$$

Para utilizar o teste t de Holm-Sidak para isolar diferenças usando uma análise de variância de medidas repetidas, simplesmente substitui-se s_{dentro}^2 com a estimativa de variância calculada a partir da soma de quadrados residual, QM_{res}:

$$t = \frac{\overline{T}_i - \overline{T}_j}{\sqrt{\frac{QM_{res}}{n_{j1}} + \frac{QM_{res}}{n_2}}}$$

em que $\overline{T}_i$ e $\overline{T}_j$ representam as respostas médias dos tratamentos do par de tratamentos (tratamentos i e j) que estão sendo comparados. O valor resultante de t é comparado com o valor crítico para GL_{res} graus de liberdade.

Existem três comparações ($k = 3$) para esse experimento. Para comparar VEF_1 1 hora seguinte à endotoxina com VEF_1 2 horas seguintes à exposição a endotoxina e salbutamol, deve-se calcular

$$t = \frac{3{,}20 - 3{,}75}{\sqrt{\frac{0{,}0047}{2} + \frac{0{,}0047}{2}}} = -11{,}346$$

Para comparar o VEF_1 do patamar basal com VEF_1 2 horas seguintes à exposição a endotoxina e salbutamol

$$t = \frac{3{,}48 - 3{,}75}{\sqrt{\frac{0{,}0047}{2} + \frac{0{,}0047}{2}}} = -5{,}570$$

Finalmente, para comparar VEF_1 do patamar basal com VEF_1 1 hora seguinte à exposição à endotoxina

$$t = \frac{3{,}48 - 3{,}20}{\sqrt{\frac{0{,}0047}{2} + \frac{0{,}0047}{2}}} = -5{,}776$$

São 6 graus de liberdade para essas comparações. Os valores de P não corrigidos correspondentes a essas três comparações são menores que 0,0001, 0,001 e 0,001.

Para manter o risco global de erroneamente reportar uma diferença para essa família de três comparações abaixo de 5%, comparam-se esses valores de P com o teste t de Holm-Sidak para valores críticos de P com base em $k = 3$: $P_{crít} = 1 - (1 - \alpha_T)^{1/(k-j+1)}$, $1 - (1 - 0{,}05)^{1/(3-1+1)} = 0{,}0170$, $1 - (1 - 0{,}05)^{1/(3-2+1)} = 0{,}0253$ e $1 - (1 - 0{,}05)^{1/(3-3+1)} = 0{,}0500$. Todos os três valores de P não corrigidos ficam abaixo do valor crítico apropriado de P. Esses resultados permitem concluir que a endotoxina diminui o VEF_1 e que a subsequente administração de salbutamol reverte esse efeito, aumentando os níveis de VEF_1 acima dos níveis de base.

Poder em análise de variância de medidas repetidas

O poder é calculado exatamente como em uma análise de variância simples, utilizando a variação dentro de sujeitos (estimada por $\sqrt{QM_{res}}$) como a estimativa do desvio-padrão populacional, σ, e o número de sujeitos no lugar do tamanho amostral de cada grupo, n.

■ EXPERIMENTOS EM QUE OS RESULTADOS SÃO MEDIDOS EM UMA ESCALA NOMINAL: TESTE DE McNEMAR

O teste t pareado e a análise de variância de medidas repetidas podem ser utilizadas para analisar experimentos nos quais a variável que está sendo estudada pode ser medida em um intervalo (e satisfaz o outro pressuposto necessário para métodos paramétricos). E os experimentos, análogos àqueles do Capítulo 5, nos quais o resultado é medido em uma escala *nominal*? Esse problema frequentemente aparece quando pergunta-se se um indivíduo respondeu ou não a um tratamento ou quando comparam-se o resultados de dois diferentes testes diagnósticos que são classificados como positivo ou negativo em um mesmo indivíduo. Será desenvolvido um procedimento para analisar tais experimentos, *o teste de McNemar para mudanças*, no contexto de tal estudo.

Expressão do antígeno p7 em câncer de mama humano

Tem sido mostrado que o antígeno p7 se expressa em linhagens de células de câncer de ovário, mas não em linhagens de células de tecidos normais. Além disso, a expressão desse antígeno tem sido aumentada em células de câncer ovariano após o tratamento com agentes quimioterapêuticos. Uma vez que existem similaridades entre cânceres de ovário e de mama, Xiaowei Yang e colaboradores[*] quiseram estudar se esse antígeno está presente em células tumorais de mulheres com câncer de mama. Eles também quiseram investigar como o tratamento com radiação ou com quimioterapia afeta o aparecimento de p7, uma vez que a presença desse antígeno em uma fração substancial das células tumorais tem sido associado a metástases distantes e recorrências locais. Para investigar se a radiação e a quimioterapia afetam a expressão de p7, eles coletaram amostras de tecidos de mulheres com câncer de mama, antes e depois de elas serem tratadas, e utilizaram várias técnicas de biologia molecular para testar a presença de p7.

A Tabela 9.7 mostra que quatro mulheres tiveram p7 antes e depois do tratamento, nenhuma teve p7 presente antes mas não depois, 12 mulheres não apresentaram p7 antes mas apresentaram depois do tratamento, e 14 não tiveram p7 antes nem depois do tratamento.

Esta tabela parece muito com as tabelas de contingência 2 × 2 analisadas no Capítulo 5. De fato, muitas pessoas simplesmente calculariam uma estatística χ^2 para esses dados e olhariam o valor de P na Tabela 5.7. Os números da Tabela 9.7 estão associados a um valor de $\chi^2 = 2{,}165$ (calculado incluindo a correção de Yates para continuidade). Esse valor é bem inferior a 3,841, valor de χ^2 que define 5% de maiores valores possíveis de χ^2 com 1 grau de liberdade. Como resultado, poderia ser reportada a "diferença não significativa" na expressão de p7 antes e depois do tratamento para câncer de mama e concluir que o tratamento não tem efeitos na probabilidade de recorrência de tumor ou metástase.

■ **Tabela 9.7** Presença de antígeno p7 em células tumorais de câncer de mama antes e depois de mulheres serem tratadas com radiação e quimioterapia

Antes	Depois	
	Positivo	Negativo
Positivo	4	0
Negativo	12	14

Entretanto, isso é um problema sério dessa abordagem. O teste estatístico de χ^2 desenvolvido para tabelas de contingência no Capítulo 5 foi utilizado para testar a hipótese de que *as linhas e as colunas da tabelas são independentes*. Na Tabela 9.7, as linhas e as colunas *não* são independentes porque representam o estado de p7 *no mesmo indivíduo* antes e depois de receber o tratamento para câncer. (Essa situação é análoga à diferença entre teste t não pareado no Cap. 4 e o teste t pareado apresentado neste capítulo.) Em particular, as quatro mulheres que foram positivas para p7 *antes e depois* do tratamento e as 14 que foram negativas para p7 *antes e depois* do tratamento também não dizem nada sobre se as células tumorais de câncer de mama alteram a expressão de p7 ou não, em resposta à radiação ou à quimioterapia. É necessário um procedimento estatístico que evidencie as 12 mulheres que foram negativas antes do tratamento e positivas depois do tratamento e no fato de que não houve nenhuma mulher que era positiva antes do tratamento e negativa depois.

Se não houvesse efeito do tratamento na expressão de p7, seria esperado que metade de 0 + 12 = 12 mulheres das quais a condição de p7 antes e depois do tratamento seria diferente. Em particular, seria esperado que 12/2 = 6 tivessem um resultado positivo antes do tratamento mas não depois, e 6 tivessem resultado negativo antes mas positivo depois do tratamento. A Tabela 9.7 mostra que o número observado de mulheres que ficaram nessas duas categorias são 0 e 12, respectivamente. Para comparar essas frequências observadas e esperadas, pode-se utilizar um teste estatístico de χ^2 para comparar a frequência observada com a frequência esperada de 12/2 = 6.

$$\chi^2 = \sum \frac{(|O - E| - \tfrac{1}{2})^2}{E}$$
$$= \frac{(|0 - 6| - \tfrac{1}{2})^2}{6} + \frac{(|12 - 6| - \tfrac{1}{2})^2}{6} = 10{,}083$$

Pode-se notar que esse cálculo de χ^2 inclui a correção de Yates para continuidade, pois tem apenas 1 grau de liberdade.

Esse valor excede 7,879, valor de χ^2 que define 0,5% de maiores valores possíveis de χ^2 com 1 grau de liberdade (a partir da Tab. 5.7) se as diferenças entre o observado e o esperado forem simplesmente efeito da amostragem aleatória. Essa análise leva a uma conclusão de que *há* diferença na expressão de p7 em células tumorais de câncer de mama após mulheres serem tratadas com radiação e quimioterapia ($P < 0{,}005$). Essa con-

---

[*] Yang X, Groshen S, Formenti SC, Davidson N, Press MF. P7 antigen expression in human breast cancer. *Clin Cancer Res.* 2003;9:201-206.

clusão pode ter implicações no prognóstico destas mulheres, bem como em fazer do p7 um alvo principal para tratamentos baseados em anticorpos ou outros tipos de tratamento-alvo.

Esse exemplo ilustra que é completamente possível calcular valores do teste estatístico e olhar para os valores de *P* nas tabelas que não tem sentido quando o desenho experimental e a população subjacente não são compatíveis com os pressupostos utilizados para derivar o procedimento estatístico.

Em suma, o teste de McNemar para mudanças consiste nos seguintes procedimentos:

- *Ignorar indivíduos que respondem da mesma maneira a ambos os tratamentos.*
- *Calcular o número total de indivíduos que responderam diferentemente aos dois tratamentos.*
- *Calcular o número esperado de indivíduos que teria que responder positivamente a cada um dos dois tratamentos (mas não a ambos) como a metade do número total de indivíduos que responderam diferentemente aos dois tratamentos.*
- *Comparar o observado com o número de indivíduos esperado que respondeu a um dos tratamentos calculando o teste de χ^2 (incluindo a correção de Yates para continuidade).*
- *Comparar esse valor de χ^2 com os valores críticos da distribuição de χ^2 para 1 grau de liberdade.*

Esse procedimento leva a um valor de *P* que quantifica a probabilidade de as diferenças nas respostas aos tratamentos serem devidas ao acaso, em vez de serem devidas a diferenças reais sobre como os dois tratamentos afetam os mesmos indivíduos.

PROBLEMAS

9.1 Diversos estudos epidemiológicos têm mostrado que pessoas que seguem dietas ricas em flavonoides (presentes em chás, vinho, produtos de cacau e frutas diversas) têm menores taxas de morte por doença arterial coronariana. Para investigar se esse efeito dos flavonoides é mediado, pelo menos em parte, pelos efeitos benéficos sobre o envoltório das artérias, conhecida como endotélio vascular, Christian Heiss e colaboradores[*] registraram o

[*] Heiss C, et al. Improvement of endothelial function with dietary flavinols is associated with mobilization of circulating angiogenic cells in patients with coronary artery disease. *J Am Coll Cardiol.* 2010;56:218-224.

■ Tabela 9.8   Dilatação mediada por fluxo

Pessoa	Antes da dieta	Depois da dieta
1	3,0	5,0
2	3,7	4,0
3	5,0	3,8
4	7,2	9,5
5	5,0	8,1
6	3,3	6,1
7	4,8	6,1
8	3,3	4,9
9	3,8	4,9
10	2,2	4,0
11	4,0	4,1
12	4,0	5,0
13	7,0	7,2
14	7,2	7,3

quanto as artérias expandiam (dilatavam) em resposta ao aumento da necessidade de fluxo sanguíneo, uma medida de saúde endotelial, em pessoas saudáveis antes e depois de um mês de dieta rica em flavonoides (ver Tab. 9.8). Valores altos da chamada dilatação mediada por fluxo (DMF) indica endotélio mais saudável. A dieta leva a mudança no nível de dilatação mediada por fluxo?

9.2 O fumo passivo aumenta o risco de ataque cardíaco. Para investigar os mecanismos desse efeito, C. Arden Pope III e colaboradores[†] estudaram se a inalação de fumaça de cigarro de segunda mão afetava o controle autonômico (reflexo) do sistema nervoso do coração. Em repouso o coração bate regularmente uma vez por segundo, mas existem pequenas flutuações aleatórias nos batimentos da ordem de 100 milissegundos (0,1 segundo) sobrepostas ao intervalo regular entre os batimentos. Essa flutuação aleatória no comprimento de tempo entre batidas é conhecida como taxa de variabilidade cardíaca e quantificada como o desvio-padrão dos intervalos entre batidas durante muitos batimentos. Por razões não completamente conhecidas, reduções nessa taxa de variabilidade cardíaca são associadas a risco aumentado de um ataque cardíaco agudo. Pope e colaboradores mediram taxa de variabilidade cardíaca em oito jovens adultos saudáveis antes e depois de

[†] Pope CA III, et al. Acute exposure to environmental tobacco smoke and heart rate variability. *Environ Health Perspect.* 2001;109:711-716.

■ **Tabela 9.9 Taxa de variabilidade cardíaca antes e depois de passar 2 horas em uma sala de fumar**

Sujeito experimental	Desvio-padrão do período entre batidas (ms)	
	Antes	Depois
Tom	135	105
Dick	118	95
Harry	98	80
Lev	95	73
Joaquin	87	70
Stan	75	60
Aaron	69	68
Ben	59	40

eles passarem 2 horas sentados em uma sala de fumar no aeroporto de Salt Lake City. A Tabela 9.9 mostra as observações do desvio-padrão dos intervalos entre batidas (em milissegundos) medidos 2 horas antes e imediatamente depois de se sentarem na sala de fumar. Será verdade que se sentar em uma sala de fumantes reduz a taxa de variabilidade cardíaca?

9.3 Quais as chances de se detectar uma redução pela metade da taxa de variabilidade cardíaca do Problema 9.2 com 95% de confiança? Note que o gráfico de poder na Figura 6.9 também se aplica ao teste t pareado.

9.4 Refaça o Problema 9.2 com análise de variância de medidas repetidas. Qual é a relação aritmética entre F e t?

9.5 Além de medir VEF_1 (o experimento descrito em conjunção com a Fig. 9.6), Michel e colaboradores coletaram medidas de resposta imune em seus sujeitos, incluindo medida de quantidade de proteína C-reativa (PCR), proteína elevada quando o tecido é inflamado. Os resultados são mostrados na Tabela 9.10. A endotoxina sozinha ou a sua combinação com salbutamol afetam os níveis de PCR? Se sim, esses efeitos são os mesmos 1 ou 2 horas depois do desafio brônquico?

9.6 Em geral, os níveis do hormônio testosterona diminuem durante períodos de estresse. Uma vez que estressores físicos e psicológicos são inevitáveis, os militares estão muito interessados em avaliar a resposta ao estresse em soldados. Muitos estudos sobre esse assunto foram inconvenientes por acontecerem em um ambiente laboratorial, que pode não refletir acuradamente os estresses do mundo real de um soldado. Para investigar os efeitos do estresse nos níveis de testosterona de uma maneira mais realista, Charles Morgan e colaboradores[*] mediram níveis salivares de testosterona em 12 homens antes e depois de um treinamento militar. O exercício incluiu captura simulada e interrogatório modelado em prisioneiro americano de experiências de guerra durante as guerras do Vietnã e da Coreia. A Tabela 9.11 mostra os dados. Quais conclusões podem ser tiradas a partir dessas observações?

9.7 Qual o poder do teste no Problema 9.7 para encontrar uma mudança de 100 mL na ingestão de alimentos com 95% de confiança?

9.8 No feto, há uma conexão entre a aorta e a artéria que vai para os pulmões chamada de ducto arterioso que permite ao coração contornar o

■ **Tabela 9.10 Efeito de exposição à endotoxina nos níveis de proteína C-reativa (PCR)**

Pessoa (sujeito)	PCR (mg/dL)		
	Sem medicação (basal)	1 hora após a endotoxina	2 horas após endotoxina e salbutamol
1	0,60	0,47	0,49
2	0,52	0,39	0,73
3	1,04	0,83	0,47
4	0,87	1,31	0,71

[*] Morgan C, et al. Hormone profiles in humans experiencing military survival training. *Biol Psychiatry.* 2000;47:891-901.

Tabela 9.11 Níveis de testosterona durante treinamento militar de captura e interrogatório

	Testosterona (ng/dL)			
Soldado	Início do exercício de treinamento	Tempo de captura	12 horas pós-captura	48 horas pós-captura
1	17,4	11,2	12,8	5,9
2	13,6	6,9	9,8	7,4
3	17,3	12,8	13,7	9,0
4	20,1	16,6	15,5	15,7
5	21,1	13,5	15,4	11,0
6	12,4	2,9	3,7	3,4
7	13,8	7,9	10,5	7,8
8	17,7	12,5	14,9	13,1
9	8,1	2,6	2,3	1,3
10	16,3	9,2	9,3	7,3
11	9,2	2,9	5,8	5,5
12	22,1	17,5	15,3	9,3

não funcionamento dos pulmões e circular o sangue para a placenta para obter oxigênio e nutrição e descartar resíduos. Depois que o bebê nasce e começa a respirar, essas funções são exercidas pelos pulmões e o ducto arterioso fecha. Ocasionalmente, especialmente em bebês prematuros, o ducto arterioso permanece aberto e desvia sangue em torno dos pulmões. Esse desvio impede que o bebê se livre do dióxido de carbono e capte oxigênio. O medicamento indometacina tem sido usado para fazer o ducto arterioso fechar. É muito provável que o resultado (com ou sem medicamento) dependa do tempo gestacional, idade após o nascimento, a ingestão de líquidos, outras doenças, e outros fármacos que o bebê está recebendo. Por essas razões, um pesquisador pode decidir parear bebês o mais parecidos possível em cada uma dessas variáveis identificadas, e aleatoriamente tratar um membro de cada par com indometacina ou placebo e, após, julgar os resultados como melhores ou não melhores. Esses achados estão na Tabela 9.12. Os dados suportam a hipótese de que a indometacina não é melhor do que o placebo?

9.9 Os dados do Problema 9.8 podem também ser apresentados da forma mostrada na Tabela 9.13. Como estes dados poderiam ser analisados? Se os resultados diferirem da análise do Problema 9.9, explique por que e decida qual abordagem está correta.

9.10 Analise todos os artigos originais publicados no *New England Journal of Medicine* nos últimos 12 meses. Quantos apresentam resultados de experimentos que deveriam ser analisados com análise de variância de medidas repetidas? Qual é o percentual desses artigos que realmente fizeram uma análise? Naqueles em que não foi feita uma análise, como os autores analisaram os dados? Comente as potenciais dificuldades com as conclusões que foram mostradas nesses artigos.

Tabela 9.12 Indometacina e fechamento do ducto arterioso

		Indometacina	
		Melhorou	Não melhorou
Placebo	Melhorou	65	13
	Não melhorou	27	40

Tabela 9.13 Indometacina e fechamento do Ducto arterioso (apresentação alternativa dos resultados)

	Melhorou	Não melhorou
Indometacina	92	53
Placebo	78	67

10
Alternativas para análise de variância e teste *t* baseada em postos

A análise de variância, incluindo o teste *t*, é amplamente usada para testar a hipótese de que um ou mais tratamentos não têm efeito na média de alguma variável observada. Todas as formas de análise de variância, incluindo o teste *t*, são baseadas nas pressuposições de que as observações são tomadas a partir de populações normalmente distribuídas nas quais as variâncias são as mesmas, mesmo que o tratamento mude as respostas médias. Esses pressupostos são frequentemente atendidos bem o suficiente para fazer da análise de variância um procedimento extremamente útil. Por outro lado, experimentos frequentemente geram dados não compatíveis com esses pressupostos. Além disso, existem problemas frequentes nos quais as observações são medidas em uma *escala ordinal* em vez de escalas de intervalo. Este capítulo desenvolve análogos ao teste *t* e a análise de variância baseada nas observações *ordenadas*, em vez das observações em si. Esta abordagem usa informações sobre as grandezas relativas das observações sem assumir nada sobre a natureza específica das populações de onde a amostra foi tirada.

O capítulo será iniciado com o análogo não paramétrico para os testes *t* pareados e não pareados, o *teste de soma de postos de Mann-Whitney*, e o *teste de soma de postos sinalizados de Wilcoxon*. Após, serão apresentados os análogos a análise de variância unifatorial, *análise de variância baseada em postos de Kruskal-Wallis*, e *análise de variância de medidas repetidas baseada em postos de Friedman*.

COMO ESCOLHER ENTRE MÉTODOS PARAMÉTRICOS E NÃO PARAMÉTRICOS

Como já observado, a análise de variância é chamada de método estatístico *paramétrico* devido a ele ser baseado nas estimativas de dois parâmetros populacionais, a média e o desvio-padrão (ou variância), que definem completamente uma distribuição normal. Dado o pressuposto de que as amostras são tomadas ao acaso a partir de uma população normalmente distribuída, é possível calcular as distribuições dos testes estatísticos F e t que ocorrerão em todos os possíveis experimentos de um dado tamanho quando os tratamentos não têm efeito. Os valores críticos que definem valores de F e t podem ser, então, obtidos a partir dessa distribuição. Quando os pressupostos dos testes estatísticos paramétricos são satisfeitos, eles são os testes mais poderosos dos testes estatísticos disponíveis.

Se as populações de onde as observações foram tiradas não forem normalmente distribuídas (ou não forem razoavelmente compatíveis com outros pressupostos do método paramétrico, como variâncias iguais em todos os grupos de tratamento), os métodos paramétricos se tornam bem pouco confiáveis devido à média e ao desvio-padrão, elementos-chave na estatística paramétrica, não mais descreverem completamente a população. De fato, quando a população desvia substancialmente da normalidade, interpretar a média e o desvio-padrão em termos de uma distribuição normal pode produzir uma figura bastante distorcida.

Por exemplo, pode-se relembrar a discussão da distribuição de altura da população inteira de Júpiter. A altura média de todos os jupiterianos é de 37,6 cm na Figura 2.3A e o desvio-padrão é de 4,5 cm. Em vez de ser igualmente distribuída em torno da média, a população é assimétrica para alturas maiores. Especificamente, as alturas dos jupiterianos variam entre 31 e 52 cm, com a maioria das alturas em torno de 35 cm. A Figura 2.3B mostra o que a população teria sido se, em vez de ser assimétrica para alturas maiores, fosse normalmente distribuída com a mesma média e desvio--padrão da população real (na Fig. 2.3A). As alturas teriam que variar entre 26 e 49 cm, com a maioria das alturas em torno de 37 e 38 cm. Simplesmente olhar a Figura 2.3 poderia convencer que prever uma população com base na média e no desvio-padrão pode ser bastante enganoso se a população não segue, pelo menos aproximadamente, uma distribuição normal.

O mesmo princípio é verdadeiro para testes estatísticos baseados em distribuição normal. Quando a população da qual as amostras foram tiradas não segue nem de perto uma distribuição normal, esses testes podem ser bastante enganosos. Nesses casos, é possível usar os postos *ordenados* de observações em vez de usar as observações em si para testar hipóteses. Ao utilizar postos em vez de utilizar as medidas reais, é possível reter muito da informação sobre o tamanho relativo das respostas sem fazer nenhuma pressuposição sobre como era a população de onde as amostras foram tomadas. Uma vez que esses testes não são baseados nos parâmetros da população subjacente, eles são chamados de métodos *não paramétricos* ou *livres de distribuição*.[*] Todos os métodos que serão discutidos requerem apenas que as distribuições dos diferentes tratamentos tenham formas similares, mas não há restrição sobre o que estas formas são.[†]

Quando as observações são tomadas ao acaso de populações normalmente distribuídas, os métodos não paramétricos deste capítulo são 95% tão poderosos quanto seus métodos paramétricos análogos. Como resultado, o poder para esses testes pode ser estimado pelo cálculo do poder de um teste paramétrico análogo. Quando as observações são tomadas a partir de populações que não são normalmente distribuídas, métodos não paramétricos não são somente mais confiáveis como também mais poderosos do que métodos paramétricos.

Infelizmente, nunca se pode observar a população inteira. Então como pode-se dizer se os pressupostos como normalidade são atendidos para permitir o uso de testes paramétricos como análise de variância? A abordagem mais simples é plotar as observações e olhar para elas. Elas parecem ser compatíveis com os pressupostos de que foram retiradas de populações normalmente distribuídas com grosseiramente as mesmas variâncias? Se sim, provavelmente se estará a salvo em usar métodos paramétricos. Se, por outro lado, as observações forem fortemente assimétricas (sugerindo uma população como a dos jupiterianos na Fig. 2.3A) ou parecem ter mais de um pico, provavelmente serão usados métodos não paramétricos. Quando o desvio-padrão é do mesmo tamanho ou maior que a média e a variável puder ter somente valores positivos, esse é um indicativo de que a distribuição é assimétrica. (Uma variável normalmente distribuída teria de conter valores negativos.) Na prática, essas simples regras gerais são frequentemente tudo o que você precisa.

Existem duas maneiras de tornar esse procedimento mais objetivo. A primeira é plotar as observações como um *gráfico de probabilidade normal*. Um gráfico de probabilidade normal tem uma escala de distorção vertical que faz um gráfico de observações normalmente distribuídas como uma linha reta (tanto como gráficos de funções exponenciais quanto como uma linha reta em um gráfico de semilogaritmo). Examinando como a reta é irá mostrar o quão compatível as observações são com a distribuição normal. Também pode-se construir uma estatística χ^2 para testar o quão próximo os dados observados estão daqueles esperados se a população fosse normalmente distribuída com mesmas médias e desvio-padrão. Uma vez que, na prática, simplesmente olhar para os dados é geralmente adequado, essas abordagens não serão discutidas em detalhes.[*]

---

[*] Os métodos deste capítulo não são obviamente os primeiros métodos não paramétricos vistos. O χ^2 para análises de dados nominais em tabelas de contingência no Capítulo 5, o coeficiente de correlação de postos de Spearman para analisar dados ordinais no Capítulo 8, e o teste de McNemar no Capítulo 9 são três métodos não paramétricos muito utilizados.
[†] Eles também exigem que as distribuições sejam contínuas (onde empates são impossíveis) para derivar as formas matemáticas de distribuições amostrais utilizadas para definir os valores críticos de vários testes estatísticos. Na prática, entretanto, a restrição de continuidade não é importante, e os métodos podem ser (e são) aplicados a observações com medidas empatadas.

Infelizmente, nenhum desses métodos é especialmente convincente de uma forma ou de outra para os pequenos tamanhos amostrais comuns em pesquisa biomédica, e a sua escolha (i.e., paramétrico *versus* não paramétrico) frequentemente tem de ser baseada mais em julgamento e preferência do que em evidências concretas.

Uma abordagem informal é fazer a análise com ambos os métodos aplicáveis paramétricos *e* não paramétricos, depois comparar os resultados. Se os dados são de uma distribuição normal, então o método paramétrico será mais sensível (e assim mostrará um menor valor de *P*), enquanto se houver não normalidade substancial o método não paramétrico será mais sensível (e assim mostrará um menor valor de *P*). Se os dados forem levemente não normais, essas duas abordagens deverão dar um resultado similar.

Pode-se resumir tudo basicamente na seguinte diferença de opinião: algumas pessoas pensam que na *ausência* de evidência de que os dados *não* foram tomados a partir de uma população normalmente distribuída, pode-se usar testes paramétricos pois são mais poderosos e mais amplamente usados. Estas pessoas dizem que deveria ser usado um teste não paramétrico somente quando houver uma evidência positiva de que as populações que estão sendo estudadas não são normalmente distribuídas. Outras apontam que os métodos não paramétricos discutidos neste capítulo são 95% tão poderosos quanto métodos paramétricos quando os dados vêm de populações com distribuição normal e são mais confiáveis quando os dados não forem tomados de populações normalmente distribuídas. Estas também acreditam que pesquisadores devem assumir o mínimo possível quando forem analisar os dados. Recomendam, entretanto, que métodos não paramétricos sejam utilizados *exceto* quando há uma *evidência positiva* de que os métodos paramétricos são adequados. Até o momento, não há resposta definitiva determinando qual atitude é preferível. E provavelmente nunca haverá tal resposta.

---

* Para discussões e exemplo destes procedimentos, ver Zar JH. Assessing departures from the normal distribution. *Biostatistical Analysis*, 5th ed. Upper Saddle River, NJ: Prentice Hall; 2010:sec 6.6.

■ DUAS AMOSTRAS DIFERENTES: TESTE DE SOMA DE POSTOS DE MANN-WHITNEY

Quando foram desenvolvidos a análise de variância, o teste *t*, e a correlação de momento-produto de Pearson, iniciou-se com uma população (normalmente distribuída) específica e examinaram-se os valores do teste estatístico associado a todas as possíveis amostras de um dado tamanho que pode ser selecionadas de uma população. A situação é diferente dos métodos baseados em postos em vez daqueles baseados em observações reais. As observações reais serão substituídas por seus postos, então foca-se na população de todas as possíveis combinações de classes. Uma vez que todas as amostras têm um número finito de membros, pode-se simplesmente listar todas as possíveis maneiras diferentes de ordenar os membros para obter a distribuição de possíveis valores para o teste estatístico quando o tratamento não tem efeito.

Para ilustrar esse processo, mas manter a lista relativamente pequena, será analisado um pequeno experimento no qual três pessoas tomaram um placebo e quatro pessoas tomaram um remédio que se pensava ser um diurético. A Tabela 10.1 mostra a produção diária de urina observada neste experimento. A Tabela 10.1 também mostra os postos de todas as observações sem se preocupar em qual grupo experimental eles estão; a menor produção de urina observada é ordenada como 1 e a maior, como 7. Se o medicamento afetar a produção diária de urina, poderia ser esperado que os postos no grupo-controle fossem menores (ou maiores, se a medicação diminuísse a produção de

■ Tabela 10.1 Observações no experimento de diurético

Placebo (controle)		Medicamento (tratamento)	
Produção diária de urina (mL/d)	Posto*	Produção diária de urina (mL/d)	Posto*
1.000	1	1.400	6
1.380	5	1.600	7
1.200	3	1.180	2
		1.220	4
T = 9			

* 1 = menor; 7 = maior.

urina) que os postos do grupo de tratamento. Será usada a soma de classes do menor grupo (nesse caso, o grupo-controle) como teste estatístico T. Os postos do grupo-controle somam 9.

Esse valor de $T = 9$ é suficientemente extremo para justificar a rejeição da hipótese de que o fármaco não tem efeito?

Para responder essa questão, examinou-se a *população de todos os postos possíveis* para as sete observações divididas em dois grupos, um com 3 indivíduos e um com 4, para ver qual a probabilidade de estar pegando uma soma de postos tão extrema quanto a associada na Tabela 10.1. Deve-se notar que não se está mais discutindo as observações reais, mas sim os seus postos, então os resultados se aplicarão a *qualquer* experimento no qual hajam duas amostras, um contendo três indivíduos e uma outra com quatro, independentemente da natureza das populações subjacentes.

Inicia-se com a hipótese de que o medicamento não afeta a produção de urina, assim, o padrão de ordenação da Tabela 10.1 é apenas devido ao acaso. Para estimar as chances de obter esse padrão quando as duas amostras foram tomadas a partir de uma única população, não é necessário engajamento em nenhuma matemática extravagante, apenas deve-se *listar* todos os postos possíveis que podem ter ocorrido. A Tabela 10.2 mostra todas as 35 maneiras diferentes que os postos poderiam ser arranjadas com três pessoas em um grupo e quatro em outro. As cruzes indicam a pessoa do grupo-placebo e os vazios são as pessoas do grupo de tratamento. A coluna da direita mostra a soma dos postos para pessoas do menor grupo (placebo) para cada combinação possível. A Figura 10.1 mostra a distribuição de valores possíveis para a a estatística, a soma dos postos para o grupo menor T que pode ocorrer quando o tratamento não tem efeito. Enquanto esta distribuição parece um pouco com a distribuição t da Figura 4.5, existe uma diferença muito importante. Enquanto a distribuição t é contínua e, em teoria, baseada em uma coleção infinitamente grande de valores possíveis do teste de estatística t, a Figura 10.1 mostra *cada valor possível* do teste estatístico de soma de postos T.

Uma vez que há 35 maneiras possíveis de combinar os postos, existe 1 chance em 35 de se obter a soma de postos de 6, 7, 17 ou 18; 2 chances em 35 de se obter 8 ou 16; 3 chances em 35 de se obter 9 ou 15; 4 chances em 35 de se obter 10,11,13 ou 14; e 5 chances em 35 de se obter 12. Quais são as chances de se obter um valor extremo de T? Há uma chance de 2/35 = 0,057 = 5,7% de se obter $T = 6$ ou $T = 18$ quando o tratamento não tem efeito. Utilizam-se estes números como valores críticos para definir os valores extremos de T e rejeitar a hipótese de não efeito do tratamento. Além disso, o valor de $T = 9$ associado às observações na Tabela 10.1 não é extremo o suficiente para justificar a rejeição da hipótese de que a medicação não tem efeito na produção de urina.

Notar que, nesse caso, $T = 6$ e $T = 18$ correspondem a $P = 0,057$. Uma vez que T pode ter somente valores inteiros, P pode tomar apenas valores discretos. Como resultado, as tabelas de valores críticos de T apresentam pares de valores que definem a proporção de possíveis valores próximos aos tradicionais valores críticos de P, por exemplo, 5 e 1 %, mas o valor de P exato definido por esses valores em geral não são exatamente iguais a 5 e 1%. A Tabela 10.3 apresenta esses valores críticos. n_S e n_B são os números de membros no menor e no maior grupo. A tabela dá valores críticos de T que chegam mais próximo de definirem os 5 e 1% mais extremos de todos os possíveis valores de T definidos pelos valores críticos. Por exemplo, a Tabela 10.3 mostra que 7 e 23 definem os 4,8% valores possíveis mais extremos da soma de postos da menor amostra dos dois grupos T quando $n_S = 3$ e $n_B = 6$.

O procedimento recém-descrito é o *teste de soma de postos de Mann-Whitney*.[*] O procedimento para testar a hipótese de que o tratamento não tem efeito com essa estatística é:

- *Ordenar todas as observações de acordo com a sua magnitude, com um posto de 1 sendo atribuído à menor observação. Observações empatadas devem ser atribuídas aos mesmos postos, igual à*

---

[*] Existe uma formulação alternativa deste teste que leva a uma estatística comumente chamada de U. U é relacionado com T pela fórmula $U = T - n_S n_B + n_S(n_S + 1)/2$, em que n_s é o tamanho da menor amostra (ou ambas as amostras, se ambas contiverem o mesmo número de indivíduos). Para a apresentação da estatística U, ver Siegel S, Castellan NJ Jr. The Wilcoxon-Mann-Whitney U test. In: *Nonparametric Statistics for the Behavioral Sciences*, 2nd ed. New York: McGraw-Hill; 1988:sec 6.4. Para uma derivação detalhada e discussão do teste de Mann-Whitney como desenvolvido aqui, assim como a sua relação com U, ver Mosteller F, Rourke R. Ranking methods for two independent samples. *Sturdy Statistics: Nonparametrics and Order Statistics.* Reading, MA: Addison-Wesley; 1973:chap 3.

Tabela 10.2 Postos possíveis e soma de postos para três de sete indivíduos

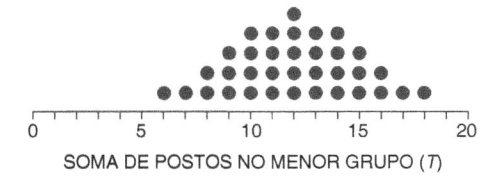

			Posto				
1	2	3	4	5	6	7	Soma de postos T
X	X	X					6
X	X		X				7
X	X			X			8
X	X				X		9
X	X					X	10
X		X	X				8
X		X		X			9
X		X			X		10
X		X				X	11
X			X	X			10
X			X		X		11
X			X			X	12
X				X	X		12
X				X		X	13
X					X	X	14
	X	X	X				9
	X	X		X			10
	X	X			X		11
	X	X				X	12
	X		X	X			11
	X		X		X		12
	X		X			X	13
	X			X	X		13
	X			X		X	14
	X				X	X	15
		X	X	X			12
		X	X		X		13
		X	X			X	14
		X		X	X		14
		X		X		X	15
		X			X	X	16
			X	X	X		15
			X	X		X	16
			X		X	X	17
				X	X	X	18

Figura 10.1 Soma de postos no menor grupo de todos os postos possíveis para os sete indivíduos com três indivíduos na menor amostra e quatro na maior amostra. Cada círculo representa uma possível soma de postos.

média dos postos que as observações deveriam ter se não houvesse empate (i.e., usar o mesmo procedimento do cálculo do coeficiente de correlação de postos de Spearman no Cap. 8).

- Calcular o T, a soma dos postos na menor amostra. (Se ambas as amostras tiverem o mesmo tamanho, pode-se calcular um T para cada uma.)
- Comparar o valor resultante de T com a distribuição de todas as somas de postos possíveis com amostras de mesmo tamanho para constatar se o

padrão de ordenação é compatível com a hipótese de que o tratamento não tem efeito.

Existem duas maneiras de comparar o valor observado de T com o valor crítico definindo os valores mais extremos que podem ocorrer se o tratamento não tivesse efeito. A primeira abordagem é calcular a exata distribuição de T listando todas as possibilidades, como foi feito, após, tabular os resultados em uma tabela como a Tabela 10.3. Para experimentos nos quais as amostras são pequenas o suficiente para serem incluídas na Tabela 10.3, esta abordagem dá exatamente o valor de P associado a um dado conjunto de observações experimentais. Para experimentos maiores essa abordagem exata se torna bastante tediosa, pois o número de postos possíveis se torna muito grande. Por exemplo, existem 184.756 maneiras diferentes de ordenar duas amostras de 10 indivíduos cada.

Segundo, quando a amostra grande contém mais de oito membros, a distribuição t fica muito similar a uma distribuição normal com média

$$\mu_T = \frac{n_S(n_S + n_B + 1)}{2}$$

e desvio-padrão

Tabela 10.3 Valores críticos da estatística T de soma de postos de Mann-Whitney (bicaudal)

		Níveis de probabilidade próximos			
		0,05		0,01	
n_S	n_B	Valores críticos	P	Valores críticos	P
3	4	6,18	0,057		
	5	6,21	0,036		
	5	7,20	0,071		
	6	7,23	0,048	6,24	0,024
	7	7,26	0,033	6,27	0,017
	7	8,25	0,067		
	8	8,28	0,042	6,30	0,012
4	4	11,25	0,057	10,26	0,026
	5	11,29	0,032	10,30	0,016
	5	12,28	0,063		
	6	12,32	0,038	10,34	0,010
	7	13,35	0,042	10,38	0,012
	8	14,38	0,048	11,41	0,008
	8	....	....	12,40	0,016
5	5	17,38	0,032	15,40	0,008
	5	18,37	0,056	16,39	0,016
	6	19,41	0,052	16,44	0,010
	7	20,45	0,048	17,48	0,010
	8	21,49	0,045	18,52	0,011
6	6	26,52	0,041	23,55	0,009
	6	....	....	24,54	0,015
	7	28,56	0,051	24,60	0,008
	7	....	....	25,59	0,014
	8	29,61	0,043	25,65	0,008
	8	30,60	0,059	26,64	0,013
7	7	37,68	0,053	33,72	0,011
	8	39,73	0,054	34,78	0,009
8	8	49,87	0,050	44,92	0,010

Calculada a partir da Tabela A-9 de Mosteller F, Rourke R. *Sturdy Statistics: Nonparametrics and Order Statistics*. Reading, MA: Addison-Wesley; 1973.

$$\sigma_T = \sqrt{\frac{n_S n_B (n_S + n_B + 1)}{12}}$$

no qual n_S é o tamanho do menor grupo.* Além disso, pode-se transformar T em teste estatístico

$$z_T = \frac{T - \mu_T}{\sigma_T}$$

e comparar esta estatística com os valores críticos da distribuição normal que define, diga-se, 5% dos valores mais extremos possíveis. z_T pode também ser comparado com a distribuição t com um número infinito de graus de liberdade (Tab. 4.1) pois é igual à distribuição normal.

Essa comparação pode ser feita mais acuradamente incluindo a *correção de continuidade* (análoga à correção de Yates no Cap. 5) para levar em consideração o fato de que a distribuição normal é contínua, enquanto a soma de postos T é um número inteiro.

$$z_T = \frac{|T - \mu_T| - \frac{1}{2}}{\sigma_T}$$

USO DE MEDICAÇÃO BASEADA EM *CANNABIS* EM NEUROPATIA DIABÉTICA DOLOROSA

A neuropatia diabética é uma consequência dolorosa do diabetes melito, na qual nervos periféricos são danificados, provavelmente devido aos danos do diabetes nos pequenos vasos sanguíneos que suprem os nervos. Os sintomas variam dependendo da manifestação específica da doença, mas pode-se incluir dormência e formigamento das extremidades, contrações musculares involuntárias e dores de queimadura ou choque. Em uma tentativa de desenvolver maneira melhores de controlar a dor, Dinesh Selvarjah e colaboradores[†] conduzi-

---

*Quando há medidas empatadas, o desvio-padrão precisa ser reduzido de acordo com a seguinte fórmula, que depende do número de empates.

$$\sigma_T = \sqrt{\frac{n_S n_B (N+1)}{12} - \frac{n_S n_B}{12 N (N+1)} \sum [(\tau_i)-1]\tau_i(\tau_i+1)}$$

na qual $N = n_S + n_B$, τ_i = número de postos empatados no i-ésimo conjunto de empates; a soma indicada por Σ é calculada sobre todo o conjunto de postos empatados.
[†] Selvarjah D, Emery CJ, Ghandi G, Tesfaye S. Randomized placebo-controlled double-blind clinical trial of cannabis-based medicinal product (sativex) in painful diabetic neuropathy. *Diabetes Care*. 2010;33:128-130.

ram um ensaio prospectivo duplamente cego aleatorizado controlado com placebo de um medicamento baseado em *Cannabis* para investigar se esse medicamento poderia efetivamente controlar a dor associada à neuropatia diabética.

Os sujeitos experimentais foram recrutados em uma clínica de diabetes e aleatoriamente designados a receber placebo ou *Cannabis* medicinal. O experimento é *duplamente cego* porque nem os sujeitos experimentais nem os pesquisadores sabiam quem estava recebendo o ativo medicinal. Incluir o placebo e o experimento cego foi importante não somente para evitar o efeito placebo, mas também para evitar relatos tendenciosos de dor, que podem ser subjetivos. Da mesma forma, os pesquisadores também estavam cegos ao tratamento dos sujeitos para evitar vieses no registro e análise dos dados de dor. Os voluntários dos experimentos foram tratados por 12 semanas e, após, solicitados a reportarem seu nível de dor usando um questionário padronizado.

A Figura 10.2 mostra os dados brutos para as 29 pessoas que aleatoriamente receberam o placebo e as 24 pessoas que aleatoriamente receberam o medicamento. Mesmo um exame superficial desses dados mostra que as respostas de dor não são normalmente distribuídas. (O exame dos dados para placebo foram discutidos com a Fig. 2.11 e o Quadro 2.1.) Uma vez que não pode-se assumir que a população subjacente da qual os dados foram tirados é normalmente distribuída, esses dois tratamentos serão comparados utilizando o teste de soma de postos de Mann-Whitney.

A Tabela 10.4 mostra os graus observados de dor, bem como os postos de todos os graus observados, independentemente de qual tratamento a pessoa recebeu. Todas as 53 pessoas foram ordenadas em um mesmo grupo, com a pessoa com o menor valor de dor ordenada como 1 e a maior ordenada como 53. Nesse caso, duas pessoas no grupo do placebo ficaram empatadas no menor grau de dor 4, então cada uma recebeu o posto 1,5, a média entre o primeiro e o segundo postos. Uma vez que três pessoas, duas do grupo do placebo e uma do grupo da *Cannabis*, tiveram o próximo grau de dor mais alto de 7, cada uma recebeu o posto 4, que é a médias do segundo, terceiro e quarto postos. A pessoa com o maior grau de dor, 100, que também é do grupo do placebo, recebeu o posto 53.

O grupo da *Cannabis* medicinal é a menor amostra, assim calcula-se a estatística T somando todos os postos deste grupo, levando a $T = 737$. O

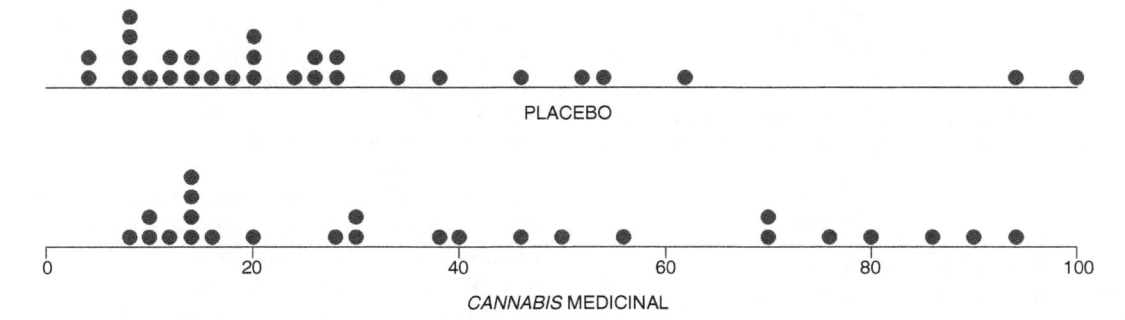

Figura 10.2 Nível de dor reportado entre pessoas com neuropatia diabética depois de 12 semanas tomando placebo ou *Cannabis* medicinal. Os sujeitos experimentais não sabiam qual tratamento eles estavam recebendo. Notar que as distribuições da dor não são simetricamente distribuídas, mas assimétricas: muitos valores tendendo a cair abaixo de 30, mas poucas pessoas relataram dor intensa (valores altos).

■ Tabela 10.4 Dor de neuropatia diabética entre pessoas tratadas com placebo e com *Cannabis* medicinal

Placebo		*Cannabis* medicinal	
Observação	Posto	Observação	Posto
13	16	90	50
8	6,5	10	9,5
46	39	45	38
61	44	70	45,5
28	31,5	13	16
7	4	27	30
93	51	11	11
10	9,5	70	45,5
7	4	14	19
100	53	15	20
4	1,5	13	16
16	21	75	47
23	27	50	40
33	35	30	34
18	22	80	48
51	41	40	37
26	29	29	33
19	23,5	13	16
20	25,5	9	8
54	42	7	4
19	23,5	20	25,5
37	36	85	49
13	16	55	43
8	6,5	94	52
28	31,5		
25	28		$T = 737$
4	1,5		
12	12,5		
12	12,5		

grupo da *Cannabis* tem $n_S = 24$ pessoas e o grupo maior de placebo, $n_B = 29$, então o valor médio de T para todos os estudos desse tamanho é

$$\mu_T = \frac{n_S(n_S + n_B + 1)}{2} = \frac{24(24 + 29 + 1)}{2} = 648$$

e o desvio-padrão é

$$\sigma_T = \sqrt{\frac{n_S n_B(n_S + n_B + 1)}{2}} = \sqrt{\frac{24 \cdot 29(24 + 29 + 1)}{12}} = 55,96$$

Assim

$$z_T = \frac{|T - \mu_T| - \frac{1}{2}}{\sigma_T} = \frac{|737 - 648| - \frac{1}{2}}{55,96} = 1,581$$

Esse valor é menor do que 1,960, o valor de z que define os 5% dos valores mais extremos da distribuição normal (a partir da Tab. 4.1). Além disso, esse estudo não traz evidência substancial de que a *Cannabis* medicinal foi mais ou menos efetiva do que o placebo em controlar dor associada à neuropatia diabética.

CADA SUJEITO OBSERVADO ANTES E DEPOIS DE UM TRATAMENTO: TESTE DE SOMA DE POSTOS SINALIZADOS DE WILCOXON

O Capítulo 9 apresentou o teste t pareado para analisar experimentos nos quais cada sujeito experimental era observado antes e depois de um único tratamento. Esse teste requer que as mudanças que acompanham o tratamento sejam normalmente distribuídas. Agora, será desenvolvido um teste análogo baseado em postos que não exigem esse pressuposto. Calculam-se as diferenças causadas pelo tratamento em cada sujeito experimental, ordenam-se essas diferenças de acordo com a sua magnitude (sem preocupação com o sinal), então atribuindo o sinal a esses postos e, finalmente, somam-se esses postos para obter a estatística de teste W.

Esse procedimento usa informação sobre o tamanho das diferenças que o tratamento produz em cada sujeito experimental assim como a sua direção. Uma vez que esse método é baseado em postos, ele não exige que se faça nenhuma pressuposição a respeito da população das diferenças que o tratamento produz. Assim como no teste estatístico de Mann-Whitney, pode-se obter a distribuição de todos os valores possíveis para testar a estatística W simplesmente listando todas as possibilidades de soma de postos sinalizados para os experimentos de um dado tamanho. Finalmente, compara-se o valor de W associado às observações com a distribuição de todos os valores possíveis de W que podem ocorrer em experimentos envolvendo o número de indivíduos do estudo. Se o valor observado de W for "grande", as observações não são compatíveis com o pressuposto de que o tratamento não teve efeito.

Deve-se lembrar de que as observações são ordenadas baseadas na *magnitude* das mudanças *independentemente do sinal*. Assim, as diferenças que são iguais em magnitude, mas com sinais opostos, como $-5,32$ e $+5,32$, terão o mesmo posto.

Outro experimento hipotético será iniciado, no qual se quer testar um potencial diurético em seis pessoas. Diferentemente dos experimentos descritos na última seção, será observada a produção de urina diária de cada pessoa *antes e depois* da administração do medicamento. A Tabela 10.5 mostra os resultados desse experimento, junto com a mudança na produção de urina seguida da administração da medicação em cada pessoa.

A produção diária de urina diminuiu em cinco das seis pessoas. Esses dados são suficientes para justificar a afirmação do medicamento como um diurético efetivo?

Para aplicar o teste de postos sinalizados, primeiro deve-se ordenar as magnitudes de cada valor observado, começando com 1 para a menor mudança e terminando com 6 para a maior mudança. Após, junta-se o sinal da mudança de cada posto (última coluna da Tab. 10.5) e calcula-se a soma dos postos sinalizados. Para esse experimento, $W = -13$.

Se a medicação não tivesse efeito, os postos associados a mudanças positivas deveria ser similar aos postos associados a mudanças negativas e o W deveria ser próximo de zero. Por outro lado, quando o tratamento altera a variável que está sendo estudada, as mudanças com postos maiores ou menores tenderão a ter o mesmo sinal e a soma de postos sinalizados W será um número grande positivo ou grande negativo.

Assim como em todos os testes estatísticos, é preciso somente traçar uma linha entre "pequeno" e "grande". Isso é feito ao listar *todas* as 64 combinações possíveis de padrões de ordenação diferentes, de todas as mudanças negativas para todas as mudanças positivas (Tab. 10.6).

Existe apenas uma chance em 64 de se obter esses padrões ao acaso. A Figura 10.3 mostra to-

Tabela 10.5 Efeito de um potencial diurético em seis pessoas

Pessoa	Produção diária de urina (mL/d)			Posto* da diferença	Diferença de posto sinalizado
	Antes da medicação	Depois da medicação	Diferença		
1	1.600	1.490	−110	5	−5
2	1.850	1.300	−550	6	−6
3	1.300	1.400	+100	4	+4
4	1.500	1.410	−90	3	−3
5	1.400	1.350	−50	2	−2
6	1.010	1.000	−10	1	−1
					$W = -13$

* 1 = magnitude menor; 6 = magnitude maior.

Tabela 10.6 Combinações possíveis de postos sinalizados para um estudo com seis indivíduos

Posto*						Soma dos postos sinalizados
1	2	3	4	5	6	
−	−	−	−	−	−	−21
+	−	−	−	−	−	−19
−	+	−	−	−	−	−17
−	−	+	−	−	−	−15
−	−	−	+	−	−	−13
−	−	−	−	+	−	−11
−	−	−	−	−	+	−9
+	+	−	−	−	−	−15
+	−	+	−	−	−	−13
+	−	−	+	−	−	−11
+	−	−	−	+	−	−9
+	−	−	−	−	+	−7
−	+	+	−	−	−	−11
−	+	−	+	−	−	−9
−	+	−	−	+	−	−7
−	+	−	−	−	+	−5
−	−	+	+	−	−	−7
−	−	+	−	+	−	−5
−	−	+	−	−	+	−3
−	−	−	+	+	−	−3
−	−	−	+	−	+	−1
−	−	−	−	+	+	1
+	+	+	−	−	−	−9
+	+	−	+	−	−	−7
+	+	−	−	+	−	−5
+	+	−	−	−	+	−3
+	−	+	+	−	−	−5
+	−	+	−	−	−	−3
+	−	−	+	−	−	−1
+	−	−	+	+	−	−1

(continua)

Tabela 10.6 Combinações possíveis de postos sinalizados para um estudo com seis indivíduos *(Continuação)*

		Posto*				
1	2	3	4	5	6	Soma dos postos sinalizados
+	−	−	+	−	+	1
+	−	−	−	+	+	3
−	+	+	+	−	−	−3
−	+	+	−	+	−	−1
−	+	+	−	−	+	1
−	+	−	+	+	−	1
−	+	−	+	−	+	3
−	+	−	−	+	+	5
−	−	+	+	+	−	3
−	−	+	+	−	+	5
−	−	+	−	+	+	7
−	−	−	+	+	+	9
+	+	+	−	+	−	1
+	+	+	−	−	+	3
+	+	−	+	+	−	3
+	+	−	+	−	+	5
+	+	−	−	+	+	7
+	−	+	+	+	−	5
+	−	+	+	−	+	7
+	−	+	−	+	+	9
+	−	−	+	+	+	11
−	+	+	+	+	−	7
−	+	+	+	−	+	9
−	+	+	−	+	+	11
−	+	−	+	+	+	13
−	−	+	+	+	+	15
+	+	+	+	+	−	9
+	+	+	+	−	+	11
+	+	+	−	+	+	13
+	+	−	+	+	+	15
+	−	+	+	+	+	17
−	+	+	+	+	+	19
+	+	+	+	+	+	21

* Sinais denotam se o posto é positivo ou negativo.

das as 64 somas de postos sinalizados listadas na Tabela 10.6.

Para definir um valor "grande" de W, são considerados os valores mais extremos de W que podem ocorrer quando o tratamento não tem efeito. Das 64 somas possíveis, 4, ou 4/64 = 6,25%, caem em ou além de 19 (ou −19), então pode-se rejeitar a hipótese de que o tratamento não tem efeito quando a magnitude de W for igual ou exceder 19 (i.e., W igual ou mais negativo que −19 ou mais positivo que +19) com $P = 0,0625$.

Pode-se notar que, como com o teste de soma de postos de Mann-Whitney, a natureza discreta da distribuição dos valores possíveis de W significa que não pode-se obter sempre um valor de P precisamente nos valores tradicionais, como 5%. Uma vez que o valor de W associado às observações da Tabela 10.5 é somente −13, esses da-

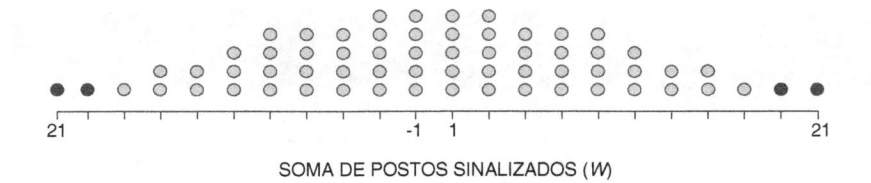

Figura 10.3 Todas as 64 somas de postos sinalizados possíveis para observações antes e depois da administração de um tratamento em seis indivíduos. A Tabela 10.6 lista todas as possibilidades. Os círculos coloridos mostram que 4 de 64 têm a magnitude de 19 ou mais, ou seja, caem em ou abaixo de −19 ou acima de +19.

dos não são suficientemente incompatíveis com a pressuposição de que o tratamento não teve efeito (que o medicamento não é um diurético efetivo) para justificar a rejeição daquela hipótese.

A Tabela 10.7 apresenta os valores de W que chegam mais perto de definir os 5 e 1% valores possíveis mais extremos para experimentos com até 8 sujeitos. Para experimentos maiores, usa-se o fato de a distribuição de W se aproximar de uma distribuição normal com média

$$\mu_W = 0$$

e desvio-padrão

$$\sigma_W = \sqrt{\frac{n(n+1)(2n+1)}{6}}$$

na qual n é igual ao número de sujeitos experimentais.

Portanto, usa-se

$$Z_W = \frac{W - \mu_W}{\sigma_W} = \frac{W}{\sqrt{[n(n+1)(2n+1)]/6}}$$

■ **Tabela 10.7 Valores críticos (bicaudal) de W de Wilcoxon**

n	Valor crítico	P
5	15	0,062
6	21	0,032
	19	0,062
7	28	0,016
	24	0,046
8	32	0,024
	28	0,054

Dados da Tabela A-11 de Mosteller F, Rourke R. *Sturdy Statistics: Nonparametrics and Order Statistics*. Reading, MA: Addison-Wesley; 1973.

como teste estatístico. Esta aproximação pode ser melhorada incluindo uma correção de continuidade para obter

$$Z_W = \frac{|W| - \frac{1}{2}}{\sqrt{[n(n+1)(2n+1)]/6}}$$

Existem dois tipos de *empates* que pode acontecer quando se calcula o W. Primeiramente, pode não haver mudança na variável observada quando o tratamento é aplicado, assim que a diferença vai ser zero. Nesse caso, o indivíduo não traz nenhuma informação sobre se o tratamento aumenta ou diminui a variável resposta; então ele é simplesmente removido da análise, e o tamanho amostral fica reduzido em 1. Segundo, as magnitudes que o tratamento produz pode ser a mesma para dois ou mais indivíduos. Assim como no teste de Mann-Whitney, todos os indivíduos com essa mudança serão ordenados com o mesmo posto, sendo a média dos postos que deveriam ser usados para o mesmo número de indivíduos se eles não tivessem empatados.[*]

Em suma, esse é o procedimento para comparar os efeitos observados de um tratamento em um único grupo de sujeitos experimentais antes e depois de se administrar o tratamento:

■ *Calcular a mudança na variável de interesse em cada sujeito experimental.*

---

[*] Quando há postos empatados e usa-se a distribuição normal para calcular o valor de P, σ_W precisa ser reduzido por um fator que depende do número de empates de acordo com a fórmula

$$\sigma_W = \sqrt{\frac{n(n+1)(2n+1)}{6} - \sum \frac{(\tau_i - 1)\tau_i(\tau_i + 1)}{12}}$$

na qual n é o número de sujeitos experimentais, τ_i é o número de postos empatados no i-ésimo conjunto de empates, e Σ indica o somatório de todos os conjuntos de postos empatados.

- Ordenar todas as diferenças de acordo com a sua magnitude independentemente do sinal. (Diferenças de zero deverão ser eliminadas com uma consequente redução da amostra. Aos postos empatados devem ser atribuídos a média dos postos que eles receberiam se não estivessem empatados.)
- Aplicar o sinal de cada diferença ao seu posto.
- Somar todos os postos sinalizados para obter o teste estatístico W.[*]
- Comparar os valores observados de W com a distribuição dos valores possíveis que poderiam ocorrer se o tratamento não tivesse efeito, e rejeitar a hipótese nula se o W for "maior".

Para ilustrar ainda mais esse processo, será utilizado o *teste de soma de postos sinalizados de Wilcoxon* para analisar os resultados de um experimento discutido no Capítulo 9.

Consumo de cigarro e função plaquetária

A Tabela 10.8 reproduz os resultados mostrados na Figura 9.2, do experimento de Levine que mediu agregação plaquetária em 11 pessoas antes e depois de cada uma fumar um cigarro. Deve-se relembrar que o aumento da agregação plaquetária indica uma maior propensão à formação de coágulos sanguíneos (capazes de causar ataques cardíacos e outras desordens vasculares). A quarta coluna da Tabela 10.8 mostra a mudança na agregação plaquetária que acompanha o consumo de um cigarro.

A Figura 10.4 mostra estas diferenças. Enquanto esta figura pode não apresentar resultados que impeçam a utilização de métodos baseados em distribuição normal (como o teste t pareado), isso sugere que seria mais prudente usar um método não paramétrico como o teste de Wilcoxon, pois as diferenças não aparentam ser simetricamente distribuídas em torno da média e mais provavelmente de estar próximo da média do que longe dela. Em particular, valores discrepantes, como o ponto a 27% podem enviesar métodos baseados em distribuição normal.

Para continuar com os cálculos, o que não exige o pressuposto de mudanças normalmente distribuídas, deve-se ordenar as magnitudes de cada uma destas mudanças, a menor mudança (1%) sendo ordenada como 1 a maior (27%) sendo ordenada como 11. A quinta coluna na Tabela 10.8 mostra esses postos. A última coluna mostra os mesmos postos com o sinal da mudança. A soma dos postos sinalizados W é 2 + 3,5 + 6 + 7 + 10 + 8,5 + 3,5 + 11 + 5 + (−1) + 8,5 = 64. Esse valor excede 52, o valor que define 1,8% dos valores mais extremos de W que podem ocorrer quando o tratamento não tem efeito (a partir da Tab. 10.7), então pode-se informar que esses dados dão suporte à afirmação de que o fumo aumenta a agregação plaquetária ($P = 0{,}018$).

EXPERIMENTOS COM TRÊS OU MAIS GRUPOS QUANDO CADA GRUPO CONTÉM INDIVÍDUOS DIFERENTES: TESTE DE KRUSKAL-WALLIS

O Capítulo 3 discutiu experimentos nos quais três ou mais grupos diferentes de sujeitos experimentais são expostos a tratamentos diferentes e as observações podem ser consideradas provenientes de uma população normalmente distribuída com variâncias similares. Agora deve ser desenvolvido um procedimento análogo à análise de variância unifatorial (Cap. 3) baseada em postos que não precisa desses pressupostos.

O *teste de Kruskal-Wallis* é uma generalização direta do teste de soma de postos de Mann--Whitney. Um ordena todas as observações *independentemente do grupo de tratamento ao qual elas pertencem*, começando com 1 para a menor observação. (Empates são tratados como antes, ou seja, a eles são atribuídos o valor médio que deveria ser associado às observações empatadas se elas não tivessem empatado.) Após, calcular a soma de postos para cada grupo. Se os tratamentos não tiverem efeito, o *maior e o menor postos deverão ser igualmente distribuídos ao longo dos diferentes grupos*, assim, o posto médio em cada grupo deverá se aproximar da média de todos os postos calculados independentemente dos grupos. Quanto mais disparidade houver entre as médias de postos observados em cada grupo e o esperado se a hipótese

---

[*] Notar que desenvolveu-se W como a soma de *todos* os postos das diferenças sinalizados. Há desvios alternativos do teste de postos sinalizados de Wilcoxon baseados na soma de somente postos positivos ou negativos. Essas formas alternativas são matematicamente equivalentes àquela desenvolvida aqui. É preciso ter cuidado ao usar tabelas de valores críticos de W para ter certeza sobre de qual maneira o teste estatístico foi definido quando a tabela foi construída.

Tabela 10.8 Percentual máximo de agregação plaquetária antes e depois de fumar um cigarro

Pessoa	Antes de fumar	Depois de fumar	Diferença	Posto da diferença	Posto sinalizado da diferença
1	25	27	2	2	2
2	25	29	4	3,5	3,5
3	27	37	10	6	6
4	44	56	12	7	7
5	30	46	16	10	10
6	67	82	15	8,5	8,5
7	53	57	4	3,5	3,5
8	53	80	27	11	11
9	52	61	9	5	5
10	60	59	−1	1	−1
11	28	43	15	8,5	8,5
					$W = 64$

de não efeito do tratamento fosse verdade, menos provável será de se aceitar a hipótese. Agora, será construído um teste estatístico.

Para simplificar, assume-se que há apenas três grupos; após, generaliza-se a equação resultante para qualquer número de grupos quando terminar. Os três grupos de tratamentos contêm, respectivamente, n_1, n_2, e n_3 sujeitos experimentais e a soma de postos para esses três grupos são R_1, R_2, e R_3. Além disso, os postos médios observados nos três tratamentos são $\bar{R}_1 = R_1/n_1$, $\bar{R}_2 = R_2/n_2$, e $\bar{R}_3 = R_3/n_3$, respectivamente. O posto médio de todas as $n_1 + n_2 + n_3 = N$ observações é a média dos primeiros N inteiros

$$\bar{R} = \frac{1+2+3+\cdots+N}{N} = \frac{N+1}{2}$$

Serão utilizadas a soma de quadrados dos desvios entre cada média de postos para cada grupo e a média de postos geral, ponderada pelo tamanho de cada grupo, como uma medida de variabilidade entre observações e o que seria esperado se a hipótese de que não há efeito do tratamento fosse verdadeira. Essa soma pode ser chamada de D.

$$D = n_1(\bar{R}_1 - \bar{R})^2 + n_2(\bar{R}_2 - \bar{R})^2 + n_3(\bar{R}_3 - \bar{R})^2$$

Essa soma de quadrados dos desvios é exatamente análoga a soma de quadrados dos desvios ponderada entre médias amostrais e a média geral que define a soma de quadrados entre grupos da análise de variância desenvolvida no Capítulo 9.

A distribuição dos valores possíveis de D quando os tratamentos não têm efeito depende do tamanho da amostra. É possível obter um teste estatístico que não dependa do tamanho amostral dividindo D por $N(N+1)/12$,

$$H = \frac{D}{N(N+1)/12} = \frac{12}{N(N+1)} \sum n_t (\bar{R}_t - \bar{R})^2$$

O somatório denotado por Σ é sobre todos os grupos de tratamento, independentemente de

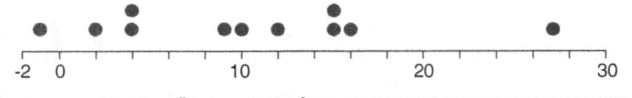

Figura 10.4 Mudança na agregação plaquetária depois de fumar um cigarro. Estas mudanças não parecem ser normalmente distribuídas, especialmente o valor discrepante em 27%. Este gráfico sugere que um método não paramétrico, como o teste de postos sinalizados de Wilcoxon, é preferível a um método paramétrico, como um teste t pareado, para analisar os resultados do experimento.

quantos grupos de tratamentos existam. É o *teste estatístico de Kruskal-Wallis*.

A distribuição exata de H pode ser calculada pela listagem de todas as possibilidades, como feito com os testes de Mann-Whitney e Wilcoxon, mas há algumas possibilidades diferentes em que a tabela resultante seria enorme. Felizmente, se os tamanhos amostrais não forem tão pequenos, a distribuição χ^2 com $v = k - 1$ graus de liberdade, em que k é o número de grupos de tratamento, se aproximará fortemente com a distribuição de H. Além disso, pode-se testar a hipótese nula de que os tratamentos não têm efeito calculando o H para as observações e comparando o valor resultante com os valores críticos de χ^2 na Tabela 5.7. Essa aproximação funciona bem em experimentos com três tratamentos quando cada grupo contém pelo menos cinco membros e para experimentos com quatro tratamentos quando há mais de 10 indivíduos em todo o estudo. Para estudo menores, consultar a tabela para a distribuição exata de H para obter o valor de P. (A tabela não foi incluída devido ao seu tamanho e à relativa baixa frequência de necessidade; textos estatísticos mais intermediários incluem uma.)

Em suma, o procedimento para analisar um experimento no qual diferentes grupos de sujeitos experimentais recebem cada tratamento é:

- *Ordenar cada observação independentemente do grupo de tratamento, começando com o posto de 1 para a menor observação. (Empates são tratados da mesma forma que o outro teste de postos.*[*]*)*
- *Calcular o teste estatístico H de Kruskal-Wallis para obter uma medida normalizada de o quanto os postos de médias dentro de cada grupo de tratamento desvia da média de postos de todas as observações.*
- *Comparar H com distribuição de χ^2 com 1 menos o número de tratamentos graus de liberdade, a não ser que o tamanho amostral seja pequeno; nesse caso, deve-se comparar com a distribuição exata. Se H exceder o valor crítico que define um H "grande", deve-se rejeitar a hipótese nula de que o tratamento não tem efeito.*

Agora esse procedimento será ilustrado com um exemplo.

Exposição parenteral à maconha e comportamento infantil

Ainda que muitas mulheres parem de usar maconha quando engravidam, aproximadamente 2,8% reportam o uso durante o primeiro trimestre de gravidez e, ocasionalmente, durante o resto da gestação. A exposição à maconha é associada a déficit de atenção e impulsividade em crianças as quais as mães usaram maconha durante a gravidez, mas não se sabe muito sobre os efeitos a longo prazo na função cognitiva. Lidush Goldschmidt e colaboradores[†] delinearam um estudo prospectivo observacional para seguir crianças cujas mães usaram maconha durante a gestação. Eles entrevistaram mulheres que fizeram o pré-natal na clínica e tentaram recrutar todas as mulheres que usaram dois ou mais cigarros de maconha por mês durante o primeiro trimestre de gestação e, de maneira aleatória, selecionaram mulheres grávidas que não fumaram maconha. Eles mantiveram contato com essas mulheres, avaliando características de temperamento e comportamento das crianças quando elas atingiram 10 anos. Uma das avaliações usadas para tratar déficit de atenção e hiperatividade foi a lista de Swanson, Noland e Pelham (SNAP), que é um questionário respondido pelas mães.

A Tabela 10.9 fornece os graus de SNAP para as 31 crianças desse estudo. Ela mostra os postos de cada observação juntamente com a soma de postos e a média de postos para cada um dos três grupos de exposição. O posto médio de todas as 31 observações é

$$\bar{R} = \frac{1+2+3+\cdots+31}{31} = \frac{N+1}{2} = \frac{31+1}{2} = 16$$

Portanto, a soma de quadrados ponderada dos desvios entre os postos médios observados em

---

[*] Quando há empates, a aproximação ente as distribuições de H e x^2 pode ser melhorada dividindo o H calculado anteriormente por

$$1 - \frac{\sum (\tau_i - 1)\tau_i(\tau_i + 1)}{N(N^2 - 1)}$$

em que τ_i é o número de postos empatados no i-ésimo conjunto de empates (como antes). Se houver apenas poucos empates, essa correção faz pouca diferença e pode ser ignorada.

[†] Goldschmidt L, Day NL, Richardson GA. Effects of prenatal marijuana exposure on child behavior problems at age 10. *Neurotoxicol Tetratol.* 2000;22:325-336.

Tabela 10.9 Número médio de cigarros por dia (MCD)

	MCD = 0 $n_1 = 13$		0 < MCD ≤ 0,89 $n_1 = 9$		MCD > 0,89 $n_1 = 9$	
	Grau SNAP	Posto	Grau SNAP	Posto	Grau SNAP	Posto
	7,79	4	8,84	12	8,65	11
	9,16	17	9,92	24	10,70	31
	7,34	2	7,20	1	10,24	28
	10,28	29	9,25	20	8,62	10
	9,12	15	9,45	21	9,94	25
	9,24	19	9,14	16	10,55	30
	8,40	7	9,99	26	10,13	27
	8,60	9	9,21	18	9,78	23
	8,04	5	9,06	14	9,01	13
	8,45	8				
	9,51	22				
	8,15	6				
	7,69	3				
Soma dos postos, R_t		146		152		198
Posto médio, $R_t = R_t/n_t$		11,23		16,89		22,00

cada grupo de tratamento e a média de todos os postos é

$$D = 13(11,23-16)^2 + 9(16,89-16)^2 + 9(22,00-16)^2$$
$$= 13(-4,77)^2 + 9(0,89)^2 + 9(6,00)^2 = 626,92$$

e então

$$H = \frac{D}{N(N+1)/12} = \frac{626,92}{31(31+1)/12} = 7,58$$

Esse valor excede 5,991, o valor que define os 5% maiores valores da distribuição χ^2 com $v = k - 1 = 3 - 1 = 2$ graus de liberdade (a partir da Tab. 5.7). Além disso, conclui-se que pelo menos um dos três grupos diferiu em hiperatividade e déficit de atenção ($P < 0,05$).

Comparações múltiplas não paramétricas

Como discutido no Capítulo 5, os procedimentos de Bonferroni, Holm e Holm-Sidak baseiam-se em controlar como *probabilidades de erros de falsos-positivos se acumulam* em uma família de comparações para que esses testes possam ser aplicados a qualquer tipo de comparações múltiplas. Assim, se for rejeitada a hipótese de não diferença entre os três ou mais grupos usando uma análise de variância de postos de Kruskal-Wallis, é possível fazer comparações múltiplas utilizando uma série de testes de soma de postos de Mann-Whitney, com o valor de P crítico ajustado para comparações múltiplas usando o procedimento de Holm-Sidak. As comparações serão todas feitas par a par; comparações múltiplas contra um único grupo procederiam da mesma maneira, contando com o fato de que teria de ser protegida a taxa de erro família contra um número pequeno de comparações.

O primeiro passo para fazer todas as comparações par a par para o estudo da exposição à fumaça de maconha durante a gestação e os graus de SNAP para as crianças é fazer três comparações par a par nos dados da Tabela 10.9 com teste de soma de postos de Mann-Whitney. A Tabela 10.10 mostra esses testes. Pode-se notar que as observações são ordenadas separadamente em cada um dos três testes de soma de postos de Mann-Whitney.

Finalmente, são testadas as comparações par a par em ordem descendente de tamanho de z_T, como sumarizado na Tabela 10.11. A primeira comparação, não fumantes comparado com fumantes que consumiam mais do que uma média de 0,89 cigarros por dia, foi estatisticamente significativa, então pode-se concluir que o maior nível de uso de maconha por uma gestante estava associado a déficit de atenção de hiperatividade

Tabela 10.10 Teste de Mann-Whitney para comparações múltiplas de exposição a maconha e comportamento infantil

| \multicolumn{4}{c|}{Nenhuma vs. baixa} | \multicolumn{4}{c|}{Nenhuma vs. alta} | \multicolumn{4}{c}{Baixa vs. alta} |

Grau SNAP Nenhuma	Posto	Grau SNAP Baixa	Posto	Grau SNAP Nenhuma	Posto	Grau SNAP Alta	Posto	Grau SNAP Baixa	Posto	Grau SNAP Alta	Posto
7,79	4	8,64	10	7,79	3	8,65	10	8,64	3	8,65	4
9,16	14	9,92	20	9,16	13	10,70	22	9,92	12	10,70	18
7,34	2	7,20	1	7,34	1	10,24	19	7,20	1	10,24	16
10,28	22	9,25	17	10,28	20	8,62	9	9,25	9	8,62	2
9,12	12	9,45	18	9,12	12	9,94	17	9,45	10	9,94	13
9,24	16	9,14	13	9,24	14	10,55	21	9,14	7	10,55	17
8,40	7	9,99	21	8,40	6	10,13	18	9,99	14	10,13	15
8,60	9	9,21	15	8,60	8	9,78	16	9,21	8	9,78	11
8,04	5	9,06	11	8,04	4	9,01	11	9,06	6	9,01	5
8,45	8			8,45	7						
9,51	19			9,51	15						
8,15	6			8,15	5						
7,69	3			7,69	2						
$n_B = 13$		$n_S = 9$ $\;T = 126$		$n_B = 13$		$n_S = 9$ $\;T = 143$		$n_B = 9$		$n_S = 9$ $\;T = 70$	

$$\mu_T = \frac{9(9+13+1)}{2} = 103,5$$

$$\sigma_T = \sqrt{\frac{9 \cdot 13(9+13+1)}{12}} = 14,97$$

$$z_T = \frac{|126 - 103,5| - \tfrac{1}{2}}{14,97} = 1,470$$

$$0,20 < P < 0,10$$

$$\mu_T = \frac{9(9+13+1)}{2} = 103,5$$

$$\sigma_T = \sqrt{\frac{9 \cdot 13(9+13+1)}{12}} = 14,97$$

$$z_T = \frac{|143 - 103,5| - \tfrac{1}{2}}{14,97} = 2,605$$

$$P < 0,01$$

$$\mu_T = \frac{9(9+9+1)}{2} = 85,5$$

$$\sigma_T = \sqrt{\frac{9 \cdot 9(9+9+1)}{12}} = 11,32$$

$$z_T = \frac{|70 - 85,5| - \tfrac{1}{2}}{11,32} = 1,325$$

$$0,20 < P < 0,10$$

Tabela 10.11 Comparações par a par de consumo de maconha durante a gravidez e comportamento infantil usando o ajuste de Holm-Sidak (família de taxa de erro, $\alpha_T = 0{,}05$)

Comparações	z_T	P	j	$P_{crit} = \alpha_T/(k - j + 1)$	$P < P_{crit}$?
Nenhuma vs. alta	2,605	< 0,010	1	0,0170	Sim
Nenhuma vs. baixa	1,470	< 0,10	2	0,0253	Não
Baixa vs. alta	1,325	< 0,10	3	0,0500	Não*

*Já que a segunda comparação não é significativa, todas as comparações subsequentes são consideradas não significativas.

no seu filho. Esses resultados para usos menores foram ambíguos; não há diferença detectável entre não usuários e usuários moderados (menos do que uma média de 0,89 cigarros por dia) e entre usuários moderados e usuários intensos, então esse estudo não é adequado para determinar se existe um limiar para o efeito e, se sim, qual é esse limiar. Coletar mais dados – o que pode aumentar o poder – deve resolver a ambiguidade.

É interessante observar que se tivessem sido feitas comparações múltiplas contra um único grupo-controle em vez de todas as comparações par a par, a conclusão poderia ser de que crianças as quais as mães eram usuárias moderadas não tiveram resultados significativamente diferentes daquelas em que as mães não usaram nada, enquanto crianças as quais as mães eram usuárias intensas de maconha durante a gestação foram afetadas, um resultado menos ambíguo. (A intenção foi a de evitar os resultados ambíguos, pois não deveria ter sido testada a diferença entre usuários moderados e intensos.) É claro que, devido ao pequeno tamanho amostral desse estudo, essa conclusão negativa pode ser sido resultado do baixo poder do teste.

EXPERIMENTOS EM QUE CADA SUJEITO RECEBE MAIS DE UM TRATAMENTO: TESTE DE FRIEDMAN

Muitas vezes é possível concluir experimentos nos quais cada indivíduo é exposto a um número diferente de tratamentos. Este desenho experimental reduz a incerteza gerada pela variabilidade das respostas entre indivíduos e fornece um teste mais sensível de o que os tratamentos causam em uma dada pessoa. Quando os pressupostos requeridos pelas análises paramétricas são razoavelmente atendidos, tais experimentos podem ser analisados com a análise de variância de medidas repetidas do Capítulo 9. Agora será derivado um teste análogo baseado em postos que não necessita que as observações sejam tomadas de uma população normalmente distribuída, o *teste de Friedman*.

A lógica desse teste é bastante simples. Cada sujeito experimental recebe cada tratamento, assim ordena-se *cada resposta individual* aos tratamentos independentemente dos outros sujeitos. Se a hipótese nula de que o tratamento não tem efeito for verdadeira, então, para cada sujeito, os postos serão aleatoriamente distribuídos e a soma de postos de cada *tratamento* será similar. A Tabela 10.12 ilustra esse caso, no qual cinco sujeitos diferentes recebem quatro tratamentos. Em vez de ter as respostas medidas, essa tabela contém os *postos* das respostas para cada sujeito experimental. Por isso, os tratamentos estão ordenados como 1, 2, 3 e 4 separadamente para cada sujeito. A linha de baixo da tabela mostra a soma de postos para todas as pessoas recebendo cada tratamento. Essa soma de postos é toda similar e também aproximadamente igual a 12,5, que é o posto médio $(1 + 2 + 3 + 4)/4 = 2{,}5$, vezes a soma do número de sujeitos, 5. Essa tabela não sugere que nenhum dos tratamentos teve algum efeito sistemático nos sujeitos experimentais.

Agora deve-se considerar a Tabela 10.13. O primeiro tratamento *sempre* produz a maior resposta em cada sujeito experimental, o segundo sempre gera a menor resposta, e o terceiro e o quarto tratamentos sempre produzem respostas intermediárias, com o terceiro tratamento produzindo uma resposta maior que o quarto. A linha de baixo da tabela mostra a soma de postos das colunas. Nesse caso, existe uma grande variabilidade nas somas de postos, algumas sendo muito maiores ou menores que cinco vezes o posto médio de 12,5. A Tabela 10.13 sugere fortemente que os tratamentos afetam a variabilidade que está sendo estudada.

■ Tabela 10.12 Postos das respostas para um experimento em que cada um dos cinco sujeitos experimentais recebem quatro tratamentos

Sujeito experimental	Tratamento			
	1	2	3	4
1	1	2	3	4
2	4	1	2	3
3	3	4	1	2
4	2	3	4	1
5	1	4	3	2
Soma de postos R_t	11	14	13	12

■ Tabela 10.13 Postos das respostas para outro experimento em que cada um dos cinco sujeitos experimentais recebem quatro tratamentos

Sujeito experimental	Tratamento			
	1	2	3	4
1	4	1	3	2
2	4	1	3	2
3	4	1	3	2
4	4	1	3	2
5	4	1	3	2
Soma de postos R_t	20	5	15	10

Tudo que resta fazer é sintetizar a impressão subjetiva de diferença em um único número. De maneira similar àquela utilizada na derivação da estatística de Kruskal-Wallis, calculam-se a soma de quadrados dos desvios entre a soma de postos observada para cada tratamento e a soma de postos esperada se cada tratamento pudesse ter qualquer posto possível. Este último número é a média de todos os postos possíveis.

Para os exemplos das Tabelas 10.12 e 10.13, existem quatro tratamentos possíveis, assim, existem quatro postos possíveis. Além disso, o posto médio é $(1 + 2 + 3 + 4)/4 = 2,5$. Em geral, se existem k tratamentos, o posto médio será

$$\frac{1+2+3+\cdots+k}{k} = \frac{k+1}{2}$$

No exemplo, existem cinco sujeitos experimentais, assim pode-se esperar que cada uma das somas de postos seja em torno de 5 vezes o posto médio por pessoa, ou $5(2,5) = 12,5$. Na Tabela 10.12 este é o caso, enquanto na Tabela 10.13 não é. Se existem n sujeitos experimentais e os postos são aleatoriamente distribuídos entre tratamentos, cada uma das somas de postos deve ser em torno de n vezes o posto médio, ou $n(k + 1)/2$. Ademais, pode-se colapsar toda essa informação calculando a soma de quadrados das diferenças entre a soma de postos observada e a soma de postos esperada se não houvesse efeito do tratamento.

$$S = \sum [R_t - n(k+1)/2]^2$$

em que Σ denota a soma sobre todos os tratamentos e R_t denota a soma de postos para o tratamento t. Por exemplo, para as observações na Tabela 10.12, $k = 4$ tratamentos e $n = 5$ sujeitos experimentais, assim

$$S = (11-12,5)^2 + (14-12,5)^2 + (13-12,5)^2 + (12-12,5)^2$$
$$= (-1,5)^2 + (1,5)^2 + (0,5)^2 + (-0,5)^2 = 5$$

e para a Tabela 10.13

$$S = (20-12,5)^2 + (5-12,5)^2 + (15-12,5)^2 + (10-12,5)^2$$
$$= (7,5)^2 + (-7,5)^2 + (2,5)^2 + (-2,5)^2 = 125$$

No primeiro caso, S é um número pequeno; no último, é um número grande. Quanto mais padrão existir relacionado aos postos dentro de cada sujeito aos tratamentos, maior será o valor do teste estatístico S.

Seria possível parar aqui e formular um teste com base em S, mas os estatísticos têm mostrado que se poderia simplificar o problema dividindo esta soma de quadrados das diferenças entre soma de postos observada e esperada usando $nk(k + 1)/12$ para obter

$$\chi_r^2 = \frac{S}{nk(k+1)/12} = \frac{12\sum [R_t - n(k+1)/2]^2}{nk(k+1)}$$
$$= \frac{12}{nk(k+1)} \sum R_t^2 - 3n(k+1)$$

O teste estatístico χ_r^2 é chamado *estatística de Friedman* e tem propriedades desejáveis que, para exemplos grandes o suficiente, segue uma distribuição de χ^2 com $\nu = k - 1$ graus de liberdade, in-

Tabela 10.14 Valores críticos de χ_r^2 de Friedman

k = 3 tratamentos			k = 4 tratamentos		
n	χ_r^2	P	n	χ_r^2	P
3	6,00	0,028	2	6,00	0,042
4	6,50	0,042	3	7,00	0,054
	8,00	0,005		8,20	0,017
5	5,20	0,093	4	7,50	0,054
	6,40	0,039		9,30	0,011
	8,40	0,008	5	7,80	0,049
6	5,33	0,072		9,96	0,009
	6,33	0,052	6	7,60	0,043
	9,00	0,008		10,20	0,010
7	6,00	0,051	7	7,63	0,051
	8,86	0,008		10,37	0,009
8	6,25	0,047	8	7,65	0,049
	9,00	0,010		10,35	0,010
9	6,22	0,048			
	8,67	0,010			
10	6,20	0,046			
	8,60	0,012			
11	6,54	0,043			
	8,91	0,011			
12	6,17	0,050			
	8,67	0,011			
13	6,00	0,050			
	8,67	0,012			
14	6,14	0,049			
	9,00	0,010			
15	6,40	0,047			
	8,93	0,010			

Dados de Owen DB. *Handbook of Statistical Tables.* US Department of Energy. Reading, MA: Addison-Wesley; 1962.

dependentemente do tamanho amostral.[*] Quando há três tratamentos com nove ou menos sujeitos experimentais ou quatro tratamentos com quatro ou menos sujeitos experimentais cada, a aproximação de χ^2 não é adequada, assim, é preciso comparar χ_r^2 com a distribuição exata de valores possíveis obtida pela listagem de todas as possibilidades na Tabela 10.14.

Em suma, o procedimento para usar a estatística de Friedman para analisar experimentos nos quais os mesmos indivíduos recebem vários tratamentos é o seguinte:

- *Ordenar cada observação dentro de cada sujeito experimental, atribuindo 1 à menor resposta. (Tratar empates da mesma forma que antes.)*
- *Calcular a soma dos postos observada em todos os sujeitos em cada tratamento.*
- *Calcular o teste estatístico de Friedman χ_r^2, como uma medida de o quanto a soma de postos observada diferiria daquela esperada se o tratamento não tivesse efeito.*

---

[*] Quando há medidas empatadas, χ_r^2 precisa ser aumentado pela divisão dele por

$$1 - \frac{\sum_{\text{sujeitos, }i} \sum_{\substack{\text{empates dentro}\\\text{de cada sujeito, }j}} (\tau_{ij}-1)\tau_{ij}(\tau_{ij}+1)}{Nk(k^2-1)}$$

em que τ_{ij} é o número de postos empatados no i-ésimo conjunto de empates dentro dos postos por sujeito j, e a dupla soma $\Sigma\Sigma$ é calculada sobre todos os empates dentro de cada sujeito. Se houver apenas poucos empates, essa correção faz pouca diferença e pode ser ignorada.

- *Comparar o valor resultante da estatística de Friedman com a distribuição de χ^2 se os experimentos envolverem amostras suficientemente grandes ou com a distribuição exata de χ_r^2 da Tabela 10.14 se o tamanho amostral for pequeno.*

Medicação antiasmática e endotoxina

A Tabela 10.15 reproduz o volume expiratório forçado 1 (VEF_1) observado em um segundo na Tabela 9.5 que Berenson e colaboradores usaram para estudar se o salbutamol tinha ou não efeito protetivo em broncoconstrição induzida por endotoxina. No Capítulo 9, foram analisados esses dados com análise de variância unifatorial de medidas repetidas. Agora esses dados serão reexaminados usando postos para evitar ter que fazer alguma pressuposição sobre a população que esses pacientes representam.

A Tabela 10.15 mostra como os três tratamentos ordenam-se em termos de VEF_1 para cada uma das quatro pessoas no estudo. A última linha dá a soma de postos para cada tratamento. Uma vez que são quatro pessoas, se os tratamentos não tiverem efeito, as somas de postos deveriam estar em torno de 4(2) = 8. Por isso, a medida de diferença entre essa expectativa e os dados observados é

$$S = (8-8)^2 + (4-8)^2 + (12-8)^2$$
$$= (0)^2 + (4)^2 + (4)^2 = 32$$

S é convertido em χ_r^2 dividindo por $nk(k+1)/12 = 4(3)(3+1)/12 = 4$ para obter $\chi_r^2 = 32/4 = 8{,}0$. A Tabela 10.14 mostra que para um experimento com $k = 3$ tratamentos e $n = 4$ sujeitos experimentais existe somente um $P = 0{,}042$ de chance de se obter um valor de χ_r^2 tão grande quanto ou maior que 8 se, por acaso, os tratamentos não tiverem efeito. Além disso, pode-se reportar que a endotoxina e o salbutamol alteram a VEF_1 ($P = 0{,}042$).

Comparações múltiplas após o teste de Friedman

Assim como foi possível usar o teste de Mann-Whitney com a correção de Holm-Sidak (ou Bonferroni ou Holm) para comparações múltiplas seguindo a análise de variância de postos de Kruskal-Wallis, pode-se usar o teste de postos sinalizados de Wilcoxon com a correção de Holm-Sidak (ou Bonferroni ou Holm) para comparações múltiplas, seguindo uma significativa análise de variância de postos de medidas repetidas de Friedman.

■ RESUMO

Os métodos deste capítulo permitem testar hipóteses similares àquelas testadas com análises de variância e testes t, mas não exigem que se assuma que as populações subjacentes sigam distribuição normal. Evita-se ter que fazer tais pressuposições, substituindo as observações por seus postos antes de calcular os testes estatísticos (T, W, H, ou χ_r^2). Ao lidar com postos, preserva-se muito da informação de tamanhos relativos (e sinais) das obser-

■ **Tabela 10.15** Volume expiratório forçado em 1 segundo antes e depois de desafio bronquial com endotoxina e salbutamol

	VEF_1 (L)					
	Sem medicação (basal)		Uma hora após a endotoxina		Duas horas após endotoxina e salbutamol	
Pessoa (sujeito)	Unidades	Posto	Unidades	Posto	Unidades	Posto
1	3,7	2	3,4	1	4,0	3
2	4,0	2	3,7	1	4,4	3
3	3,0	2	2,8	1	3,2	3
4	3,2	2	2,9	1	3,4	3
Soma de postos para cada grupo		8		4		12

vações. Mais importante, ao lidar com postos, não usa-se a informação sobre a população ou populações de onde as amostras foram tiradas para calcular a distribuição dos possíveis valores do teste estatístico. Em vez disso, considera-se a população de todos os possíveis padrões de ordenação (muitas vezes simplesmente listando todas as possibilidades) para calcular o valor de P associado às observações.

É importante notar que os procedimentos usados neste capítulo para calcular o valor de P a partir de postos de observações são essencialmente o mesmos métodos que se tem utilizado em qualquer parte deste livro:

- *Assumir que o(s) tratamento(s) não tem(êm) efeito; assim, quaisquer diferenças observadas entre as amostras são devidas aos efeitos da amostragem aleatória.*
- *Definir o teste estatístico que sumariza as diferenças observadas entre os grupos de tratamentos.*
- *Calcular todos os valores possíveis que este teste estatístico pode tomar, sendo o pressuposto de não efeito do tratamento verdadeiro. Esses valores definem a distribuição do teste estatístico esperada se a hipótese de não efeito for verdadeira.*
- *Calcular o valor do teste estatístico associado às observações reais do experimento.*
- *Comparar esse valor com a distribuição de todos os valores possíveis; se ele for "grande", é pouco provável que as observações vieram das mesmas populações (i.e., que o tratamento não tem efeito), assim conclui-se que o tratamento tem um efeito.*

O procedimento específico que se deve usar para analisar os resultados de um dado experimento depende do desenho experimental e da natureza dos dados. Quando os dados são medidos em uma escala ordinal ou não se pode ou não se quer assumir que a população subjacente segue uma distribuição normal, os procedimentos desenvolvidos neste capítulo são apropriados.

PROBLEMAS

10.1 Apesar dos avanços nas técnicas, aderências (a conexão anormal entre tecidos dentro do corpo formado durante a recuperação cirúrgica) continuam sendo um problema em cirurgias abdominais, como quando se opera o útero. Para ver se seria possível reduzir as aderências consequentes de cirurgias uterinas colocando uma membrana ao redor da área de incisão no útero, Nurullah Bülbüller e colaboradores[*] operaram os úteros de dois grupos de ratos, um grupo-controle, que simplesmente recebeu a cirurgia, e um grupo-teste, que teve a membrana aplicada ao redor do útero. Essa membrana bioabsorvível preveniu o tecido do útero de se conectar com outros órgãos internos do peritônio (o revestimento do interior do abdome), e após, foi absorvido lentamente pelo tecido circundante até cicatrizar completamente. Eles esperaram os ratos se recuperarem, depois os sacrificaram e mediram a quantidade de aderências, de acordo com a escala da Tabela 10.16. Os valores para os dois grupos de ratos utilizando técnicas cirúrgicas diferentes estão na Tabela 10.17. O uso da membrana afeta a extensão das aderências?

Tabela 10.16 Escala para classificação das aderências

Grau	Definição
0	Sem aderências
1	Uma faixa entre órgãos ou entre um órgão e o peritônio
2	Duas faixas entre órgãos ou entre um órgão e o peritônio
3	Mais de duas faixas entre órgãos ou massa formada por intestinos não aderindo ao peritônio
4	Órgãos aderindo ao peritônio ou aderências extensivas

Tabela 10.17 Graus de aderências uterinas usando duas técnicas cirúrgicas diferentes

Controle	Membrana bioabsorvível
3	1
4	1
4	2
4	0
2	0
1	0
3	2
2	0
1	1
0	3

[*] Bülbüller N, et al. Effect of a bioresorbable membrane on postoperative adhesions and wound healing. *J Reprod Med.* 2003;48:547-550.

10.2 O uso inapropriado ou excessivo de antibióticos é um problema bem conhecido em medicina. Para testar se é possível encorajar um uso mais apropriado de antibióticos em pacientes idosos hospitalizados, Monika Lutters e colaboradores[*] monitoraram o número de pacientes recebendo antibióticos em 304 unidades de leitos geriátricos no seu hospital antes de qualquer intervenção, depois de fornecer informações aos médicos responsáveis por esses pacientes, depois de fornecer cartões de bolso com orientações terapêuticas específicas para o uso de antibióticos para tratar a necessidade mais comum de antibiótico desses pacientes (infecções dos tratos respiratório e urinário) combinadas com palestras semanais do uso apropriado de antibióticos, em seguida os cartões continuaram mas as palestras pararam. O número de pacientes na unidade que receberam antibióticos foi registrado a cada 12 dias sob uma condição experimental (ver a Tab. 10.18). As intervenções educacionais tiveram algum efeito no número de pacientes recebendo antibióticos? Se sim, qual?

10.3 Refaça o Problema 9.5 usando métodos baseados em postos.

10.4 Refaça o Problema 9.6 usando métodos baseados em postos.

■ **Tabela 10.18 Número de pacientes recebendo antibióticos (de 304 na unidade geriátrica)**

Patamar de base	Informação	Cartões de bolso e palestras semanais	Somente cartões de bolso
55	51	50	45
54	53	51	59
57	67	52	58
54	55	50	45
59	51	53	49
57	50	52	55
67	52	64	46
80	56	52	52
55	84	53	50
55	54	51	53
56	54	52	45
65	67	45	56

[*] Lutters M, et al. Effect of a comprehensive, multidisciplinary, educational program on the use of antibiotics in a geriatric university hospital. *J Am Geriatr Soc.* 2004;52:112-116.

10.5 Para determinar se a descendência de pais com diabetes do tipo II tem ou não níveis anormais de glicose comparada com a descendência de pais sem história de diabetes do tipo II, Gerald Berenson e colaboradores[†] coletaram dados sobre se esses descendentes têm níveis de colesterol diferentes. Os dados para os 30 sujeitos são mostrados na Tabela 10.19. Esses dados são consistentes com a hipótese de que esses descendentes diferem em níveis de colesterol?

10.6 Pessoas que têm problemas com jogo muitas vezes são dependentes químicos; esses comportamentos podem estar conectados por um traço de personalidade subjacente, como impulsividade. Nancy Petry[‡] investigou se problemas com jogo também aumentariam os ricos de contaminação por HIV, uma vez que a impulsividade subjacente pode fazer jogadores compulsivos terem mais probabilidade de se envolver em relações sexuais arriscadas. Ela aplicou um questionário conhecido como Escala de Comportamento de Risco de HIV (ECRH) para avaliar o comportamento sexual em dois grupos de dependentes químicos, aqueles com e aqueles sem problemas com jogo. O ECRH é um questionário com 11 questões sobre substâncias e comportamento sexual e as respostas são codificadas em uma escala de seis pontos, variando de 0 a 5, com valores maiores associados a comportamento de alto risco. Os resultados do escore ECRH composto por sexo são mostrados na Tabela 10.20. O que esses dados indicam?

10.7 Refaça o Problema 9.1 usando o teste de postos sinalizados de Wilcoxon.

10.8 Em seu esforço contínuo para se tornar famoso, o autor de um livro-texto introdutório de bioestatística inventou uma nova maneira de testar se algum tratamento altera a resposta individual. Cada sujeito experimental é observado antes e depois do tratamento, e a mudança na variável de interesse é calculada. Se essa mudança for positiva, atribui-se um valor de +1 ao sujeito; se for negativa, assinala-se o valor zero (deve-se assumir que não existem casos que permanecem não alterados). O quase famoso teste estatístico G é calcu-

[†] Berenson G, et al. Abnormal characteristics in young offspring of parents with non-insulin-dependent diabetes mellitus. *Am J Epidemiol.* 1996;144:962-967.
[‡] Petry N. Gambling problems in substance abusers are associated with increased sexual risk behaviors. *Addiction.* 2000;95:1089-1100.

Tabela 10.19 Nível de colesterol entre crianças com pais com e sem diabetes

Descendência com pai diabético					Descendência sem pai diabético				
181	183	170	173	174	168	165	163	175	176
179	172	175	178	176	166	163	174	175	173
158	179	180	172	177	179	180	176	167	176

lado pela soma dos valores associados aos sujeitos individuais. Por exemplo, para os dados da Tabela 10.21, $G = 1 + 1 + 0 + 1 = 3$. O teste estatístico G é legítimo? Explique brevemente. Se sim, qual é a distribuição amostral para G quando $n = 4$? $n = 6$?

Você pode usar G para concluir que o tratamento tece um efeito nos dados supracitados com $P < 0,05$? Quão confiante você pode estar sobre esta conclusão? Construa uma tabela de valores críticos para G quando $n = 4$ e $n = 6$.

Tabela 10.20 Escore ECRH composto por sexo

Dependente químico sem problema com jogo	Dependente químico com problema com jogo
12	14
10	15
11	15
10	16
13	17
10	15
14	15
11	14
9	13
9	13
9	14
12	13
13	12
11	

Tabela 10.21 Cálculo do teste estatístico G

Sujeito	Antes do tratamento	Depois do tratamento	Mudança	Contribuição
1	100	110	+10	+1
2	95	96	+1	+1
3	120	100	−20	0
4	111	123	+12	+1

11
Como analisar dados de sobrevivência

Todos os métodos discutidos até então requerem observações "completas", no sentido de que sabe-se o resultado do tratamento ou da intervenção estudados no momento. Por exemplo, no Capítulo 5 considerou-se um estudo que comparou a taxa de apresentação de diretivas antecipadas em pessoas que receberam instruções pessoalmente ou escritas (Tab. 5.1). Estes dois grupos de pessoas foram comparados pelo cálculo do padrão esperado de formação de trombos em cada um dos dois grupos de comparação sob a hipótese nula de que não havia diferença na taxa de formação de trombos nos dois grupos de tratamento. Após, usou-se o teste estatístico de qui-quadrado para examinar o quão próximo estava o padrão observado do padrão esperado pela hipótese nula. O valor resultante de χ^2 foi "grande", assim, rejeitou-se a hipótese nula de não efeito do tratamento e concluiu-se que ácido acetilsalicílico reduz o risco de formação de trombos. Nesse estudo, o resultado era conhecido em *todas* as pessoas do estudo depois de fixar um determinado tempo depois do tratamento. De fato, em todos os métodos considerados neste livro até agora, o resultado da variável de estudo foi revelado para todos os indivíduos que estão sendo analisados. Existe, entretanto, situações nas quais não se sabe o resultado final para todos os indivíduos no estudo pois este terminou antes que o resultado final fosse observado em todos os sujeitos ou porque o resultado em alguns indivíduos é desconhecido.[*] Além disso, seria desejável considerar os resultados das pessoas inscritas em estudos com durações diferentes de acompanhamento, já que, quanto mais tempo passar depois do tratamento mais provável é de se ter o resultado de interesse. Agora a atenção será voltada ao desenvolvimento de procedimentos para esses dados.

O tipo de estudo mais comum no qual tem-se conhecimento incompleto do resultado são ensaios clínicos e estudos de sobrevivência, em que indivíduos entram no estudo e são acompanhados por um tempo até que algum evento – normalmente morte ou desenvolvimento de uma doença – ocorra. Uma vez que esses estudos não duram para sempre, é possível que o estudo termine antes que o evento de interesse ocorra em todos os sujeitos do estudo. Nesses casos, tem-se uma informação incompleta sobre o resultado nesses indivíduos. Em ensaios clínicos é também

---

[*] Outra razão para não ter todos os dados pode ser o caso de *dados faltantes*, no qual amostras são perdidas devido a problemas experimentais ou erros. Dados faltantes são analisados usando as mesmas técnicas estatísticas como conjuntos de dados completos, com os ajustes apropriados nos cálculos para considerar os dados faltantes. Para uma discussão completa da análise de estudos com dados faltantes, ver Glantz S, Slinker B. *Primer of Applied Regression and Analysis of Variance*, 2nd ed. New York: McGraw-Hill; 2001.

comum que se perca o rastro de pacientes que estão sendo observados ao longo do tempo. Assim, seria possível saber que os pacientes estavam livres de doenças até a última vez que foram vistos, mas não se sabe o que aconteceu depois. Em ambos os casos, sabe-se que os indivíduos do estudo estavam livres de efeito durante algum tempo, mas não se sabe o tempo real de um evento. Essas pessoas são *perdas de seguimento*; e os dados são conhecidos como *dados censurados*.* Dados censurados são muito comuns em ensaios clínicos ou estudos de sobrevivência.

■ CENSURA EM PLUTÃO

A indústria de tabaco, tendo sido levada para bem longe da Terra por protetores da saúde pública, invade Plutão e começa a promover o fumo em bares. Considerando que é muito frio em Plutão, os plutonianos passam a maior parte do tempo abrigados dentro de lugares e começaram a morrer devido ao fumo passivo em bares. Uma vez que é antiético expor plutonianos à fumaça de cigarro de propósito, simplesmente será feita a observação de quanto tempo leva para eles morrerem depois que começarem a se expor à fumaça de cigarro em bares.

A Figura 11.1A mostra as observações para 10 plutonianos não fumantes selecionados ao acaso e observados ao longo do curso de duração de 15 meses de Plutão. Os sujeitos entraram no estudo quando começaram a frequentar bares de fumantes, e foram acompanhados até que morressem ou que o estudo acabasse. Como em muitos estudos de sobrevivência, indivíduos foram recrutados para o estudo várias vezes ao longo do período do estudo. Dos 10 sujeitos, 7 morreram durante o período de estudo (A, B, C, F, G, H e J).

---

* Mais precisamente, estas observações são *censuradas à direita* porque sabe-se o tempo em que os sujeitos entraram no estudo, mas não quando eles morreram (ou experienciaram o evento sendo monitorado). Também é possível ter dados *censurados à esquerda*, quando o tempo real de sobrevivência é maior do que o observado, como em pacientes que são analisados após cirurgia, e as datas precisas em que alguns pacientes tiveram cirurgia antes do início do estudo não é conhecido. Outros tipos de censura podem ocorrer quando estudos são delineados para observar sujeitos até que alguma fração específica (metade, por exemplo) morra. O foco será dado para os dados censurados à direita, uma vez que é o que geralmente aparece em estudos biomédicos.

Como resultado, foi possível saber o comprimento exato de tempo que eles viveram após a exposição à fumaça de cigarro em bares. Essas observações são *não censuradas*. Em contraste, dois plutonianos permaneceram vivos até o fim do estudo (D e I); sabe-se que eles viveram pelo menos até o final do estudo, mas não se sabe o quanto mais eles viveram depois de serem expostos à fumaça de cigarro. Além disso, o plutoniano E foi vaporizado em um acidente quando estava de férias antes do estudo terminar, assim, foi uma perda de seguimento. Sabe-se, entretanto, que esses indivíduos viveram *pelo menos durante o tempo* em que foram observados. Essas observações foram censuradas.

A Figura 11.1B mostra os dados em outro formato, em que o eixo horizontal é a duração de tempo que cada sujeito foi observado depois de começar a ser exposto à fumaça de cigarro, como oposto ao tempo do calendário. Os plutonianos que morreram até o fim do estudo estão com círculos cheios no final da linha; sabe-se que o plutoniano A viveu exatamente 7 meses depois de ir a um bar de fumantes (uma observação não censurada), enquanto o plutoniano D viveu *pelo menos* 12 meses depois de frequentar um bar de fumantes (uma observação censurada).

Esse estudo tem as características necessárias de um estudo de seguimento clínico:

- Existe um tempo de início bem definido para cada sujeito (data de início do fumo passivo nesse exemplo ou data de diagnóstico ou intervenção médica em um estudo clínico).
- Existe um ponto final bem definido (morte, nesse exemplo, ou recaída, em muitos estudos clínicos).
- Os sujeitos no estudo são selecionados ao acaso a partir de uma grande população de interesse.

Se todos os sujeitos fossem estudados pelo mesmo período de tempo ou até que chegassem a um ponto final comum (como a morte), poderiam ser utilizados os métodos dos Capítulos 5 ou 10 para analisar os resultados. Esses métodos exigem que os pesquisadores avaliem o resultado em um tempo fixo após a intervenção, classificando cada sujeito como tendo ou não tendo o resultado de interesse. Infelizmente, em estudos clínicos essas situações em geral não ocorrem. O fato de que o período do estudo muitas vezes termina antes de todos os sujeitos terem atingido o ponto final faz ser impossível saber qual o tempo real em que todos os objetos atingiriam o mesmo ponto final.

Figura 11.1 (A) Este gráfico mostra as observações do estudo sobre efeito de frequentar bares de fumantes em plutonianos. O eixo horizontal representa o tempo do calendário, com plutonianos entrando no estudo em vários momentos, quando a fumaça de tabaco invade seus bares. Círculos escuros indicam tempos conhecidos. Círculos claros indicam o tempo em que as observações foram censuradas. Sete plutonianos morreram durante o estudo (A, B, C, F, G, H e J), assim sabe-se há quanto tempo eles estavam respirando fumaça de cigarro quando eles expiraram. Dois plutonianos ainda estavam vivos quando o estudo terminou no tempo 15 (D e I), e um (E) foi uma observação perdida durante o estudo, assim sabe-se que eles viveram pelo menos durante o tempo em que foram observados, mas não se sabe o seu tempo exato de morte. **(B)** Este gráfico mostra os mesmos dados do Gráfico A, exceto que o eixo horizontal é o período de tempo que cada sujeito foi observado depois de ter entrado no estudo, em vez do tempo de calendário.

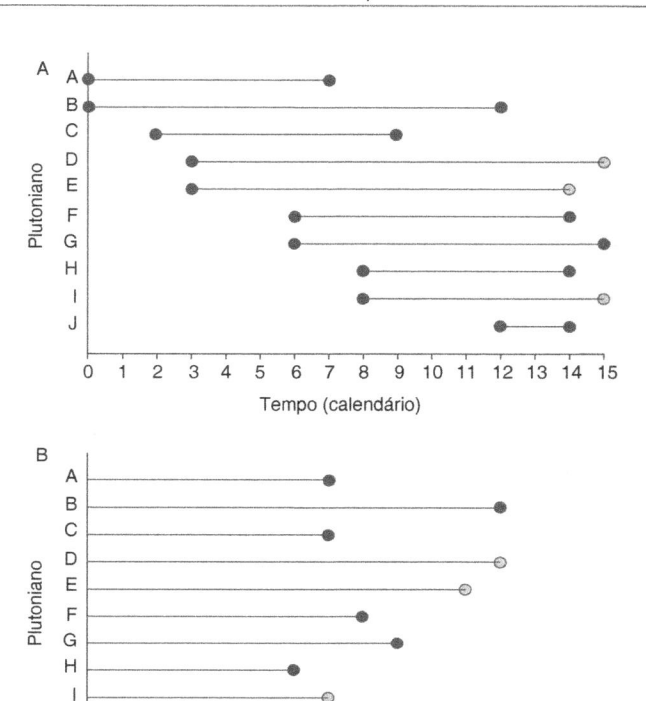

Além disso, uma vez que sujeitos são recrutados ao longo de toda a duração do estudo, o tempo de acompanhamento varia entre os sujeitos. Esses dois fatos requerem que sejam desenvolvidas novas abordagens para analisar esses dados que explicitamente levam em consideração o tempo de acompanhamento quando avaliam-se os resultados. O primeiro passo é caracterizar o padrão de ocorrência de cada ponto final (assim como a morte). Esse padrão é quantificado com uma *curva de sobrevivência*. Agora será apresentada a forma de examinar como caracterizar curvas de sobrevivência e testar hipóteses a respeito delas.

ESTIMANDO A CURVA DE SOBREVIVÊNCIA

Quando discute-se curvas de sobrevivência, muitas vezes considera-se a morte o desfecho – por isso o nome curva de *sobrevivência* – mas qualquer desfecho bem definido pode ser utilizado. Outro desfecho comum inclui recaída de uma doença, necessidade de um tratamento adicional ou falha em um componente mecânico de uma máquina. Curvas de sobrevivência podem ser utilizadas também para estudar a duração de tempo desejável para alguns eventos, como o tempo de gestação para casais com problemas de fertilidade. Em geral, se falará em termos de morte como desfecho, reconhecendo que outros desfechos também são possíveis.

O parâmetro da população subjacente que se busca é a estimação da *função de sobrevivência*, que é a fração de indivíduos que estavam vivos no tempo 0 que são sobreviventes a um dado tempo. Especificamente,

a função de sobrevivência, $S(t)$, é a probabilidade de um indivíduo da população de sobreviver ao tempo t.

Em termos matemáticos, a função de sobrevivência é

$$S(t) = \frac{\text{Número de indivíduos sobrevivendo mais que o tempo } t}{\text{Número total de indivíduos na população}}$$

A Figura 11.2 mostra uma curva de sobrevivência hipotética para uma população. Pode-se notar que ela começa em 1 (ou em 100% de sobrevivência) no tempo $t = 0$ e cai para 0% ao longo do tempo, com a morte de todos os membros da população. O tempo no qual metade da população sobrevive e metade está morta é chamado de *mediana do tempo de sobrevivência*.

O objetivo é estimar a função de sobrevivência a partir de uma amostra. É possível notar que somente pode-se estimar toda a curva de sobrevivência se o estudo durar tempo suficiente para que todos os membros da amostra morram. Quando é possível acompanhar todos os membros da amostra até que todos tenham morrido, estimar a curva de sobrevivência é fácil. Simplesmente calcula-se a fração de indivíduos sobreviventes cada vez que alguém morre. Nesse caso, a estimativa da função de sobrevivência será simplesmente

$$\hat{S}(t) = \frac{\text{Número de indivíduos sobrevivendo mais que o tempo } t}{\text{Número total de indivíduos na amostra}}$$

em que $\hat{S}(t)$ é a estimativa da função de sobrevivência populacional calculada a partir das observações da amostra.

Infelizmente, como já foi visto em relação a Plutão, muitas vezes não se sabe o período de tempo que cada indivíduo na amostra viveu, assim não se pode usar essa abordagem. Em particular, é necessário um método que estime a curva de sobrevivência a partir de dados reais na presença de censura, quando não se sabe o tempo preciso de morte de todos os indivíduos em uma amostra. Para estimar a função de sobrevivência de dados censurados, deve-se calcular a probabilidade de sobrevivência a cada tempo em que se observa uma morte, com base no número de indivíduos *sabidamente* sobreviventes após esta morte.

O primeiro passo na estimativa da função de sobrevivência é listar todas as observações em ordem de tempo de morte ou última observação disponível para cada indivíduo. A Tabela 11.1 mostra estes resultados para os dados da Figura 11.1, em ordem de morte ou perda de seguimento ocorrida. Observações sem censura (quando o tempo real de morte é sabido) são listadas antes das observações censuradas. Observações censuradas são indicadas com um "+", indicando que o tempo de morte é algum tempo indefinido depois da última vez que o sujeito foi observado. Por

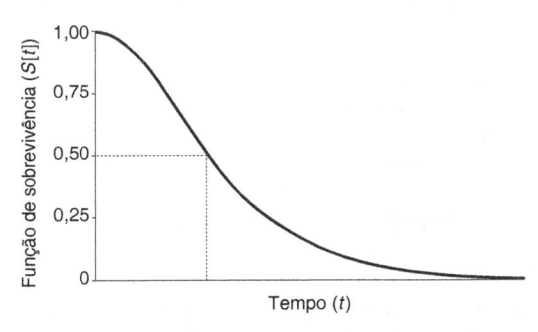

Figura 11.2 Todas as curvas de sobrevivência populacionais começam em 1 (100%) no tempo 0, quando todos os indivíduos do estudo estão vivos, até cair para 0 com todos os indivíduos mortos. O tempo no qual 50% dos indivíduos da população já morreram é a *mediana do tempo de sobrevivência*.

Tabela 11.1 Padrão de mortes ao longo do tempo em plutonianos após começarem a frequentar bares de fumantes

Plutoniano	Tempo de sobrevivência, t_i	Número de vivos no começo do intervalo, n_i	Número de mortes ao final do intervalo, d_i
J	2	10	1
H	6	9	1
A e C	7	8	2
I	7+		
F	8	5	1
G	9	4	1
E	11+		
B	12	2	1
D	12+		

exemplo, a primeira morte ocorreu no tempo 2 (plutoniano J), e a segunda morte aconteceu no tempo 6 (plutoniano H). Dois plutonianos morreram no tempo 7 (A e C), e mais uma observação (plutoniano I) morreu *depois* do tempo 7. Portanto, sabe-se que o plutoniano I viveu mais do que J, H, A e C, *mas não se sabe quanto tempo mais ele viveu*.

O segundo passo é estimar a probabilidade de morte dentro de cada período de tempo, com base no número de sujeitos que sobrevivem ao início de cada período de tempo. Assim, logo antes do primeiro plutoniano (J) morrer no tempo 2, havia 10 plutonianos vivos logo antes de J morrer. Uma vez que um morre no tempo 2, existe então 10 − 1 = 9 sobreviventes. Portanto, a melhor estimativa de sobreviver *passado* o tempo 2 *se vivo logo antes o tempo 2* é

Fração viva logo antes do tempo 2 sobrevivendo passado o tempo 2 $= \dfrac{n_2 - d_2}{n_2} = \dfrac{10-1}{10} = \dfrac{9}{10} = 0,900$

em que n_2 é o número de indivíduos vivos logo *antes* do tempo 2 e d_2 é o número de mortes *no* tempo 2. No começo do intervalo de tempo terminando no tempo 2, 100% dos plutonianos estavam vivos; assim, a estimativa de taxa de sobrevivência cumulativa no tempo 2, $\hat{S}(2)$, é 1,000 × 0,900 = 0,900.

Após, move-se para o tempo da próxima morte, o tempo 6. Um plutoniano morre no tempo 6 e há 9 plutonianos vivos imediatamente antes do tempo 6. A estimativa da probabilidade de sobreviver passado o tempo 6 se um estiver vivo logo antes do tempo 6 é

Fração viva logo antes do tempo 6 sobrevivendo passado o tempo 6 $= \dfrac{n_6 - d_6}{n_6} = \dfrac{9-1}{9} = \dfrac{8}{9} = 0,889$

No começo do intervalo de tempo terminando no tempo 6, 90% dos plutonianos estavam vivos, assim, a estimativa da taxa de sobrevivência cumulativa no tempo 6, $\hat{S}(6)$, é 0,900 × 0,889 = 0,800. A Tabela 11.2 resume esses cálculos.

Da mesma forma, logo antes do tempo 7 havia oito plutonianos vivos e dois morreram no tempo 7. Assim,

Fração viva logo antes do tempo 7 sobrevivendo passado o tempo 7 $= \dfrac{n_7 - d_7}{n_7} = \dfrac{8-2}{8} = \dfrac{6}{8} = 0,750$

No começo do intervalo de tempo terminando no tempo 7, 80% dos plutonianos estavam vivos, assim, a estimativa da taxa de sobrevivência cumulativa no tempo 7, $\hat{S}(7)$, é 0,800 × 0,750 = 0,600.

Até esse ponto, os cálculos não parecem necessariamente complexos. Depois de tudo, no tempo 7 restam seis sobreviventes de 10 indivíduos originais no estudo, então, por que não somente calcular a estimativa de sobrevivência com 6/10 = 0,600? A resposta para essa pergunta torna-se clara após o tempo 7, quando é encontrada a primeira observação censurada. Devido à censura, sabe-se que o plutoniano I morreu algum momento *depois* do tempo 7, mas não se sabe exatamente quando.

A próxima morte conhecida ocorre no tempo 8, quando o plutoniano F morre. Devido à cen-

■ **Tabela 11.2** Estimativa da curva de sobrevivência para plutonianos após começarem a frequentar bares de fumantes

Plutoniano	Tempo de sobrevivência, t_i	Número de vivos ao início do intervalo, n_i	Número de mortes ao fim do intervalo, d_i	Fração de sobreviventes do intervalo, $(n_i - d_i)/n_i$	Taxa de sobrevivência cumulativa, $\hat{S}(t)$
J	2	10	1	0,900	0,900
H	6	9	1	0,889	0,800
A e C	7	8	2	0,750	0,600
I	7+				
F	8	5	1	0,800	0,480
G	9	4	1	0,750	0,360
E	11+				
B	12	2	1	0,500	0,180
D	12+				

sura do plutoniano I, que foi observado vivo pela última vez no tempo 7, não se sabe se esse indivíduo está vivo ou não no tempo 8. Como resultado, deve-se remover o plutoniano I dos cálculos da função de sobrevivência. Logo antes do tempo 8, havia cinco plutonianos *sabidamente* vivos quando um morreu no tempo 8, assim, seguindo o procedimento delineado previamente

Fração viva logo antes do tempo 8 sobrevivendo passado o tempo 8 $= \dfrac{n_8 - d_8}{n_8} = \dfrac{5-1}{5} = \dfrac{4}{5} = 0{,}800$

No começo do intervalo de tempo terminando no tempo 8, 60% dos plutonianos estavam vivos, assim, a estimativa da taxa de sobrevivência cumulativa no tempo 8, $\hat{S}(8)$, é 0,600 × 0,800 = 0,480. Devido à censura, seria impossível estimar a função de sobrevivência com base no número de plutonianos que entraram no estudo inicialmente.

A Tabela 11.2 apresenta o restante dos cálculos para estimar a curva de sobrevivência. Essa abordagem é conhecida como *estimativa de produto-limite de Kaplan-Meier* da curva de sobrevivência. A fórmula geral para a estimativa de produto-limite de Kaplan-Meier da curva de sobrevivência é

$$\hat{S}(t_j) = \Pi \left(\dfrac{n_i - d_i}{n_i} \right)$$

em que há n_i indivíduos vivos logo antes do tempo t_i e d_i mortes ocorrem no tempo t_i. O símbolo Π indica o produto* tomado sobre todos os tempos, t_i, nos quais mortes ocorreram e incluindo o tempo t_j. (Notar que a curva de sobrevivência *não* é estimada nos tempos das observações censura-

das porque não se sabe sobre as mortes ocorridas nesses períodos.) Por exemplo,

$$\hat{S}(7) = \left(\dfrac{10-1}{10}\right)\left(\dfrac{9-1}{9}\right)\left(\dfrac{8-2}{8}\right) = 0{,}600$$

A Figura 11.3 mostra um gráfico com os resultados. Por convenção, a função de sobrevivência é desenhada como uma série de mudanças em degraus, com os degraus ocorrendo nos tempos de mortes conhecidas. A curva termina no tempo da última observação, censurada ou não. Deve-se notar que a curva, assim como as curvas de sobrevivência, começa no 1 e cai em direção ao 0 com a morte dos indivíduos. Uma vez que um indivíduo ainda está vivo ao fim do período do estudo, os dados são censurados e a curva estimada de sobrevivência não alcança o valor 0 durante o tempo em que as observações estiveram disponíveis.

Tempo mediano de sobrevivência

É frequentemente desejável providenciar uma estatística que resuma a curva de sobrevivência em um único número. Considerando que os tempos de sobrevivência tendem a ser positivamente assimétricos, o *tempo mediano de sobrevivência* é geralmente usado. Após a curva de sobrevivência ter sido estimada, é simples estimar o tempo mediano de sobrevivência.

> *O tempo mediano de sobrevivência é definido como o menor tempo de sobrevivência observado para o qual a função de sobrevivência estimada é inferior a 0,5.*[†]

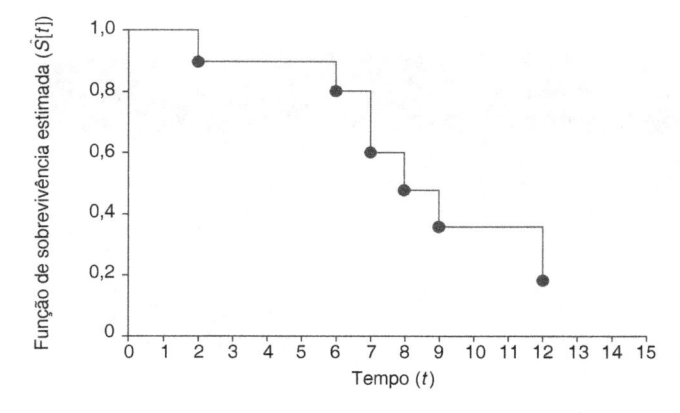

Figura 11.3 Curva de sobrevivência para plutonianos que frequentam bares de fumantes, calculada a partir dos dados da Tabela 11.1, como descrito na Tabela 11.2. É possível notar que a curva é uma série de linhas horizontais, com quedas na sobrevivência nos tempos de mortes conhecidas. A curva termina no mês 12, pois esse é o tempo de sobrevivência da última pessoa sabidamente viva (o plutoniano D sobreviveu 12 meses).

---

* O símbolo Π para multiplicação é utilizado similarmente ao símbolo Σ para somas.

[†] Uma abordagem alternativa consiste em conectar os dois valores observados acima e abaixo de 0,5 com uma linha reta e ler o tempo correspondente a $\hat{S}(t) = 0{,}5$ fora da linha resultante.

Por exemplo, no estudo do efeito do fumo passivo em plutonianos, o tempo mediano de sobrevivência é de 8 meses, pois esse é o primeiro tempo no qual a taxa de sobrevivência cai para menos de 0,5. (Igual a 0,480.) Se menos da metade dos indivíduos do estudo morrerem após o fim do estudo, não é possível estimar o tempo mediano de sobrevivência. Outros percentis de tempo de sobrevivência são estimados analogamente.

Erros-padrão e limites de confiança para a curva de sobrevivência

Como em todas as estatísticas, que são baseadas em amostras aleatórias tomadas de populações subjacentes, existe uma distribuição amostral da estatística em torno do parâmetro populacional, nesse caso, a função de sobrevivência verdadeira, $S(t)$. O desvio-padrão da distribuição amostral é estimado pelo erro-padrão da função de sobrevivência. O erro-padrão da estimativa da curva de sobrevivência pode ser estimado com a seguinte equação, conhecida como *fórmula de Greenwood*:[*]

$$s_{\hat{S}(t_j)} = \hat{S}(t_j)\sqrt{\sum \frac{d_i}{n_i(n_i - d_i)}}$$

em que o somatório (indicado por Σ) estende-se por todos os tempos, t_i, em que ocorreram as mortes e incluindo o tempo t_j. Com as próprias estimativas da curva de sobrevivência, o erro-padrão é calculado utilizando os tempos nos quais as mortes ocorreram. Por exemplo, o erro-padrão para o valor estimado da função de sobrevivência de plutonianos que frequentam bares de fumantes em sete meses (utilizando os resultados da Tab. 11.2) é

$$s_{\hat{S}(7)} = 0,600 \sqrt{\frac{1}{10(10-1)} + \frac{1}{9(9-1)} + \frac{2}{8(8-2)}} = 0,155$$

A Tabela 11.3 mostra todos os cálculos para os erros-padrão da curva de sobrevivência usando os dados da Tabela 11.2.

O erro-padrão pode ser utilizado para calcular o intervalo de confiança para a função de sobrevivência, assim como foi utilizado o erro-padrão para calcular o intervalo de confiança para taxas e proporções no Capítulo 7. Deve-se relembrar que foi definido o intervalo de confiança de $100(1 - \alpha)$ por cento para que a proporção seja

$$\hat{p} - z_\alpha s_{\hat{p}} < p < \hat{p} + z_\alpha s_{\hat{p}}$$

em que z_α é o valor crítico bicaudal da distribuição normal padronizada que define os α valores mais extremos, $\hat{p}$ é a proporção observada com as características de interesse, e $s_{\hat{p}}$ é o seu erro-padrão. Analogamente, definiu-se o intervalo de confiança de $100(1 - \alpha)$ por cento para a curva de sobrevivência no tempo t_j para que seja

$$\hat{S}(t_j) - z_\alpha s_{\hat{S}(t_j)} < S(t_j) < \hat{S}(t_j) + z_\alpha s_{\hat{S}(t_j)}$$

Para obter o intervalo de confiança de 95%, $\alpha = 0,05$, e $z_\alpha = 1,960$. A Tabela 11.3 e a Figura 11.4 mostram a curva de sobrevivência estimada para plutonianos expostos à fumaça de cigarro em bares. Deve-se notar que o intervalo de confiança fica maior à medida que o tempo passa devido ao número de indivíduos remanescentes no estudo que formam a base para a estimativa de $S(t)$ que decresce com a morte das pessoas.

Como ocorre com o cálculo do intervalo de confiança para taxas e proporções, esta aproximação normal funciona de maneira satisfatória quando os valores observados da função de sobrevivência não são próximos de 1 ou 0; nesses casos, o intervalo de confiança não será mais simétrico (ver a Fig. 7.4 e a discussão associada). Como resultado, a aplicação da fórmula anterior para valores de $\hat{S}(t)$ próximos de 1 ou 0 levará a intervalos de confiança que se estendem para valores acima de 1 ou abaixo de 0, o que não pode estar correto. A partir de um ponto de vista paradigmático, pode-se simplesmente truncar os intervalos em 1 e 0 sem introduzir erros sérios.[†]

---

[*] Para uma derivação da fórmula de Greenwood, ver Collett D. *Modelling Survival Data in Medical Research*. London: Chapman and Hall; 1994, 22-26.

[†] Uma melhor maneira de lidar com este problema é transformar a curva de sobrevivência observada de acordo com ln $[-\ln \hat{S}(t)]$, que não é limitada por 0 e 1, calcular o erro-padrão da variável transformada, após, transformar o resultado de volta em função de sobrevivência. O erro-padrão da função de sobrevivência transformada é

$$s_{\ln[-\ln \hat{S}(y)]} = \sqrt{\frac{1}{[\ln \hat{S}(t)]^2} \sum \frac{d_i}{n_i(n_i - d_i)}}$$

O intervalo de confiança de $100(1 - \alpha)$ por cento para $S(t)$ é

$$\hat{S}(t)^{\exp(-z_\alpha s_{\ln[-\ln \hat{S}(t)]})} < S(t) < \hat{S}(t)^{\exp(+z_\alpha s_{\ln[-\ln \hat{S}(t)]})}$$

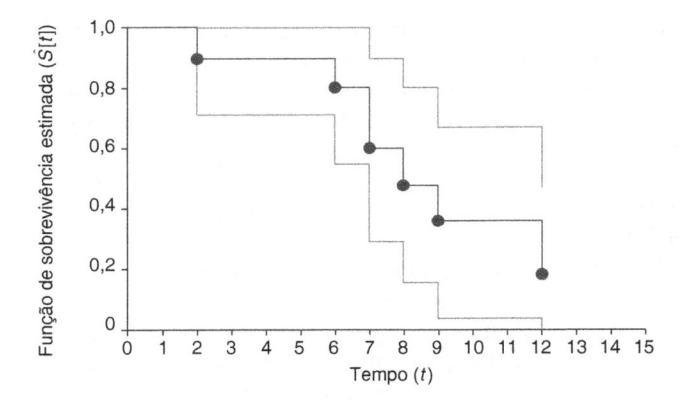

Figura 11.4 Curva de sobrevivência de plutonianos que frequentaram bares de fumantes, junto com o intervalo de confiança de 95% (calculado na Tab. 11.3). Os limites superior e inferior do intervalo de confiança de 95% são mostrados como linhas mais claras.

■ COMPARANDO DUAS CURVAS DE SOBREVIVÊNCIA*

O objetivo final de grande parte da prática médica é prolongar a vida; por isso, há a necessidade de comparar curvas de sobrevivência entre grupos de pessoas recebendo tratamentos diferentes, que surge naturalmente em muitos estudos clínicos. Discutiu-se como comparar curvas de sobrevivência para dois grupos de pacientes diferentes recebendo tratamentos diferentes. A hipótese nula que será testada é a de que os tratamentos têm o mesmo efeito no padrão de sobrevivência, ou seja, que os dois grupos são retirados da mesma população. Se todos os indivíduos no estudo fossem acompanhados pelo mesmo período de tempo e não houvesse observações censuradas, seria possível simplesmente analisar os dados utilizando tabelas de contingência, como descrito no Capítulo 5. Se todos os indivíduos fossem acompanhados até a morte (ou qualquer outro evento definitivo), seriam comparados os tempos observados de mortes nos diferentes grupos usando métodos não paramétricos, como o teste de soma de postos de Mann-Whitney ou a análise de variância baseada em postos de Kruskal-Wallis, descritos no Capítulo 10. Infelizmente, em estudos clínicos de tratamentos diferentes, essas situações raramente acontecem. Muitas vezes o acompanhamento das pessoas é perdido e o estudo termina enquanto grande parte das pessoas no estudo ainda estão vivas (ou livres do evento). Como resultado, algumas das observações são censuradas e é necessário desenvolver procedimentos estatísticos de teste de hipótese apropriados que considerarão os dados censurados. Será utilizado o *teste de log rank*.

Existem três pressupostos que fundamentam o teste de *log rank*.

1. As duas amostras são amostras aleatórias independentes.
2. Os padrões de censura para as observações são os mesmos em ambas as amostras.
3. As curvas de sobrevivência das duas populações exibem riscos proporcionais, de modo que são relacionados uns com os outros de acordo com $S_2(t) = [S_1(t)]^\psi$ em que ψ é a constante chamada de razão de risco.

Pode-se notar que se as duas curvas de sobrevivência forem idênticas, $\psi = 1$. Se $\psi < 1$, as pessoas do grupo 2 morrem mais lentamente do que as pessoas do grupo 1, e se $\psi > 1$, as pessoas do grupo 2 morrem mais rapidamente do que as pessoas do grupo 1. A função de risco é a probabilidade de que um indivíduo que tenha sobrevivido até

---

* Existem métodos para comparar mais de duas curvas de sobrevivência que são generalizações diretas de métodos discutidos neste livro. Os cálculos, entretanto, requerem um computador e o uso de notações matemáticas mais avançadas (em particular, notação matricial), que está além do escopo deste texto.

Tabela 11.3 Estimativa do erro-padrão da curva de sobrevivência e intervalo de confiança (IC) de 95% para plutonianos após começarem a frequentar bares de fumantes

Plutonianos	Tempo de sobrevivência, t_i	Número de indivíduos vivos no início do intervalo, n_i	Número de mortos ao final do intervalo, d_i	Fração de sobreviventes no intervalo, $(n_i - d_i)/n_i$	Taxa de sobrevivência cumulativa, $\hat{S}(t)$	$\dfrac{d_i}{n_i(n_i - d_i)}$	Erro-padrão, $S_{\hat{S}(t)}$	Limite inferior do IC 95%	Limite superior do IC 95%
J	2	10	1	0,900	0,900	0,011	0,095	0,714	1,000*
H	6	9	1	0,889	0,800	0,014	0,126	0,552	1,000*
A e C	7	8	2	0,750	0,600	0,042	0,155	0,296	0,904
I	7+								
F	8	5	1	0,800	0,480	0,050	0,164	0,159	0,801
G	9	4	1	0,750	0,360	0,083	0,161	0,044	0,676
E	11+								
B	12	2	1	0,500	0,180	0,500	0,151	0,000*	0,475
D	12+								

* Os valores calculados foram truncados em 1 e 0 porque a função de sobrevivência não pode assumir valores acima de 1 ou abaixo de 0.

o tempo t morra no tempo t.[*] Por isso, o pressuposto dos riscos proporcionais significa que a probabilidade de morrer no tempo t para um indivíduo que viveu até tal ponto é a proporção constante entre esses dois grupos de teste.

Transplante de medula óssea para tratar leucemia em adultos

A leucemia linfoide aguda é uma forma de câncer na qual uma mutação cancerígena de uma célula linfática leva a um grande aumento no número de glóbulos brancos (leucócitos) no sangue. Esses glóbulos brancos leucêmicos são, entretanto, normalmente não funcionais em termos de proteção comum que os glóbulos brancos fornecem ao corpo. Ao mesmo tempo, o tecido canceroso em geral se espalha para a medula óssea, onde interfere na produção normal de glóbulos vermelhos, juntamente com outros efeitos adversos. A destruição da habilidade da medula óssea de produzir glóbulos vermelhos muitas vezes leva à anemia profunda (falta de glóbulos vermelhos), que é uma das causas mais comuns de morte em pessoas com essa doença.

Essa forma de leucemia é tratada por meio da combinação de radiação com quimioterapia, que é efetiva na prevenção da recaída da doença em crianças. Em adultos, as chances de recorrência da doença são altas, mesmo depois de a doença ter sido colocada em remissão com quimioterapia e radiação. A quimioterapia e a radiação são tóxicas não somente para as células cancerígenas, mas também para células normais. Em particular, nas doses usadas nos adultos, esses tratamentos muitas vezes destroem a habilidade de a medula óssea normal produzir glóbulos vermelhos. Esse efeito colateral do tratamento do câncer é tratado por meio de um transplante de medula óssea para restabelecer a função da medula depois do fim da quimioterapia e da radiação. Esse transplante de medula óssea idealmente vem de um irmão que tenha o mesmo tipo de medula, chamado de transplante alogênico. Infelizmente, nem todas as pessoas têm um irmão disponível com tecido compatível para servir como doador. Outra opção é remover a medula óssea da pessoa com câncer, tratar a medula com medicamentos em um esforço para acabar com qualquer resíduo de célula cancerígena – preservando a medula "limpa" –, e então, injetá-la de volta na pessoa depois do final da quimioterapia e da radiação, o chamado *transplante autólogo*.[†] N. Vey e colaboradores[‡] fizeram a seguinte questão: há diferença nos padrões de sobrevivência de pessoas que receberam transplantes alogênicos de medula óssea comparadas com aquelas de receberam transplantes autólogos de medula óssea?

Para ser incluído nesse estudo, os pacientes tinham de ter um diagnóstico claro de leucemia linfoide aguda que envolvesse pelo menos 30% da sua medula óssea e deveriam ter atingido a primeira remissão completa antes de receber o seu transplante de medula óssea. Todos foram tratados com a utilização dos mesmos protocolos. Pacientes que tinham um irmão disposto com medula compatível receberam um transplante alogênico e o restante das pessoas recebeu transplantes autólogos. Vey e colaboradores observaram esses dois grupos por 11 anos.

---

[*] A definição matemática da função de risco é

$$h(t) = \lim_{\Delta t \to 0} \frac{\text{Probabilidade de um indivíduo vivo no tempo } t \text{ morrer entre } t \text{ e } t + \Delta t}{\Delta t}$$

A função de risco está relacionada com a função de sobrevivência de acordo com

$$h(t) = \frac{f(t)}{S(t)}$$

em que $f(t)$ é a função de densidade de probabilidade correspondente à função de falha, $F(t) = 1 - S(t)$. A função de falha começa em 0 e cresce até 1, com todos os membros da população morrendo. Para uma discussão destas representações de curvas de sobrevivência e seus usos, ver Lee ET. *Statistical Methods for Survival Data Analysis*, 3rd ed. New York: Wiley; 2003.

[†] Notar que, devido a considerações éticas e ao fato de que muitas pessoas simplesmente não tinham um irmão apropriado para servir como doador de medula óssea, os pesquisadores não puderam aleatorizar as pessoas no estudo. Entretanto, eles demonstraram que as pessoas dos dois grupos foram similares em aspectos clínicos importantes. Este procedimento é uma maneira comum e razoável de lidar com o fato de que algumas vezes a aleatorização simplesmente não é possível. (Ver uma discussão mais aprofundada destes assuntos no Cap. 12.)

[‡] Vey N, Blaise D, Stoppa AM, Bouaballah R, Lafage M, Sainty D, Cowan D, Viens P, Lepeu G, Blanc AP, Jaubert D, Gaud C, Mannoni P, Camerlo J, Resbeut M, Gastaut JA, Maraninchi D. Bone marrow transplantation in 63 adult patients with acute lymphoblastic leukemia in first complete remission. *Bone Marrow Transplant*. 1994;14:383-388.

A Tabela 11.4 mostra os dados que se quer analisar, a Tabela 11.5 mostra os cálculos das curvas de sobrevivência para os dois grupos de pessoas, e a Figura 11.5 mostra as curvas de sobrevivência. O exame dessa figura sugere que um transplante alogênico feito a partir de um irmão leva a uma sobrevivência melhor do que um transplante autólogo do paciente para ele mesmo. A questão que permanece, entretanto, é se essa diferença é devida simplesmente à variação aleatória das amostras. A hipótese nula é de que não há diferença nas populações subjacentes representadas pelos dois grupos de tratamento.

O primeiro passo para a construção do teste estatístico utilizado no teste de *log rank* é considerar os padrões de morte nos dois grupos a cada vez que uma morte ocorre.

A Tabela 11.6 resume todas as mortes realmente observadas no estudo usando a informação da Tabela 11.5. (Observações censuradas não estão listadas nessa tabela.) Um mês após os transplantes de medula óssea, 3 das 33 pessoas que fizeram transplante autólogo morreram, comparado com 1 de 21 pessoas que tiveram transplante alogênico. Como esse padrão se compara com o esperado ao acaso?

Existe um total de 3 + 1 = 4 mortes de um total de 33 + 21 = 54 pessoas vivas antes do final do mês 1 nesse estudo. Assim, 4/54 = 0,074 = 7,4% de todas as pessoas morreram, independentemente do tipo de transplante de medula recebido. Assim, se o tipo de transplante de medula não importa, poderia ser esperado que 7,4% das

■ **Tabela 11.4 Tempo para a morte (ou perda de acompanhamento) de pessoas que estão recebendo transplantes alogênicos e autólogos de medula óssea**

Transplantes autólogos ($n = 33$)		Transplantes alogênicos ($n = 21$)	
Mês	Mortes ou perdas de acompanhamento	Mês	Mortes ou perdas de acompanhamento
1	3	1	1
2	2	2	1
3	1	3	1
4	1	4	1
5	1	6	1
6	1	7	1
7	1	12	1
8	2	15+	1
10	1	20+	1
12	2	21+	1
14	1	24	1
17	1	30+	1
20+	1	60+	1
27	2	85+	2
28	1	86+	1
30	2	87+	1
36	1	90+	1
38+	1	100+	1
40+	1	119+	1
45+	1	132+	1
50	3		
63+	1		
132+	2		

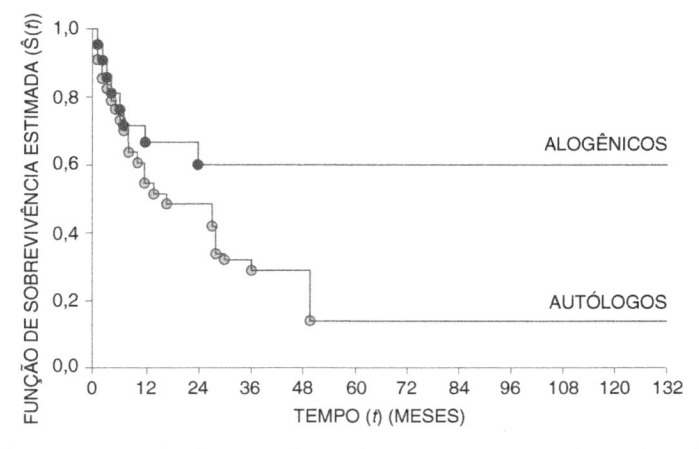

FIGURE 11.5 Curva de sobrevivência de adultos com leucemia que receberam transplantes de medula óssea alogênicos ou autólogos (de acordo com os dados da Tabela 11.4 e os cálculos da curva de sobrevivência da Tabela 11.5). As curvas se estendem por 132 meses, pois foi o último mês observado no estudo.

■ Tabela 11.5 Cálculo das duas curvas de sobrevivência utilizando os dados da Tabela 11.4

Transplante autólogo de medula óssea					Transplante alogênico de medula óssea				
Mês, t_i	Número de mortes ao fim do intervalo d_i, ou perda de seguimento	Número de vivos no início do intervalo, n_i	Intervalo da fração de sobrevivência, $(n_i - d_i)/n_i$	Taxa cumulativa de sobrevivência, $\hat{S}_{aut}(t)$	Mês, t_i	Número de morte ao fim do intervalo d_i, ou perdas de seguimento	Número de vivos no início do intervalo, n_i	Intervalo da fração de sobrevivência, $(n_i - d_i)/n_i$	Taxa cumulativa de sobrevivência, $\hat{S}_{aut}(t)$
1	3	33	0,909	0,909	1	1	21	0,952	0,952
2	2	30	0,933	0,848	2	1	20	0,950	0,904
3	1	28	0,964	0,817	3	1	19	0,947	0,857
4	1	27	0,963	0,787	4	1	18	0,944	0,809
5	1	26	0,962	0,757	6	1	17	0,941	0,762
6	1	25	0,960	0,727	7	1	16	0,938	0,714
7	1	24	0,958	0,697	12	1	15	0,933	0,666
8	2	23	0,913	0,636	15+	1	14		
10	1	21	0,952	0,605	20+	1	13		
12	2	20	0,900	0,545	21+	1	12		
14	1	18	0,944	0,514	24	1	11	0,909	0,605
17	1	17	0,941	0,484	30+	1	10		
20+	1	16			60+	1	9		
27	2	15	0,867	0,420	85+	2	8		
28	1	13	0,923	0,388	86+	1	6		
30	2	12	0,833	0,323	87+	1	5		
36	1	10	0,900	0,291	90+	1	4		
38+	1	9			100+	1	3		
40+	1	8			119+	1	2		
45+	1	7			132+	1	1		
50+	3	6	0,500	0,145					
63+	1	3							
132+	2	2							

■ Tabela 11.6 Cálculo do teste de *log rank* para comparar as curvas de sobrevivência para transplantes autólogos e alogênicos de medula óssea

	Autólogo		Alogênico		Total				
Mês, t_i	Mortes no fim do intervalo, $d_{aut,i}$	Número de mortos no início do intervalo, $n_{aut,i}$	Mortes no fim do intervalo, $d_{alog,i}$	Número de mortos no início do intervalo, $n_{alog,i}$	Mortes no fim do intervalo, $d_{tot,i}$	Número de mortos no início do intervalo, $n_{tot,i}$	Fração de todas as pessoas que morrem $\dfrac{d_{tot,i}}{n_{tot,i}} = f_i$	Número esperado de mortes em transplante autólogo, $n_{aut,i} f_i = e_i$	Mortes observadas menos mortes esperadas em transplante autólogo, $d_{aut,i} - e_i$	Contribuição para erro-padrão de U_L (ver texto)
1	3	33	1	21	4	54	0,074	2,444	0,556	0,897
2	2	30	1	20	3	50	0,060	1,800	0,200	0,691
3	1	28	1	19	2	47	0,043	1,191	-0,191	0,471
4	1	27	1	18	2	45	0,044	1,200	-0,200	0,469
5	1	26	0	17	1	43	0,023	0,605	0,395	0,239
6	1	25	1	17	2	42	0,048	1,190	-0,190	0,470
7	1	24	1	16	2	40	0,050	1,200	-0,200	0,468
8	2	23	0	15	2	38	0,053	1,211	0,789	0,465
10	1	21	0	15	1	36	0,028	0,583	0,417	0,243
12	2	20	1	15	3	35	0,086	1,714	0,286	0,691
14	1	18	0	14	1	32	0,031	0,563	0,438	0,246
17	1	17	0	13	1	31	0,032	0,548	0,452	0,248
24	0	15	1	11	1	26	0,037	0,593	-0,593	0,241
27	2	15	0	10	2	25	0,080	1,200	0,800	0,460
28	1	13	0	10	1	23	0,044	0,572	0,435	0,246
30	2	12	0	10	2	22	0,091	1,091	0,909	0,472
36	1	10	0	9	1	19	0,053	0,526	0,474	0,249
50	3	6	0	9	3	15	0,200	1,200	1,800	0,617
							Total		$U_L = 6{,}575$	$s^2_{U_L} = 7{,}884$

33 pessoas que receberam transplantes autólogos, 0,074 × 33 = 2,444 pessoas, morram no final do mês 1. Esse número esperado de mortes é comparado com os três pacientes com transplantes autólogos observados que morreram no mês 1. Se não houver diferença entre os padrões de sobrevivência dos dois tratamentos, o número observado e o número esperado de mortes para cada vez que uma morte ocorre deverá ser similar em pacientes com transplantes autólogos.

Para quantificar a diferença total entre os números observados e os números esperados de mortes no grupo dos transplantes autólogos, primeiro calcula-se o número esperado de mortes cada vez que uma morte é observada em *cada* grupo, depois somam-se essas diferenças. Em termos de equações, o número de mortes esperadas no grupo dos transplantes autólogos em cada tempo t_i é

$$e_{\text{aut},i} = \frac{n_{\text{aut},i}\, d_{\text{tot}}}{n_{\text{tot}}}$$

em que $n_{\text{aut},i}$ é o número de pessoas que estão sabidamente vivas no grupo de transplantes autólogos imediatamente antes do tempo t_i, d_{total} é o número total de mortes em ambos os grupos no tempo t_i, e n_{tot} é o número total de pessoas que estão sabidamente vivas imediatamente antes do tempo t_i.

Pode-se notar que, enquanto não forem incluídas explicitamente as observações censuradas no somatório, elas afetarão os resultados, pois são incluídas nos *n*s antes do tempo em que elas são censuradas. Por exemplo, o número de pessoas no grupo de transplantes alogênicos sabidamente vivas no início do mês 17 cai de 15 para 14 mesmo que não tenha havido morte nesse grupo nesse tempo, porque um dos pacientes desse grupo tornou-se uma observação perdida (censurada) depois do mês 15. O teste de *log rank* utiliza as observações censuradas até o momento em que elas são censuradas, pois elas contribuem para o número de pessoas em risco quando ocorre morte, mesmo que não apareçam explicitamente nos cálculos.

A primeira parte do teste estatístico é a soma das diferenças entre os números observados e os números esperados de mortes no grupo de transplantes autólogos.

$$U_L = \sum (d_{\text{aut},i} - e_{\text{aut},i})$$

em que o somatório é sobre todos os tempos em que alguém morreu em cada grupo. Para que o estudo seja analisado, $U_L = 6{,}575$ (Tab. 11.6). Se esse número for "pequeno", isso pode indicar que não há muita diferença entre as duas curvas de sobrevivência; se ele for "grande", pode-se rejeitar a hipótese nula de não diferença e reportar uma diferença na sobrevivência associada aos dois tratamentos.

Como ocorreu nos testes anteriores, é preciso estimar a incerteza associada a essa soma para avaliar se ela é grande, e U_L segue uma distribuição amostral, aproximadamente distribuída de maneira normal, com variância[*]

$$s^2_{U_L} = \sum \frac{n_{\text{aut},j}\, n_{\text{alog},j}\, d_{\text{tot},j}\, (n_{\text{tot},j} - d_{\text{tot},j})}{n^2_{\text{tot},j}\, (n_{\text{tot},j} - 1)}$$

em que o somatório é sobre todos os tempos nos quais mortes ocorreram. A última coluna na Tabela 11.6 inclui esses cálculos; $s^2_{U_L} = 7{,}884$ e $s_{U_L} = 2{,}808$. Finalmente, o teste estatístico é obtido pela divisão do valor observado do teste estatístico pelo seu erro-padrão (desvio-padrão da distribuição amostral).

$$z = \frac{U_L}{s_{U_L}} = \frac{6{,}575}{2{,}808} = 2{,}342$$

O teste estatístico é aproximadamente distribuído de maneira normal, assim, compara-se seu valor com o valor crítico para distribuição normal (última linha da Tab. 4.1).[†] O valor crítico para os 2% mais extremos da distribuição normal é de 2,326, então rejeita-se a hipótese nula de não diferença na sobrevivência, $P < 0{,}02$. O transplante de medula óssea alogênico está associado a uma sobrevivência melhor do que o transplante de medula óssea autólogo. Transplantes de medula óssea de irmão saudáveis funcionam melhor que transplantes autólogos de alguém com leucemia para si.

Essa análise pode ser feita utilizando ambos os grupos; os transplantes autólogos são utilizados simplesmente porque são do primeiro grupo. Usar o grupo dos transplantes alogênicos como referência levaria a resultados idênticos.

---

[*] Para uma derivação destes resultados, ver Collett D. *Modelling Survival Data in Medical Research*. London: Chapman and Hall;1994;40-42.

[†] Algumas pessoas calculam o teste estatístico como $U^2_L / s^2_{U_L}$. Este teste segue a distribuição de qui-quadrado com 1 grau de liberdade. Os resultados são idênticos aos descritos no corpo do texto.

Correção de Yates para o teste de *log rank*

Quando foi utilizada a aproximação normal para testar as diferenças entre duas proporções nos Capítulos 5 e 10, notou-se que, enquanto a distribuição normal é contínua, a distribuição amostral real do teste estatístico será discreta pois estavam sendo analisadas contagens. A correção de Yates foi aplicada para corrigir o fato de que simplesmente usar a aproximação normal levará a valores de *P* levemente menores do que deveriam ser. Essa situação é exatamente a mesma para o teste de *log rank*, assim, muitos estatísticos aplicam a correção de Yates no cálculo da estatística de *log rank*. O teste estatístico resultante (utilizando os dados da Tab. 11.6) é

$$z = \frac{|U_L| - \frac{1}{2}}{s_{U_L}} = \frac{6,575 - 0,500}{2,808} = 2,163$$

O valor do teste estatístico foi reduzido de 2,342 para 2,163, e o valor de *P* associado aumentou para $P < 0,05$. A conclusão de que os dois tipos de transplante de medula óssea têm efeitos diferentes na sobrevivência, entretanto, permanece a mesma (em $\alpha = 0,05$).

TESTE DE GEHAN

O teste de *log rank* não é o único procedimento disponível para comparar duas curvas de sobrevivência. Outro procedimento, conhecido como *teste de Gehan* é uma generalização do teste de soma de postos. Como discutido a seguir, entretanto, o teste de *log rank* é geralmente considerado como um método superior porque o teste de Gehan pode ser dominado por um número pequeno de mortes prematuras. O teste de Gehan é calculado comparando cada observação no primeiro tratamento com cada observação no segundo tratamento. Para cada comparação, é atribuído escore +1 se o segundo tratamento *definitivamente* tiver maior sobrevivência do que o primeiro, −1 se o primeiro tratamento *definitivamente* tiver maior sobrevivência do que o segundo, e 0 se as censuras tornam impossível dizer qual tratamento tem a maior sobrevivência para um dado par. Finalmente, somam-se todos os escores, para obter U_W. A maneira mais simples de calcular U_W é ordenar todas as observações no tempo e, para cada observação, calcular R_1 como o número total de observações de quem o tempo de sobrevivência é *definitivamente* menor do que a observação atual. Da mesma forma, deve-se deixar R_2 ser o número de casos de quem o tempo de sobrevivência é *definitivamente* mais longo do que a observação atual. (Se a observação é censurada, não se sabe o tempo real de sobrevivência, então $R_2 = 0$.) Deixar $h = R_1 - R_2$. U_W é igual à soma de todos os *h*s associados ao primeiro grupo de tratamento. O erro-padrão de U_W é igual a

$$s_{U_W} = \sqrt{\frac{n_1 n_2 \sum h^2}{(n_1 + n_2)(n_1 + n_2 - 1)}}$$

Finalmente, o teste estatístico

$$z = \frac{U_W}{s_{U_W}}$$

é comparado com a distribuição normal padronizada para obter o valor de *P*. (A correção de Yates pode também ser aplicada a esse teste, assim como com o teste de *log rank*.)

O teste de *log rank* é também superior ao teste de Gehan se o pressuposto de *riscos proporcionais* for razoavelmente satisfeito. Se as duas funções de sobrevivência exibirem riscos proporcionais, elas não vão se cruzar.[*] Notar que, devido à variação amostral aleatória, é possível que as curvas de sobrevivência observadas se cruzem, mesmo que a população subjacente às funções de sobrevivência apresente riscos proporcionais.

PODER E TAMANHO AMOSTRAL

Assim como em qualquer outra hipótese estatística considerada, o poder, $1 - \beta$, de um teste de *log rank* para detectar uma diferença real nas funções de sobrevivência para dois tratamentos depende do tamanho da diferença a ser detectada, o risco de falso-positivo que se está disposto a aceitar (erro do Tipo I, α), e o tamanho amostral. Reciprocamente, o tamanho amostral necessário para detectar uma dada diferença depende do poder que se procura e do riscos de falso-positivo que se está disposto a aceitar. Para um dado risco de erro

---

[*] Um teste rápido para os riscos proporcionais é plotar ln $[-\ln \hat{S}_1(t)]$ e ln $[-\ln \hat{S}_2(t)]$ contra *t*. Se as duas linhas forem paralelas, o pressuposto de riscos proporcionais é atendido.

do Tipo I e poder, estudos maiores são necessários para detectar pequenas diferenças na sobrevivência.

Para simplificar, limita-se a estimar o poder e o tamanho amostral para o teste de *log rank* e assume-se que existe o mesmo número de indivíduos em cada grupo de teste.[*] Como em outros testes estatísticos, fazer os tamanhos amostrais iguais leva o tamanho amostral mínimo para detectar uma dada diferença ou, alternativamente, leva a um poder máximo para detectar uma dada diferença para um dado tamanho amostral total.

Poder

Sob a pressuposição simplificadora de tamanhos amostrais iguais recém-discutida, o poder de uma análise de sobrevivência com n pessoas em cada grupo de tratamento para detectar uma diferença esperada nas taxas de sobrevivência em estado estacionário $S_1(\infty)$ e $S_2(\infty)$ para os dois grupos no final do estudo é

$$z_{1-\beta\,(\text{sup})} = z_{\alpha(2)} - \frac{1-\psi}{1+\psi}\sqrt{[2-S_1(\infty)-S_2(\infty)]n}$$

em que $z_{\alpha(2)}$ é o valor crítico da distribuição normal para um teste de duas caudas com $p = \alpha$ e $z_{1-\beta(\text{sup})}$ sendo o valor de z que define o valor superior (unicaudal) da distribuição normal correspondente a $1 - \beta$, o poder desejado. Notar que uma vez que $S_2(t) = [S_1(t)]^\psi$,

$$\psi = \frac{\ln S_2(\infty)}{\ln S_1(\infty)}$$

Por exemplo, pode-se supor que se está pensando em fazer um estudo com 20 pessoas em cada grupo de tratamento no qual se quer detectar uma diferença na sobrevivência de 30 para 60%. Para calcular o poder desse estudo em detectar essa diferença, obtém-se $z_{\alpha(2)} = z_{0,05(2)} = 1,960$, a partir da Tabela 4.1, e calcula-se

$$\Psi = \frac{\ln S_2(\infty)}{\ln S_1(\infty)} = \frac{\ln 0,6}{\ln 0,3} = \frac{-0,511}{-1,203} = 0,425$$

---

[*] Para uma derivação destes resultados, ver Freedman LS. Tables of number of patients required in clinical trials using the *log rank* test. Stat Med. 1982;1:121-129.

Portanto,

$$z_{1-\beta\,(\text{sup})} = 1,960 - \frac{(1-0,425)}{(1+0,425)}\sqrt{([2-0,3-0,6)]20)} = 0,065$$

A partir da Tabela 6.2, $z_{1-\beta(\text{sup})} = 0,065$ define o valor 0,47 superior da distribuição normal; assim, o poder desse estudo para detectar as mudanças especificadas é 0,47.

Tamanho amostral

Para calcular o tamanho amostral necessário para alcançar um dado poder, primeiro estima-se o número total de mortes (ou outros eventos que estão sendo tratados como a variável resposta) que deve ser observado. O número total de mortes, d, necessário é

$$d = \left(z_{\alpha(2)} - z_{1-\beta\,(\text{sup})}\right)^2 \left(\frac{1+\psi}{1-\psi}\right)^2$$

Uma vez que se tem o número necessário de mortes, d, pode-se calcular o tamanho amostral necessário, n, para *cada* grupo experimental, dado

$$n = \frac{d}{2-S_1(\infty)-S_2(\infty)}$$

Portanto, pode-se estimar o tamanho amostral com base na sobrevivência esperada em dois grupos de tratamento ao final do estudo.

Por exemplo, pode-se supor que se quer determinar o tamanho amostral necessário para alcançar um poder $1 - \beta = 0,80$ no estudo discutido anteriormente no qual se quer detectar diferenças na sobrevivência de 30 a 60% no final do estudo, com $\alpha = 0,05$ e poder, $1 - \beta = 0,8$. A partir da Tabela 4.1, $z_{\alpha(2)} = z_{0,05(2)} = 1,960$, a partir da Tabela 6.2, $z_{1-\beta\,(\text{sup})} = z_{0,80\,(\text{sup})} = -0,842$ e, como antes, $\psi = 0,425$. Substituindo na fórmula o número de mortes anterior,

$$d = \left(z_{\alpha(2)} - z_{1-\beta\,(\text{sup})}\right)^2 \left(\frac{1+\Psi}{1-\Psi}\right)^2$$

$$= (1,960 + 0,842)^2 \left(\frac{1+0,425}{1-0,425}\right)^2 = 48,2$$

Assim, precisa-se de um total de 49 mortes. Para obter esse número de mortes o número de indivíduos em cada um dos dois grupos deve ser

$$n = \frac{d}{2-S_1(\infty)-S_2(\infty)} = \frac{49}{2-0,3-0,6} = 44,5$$

Desse modo, precisa-se de 45 indivíduos por grupo, para um tamanho amostral total de 90 indivíduos para atingir o poder desejado.

■ RESUMO

Este capítulo desenvolve procedimentos para descrever padrões de resultados em ensaios clínicos em que pessoas são observadas ao longo do tempo até que ocorra um evento discreto, como a morte. Esses ensaios estão ganhando importância, já que pressões de custos exigem que o tratamento médico a ser demonstrado seja eficaz. As análises de tais dados é complicada devido à natureza dos estudos de sobrevivência, pois alguns dos indivíduos no estudo vivem além do final do estudo e outros se perdem porque se mudam ou morrem, por razões alheias a doenças ou tratamentos sendo estudados. Para construir estatísticas descritivas e testar hipóteses sobre esse tipo de dado, utiliza-se toda informação disponível em cada tempo em que um evento ocorreu. Os procedimentos descritos neste capítulo podem ser generalizados para incluir desenhos experimentais mais complicados nos quais vários tratamentos diferentes estão sendo estudados.[*] O capítulo final coloca todos os testes discutidos neste livro em contexto, junto com alguns comentários gerais sobre como avaliar o que se lê e escreve.

■ PROBLEMAS

11.1 A cirurgia é uma abordagem terapêutica aceita para tratar paciente com câncer em metástase nos pulmões. Philippe Girard e colaboradores[†] coletaram dados em 35 pessoas que tiveram metástases removidas de seus pulmões (ver Tab. 11.7). Estime a curva de sobrevivência e associe um intervalo de confiança de 95%.

■ **Tabela 11.7 Dados de sobrevivência para pessoas com câncer de pulmão metastático**

Mês	Morte ou perda de seguimento durante o mês
1	1
2	1
3	3
3+	1
4	1
5	1
6	1
7	2
8	1
9	1
10+	1
11+	2
12	2
13	1
15	1
16	3
20	3
21	1
25+	1
28	1
34	1
36+	1
48+	1
56	1
62	1
84	1

11.2 Cuidar de pessoas idosas em regime de ambulatório é mais barato do que cuidar deles em lares geriátricos ou hospitais, mas os profissionais da saúde têm mostrado preocupação sobre o quão bem é possível prever resultados clínicos em pessoas cuidadas em um regime de ambulatório. Como parte de uma pesquisa dos preditores de morte em pacientes geriátricos, Brenda Keller e Jane Potter[‡] compararam a sobrevivência em pessoas

---

[*] Os métodos discutidos neste capítulo são métodos *não paramétricos* pois não fazem nenhuma suposição sobre qual é a forma da função de sobrevivência. Existe também uma variedade de métodos paramétricos que se pode usar quando se sabe que a função de sobrevivência segue uma forma funcional conhecida.
[†] Girard P, et al. Surgery for pulmonary metastases: who are the 10-year survivors? *Cancer*. 1994;74:2791-2797.

[‡] Keller B, Potter J. Predictors of mortality in outpatient geriatric evaluation and management clinic patients. *J Gerontol*. 1994;49:M246-M251.

Tabela 11.8 Dados de sobrevivência para pessoas com Atividades Instrumentais da Vida Diária (AIVD) altas e baixas

Escores altos AIVD		Escores baixos AIVD	
Mês	Mortes ou perda de seguimento	Mês	Mortes ou perda de seguimento
14	1	6	2
20	2	12	2
24	3	18	4
25+	1	24	1
28	1	26+	1
30	2	28	4
36+	1	32	4
37+	1	34+	2
38	2	36	3
42+	1	38+	3
43+	1	42	3
48	2	46+	2
48	62	47	3
		48	2
		48+	23

de 78,4 ± 7,2 (DP) anos que tiveram escores altos na escala de Atividades Instrumentais da Vida Diária (AIVD) e daquelas que tiveram escores baixos. Com base nos dados de sobrevivência da Tabela 11.8, existe diferença nos padrões de sobrevivência desses dois grupos de pessoas?

11.3 Qual é o tamanho amostral para cada grupo experimental para obter poder 0,80 utilizando um teste de *log rank* para detectar uma diferença significativa (com $\alpha = 0,05$) em taxas de sobrevivência em estado estático entre 0,40 e 0,20?

11.4 Os pesquisadores BALANCE que conduziram o estudo dos tratamentos com fármacos para pessoas bipolares no Problema 5.9 também coletaram dados de quando os sujeitos experimentais tiveram episódios de humor emergente em 36 meses. A Tabela 11.9 mostra as observações. Qual é o tempo mediano de um evento para os dois grupos de tratamento? Existe diferença no histórico de tempo de eventos de humor emergente para pessoas que estão recebendo os dois tratamentos?

Tabela 11.9 Tempo para um evento psiquiátrico sendo tratado para transtorno bipolar

Mês	Terapia combinada			Valproato		
	Em risco	Eventos	Perdas	Em risco	Eventos	Perdas
0	110	0	0	110	0	0
3	110	14	0	110	34	0
6	96	17	0	74	18	2
9	77	10	2	56	7	0
12	67	7	0	48	3	1
15	59	4	1	42	6	3
18	53	2	2	36	3	0
21	47	4	4	29	5	4
24	36	1	7	17	0	7
27	20	0	15	6	0	11
30	3	0	17	1	0	5
33	1	0	2	0	0	1
36	0	0	1	0	0	0

12
O que os dados realmente mostram?

Os métodos estatísticos que têm sido discutidos permitem estimar a certeza das afirmações e a precisão das medidas – comuns em ciências biomédicas e prática clínica – sobre uma população, após observar uma amostra aleatória de seus membros. Para usar os procedimentos estatísticos corretamente é necessário usar um procedimento que seja apropriado para o desenho do estudo e para a escala (i.e., intervalo, nominal, ordinal ou sobrevivência) utilizada para registrar os dados. Todos esses procedimentos têm, como base, o pressuposto de que as amostras são selecionadas ao acaso de populações de interesse. Se o estudo como conduzido não satisfizer a pressuposição de aleatoriedade, o valor resultante de P e o intervalo de confiança não terão sentido.

Além disso, para verificar que os indivíduos de uma amostra foram selecionados ao acaso, com frequência questiona-se qual população real exata as pessoas de um dado estudo representam. Essa questão é especialmente importante e, muitas vezes, difícil de responder quando os sujeitos experimentais são pacientes de centros médicos acadêmicos, grupo de pessoas pouco característico da população como um todo. Mesmo assim, identificar a população em questão é um passo crucial para decidir a aplicabilidade ampla dos achados de qualquer estudo.

■ TELEFONES CELULARES: JUNTANDO TODAS AS PEÇAS

Reunir toda a informação que tem sido discutida sobre telefones celulares e esperma permite concluir com confiança que a exposição a telefones celulares afeta adversamente o esperma. Iniciou-se o Capítulo 3 com dois estudos observacionais humanos mostrando a baixa motilidade do esperma. O primeiro[*] mostrou uma diferença entre homens com baixo e alto uso de celular. O segundo estudo[†] melhorou o desenho incluindo um grupo-controle verdadeiro de homens que não usavam telefones celulares e vários níveis de uso e encontrando uma relação dose-resposta, com grandes reduções na motilidade do esperma associadas ao aumento nos níveis de uso de telefone celular. Esses dois estudos, entretanto, foram observacionais, deixando aberta a possibilidade de que as relações elucidadas foram realmente reflexo dos efeitos de alguma variável de confusão não observada. A preocupação com variáveis que podem gerar confusão é especialmente importante, pois todos os homens doadores de amostras de esperma foram recrutados em clínicas de fertilidade; portanto, mesmo que os pesquisadores tenham tentado não escolher homens com outros problemas reprodutivos, existe a possibilidade de ter ficado algo mais além da exposição à radiação de telefone celular que tenha causado redução na motilidade do esperma.

A confiança de que a radiação de telefone celular tenha afetado realmente o esperma aumentou quando foi considerado um estudo experimental com animais[‡] que mostrou que coelhos

---

[*] Fejes I, Závacki Z, Szöllősi J, Koloszár S, Daru J, Kovács L, Pál A. Is there a relationship between cell phone use and semen quality? *Arch Androl.* 2005;51:385-393.
[†] Agarwal A, Deepinder F, Sharma RK, Ranga G, Li J. Effect of cell phone usage on semen analysis in men attending infertility clinic: an observational study. *Fertil Steril.* 2008;89:124-128.
[‡] Salama N, Kishimoto T, Kanayama H. Effects of exposure to a mobile phone on testicular function and structure in adult rabbit. *Int J Androl.* 2010;33:88-94.

expostos à radiação de telefone celular tiveram depressão na motilidade do esperma. Ao contrário dos dois estudos humanos anteriores, esses resultados vêm de um experimento em que coelhos foram aleatorizados em diferentes tratamentos e no qual pesquisadores controlaram o meio, assim, pode-se ter muito mais confiança de que os desfechos foram o resultado da radiação de telefone celular *causando* as mudanças observadas em vez de ser um reflexo de alguma variável de confusão não observada. Entretanto, o problema da extrapolação interespécies permanece.

Essa questão foi abordada no Capítulo 8 com o estudo experimental que expôs esperma de homens normais a níveis controlados de radiação de telefone celular.[*] Uma vez que os pesquisadores recrutaram homens saudáveis como voluntários – não homens voluntários de clínicas de fertilidade – pode-se ter mais confiança de que o esperma não está agindo anormalmente por outras razões. Considerando que o esperma estava sujeito à irradiação controlada em placas de petri, o experimento evitou a possibilidade de que outros aspectos do comportamento dos voluntários em conjunção com o uso telefone celular fossem responsáveis pelos efeitos observados. O fato de que houve uma relação dose-resposta entre a intensidade da exposição ao telefone celular (medida com a taxa de absorção específica [TAE]) e a indução de espécies de oxigênio reativo no esperma, que foi, por sua vez, relacionado ao dano do DNA no esperma, fornece um mecanismo biológico para as mudanças observadas nos estudos observacionais originais em humanos. O problema, entretanto, com esse estudo experimental é que esperma em placas de petri podem responder diferentemente de esperma em homens.

Assim, há vários pedaços de evidências sobre os efeitos da exposição de esperma a telefones celulares, todas fornecendo alguma informação, mas nenhuma que seja definitiva e esteja acima de críticas. Os primeiros dois estudos são realistas, pois os dados vieram de pessoas usando telefones celulares em situações reais. Porém, eles são observacionais e o fato de que os homens estudados estavam frequentando uma clínica de fertilidade pode introduzir variáveis que podem gerar confusão desconhecidas. O estudo dos coelhos foi um experimento, mas coelhos não são pessoas. O estudo do esperma em placas de petri também era um experimento e o esperma veio de voluntários normais, mas o esperma foi irradiado em placas de petri, e não em pessoas.

Uma coisa importante a se fazer é considerar a *evidência como um todo*. Todos os estudos apontam para a mesma direção? Eles são compatíveis uns com os outros? Os estudos experimentais, quase sempre conduzidos em ambientes artificiais, elucidam os mecanismos biológicos que explicam os estudos observacionais, os quais, mesmo sendo conduzidos em ambientes mais realistas sofrem pela limitação de serem observacionais? Reciprocamente, os estudos observacionais fornecem resultados compatíveis com o esperado (com base na biologia elucidada nos experimentos)?

Quanto mais perguntas dessas puderem ser respondidas com "sim", mais confiança pode-se ter em concluir que a exposição (ou tratamento) *causa* uma resposta. Nesse caso, pode-se estar bastante confiante de que telefones celulares estão causando comportamento anormal em esperma.[†]

■ QUANDO USAR CADA TESTE

Atingiu-se o fim da discussão sobre testes e procedimentos estatísticos. Isso não é de maneira nenhuma exaustivo, já que existem muitas outras abordagens para problemas e muitos outros tipos de experimentos que nem foram discutidos. Porém, foi desenvolvido um conjunto poderoso de ferramentas e criadas as condições necessárias para que se tenham os métodos necessários para analisar experimentos mais complexos. A Tabela 12.1 mostra que é fácil colocar todos os procedimentos estatísticos de teste de hipótese que este livro apresenta em um contexto considerando dois fatores: o *tipo de estudo experimental ou observacional* utilizado para coletar os dados e a *escala de medida*.

Para determinar qual teste usar, é necessário considerar o desenho do estudo. Os tratamentos foram aplicados nos mesmos indivíduos ou em indivíduos diferentes? Quantos tratamentos fo-

---

[*] De Iuliis GN, Newey RJ, King BV, Aitken RJ. Mobil phone radiation induces reactive oxygen species production and DNA damage in human spermatoza *in vitro*. PLoS One. 2010;4(7):e6446. doi:10.1371/journal. pone.0006446.

[†] Os artigos usados como exemplos neste livro contêm informação adicional que suporta a afirmação, assim como a vasta literatura sobre este tópico.

Tabela 12.1 Resumo de alguns métodos estatísticos para testar hipóteses

	Delineamento do estudo				
Escala de medida	Dois grupos de tratamento compostos por indivíduos diferentes	Três ou mais grupos de tratamento compostos por indivíduos diferentes	Antes e depois de um único tratamento com os mesmos indivíduos	Múltiplos tratamentos com os mesmos indivíduos	Associação entre duas variáveis
Intervalo (e tomada a partir de populações normalmente distribuídas*)	Teste t não pareado (Cap. 4)	Análise de variância (Cap. 3)	Teste t pareado (Cap. 9)	Análise de variância de medidas repetidas (Cap. 9)	Regressão linear, correlação de momento-produto de Pearson, ou análise de Bland-Altman (Cap. 8)
Nominal	Análise qui-quadrado de tabelas de contingência (Cap. 5)	Análise qui-quadrado de tabelas de contingência (Cap. 5)	Teste de McNemar (Cap. 9)	Cochrane Q[†]	Risco relativo ou razão de chances (Cap. 5)
Ordinal[†]	Teste de soma de postos de Mann-Whitney (Cap. 10)	Teste Kruskal-Wallis (Cap. 10)	Teste de postos sinalizados de Wilcoxon (Cap. 10)	Teste de Friedman (Cap. 10)	Correlação de postos de Spearman (Cap. 8)
Tempo de sobrevivência	Teste de *log rank* ou teste de Gehan (Cap. 11)				

* Se o pressuposto de populações normalmente distribuídas não for satisfeito, deve-se ordenar as observações e usar os métodos para dados medidos em escala ordinal.
[†] Ou dados de intervalo que não são necessariamente distribuídos de maneira normal.

ram feitos? O estudo foi delineado para definir a tendência de duas variáveis crescerem ou diminuírem juntas?

A maneira pela qual a resposta foi medida também é algo importante. Os dados foram medidos em uma escala de intervalos? Se sim, pode-se contentar com uma população adjacente normalmente distribuída? As variâncias dentro dos grupos de tratamento ou em torno da reta de regressão parecem iguais? Quando as observações parecem não satisfazer esses requisitos – ou se não se quer assumir que elas satisfazem – perde-se um pouco de poder por utilizar métodos não paramétricos baseados em postos. Finalmente, se a resposta for medida em uma escala nominal em que as observações são simplesmente categorizadas, pode-se analisar os resultados usando tabelas de contingência. Se a variável dependente nominal for um tempo de sobrevivência ou os dados estiverem censurados, devem ser utilizadas análises de sobrevivência.

■ PROBLEMAS DE DELINEAMENTO NO ESTUDO

A Tabela 12.1 aproxima-se de resumir as lições deste livro, mas existem três fatores importantes que foram excluídos. Primeiro, como discutido no Capítulo 6, é importante considerar o poder de um teste quando se determina se a falha em rejeitar a hipótese nula de não efeito do tratamento provavelmente ocorre porque o tratamento não tem efeito ou porque o tamanho amostral era muito pequeno para que o teste detectasse o efeito do tratamento. Segundo, o Capítulo 7 discutiu a importância de quantificar o tamanho do efeito do tratamento (com intervalos de confiança) além da certeza com a qual se pode rejeitar a hipótese de que o tratamento não tem efeito (valor de P). Terceiro, deve-se considerar como as amostras são selecionadas e se há ou não vieses que invalidam os resultados de qualquer procedimento estatístico.

É por meio desses aspectos mais sutis do delineamento do estudo que autores (e os fundos que os financiam) podem manipular os resultados de um artigo de pesquisa. Mesmo com cálculos estatisticamente corretos, um estudo com pouco poder não detectará complicações em ensaios clínicos de uma nova terapia ou doença causada por uma toxina ambiental como a fumaça de tabaco ou exposição a telefone celular.[*] Estabelecer um grupo de comparação inapropriado pode fazer um teste de medicamento parecer melhor ou pior. Quando uma pesquisa é delineada ou avaliada, é importante considerar esses potenciais vieses, assim como quem financiou o trabalho e a relação dos pesquisadores com os financiadores.[†]

■ ALEATORIZAR E CONTROLAR

Como já foi observado, todos os procedimentos estatísticos assumem que as observações representam uma amostra *tomada ao acaso* de uma população maior. O que significa, precisamente, "tomada ao acaso"? Que qualquer membro específico de uma população tem a mesma probabilidade de ser selecionado quanto qualquer outro e, ainda, que em um experimento qualquer dado indivíduo é tão provável de ser selecionado tanto para um grupo amostral quanto para outro (i.e., controle ou tratamento). A única maneira de atingir a aleatoriedade é utilizar um procedimento objetivo, como uma tabela de números aleatórios ou um gerador de números aleatórios, para selecionar objetos para uma amostra ou grupo de tratamento. Quando são usados outros critérios que permitem ao pesquisador (ou participante) influenciar qual tratamento um dado indivíduo recebe, não se pode mais concluir que as diferenças observadas são devidas ao tratamento em vez dos *vieses* introduzidos pelo processo de seleção de indivíduos em um estudo observacional ou atribuir diferentes indivíduos para diferentes grupos em um estudo experimental. Quando a pressuposição de aleatorização não é atendida, a lógica por trás das

---

[*] Ver, por exemplo, Tsang R, Colley L, Lynd LD. Inadequate statistical power to detect clinically significant differences in adverse event rates in randomized clinical trials. *J Clin Epidemiol*. 2009;62:609-616; Bero LA, Barnes DB. Why review articles on the health effects of passive smoking reach different conclusions. *JAMA*. 1998;279(19):1566-70; Huss A, Egger M, Huwiler-Müntener K, Röösli M. Source of funding and results of studies of health effects of mobile phone use: systematic review of experimental studies. *Environ Health Perspect*. 2007;115:1-4.

[†] Para mais detalhes sobre este tópico de como detectar viés e estudos com pouco poder e estimar seus efeitos, ver Guyat GG, Rennie D, Meade MO, Cook DJ. Why study results mislead: bias and random error. In: *Users Guide to the Medical Literature*, 2nd ed. New York: McGraw-Hill; 2008: chap 5.

distribuições de testes estatísticos (F, t, χ^2, z, r, r_s, T, W, H, ou χ_r^2), usada para quantificar se as diferenças observadas entre grupos de diferentes tratamentos são devidas ao acaso, em oposição às falhas do tratamento e aos valores resultantes de P (i.e., estima que as diferenças observadas são devidas ao acaso) não têm sentido.

Para chegar a conclusões significativas sobre a eficiência de algum tratamento, deve-se comparar os resultados obtidos em indivíduos que receberam o tratamento com um *grupo-controle* apropriado, idêntico ao grupo de tratamento em todos os aspectos, com exceção do tratamento. Estudos clínicos muitas vezes falham em incluir um controle adequado. *Essa omissão geralmente enviesa o estudo a favor do tratamento.*

Apesar do fato de questões de aleatorização e controle adequados serem questões estatísticas realmente distintas, na prática essas duas áreas estão tão intimamente relacionadas que serão discutidas juntas, considerando dois exemplos clássicos.

Ligadura da artéria mamária interna para tratar angina de peito

Pessoas com doença arterial coronária desenvolvem dores no peito (angina de peito) quando se exercitam, pois as artérias estreitadas não conseguem levar sangue suficiente para carregar oxigênio e nutrientes para o músculo cardíaco e remover os resíduos com rapidez suficiente. Com base em alguns estudos anatômicos e relatórios clínicos durante os anos 1930, alguns cirurgiões sugeriram que amarrar (ligar) as artérias mamárias poderia forçar o sangue para dentro das artérias que suprem o coração e aumentar o sangue disponível para ele. Em comparação com as principais operações que requerem cirurgia de peito aberto, o procedimento para ligar as artérias mamárias internas é bastante simples. As artérias estão próximas da pele, e todo o procedimento pode ser feito com anestesia local.

Em 1958, J. Roderick Kitchell e colaboradores[*] publicaram o resultado de um estudo no qual eles ligaram as artérias mamárias internas de 50 pessoas que tiveram angina antes da operação. Após isso, observaram essas pessoas por dois a seis meses: 34 pacientes (68%) melhoraram clinicamente, sendo que destes 34, não tiveram mais dores no peito (36%) ou tiveram poucos e menos graves ataques (32%); 11 pacientes (22%) não mostraram melhora; e cinco morreram (10%). Esse procedimento parece ser um tratamento efetivo para angina de peito.

De fato, mesmo antes de esse estudo ser publicado, a revista amplamente lida e popular *Reader's Digest* realizou uma descrição entusiástica do procedimento em um artigo intitulado *New surgery for ailing hearts* (Nova cirurgia para corações em dificuldades).[†] (Esse artigo provavelmente fez mais para promover a operação do que publicações médicas técnicas.)

Ainda, apesar do alívio sintomático observado e do apelo popular da operação, ninguém usa isto hoje. Por que não?

Em 1959, Leonard Cobb e colaboradores[‡] publicaram os resultados de um ensaio controlado duplamente cego dessa operação. Nem os pacientes nem os médicos que os avaliaram sabiam se um dado paciente havia tido as artérias mamárias ligadas ou não. Quando o paciente atingia a sala de operação, o cirurgião fazia as incisões necessárias para alcançar as artérias mamárias internas e as isolava. Então, o cirurgião recebia um envelope com instruções para de fato ligar ou não as artérias. Os pacientes tratados tiveram as artérias ligadas, e os pacientes do grupo-controle tiveram a incisão fechada sem terem suas artérias tocadas.

Quando avaliado em termos de melhora subjetiva, assim como com medidas mais quantitativas – por exemplo, o quanto eles podem se exercitar antes do desenvolvimento de dor no peito ou do aparecimento no eletrocardiograma –, existe uma pequena diferença entre os dois grupos de pessoas, ainda que haja uma sugestão de que o grupo-controle teve resultados melhores.

Em outras palavras, a melhora que Kitchell e colaboradores reportaram foi uma combinação de vieses observados e, provavelmente mais importante, de efeito placebo.

---

[*] Kitchell JR, Glover R, Kyle R. Bilateral internal mammary artery ligation for angina pectoris: preliminary clinical considerations. *Am J Cardiol.* 1958;1:46-50.

[†] Ratcliff J. New surgery for ailing hearts. *Reader's Dig.* 1957;71:70-73.

[‡] Cobb L, Thomas G, Dillard D, Merendino K, Bruce R. An evaluation of internal-mammary-artery ligation by a double-blind technic. *N Engl J Med.* 1959;260:1115-1118.

Anastomose porto-cava para tratar cirrose hepática

Alcoólatras geralmente desenvolvem cirrose hepática quando a estrutura interna do fígado rompe e aumenta a resistência do fluxo de sangue através do fígado. Como resultado, a pressão sanguínea aumenta e, frequentemente, afeta outras partes da circulação, como as veias ao redor do esôfago. Se a pressão atingir um nível alto o suficiente, esses vasos podem romper, causando hemorragia interna e, inclusive, morte. Para aliviar essa pressão, muitos cirurgiões realizam uma grande operação para redirecionar o fluxo sanguíneo para fora do fígado, construindo uma conexão entre a artéria portal (que vai para o fígado) e a veia cava (a grande veia localizada no outro lado do fígado). Essa conexão é chamada de *anastomose porto-cava*.

Como muitos procedimentos médicos, os estudos recentes que suportam essa operação foram conduzidos sem controles. Os pesquisadores completaram a operação em pessoas, após, observaram quão bem elas se recuperaram. Se a condição médica melhorasse, a operação era considerada um sucesso. Essa abordagem tem a séria falha de não permitir considerar o fato de algumas pessoas terem ficado bem (ou morrido), independentemente de terem sido operadas.

Em 1966, mais de 20 anos após a operação ser apresentada, Norman Grace e colaboradores[*] examinaram 51 artigos que buscaram avaliar esse procedimento. Eles examinaram a natureza do grupo-controle (se este estivesse presente), se os pacientes foram atribuídos aos grupos controle e tratamento aleatoriamente, e o quão entusiásticos os autores foram em relação à operação depois de finalizarem seu estudo. A Tabela 12.2 mostra que a maioria esmagadora das pesquisas que foram entusiásticas quanto ao procedimento foram estudos que falharam em incluir um grupo-controle ou incluíram um grupo-controle que não foi resultado de uma atribuição aleatória de pacientes entre os grupos controle e operação. Os poucos pesquisadores que incluíram controles e aleatorizaram adequadamente não foram entusiásticos quanto ao procedimento.

As razões para vieses no comportamento da operação nos estudos que não incluíram controle – o efeito placebo e o viés do observador – são os mesmos do que no estudo de ligadura de artéria mamária interna recém-discutido.

A situação para 15 estudos com controles não aleatorizados contém algumas dessas mesmas dificuldades, mas a situação é mais sutil. Especificamente, *existe* um grupo-controle que fornece alguma base de comparação: os membros do controle não foram selecionados ao acaso, mas atribuídos com base no julgamento dos pesquisadores. Em tais casos, muitas vezes há um viés em tratar somente pacientes que estão bem o suficiente para responder (ou ocasionalmente, casos em que não há esperança de resposta). Esse procedimento de seleção enviesa o estudo em benefício do (ou ocasionalmente contra) tratamento que está sendo estudado. Esse viés pode entrar nos estudos de várias maneiras sutis. Por exemplo, algum tratamento está sendo estudado e decide-se atribuir os pacientes aos grupos-controle e tratamento alternadamente na ordem em que eles são admitidos ou em dias alternados do mês. Para os pesquisadores, é mais fácil decidir de qual grupo uma dada pessoa será membro manipulando o dia ou o tempo de internação no hospital. Os pesquisadores podem nem perceber que estão introduzindo um viés.

Um problema similar pode surgir em experimentos em laboratório. Por exemplo, está sendo feito um estudo de potencial carcinogênico em ratos. Simplesmente tirar ratos da gaiola e colocar os 10 primeiros ratos no grupo-controle e os próximos 10 no grupo de tratamento (ou alternar ratos nos dois grupos) não produzirá amostras aleatórias, pois ratos mais agressivos, ou maiores ou mais saudáveis podem, como um grupo, ficar na parte da frente ou de trás da gaiola.

A única maneira de obter uma amostra aleatória que evite esses problemas é *conscientemente atribuir os sujeitos experimentais ao acaso* usando uma tabela de números aleatórios, dados, ou outro procedimento.

A Tabela 12.2 mostra que os quatro ensaios padronizados que fizeram a anastomose porto-cava mostraram a operação como um procedimento de pouco ou nenhum valor. Esse exemplo ilustra um padrão comum: *quanto melhor o estudo, menos probabilidade há de ocorrerem vieses em favor do tratamento*.

Os vieses introduzidos pela falha em aleatorizar os tratamentos em ensaios clínicos podem ser substanciais. Por exemplo, Kenneth Schulz e

---

[*] Grace N, Muench H, Chalmers T. The present status of shunts for portal hypertension in cirrhosis. *Gastroenterology*. 1966;50:684-691.

■ TABELA 12.2 Valor da anastomose porto-cava de acordo com 51 estudos diferentes

Desenho	Grau de entusiasmo		
	Marcado	Moderado	Nenhum
Sem controle	24	7	1
Controle			
Não aleatorizado	10	3	2
Aleatorizado	0	1	3

Adaptada a partir da Tabela 2 de Grace ND, Muench H, Chambers TC. The present status of shunts for portal hypertension in cirrhosis. *Gastroenterology*. 1966;50:684-691. Copyright Elsevier 1966.

colaboradores[*] examinaram 250 ensaios controlados e avaliaram como os sujeitos dos estudos foram alocados nos diferentes grupos de tratamento. Em um dos ensaios, que foi considerado bem-aleatorizado, os sujeitos foram atribuídos aos tratamentos pela utilização de uma tabela de dígitos aleatórios ou um gerador de números aleatórios ou algum processo similar. Considerou-se que um estudo tem um procedimento de alocação de tratamento inadequado se os sujeitos forem tratados com base na data em que eles entraram no estudo (incluindo alternar um tratamento ou outro), que pode estar sujeito à manipulação pelos pesquisadores ou outros participantes do estudo. Os autores constataram que os tratamentos pareceram ter 41% mais eficácia em estudos com aleatorizações pobres do que em estudos com procedimentos de aleatorização estrita.

Assim, é muito importante que a aleatorização seja conduzida usando um gerador de números aleatórios, tabelas de dígitos aleatórios, ou outros procedimentos com objetivo similar, para evitar a introdução de uma grave distorção na estimativa de quão bom é o tratamento que está sendo estudado.

A aleatorização de pessoas é ética?

Após concluir que os ensaios clínicos aleatorizados são a maneira definitiva de avaliar o valor de uma terapia potencial, é necessário discutir o dilema ético que algumas pessoas sentem quando decidem se devem ou não comprometer o tratamento de alguém por um número aleatório. A resposta rápida para esse problema é que *se ninguém sabe* qual é a melhor terapia, não há imperativo ético quanto a usar uma terapia ou outra.

Na realidade, todas as terapias têm seus proponentes e detratores, assim, raramente pode-se encontrar uma terapia potencial em relação à qual todos tenham uma opinião neutra no início do ensaio. (Se os entusiastas não existissem, não haveria ninguém interessado em testar as terapias.) Como resultado, não é incomum ouvir médicos, enfermeiras e outros protestando que algum paciente não está recebendo o tratamento efetivo (i.e., a terapia em que o médico ou a enfermeira individualmente acreditam) simplesmente para responder a uma questão científica. Algumas vezes essas objeções são bem fundamentadas, mas quando consideradas, é importante perguntar: *qual evidência de estar correto este proponente tem?* Deve-se lembrar que estudos não controlados e aleatorizados tendem a ser enviesados em favor do tratamento. Na ocasião, o ensaio controlado aleatorizado de Cobb e colaboradores sobre a ligadura da artéria mamária pode ter parecido antiético aos entusiastas da cirurgia, pois isso privou algumas pessoas de seus potenciais benefícios. Por outro lado, entretanto, eles pouparam o público da dor e dos custos de uma cirurgia inefetiva.

Essas ansiedades, assim como o possível interesse pessoal do proponente do procedimento, deve ser balanceada contra os possíveis danos e custos de submeter um paciente a um procedimento ou terapia inútil e danosa. Isso envolve o ensaio controlado aleatorizado da anastomose porto-cava. Para completar um ensaio aleatorizado, é necessário avaliar cuidadosamente *por que* se acredita que algum tratamento tem um efeito.

Essa situação é complicada pelo fato de que, uma vez que algo torna-se uma prática aceita, é quase impossível avaliá-la, mesmo que seja, em grande parte, resultado de tradição ou crença ou mesmo evidência científica (p. ex., o uso de sanguessugas). O retorno ao tema com o qual abriu-se este livro, uma grande quantidade de dor, inconveniência e dinheiro são desperdiçados ao perseguir testes de diagnóstico e terapias que não têm nenhum valor demonstrado. Por exemplo, apesar do fato de o fornecimento de mamografias para mulheres jovens ter se tornado uma grande indústria americana, ainda existe um debate contínuo sobre a quem precisamente isso ajuda.

---

[*] Schulz KF, Chalmers I, Hayes RJ, Altman DG. Empirical evidence of bias: dimensions of methodological quality associated with estimates of treatment effects in controlled trials. *JAMA*. 1995;273:408-412.

Outra questão aparentemente difícil é o que fazer quando o estudo sugere que a terapia é ou não efetiva, mas não foram acumulados casos suficientes para atingir a significância estatística convencional, ou seja, $P = 0,05$. Deve-se relembrar (do Cap. 6) que o poder de um teste em detectar uma diferença de um tamanho específico aumenta com o tamanho amostral e como o risco de concluir erroneamente que existe uma diferença entre dois grupos de tratamento (o erro do Tipo I, α) aumenta. Deve-se lembrar também que α é simplesmente o maior valor de P aceitável e, ainda, concluir que existe diferença entre dois grupos amostrais (neste caso, que o tratamento tem um efeito). Assim, se as pessoas tiverem o objetivo de continuar o ensaio clínico até que este acumule pacientes suficientes (e poder suficiente) para rejeitar a hipótese de não diferença entre tratamentos com $P < 0,05$ (ou $\alpha = 5\%$), o que elas realmente estão dizendo é que estão dispostas a concluir que há uma diferença quando P é maior que $0,05$.[*] Em outras palavras, estão dispostas a aceitar um alto risco de estarem erradas ao afirmar que o tratamento é efetivo quando, de fato, não é, pois acreditam que os benefícios potenciais do tratamento fazem valer a pena, apesar da crescente incerteza sobre se é ou não realmente efetivo. Visto dessa forma, os debates, muitas vezes difusos, sobre continuar um ensaio clínico podem ser focados na real questão subjacente aos desentendimentos: quão confiante se deve estar de que as diferenças observadas não são devidas ao acaso antes de concluir que o tratamento realmente causou as diferenças observadas?

A resposta para essa questão depende do julgamento pessoal e dos valores, não da metodologia estatística.

Um ensaio controlado aleatorizado é sempre necessário?

Não. Existem algumas ocasiões, como a introdução da penicilina, quando a terapia produz uma melhora tão drástica a ponto de não ser necessário usar ferramentas estatísticas para estimar a probabilidade dos eventos observados terem ocorrido ao acaso.

Além disso, algumas vezes a realidade médica torna impossível fazer um ensaio aleatorizado. Por exemplo, no Capítulo 11, considerou-se um estudo dos efeitos do transplante de medula óssea na sobrevivência de adultos com leucemia. Um grupo de pessoas recebeu um transplante de medula óssea de um irmão compatível (transplante alogênico), e outro grupo recebeu medula óssea removida de si antes do início do tratamento com quimioterapia e radiação para câncer (transplante autólogo). Uma vez que nem todos tinham um irmão compatível que poderia servir como doador para o transplante, foi impossível aleatorizar os tratamentos. Para minimizar o viés no estudo, entretanto, os investigadores trataram todas as pessoas no estudo da mesma forma e, cuidadosamente, combinaram as pessoas nos dois grupos, em relação a outras características que podem ter afetado o resultado. Essa situação ocorre com frequência em estudos clínicos: é particularmente importante ver que os sujeitos nos diferentes grupos experimentais são tão similares quanto possível quando uma aleatorização estrita não é possível.

Muitas vezes, existem também acidentes da natureza, que forçam práticos atentos a reavaliar o valor de uma terapia aceita. Por exemplo, Ambroise Paré, um cirurgião militar francês, seguiu a terapia aceita para tratar ferimentos de bala com óleo fervente. Durante uma batalha na Itália, em 1536, ele ficou sem óleo e simplesmente teve de fazer curativos em feridas não tratadas. Depois de passar uma noite em claro preocupado com seus pacientes que foram privados da terapia aceita, eles surpreendeu-se ao encontrá-los "livres da veemência da dor por terem tido um bom descanso", enquanto o tratamento convencional dos soldados era febril e atormentado pela dor.[†] A história não registra se Paré então preparou uma proposta para fazer um ensaio clínico para estudar o valor do óleo fervente no tratamento de ferimentos de bala. Deveria e seria necessário fazer um ensaio clínico se ele tivesse feito essa descoberta hoje?

---

[*] Quando os dados são examinados à medida que acumulam em um ensaio clínico, pode-se encontrar o mesmo problema de comparações múltiplas discutidas nos Capítulos 3 e 4. Além disso, é importante usar técnicas especializadas chamadas de *testes sequenciais* que levam em conta o fato de que se está olhando para os dados mais de uma vez.

[†] Este exemplo é tomado de Wulff HR. *Rational Diagnosis and Treatment*. Oxford: Blackwell;1976. Esse excelente livro constrói muitas pontes entre as ideias que vem sendo discutidas e o processos de diagnóstico terapêutico pensados.

A ALEATORIZAÇÃO GARANTE CONCLUSÕES CORRETAS?

O ensaio controlado aleatorizado é a maneira mais convincente de demonstrar o valor de uma terapia. Pode-se assumir que isso sempre levará a conclusões corretas? Não.

Primeiro, como discutido no Capítulo 6, o ensaio pode envolver poucos pacientes para ter poder suficiente para detectar uma diferença verdadeira.

Segundo, se os investigadores requerem $P < 0,05$ para concluir que os dados são incompatíveis com a hipótese de que o tratamento não tem efeito, a longo prazo eles encontrarão os 5% de efeitos "estatisticamente significativos" devido a chance de em processos de amostragem aleatória quando, na verdade, o tratamento não teve efeito, ou seja, a hipótese nula está correta. (Uma vez que há mais probabilidade de os pesquisadores publicarem resultados positivos do que negativos, mais de 5% dos resultados publicados provavelmente devem-se mais ao acaso do que aos tratamentos.) Isso significa que quanto mais testes forem feitos, mais afirmações incorretas serão acumuladas. Quando se coleta um conjunto de dados e se subdivide repetidamente os dados em subgrupos cada vez menores, não é incomum "encontrar" uma diferença devida à variação aleatória em vez de um efeito real do tratamento.

Muitos ensaios clínicos, especialmente aqueles sobre doenças crônicas como doença arterial coronária e diabetes, são delineados para responder uma questão simples e ampla lidando com o efeito dos tratamentos concorrentes na sobrevivência. Esses ensaios envolvem trabalho e custos consideráveis e levam a muitos dados, e os pesquisadores geralmente estão interessados em compilar o máximo de informação que for possível (e assim ocorre em muitas publicações) a partir dos seu esforços. Como resultado, a amostra é muitas vezes dividida em subgrupos baseados em várias variáveis de prognósticos potenciais, e os subgrupos são comparados com a variável resposta de interesse (em geral, sobrevivência). Esse procedimento inevitavelmente leva a um ou mais subgrupos de pacientes em que a terapia é eficaz.

Para demonstrar as dificuldades que podem surgir quando se começa a examinar os subgrupos de pacientes em ensaios controlados aleatorizados, Kerry Lee e colaboradores[*] tomaram 1.073 pacientes que tinham doença arterial coronária e foram tratados com terapia média na Duke University e aleatoriamente os dividiram em dois grupos. *O "tratamento" foi a aleatorização.* Assim, se as amostras forem representativas, não se pode esperar nenhuma diferença sistemática entre os dois grupos. De fato, quando os dois grupos são comparados levando em conta idade, sexo, história médica, resultados eletrocardiográficos, número de artérias coronárias bloqueadas, ou se o coração exibiu ou não um padrão normal de contração, usando os métodos que este livro descreve, eles não encontraram diferenças significativas entre os dois grupos, exceto no padrão de contração do ventrículo esquerdo. Esse resultado não é surpreendente, dado que os dois grupos foram criados por divisão aleatória de um único grupo em duas amostras. Mais importante, não houve quase nenhuma diferença no padrão de sobrevivência dos dois grupos (Fig. 12.1A). Até então, essa situação é análoga a um ensaio clínico aleatorizado delineado para comparar dois grupos que estão recebendo diferentes terapias.

Como já foi observado, depois de todo o trabalho de coletar tais dados, pesquisadores estão geralmente interessados em examinar vários subgrupos a fim de ver se qualquer distinção fina pode ser feita para ajudar na lida clínica individual com cada paciente de acordo com as circunstâncias do caso. Para simular esse procedimento, Lee e colaboradores subdividiram (o termo estatístico técnico é "*estratificaram*") os 1.073 pacientes em seis grupos de acordo com o número de artérias coronárias bloqueadas (uma, duas ou três) e com a contração do ventrículo esquerdo dos pacientes (se estava contraindo ou não contraindo normalmente). Esses seis grupos também foram subdivididos depois em subgrupos baseados em se o paciente tinha uma história de insuficiência cardíaca. Eles analisaram os resultados de sobrevivência para os 18 subgrupos (6 + 12) usando as técnicas discutidas no Capítulo 11. Essa análise revelou, entre outros, uma diferença estatisticamente significativa ($P < 0,025$) na sobrevivência entre os dois grupos de pacientes que tiveram três vasos doentes e um padrão de contração anormal (Fig. 12.1B). Como isso foi possível? Apesar de tudo, *aleatorização foi o tratamento*.

---

[*] Lee K, McNeer F, Starmer F, Harris P, Rosati R. Clinical judgment and statistics: lessons from a simulated randomized trial in coronary artery disease. *Circulation.* 1980;61:508-515.

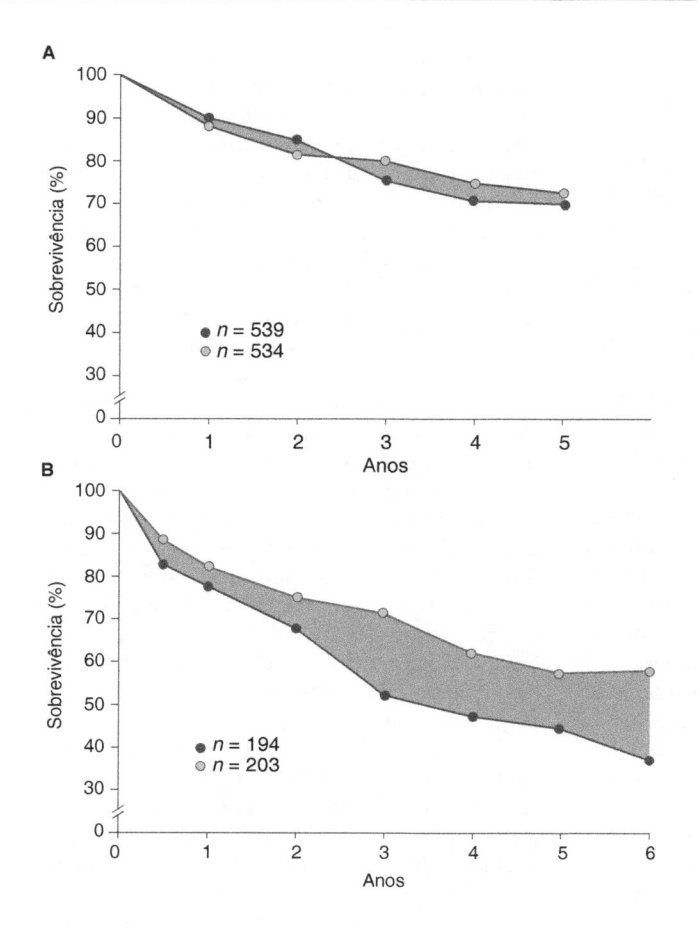

Figura 12.1 (A) Sobrevivência por tempo de 1.073 pessoas com doença arterial coronária medicamente tratada que foram divididas de maneira aleatória em dois grupos. Como esperado, não há nenhuma diferença detectável. **(B)** Sobrevivência em dois subgrupos dos pacientes mostrado no gráfico A que tiveram três vasos doentes e função do ventrículo esquerdo anormal. Os dois diferentes grupos foram selecionados ao acaso e receberam tratamento médico. A diferença é estatisticamente significativa ($P < 0,025$), se não for incluída a correção de Bonferroni, pelo fato de que muitas hipóteses foram testadas mesmo que o único tratamento tenha sido a aleatorização nos dois grupos. As curvas de sobrevivência parecem suaves devido ao grande número de mortes em todos os casos. (Dados para o gráfico A do texto de Lee K, McNeer J, Starmer C, Harris P, Rosati R. Clinical judgment and statistics: lessons from a simulated randomized trial in coronary artery disease. Circulation. 1980;61:508-515, e comunicação pessoal com Dr. Lee. O gráfico B é reproduzido a partir da Fig. 1 do mesmo artigo, com permissão da American Heart Association, Inc.)

Esse resultado é outro aspecto do problema de comparações múltiplas. Sem contar o teste inicial da hipótese global de que a sobrevivência nos dois grupos amostrais originais não é diferente, Lee e colaboradores realizaram 18 comparações diferentes nos dados. As chances de obter um resultado estatisticamente significante com $P < 0,05$, por acaso, para as 18 comparações é $\alpha_T = 1 - (1 - 0,05)^{18} = 0,60$. O resultado na Figura 12.1B é um exemplo desse fato. Quando a amostra total de pacientes em um ensaio clínico é subdividido em muitos subgrupos e o tratamento é comparado dentro desses subgrupos, os resultados das comparações precisam ser interpretados com precaução, especialmente quando os valores de P são relativamente grandes (p. ex., em torno de 0,05, em vez de ser em torno de 0,001).*

---

* Uma abordagem para lidar com este problema seria tratar o teste secundário (junto com a hipótese principal) como uma família de comparações e usar o procedimento de Holm-Sidak para determinar se foi apropriado concluir que qualquer diferença observada foi estatisticamente significativa.

Esse problema não é simplesmente teórico. Isabelle Boutron e colaboradores[†] examinaram 72 ensaios controlados aleatorizados publicados em dezembro de 2006 que tiveram um resultado principal claramente identificado mostrando não significância para esse resultado. Eles constataram que em torno de dois terços dos artigos tinham "torcido" o resultado para destacar que os tratamentos experimentais foram benéficos de alguma maneira, focando nas comparações dos subgrupos ou restringindo a análise a um subconjunto da população ou outra interpretação dúbia dos dados.

Esse exercício ilustra uma regra geral importante para todas as análises estatísticas: deve-se desenhar o experimento para *minimizar o número total de testes estatísticos de hipóteses que precisam ser calculados*.

[†] Boutron I, Dutton S, Ravaud P, Altman DG. Reporting and interpretation of randomized controlled trials with statistically nonsignificant results for primary outcomes. *JAMA*. 2010;303:2058-2064.

PROBLEMAS COM A POPULAÇÃO

Em muitos experimentos laboratoriais e pesquisa de opinião, incluindo pesquisa de mercado e de eleições políticas, é possível definir e localizar a população de interesse e, assim, arranjar uma amostra aleatória apropriada. Em contrapartida, em pesquisa clínica, a amostra geralmente tem de ser tomada de pacientes e voluntários em centros médicos que estejam dispostos a participar do projeto. Esse fato pode fazer a interpretação do estudo, em termos da população como um todo, ser uma tarefa bastante difícil.

Pessoas que frequentam clínicas ou estão hospitalizadas em centros médicos universitários não são, de fato, típicas da população como um todo ou nem mesmo da população de pessoas doentes. A Figura 12.2 mostra que, de 1.000 pessoas nos Estados Unidos, apenas oito são internadas em um hospital em um dado mês, e *menos de uma* é referente a um centro médico acadêmico. É frequente que uma pessoa esteja disposta a participar em um protocolo de pesquisa clínica. Algumas vezes a população de interesse consiste em pessoas com problemas médicos misteriosos e complexos que levam a um encaminhamento para um centro médico acadêmico; nesses casos, uma amostra consistindo de tais pessoas poderia ser considerada para representar a população relevante. Entretanto, como a Figura 12.2 deixa claro, uma amostra de pessoas tomada (mesmo que ao acaso) a partir de pacientes em um centro médico universitário dificilmente pode ser considerada representativa da população como um todo. Esse fato deve ser considerado cuidadosamente quando avalia-se um relatório de pesquisa para decidir apenas para qual população (i.e., para quem) esses resultados podem ser generalizados.

Além de as pessoas tratadas em centros médicos acadêmicos não representarem realmente o verdadeiro espectro de doenças na comunidade, existe uma dificuldade adicional devido ao fato de que pacientes hospitalizados não representam uma amostra aleatória da população como um todo. Não é incomum pesquisadores completarem estudos de associação entre doenças diferentes baseados em pacientes de hospital (ou pacientes que procuram ajuda médica em ambulatórios). Em geral, doenças diferentes levam a taxas diferentes de hospitalização (ou de consultas médicas). A não ser que um cuidado extremo seja tomado na análise dos resultados de tais estudos para garantir que existem taxas comparáveis de todas as classes de doenças, qualquer associação aparente (ou falta de associação) entre várias doenças e sintomas é tão provável de ser devida às taxas diferenciais em que os pacientes procuram ajuda (ou morrem, se este for um estudo de necropsia) quanto a uma associação verdadeira entre as doenças. Esse problema é chamado de *falácia de Berkson*, em homenagem ao estatístico que identificou o problema pela primeira vez.

COMO MELHORAR OS ESTUDOS

Usar o pensamento estatístico para chegar a conclusões em prática clínica e em ciências biomédi-

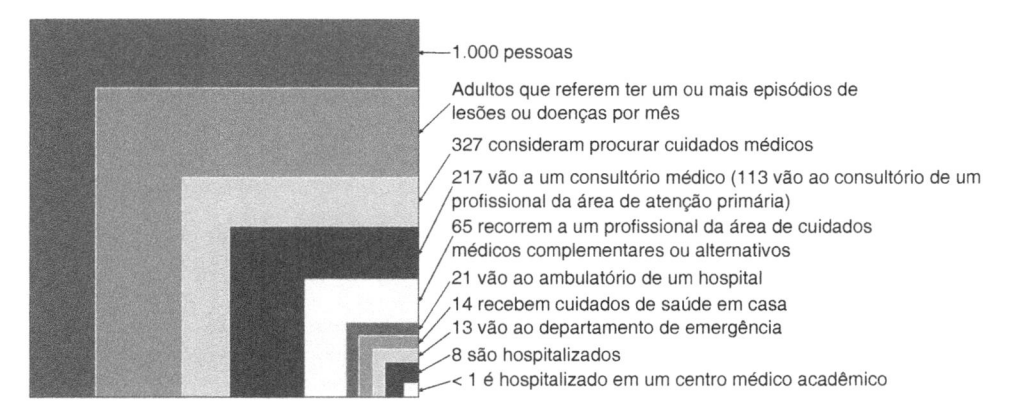

Figura 12.2 Estimativa do número de pessoas nos Estados Unidos que relatam doenças e recebem várias formas de cuidados de saúde. Menos de 1 em 1.000 é hospitalizada em um centro médico acadêmico. (Redesenhada com permissão a partir da Fig. 2 de Green La, Fryer GE Jr, Yawn BP, Lanier D, Dovey SM., The ecology of medical care revisited. *N Engl J Med*. 2001;344:2021-2025.)

- 1.000 pessoas
- Adultos que referem ter um ou mais episódios de lesões ou doenças por mês
- 327 consideram procurar cuidados médicos
- 217 vão a um consultório médico (113 vão ao consultório de um profissional da área de atenção primária)
- 65 recorrem a um profissional da área de cuidados médicos complementares ou alternativos
- 21 vão ao ambulatório de um hospital
- 14 recebem cuidados de saúde em casa
- 13 vão ao departamento de emergência
- 8 são hospitalizados
- < 1 é hospitalizado em um centro médico acadêmico

cas é muito mais eficiente que memorizar algumas fórmulas e olhar valores de *P* em tabelas. Como todos os esforços humanos, a aplicação de procedimentos estatísticos e a interpretação dos resultados requerem compreensão – não somente de técnicas estatísticas, mas também de questões clínicas e científicas a serem respondidas. Como discutido no Capítulo 1, esses métodos continuarão a crescer em importância, junto com o crescimento das pressões econômicas para evidência de que procedimentos diagnósticos e terapias realmente valham o custo do paciente e da sociedade como um todo. Argumentos estatísticos têm um papel central em muitas dessas discussões.

Mesmo assim, os aspectos estatísticos de muitas pesquisas médicas são supervisionados por pesquisadores que apenas ouviram falar de teste *t* (e, talvez, tabelas de contingência) independentemente da natureza do desenho experimental e dos dados. Uma vez que os próprios pesquisadores sabem bem o que eles estão tentando estabelecer e são responsáveis por traçar as conclusões, eles deveriam tomar a iniciativa da análise dos dados. Infelizmente, essa tarefa muitas vezes cai na mão do técnico de laboratório ou do consultor estatístico, que não entende de fato a questão ou a coleta dos dados.

Esse problema é agravado pelo fato de os pesquisadores frequentemente irem à clínica ou ao laboratório e coletarem dados antes de pensarem claramente sobre a questão específica que desejam responder. Como resultado, depois os dados são coletados e os pesquisadores começam a procurar por um valor de *P* (muitas vezes sob pressão de um prazo para submeter um resumo para um encontro científico). Então, se deparam com o fato de que valores de *P* estão associados a *testes de hipótese* estatísticos e que, para testar uma hipótese, é preciso ter uma.

Como discutido anteriormente neste capítulo, a hipótese (como incorporada no tipo de experimento ou estudo observacional) combinada com a escala de medida determina o método estatístico a ser usado. De posse de uma hipótese clara, é relativamente simples delinear um estudo observacional ou um experimento e determinar o método de análise estatística a ser aplicado antes de começar a coleta de dados. O procedimento mais simples consiste em fazer a tabela que irá conter os dados antes de coletá-los, assumir que se têm os números, e então determinar o método de análise. Esse exercício assegurará que após passar pelos problemas e pelos gastos de realmente coletar os dados, será possível analisá-los.

Mesmo que esse procedimento possa parecer óbvio, poucas pessoas o seguem. Como resultado, muitas vezes problemas aparecem quando chega a hora de calcular o valor de *P*, pois o desenho do estudo não se ajusta com a hipótese – que é finalmente verbalizada quando um estatístico mal-humorado exige isto – ou o desenho não se ajusta ao paradigma associado a um dos testes de hipótese estatísticos estabelecidos. (Esse problema é especialmente agudo quando se trata de estudos com desenhos complexos.) Estando de frente com um pesquisador desesperado e tendo o desejo de ser útil, o consultor estatístico muitas vezes tentará salvar as pesquisas propondo a análise de um subconjunto dos dados, sugerindo o uso de métodos menos poderosos, ou sugerindo que o pesquisador use os seus dados para testar hipóteses diferentes (i.e., fazer uma pergunta diferente). Enquanto esses passos podem servir para um objetivo a curto prazo de conseguir um resumo a tempo, ele não incentivam as pesquisas científicas e clínicas eficientes. Esses problemas que geram frustração podem ser facilmente evitados se os pesquisadores simplesmente pensarem sobre como eles analisarão seus dados no *início* e não no final do processo. Infelizmente, a maioria não faz isso.

Ao avaliar a força de um argumento a favor ou contra algum tratamento ou hipótese científica, o que se deve procurar? Devem estar claros para o pesquisador[*]

- *A hipótese que está sendo examinada (de preferência, com hipótese nula específica para ser analisada estatisticamente).*
- *Os dados usados para testar esta hipótese e o procedimento usado para coletá-los (incluindo o procedimento de aleatorização).*
- *A população que as amostras representam.*
- *O procedimento estatístico usado para avaliar os dados e chegar a conclusões.*
- *O poder do estudo em detectar um efeito especificado, sobretudo se a conclusão for "negativa".*

---

[*] Muitos periódicos têm mudado para formalizar a apresentação dos resultados de ensaios controlados aleatoriamente. Para um padrão amplamente aceito, ver Altman DG, Schulz KF, Moher D, Egger M, Davidoff F, Elbourne D, Gøtzsche PC, Lang T, CONSORT Group (Consolidated Standards of Reporting Trials). The revised CONSORT statement for reporting randomized trials: explanation and elaboration. *Ann Int Med.* 2001;134:663-694.

Quanto mais próximos desse padrão uma apresentação oral ou artigo estiver, mais atentos os autores estão em relação às questões estatísticas com as quais eles estão lidando e mais confiantes pode-se estar sobre as conclusões.

Deve-se imediatamente suspeitar de um artigo que não fale nada a respeito dos procedimentos usados para obter "valores de P" ou que inclua afirmações sem sentido como "procedimentos estatísticos padrão foram utilizados".

Da mesma forma – particularmente para estudos financiados por uma organização com interesse comercial intenso nos resultados (como uma indústria farmacêutica ou de tabaco) –, deve-se tomar cuidado para garantir que as conclusões colocadas no artigo são, de fato, consistentes com os resultados deste artigo e que eles não tenham sido "manipulados" para suportar os interesses dos financiadores.*

Finalmente, esses problemas de ética e validade científica, especialmente como aqueles que envolvem sujeitos humanos e animais, são intrinsecamente ligados. Qualquer experimentação que produza resultados enganosos ou incorretos como resultado de erros metodológicos evitáveis – estatisticamente ou de outra maneira – é antiética. Coloca os sujeitos em risco por não tomar as precauções contra riscos de injúria desnecessários, desconforto e, no caso de humanos, inconveniência. Além disso, quantias significativas de tempo e dinheiro são desperdiçadas tentando reproduzir ou refutar resultados errôneos. Alternativamente, esses resultados podem ser aceitos sem nenhuma análise posterior e afetar, de maneira adversa, não somente o trabalho da comunidade científica, mas também o tratamento de pacientes no futuro.

É claro que um estudo bem-delineado e propriamente analisado não torna automaticamente a pesquisa do investigador inovadora, profunda, ou mesmo algo pelo qual vale colocar os sujeitos em um risco como parte do processo de coleta de dados. Entretanto, mesmo para questões importantes, é claramente antiético colocar sujeitos em risco para coletar dados em um estudo mal delineado, quando esta situação pode ser evitada facilmente por um pequeno conhecimento técnico (como o incluído neste livro) e um planejamento mais pensado.

Como pode-se ajudar a melhorar esta situação?

Não se deve deixar que as pessoas fujam com um pensamento estatístico desleixado ou com um delineamento do trabalho enviesado mais do que você permitiria que eles fugissem com um pensamento clínico e científico desleixado. Deve-se escrever cartas ao editor, fazer perguntas nas aulas, rodadas e encontros. Quando alguém responder que não sabe como ou de onde vem o P, pode-se perguntar como podem estar certos de que seus resultados realmente significam o que eles dizem. A resposta pode ser que eles não podem.

Mais importante, ao decidir contribuir para o fundo dos conhecimentos científico e clínico, deve-se tomar o tempo e o cuidado para fazer isso de maneira correta.

---

* Em adição a esta discussão sobre manipular resultados anteriormente neste capítulo, os Problemas 5.5 e 5.6 fornecem exemplos. Ver também Tong EK, Glantz SA. Constructing "sound science" and "good epidemiology": tobacco, lawyers, and public relations firms. *Am J Public Health*. 2001;91: 1749-1757.

APÊNDICE A

Formas computacionais

PARA INTERPOLAR ENTRE DOIS VALORES EM UMA TABELA ESTATÍSTICA

Se o valor procurado não está na tabela estatística, é possível estimar o valor por *interpolação linear*. Por exemplo, pode-se supor que se quer um valor crítico de um teste estatístico, C, correspondente a v graus de liberdade, e esse valor de graus de liberdade não está na tabela. Encontrar os valores de graus de liberdade que estão na tabela que englobem v, denominados a e b. Determinar a fração do intervalo entre a e b em que v se encontra, $f = (v - a)/(b - a)$. Portanto, o valor crítico desejado é $C = C_a + f(C_b - C_a)$, em que C_a e C_b são os valores críticos que correspondem aos valores a e b de graus de liberdade.

Uma abordagem similar pode ser utilizada para interpolar valores entre dois valores de P para dados valores de graus de liberdade. Por exemplo, pode-se supor que se quer estimar o valor de P que corresponda a $t = 2,620$ com 20 graus de liberdade. A partir da Tabela 4.1, com 20 graus de liberdade $t_{0,01} = 2,845$ e $t_{0,02} = 2,528$, $f = (2,620 - 2,845)/(2,528 - 2,845) = 0,7098$, e $P = 0,01 + 0,07098 \times (0,02 - 0,01) = 0,0171$.

VARIÂNCIA

$$s^2 = \frac{\sum X^2 - (\sum X)^2/n}{n-1}$$

ANÁLISE DE VARIÂNCIA UNIFATORIAL

Estas fórmulas podem ser usadas para amostras de mesmo tamanho ou de tamanhos diferentes.

Médias amostrais e desvios-padrão

Para o grupo de tratamento t: n_t = tamanho da amostra, $\overline{X}_t$ = média, s_t = desvio-padrão. Há um total k de grupos de tratamento.

$$N = \sum n_t$$
$$SQ_{\text{dentro}} = \sum (n_t - 1)s_t^2$$
$$v_{\text{dentro}} = GL_{\text{dentro}} = N - k$$
$$s_{\text{dentro}}^2 = \frac{SQ_{\text{dentro}}}{GL_{\text{dentro}}}$$
$$SQ_{\text{entre}} = \sum n_t \overline{X}_t^2 - \frac{(\sum n_t \overline{X}_t)^2}{N}$$
$$v_{\text{entre}} = GL_{\text{entre}} = k - 1$$
$$s_{\text{entre}}^2 = \frac{SQ_{\text{entre}}}{GL_{\text{entre}}}$$
$$F = \frac{s_{\text{entre}}^2}{s_{\text{dentro}}^2}$$

Dados brutos

O t subscrito se refere ao grupo de tratamento; o s subscrito se refere ao sujeito experimental.

$$C = (\sum_t \sum_s X_{ts})^2/N$$
$$SQ_{\text{total}} = \sum_t \sum_s X_{ts}^2 - C$$
$$SQ_{\text{entre}} = \sum_t \frac{(\sum_s X_{ts})^2}{n_t} - C$$
$$SQ_{\text{dentro}} = SQ_{\text{total}} - SQ_{\text{entre}}$$

Os graus de liberdade e o F são calculados como mostrado anteriormente.

TESTE t NÃO PAREADO

Médias amostrais e desvios-padrão

$$t = \frac{\overline{X}_1 - \overline{X}_2}{s_{\overline{X}_1 - \overline{X}_2}}$$

em que

$$s_{\overline{X}_1 - \overline{X}_2} = \sqrt{\frac{n_1 + n_2}{n_1 n_2 (n_1 + n_2 - 2)} \left[(n_1 - 1) s_1^2 + (n_2 - 1) s_2^2 \right]}$$

$$\nu = n_1 + n_2 - 2$$

Dados brutos

Utilizar

$$s_{\overline{X}_1 - \overline{X}_2} = \sqrt{\frac{n_1 + n_2}{n_1 n_2 (n_1 + n_2 - 2)} \left[\begin{array}{c} \Sigma X_1^2 - \dfrac{(\Sigma X_1)^2}{n_1} \\ + \Sigma X_2^2 - \dfrac{(\Sigma X_2)^2}{n_2} \end{array} \right]}$$

na equação para t mostrada anteriormente.

TABELAS DE CONTINGÊNCIA 2 × 2 (INCLUINDO A CORREÇÃO DE YATES PARA CONTINUAÇÃO)

A tabela de contingência é

A B
C D

Qui-quadrado

$$\chi^2 = \frac{N(|AD - BC| - N/2)^2}{(A+B)(C+D)(A+C)(B+D)}$$

em que $N = A + B + C + D$.

Teste de McNemar

$$\chi^2 = \frac{(|B - C| - 1)^2}{B + C}$$

em que B e C são o número de pessoas que responderam a apenas um dos tratamentos.

Teste exato de Fischer

Alterar as linhas e colunas da tabela de contingência para que a menor frequência observada esteja na posição A. Calcular as probabilidades associadas à tabela resultante, e todas as tabelas mais extremas obtidas pela subtração $A - 1$ e recalcular a tabela para manter os totais de linhas e colunas até que $A = 0$. Somar todas essas probabilidades para obter a primeira cauda do teste. No caso de a soma de duas linhas ou a soma de duas colunas serem iguais, duplicar a probabilidade resultante para obter um valor de P bicaudal. Caso contrário, para obter a segunda cauda do teste, identificar o menor dos elementos B ou C. Supor que seja B. Subtrair 1 de B e calcular a probabilidade da tabela associada. Repetir esse processo até que B seja reduzido a 0. Identificar aquelas tabelas com probabilidades menores ou iguais do que a probabilidade associada às observações originais. Somar essas probabilidades à primeira cauda de probabilidades para obter um valor bicaudal de P. Todas as tabelas computadas pela variação de B podem não ter probabilidades mais baixas que a tabela original; estas não contribuem para o valor de P.

A Tabela A.1 lista os valores de $n!$ para a utilização no teste exato de Fischer. Para valores maiores de n, usar um computador ou logaritmos como $P = $ antilog $[(\log 9! + \log 14! + \log 11! + \log 12!) - \log 23! - (\log 1! + \log 14! + \log 11! + \log 12!)]$, utilizando tabelas de log fatoriais disponíveis em manuais de tabelas matemáticas.

REGRESSÃO LINEAR E CORRELAÇÃO

$$SQ_{total} = \Sigma Y^2 - \frac{(\Sigma Y)^2}{n}$$

$$SQ_{reg} = b \left(\Sigma XY - \frac{\Sigma X \Sigma Y}{n} \right)$$

$$s_{y \cdot x} = \sqrt{\frac{SQ_{total} - SQ_{reg}}{n - 2}}$$

$$r = \sqrt{\frac{SQ_{reg}}{SQ_{total}}} = \frac{\Sigma XY - n \overline{X} \overline{Y}}{\sqrt{(\Sigma X^2 - n \overline{X}^2)(\Sigma Y^2 - n \overline{Y}^2)}}$$

Tabela A.1 Valores de n! para n = 1 até n = 20

n	n!
0	1
1	1
2	2
3	6
4	24
5	120
6	720
7	5.040
8	40.320
9	362.880
10	3.628.800
11	39.916.800
12	479.001.600
13	6.227.020.800
14	87.178.291.200
15	1.307.674.368.000
16	20.922.789.888.000
17	355.687.428.096.000
18	6.402.373.705.728.000
19	121.645.100.408.832.000
20	2.432.902.008.176.640.000

ANÁLISE DE VARIÂNCIA DE MEDIDAS REPETIDAS

Existem k tratamentos e n sujeitos experimentais.

$$A = \frac{(\sum_t \sum_s \sum_{ts} X_{ts})^2}{kn}$$

$$B = \sum_t \sum_s X_{ts}^2$$

$$C = \frac{(\sum_t \sum_s X_{ts})^2}{n}$$

$$D = \frac{\sum_s (\sum_t X_{ts})^2}{k}$$

$$SQ_{trat} = C - A$$

$$SQ_{res} = A + B - C - D$$

$$GL_{trat} = k - 1$$

$$GL_{res} = (n-1)(k-1)$$

$$F = \frac{SQ_{trat}/GL_{trat}}{SQ_{res}/GL_{res}}$$

TESTE DE KRUSKAL-WALLIS

$$H = \frac{12}{N(N+1)} \sum \left(\frac{R_t^2}{n_t} \right) - 3(N+1)$$

em que $N = \sum n_t$.

TESTE DE FRIEDMAN

$$x_r^2 = \frac{12}{nk(k+1)} \sum R_t^2 - 3n(k+1)$$

em que há k tratamentos e n sujeitos experimentais e R_t é a soma das categorias para o tratamento t.

APÊNDICE B
Tabelas estatísticas e gráficos de poder

Tabelas estatísticas

Tabela 3.1 Valores críticos de F correspondentes a $P < 0,05$ e $P < 0,01$

Tabela 4.1 Valores críticos de t (bicaudal)

Tabela 4.4 Valores críticos de P de Holm-Sidak para comparações individuais para manter uma taxa de erro da família de testes a 5% ($\alpha_T = 0,05$)

Tabela 5.5 Valores críticos para a distribuição χ^2

Tabela 6.2 Valores críticos de t (unicaudal)

Tabela 8.7 Valores críticos para o coeficiente de correlação de postos de Spearman

Tabela 10.3 Valores críticos da estatística T de soma de postos de Mann-Whitney (bicaudal)

Tabela 10.7 Valores críticos de W de Wilcoxon (bicaudal)

Tabela 10.14 Valores críticos de χ_r^2 de Friedman

Gráficos de poder da análise de variância

Tabela 3.1 — Valores críticos de F correspondentes a $P < 0{,}05$ (letras suaves) e $P < 0{,}01$ (letras em negrito)

v_d	1	2	3	4	5	6	7	8	9	10	11	12	14	16	20	24	30	40	50	75	100	200	500	∞
1	161	200	216	225	230	234	237	239	241	242	243	244	245	246	248	249	250	251	252	253	253	254	254	254
	4.052	**4.999**	**5.403**	**5.625**	**5.764**	**5.859**	**5.928**	**5.981**	**6.022**	**6.056**	**6.082**	**6.106**	**6.142**	**6.169**	**6.208**	**6.234**	**6.261**	**6.286**	**6.302**	**6.323**	**6.334**	**6.352**	**6.361**	**6.366**
2	18,51	19,00	19,16	19,25	19,30	19,33	19,36	19,37	19,38	19,39	19,40	19,41	19,42	19,43	19,44	19,45	19,46	19,47	19,47	19,48	19,49	19,49	19,50	19,50
	98,49	**99,00**	**99,17**	**99,25**	**99,30**	**99,33**	**99,36**	**99,37**	**99,39**	**99,40**	**99,41**	**99,42**	**99,43**	**99,44**	**99,45**	**99,46**	**99,47**	**99,48**	**99,48**	**99,49**	**99,49**	**99,49**	**99,50**	**99,50**
3	10,13	9,55	9,28	9,12	9,01	8,94	8,88	8,84	8,81	8,78	8,76	8,74	8,71	8,69	8,66	8,64	8,62	8,60	8,58	8,57	8,56	8,54	8,54	8,53
	34,12	**30,82**	**29,46**	**28,71**	**28,24**	**27,91**	**27,67**	**27,49**	**27,34**	**27,23**	**27,13**	**27,05**	**26,92**	**26,83**	**26,60**	**26,60**	**26,50**	**26,41**	**26,35**	**26,27**	**26,23**	**26,18**	**26,14**	**26,12**
4	7,71	6,94	6,59	6,39	6,26	6,16	6,09	6,04	6,00	5,96	5,93	5,91	5,87	5,84	5,80	5,77	5,74	5,71	5,70	5,68	5,66	5,65	5,64	5,63
	21,20	**18,00**	**16,69**	**15,98**	**15,52**	**15,21**	**14,98**	**14,80**	**14,66**	**14,54**	**14,45**	**14,37**	**14,24**	**14,15**	**14,02**	**13,93**	**13,83**	**13,74**	**13,69**	**13,61**	**13,57**	**13,52**	**13,48**	**13,46**
5	6,61	5,79	5,41	5,19	5,05	4,95	4,88	4,82	4,78	4,74	4,70	4,68	4,64	4,60	4,56	4,53	4,50	4,46	4,44	4,42	4,40	4,38	4,37	4,36
	16,26	**13,27**	**12,06**	**11,39**	**10,97**	**10,67**	**10,45**	**10,29**	**10,15**	**10,05**	**9,96**	**9,89**	**9,77**	**9,68**	**9,55**	**9,47**	**9,38**	**9,29**	**9,24**	**9,17**	**9,13**	**9,07**	**9,04**	**9,02**
6	5,99	5,14	4,76	4,53	4,39	4,28	4,21	4,15	4,10	4,06	4,03	4,00	3,96	3,92	3,87	3,84	3,81	3,77	3,75	3,72	3,71	3,69	3,68	3,67
	13,74	**10,92**	**9,78**	**9,15**	**8,75**	**8,47**	**8,26**	**8,10**	**7,98**	**7,87**	**7,79**	**7,72**	**7,60**	**7,52**	**7,39**	**7,31**	**7,23**	**7,14**	**7,09**	**7,02**	**6,99**	**6,94**	**6,90**	**6,88**
7	5,59	4,74	4,35	4,12	3,97	3,87	3,79	3,73	3,68	3,63	3,60	3,57	3,52	3,49	3,44	3,41	3,38	3,34	3,32	3,29	3,28	3,25	3,24	3,23
	12,25	**9,55**	**8,45**	**7,85**	**7,46**	**7,19**	**7,00**	**6,84**	**6,71**	**6,62**	**6,54**	**6,47**	**6,35**	**6,27**	**6,15**	**6,07**	**5,98**	**5,90**	**5,85**	**5,78**	**5,75**	**5,70**	**5,67**	**5,65**
8	5,32	4,46	4,07	3,84	3,69	3,58	3,50	3,44	3,39	3,34	3,31	3,28	3,23	3,20	3,15	3,12	3,08	3,05	3,03	3,00	2,98	2,96	2,94	2,93
	11,26	**8,65**	**7,59**	**7,01**	**6,63**	**6,37**	**6,19**	**6,03**	**5,91**	**5,82**	**5,74**	**5,67**	**5,56**	**5,48**	**5,36**	**5,28**	**5,20**	**5,11**	**5,06**	**5,00**	**4,96**	**4,91**	**4,88**	**4,86**
9	5,12	4,26	3,86	3,63	3,48	3,37	3,29	3,23	3,18	3,13	3,10	3,07	3,02	2,98	2,93	2,90	2,86	2,82	2,80	2,77	2,76	2,73	2,72	2,71
	10,56	**8,02**	**6,99**	**6,42**	**6,06**	**5,80**	**5,62**	**5,47**	**5,35**	**5,26**	**5,18**	**5,11**	**5,00**	**4,92**	**4,80**	**4,73**	**4,64**	**4,56**	**4,51**	**4,45**	**4,41**	**4,36**	**4,33**	**4,31**
10	4,96	4,10	3,71	3,48	3,33	3,22	3,14	3,07	3,02	2,97	2,94	2,91	2,86	2,82	2,77	2,74	2,70	2,67	2,64	2,61	2,59	2,56	2,55	2,54
	10,04	**7,56**	**6,55**	**5,99**	**5,64**	**5,39**	**5,21**	**5,06**	**4,95**	**4,85**	**4,78**	**4,71**	**4,60**	**4,52**	**4,41**	**4,33**	**4,25**	**4,17**	**4,12**	**4,05**	**4,01**	**3,96**	**3,93**	**3,91**
11	4,84	3,98	3,59	3,36	3,20	3,09	3,01	2,95	2,90	2,86	2,82	2,79	2,74	2,70	2,65	2,61	2,57	2,53	2,50	2,47	2,45	2,42	2,41	2,40
	9,65	**7,20**	**6,22**	**5,67**	**5,32**	**5,07**	**4,88**	**4,74**	**4,63**	**4,54**	**4,46**	**4,40**	**4,29**	**4,21**	**4,10**	**4,02**	**3,94**	**3,86**	**3,80**	**3,74**	**3,70**	**3,66**	**3,62**	**3,60**
12	4,75	3,88	3,49	3,26	3,11	3,00	2,92	2,85	2,80	2,76	2,72	2,69	2,64	2,60	2,54	2,50	2,46	2,42	2,40	2,36	2,35	2,32	2,31	2,30
	9,33	**6,93**	**5,95**	**5,41**	**5,06**	**4,82**	**4,65**	**4,50**	**4,39**	**4,30**	**4,22**	**4,16**	**4,05**	**3,98**	**3,86**	**3,78**	**3,70**	**3,61**	**3,56**	**3,49**	**3,46**	**3,41**	**3,38**	**3,36**
13	4,67	3,80	3,41	3,18	3,02	2,92	2,84	2,77	2,72	2,67	2,63	2,60	2,55	2,51	2,46	2,42	2,38	2,34	2,32	2,28	2,26	2,24	2,22	2,21
	9,07	**6,70**	**5,74**	**5,20**	**4,86**	**4,62**	**4,44**	**4,30**	**4,19**	**4,10**	**4,02**	**3,96**	**3,85**	**3,78**	**3,67**	**3,59**	**3,51**	**3,42**	**3,37**	**3,30**	**3,27**	**3,21**	**3,18**	**3,16**
14	4,60	3,74	3,34	3,11	2,96	2,85	2,77	2,70	2,65	2,60	2,56	2,53	2,48	2,44	2,39	2,35	2,31	2,27	2,24	2,21	2,19	2,16	2,14	2,13
	8,86	**6,51**	**5,56**	**5,03**	**4,69**	**4,46**	**4,28**	**4,14**	**4,03**	**3,94**	**3,86**	**3,80**	**3,70**	**3,62**	**3,51**	**3,43**	**3,34**	**3,26**	**3,21**	**3,14**	**3,11**	**3,06**	**3,02**	**3,00**
15	4,54	3,68	3,29	3,06	2,90	2,79	2,70	2,64	2,59	2,55	2,51	2,48	2,43	2,39	2,33	2,29	2,25	2,21	2,18	2,15	2,12	2,10	2,08	2,07
	8,68	**6,36**	**5,42**	**4,89**	**4,56**	**4,32**	**4,14**	**4,00**	**3,89**	**3,80**	**3,73**	**3,67**	**3,56**	**3,48**	**3,36**	**3,29**	**3,20**	**3,12**	**3,07**	**3,00**	**2,97**	**2,92**	**2,89**	**2,87**
16	4,49	3,63	3,24	3,01	2,85	2,74	2,66	2,59	2,54	2,49	2,45	2,42	2,37	2,33	2,28	2,24	2,20	2,16	2,13	2,09	2,07	2,04	2,02	2,01
	8,53	**6,23**	**5,29**	**4,77**	**4,44**	**4,20**	**4,03**	**3,89**	**3,78**	**3,69**	**3,61**	**3,55**	**3,45**	**3,37**	**3,25**	**3,18**	**3,10**	**3,01**	**2,96**	**2,98**	**2,86**	**2,80**	**2,77**	**2,75**
17	4,45	3,59	3,20	2,96	2,81	2,70	2,62	2,55	2,50	2,45	2,41	2,38	2,33	2,29	2,23	2,19	2,15	2,11	2,08	2,04	2,02	1,99	1,97	1,96
	8,40	**6,11**	**5,18**	**4,67**	**4,34**	**4,10**	**3,93**	**3,79**	**3,68**	**3,59**	**3,52**	**3,45**	**3,35**	**3,27**	**3,16**	**3,08**	**3,00**	**2,92**	**2,86**	**2,79**	**2,76**	**2,70**	**2,67**	**2,65**
18	4,41	3,55	3,16	2,93	2,77	2,66	2,58	2,51	2,46	2,41	2,37	2,34	2,29	2,25	2,19	2,15	2,11	2,07	2,04	2,00	1,98	1,95	1,93	1,92
	8,28	**6,01**	**5,09**	**4,58**	**4,25**	**4,01**	**3,85**	**3,71**	**3,60**	**3,51**	**3,44**	**3,37**	**3,27**	**3,19**	**3,07**	**3,00**	**2,91**	**2,83**	**2,78**	**2,71**	**2,68**	**2,62**	**2,59**	**2,57**

(continua)

Tabela 3.1 Valores críticos de F correspondentes a $P < 0,05$ (letras suaves) e $P < 0,01$ (letras em negrito) (continuação)

v_d	1	2	3	4	5	6	7	8	9	10	11	12	14	16	20	24	30	40	50	75	100	200	500	∞
19	4,38 **8,18**	3,52 **5,93**	3,13 **5,01**	2,90 **4,50**	2,74 **4,17**	2,63 **3,94**	2,55 **3,77**	2,48 **3,63**	2,43 **3,52**	2,38 **3,43**	2,34 **3,36**	2,31 **3,30**	2,26 **3,19**	2,21 **3,12**	2,15 **3,00**	2,11 **2,92**	2,07 **2,84**	2,02 **2,76**	2,00 **2,70**	1,96 **2,63**	1,94 **2,60**	1,91 **2,54**	1,90 **2,51**	1,88 **2,49**
20	4,35 **8,10**	3,49 **5,85**	3,10 **4,94**	2,87 **4,43**	2,71 **4,10**	2,60 **3,87**	2,52 **3,71**	2,45 **3,56**	2,40 **3,45**	2,35 **3,37**	2,31 **3,30**	2,28 **3,23**	2,23 **3,13**	2,18 **3,05**	2,12 **2,94**	2,08 **2,86**	2,04 **2,77**	1,99 **2,69**	1,96 **2,63**	1,92 **2,56**	1,90 **2,53**	1,87 **2,47**	1,85 **2,44**	1,84 **2,42**
21	4,32 **8,02**	3,47 **5,78**	3,07 **4,87**	2,84 **4,37**	2,68 **4,04**	2,57 **3,81**	2,49 **3,65**	2,42 **3,51**	2,37 **3,40**	2,32 **3,31**	2,28 **3,24**	2,25 **3,17**	2,20 **3,07**	2,15 **2,99**	2,09 **2,88**	2,05 **2,80**	2,00 **2,72**	1,96 **2,63**	1,93 **2,58**	1,89 **2,51**	1,87 **2,47**	1,84 **2,42**	1,82 **2,38**	1,81 **2,36**
22	4,30 **7,94**	3,44 **5,72**	3,05 **4,82**	2,82 **4,31**	2,66 **3,99**	2,55 **3,76**	2,47 **3,59**	2,40 **3,45**	2,35 **3,35**	2,30 **3,26**	2,26 **3,18**	2,23 **3,12**	2,18 **3,02**	2,13 **2,94**	2,07 **2,83**	2,03 **2,75**	1,98 **2,67**	1,93 **2,58**	1,91 **2,53**	1,87 **2,46**	1,84 **2,42**	1,81 **2,37**	1,80 **2,33**	1,78 **2,31**
23	4,28 **7,88**	3,42 **5,66**	3,03 **4,76**	2,80 **4,26**	2,64 **3,94**	2,53 **3,71**	2,45 **3,54**	2,38 **3,41**	2,32 **3,30**	2,28 **3,21**	2,24 **3,14**	2,20 **3,07**	2,14 **2,97**	2,10 **2,89**	2,04 **2,78**	2,00 **2,70**	1,96 **2,62**	1,91 **2,53**	1,88 **2,48**	1,84 **2,41**	1,82 **2,37**	1,79 **2,32**	1,77 **2,28**	1,76 **2,26**
24	4,26 **7,82**	3,40 **5,61**	3,01 **4,72**	2,78 **4,22**	2,62 **3,90**	2,51 **3,67**	2,43 **3,50**	2,36 **3,36**	2,30 **3,25**	2,26 **3,17**	2,22 **3,09**	2,18 **3,03**	2,13 **2,93**	2,09 **2,85**	2,02 **2,74**	1,98 **2,66**	1,94 **2,58**	1,89 **2,49**	1,86 **2,44**	1,82 **2,36**	1,80 **2,33**	1,76 **2,27**	1,74 **2,23**	1,73 **2,21**
25	4,24 **7,77**	3,38 **5,57**	2,99 **4,68**	2,76 **4,18**	2,60 **3,86**	2,49 **3,63**	2,41 **3,46**	2,34 **3,32**	2,28 **3,21**	2,24 **3,13**	2,20 **3,05**	2,16 **2,99**	2,11 **2,89**	2,06 **2,81**	2,00 **2,70**	1,96 **2,62**	1,92 **2,54**	1,87 **2,45**	1,84 **2,40**	1,80 **2,32**	1,77 **2,29**	1,74 **2,23**	1,72 **2,19**	1,71 **2,17**
26	4,22 **7,72**	3,37 **5,53**	2,98 **4,64**	2,74 **4,14**	2,59 **3,82**	2,47 **3,59**	2,39 **3,42**	2,32 **3,29**	2,27 **3,17**	2,22 **3,09**	2,18 **3,02**	2,15 **2,96**	2,10 **2,86**	2,05 **2,77**	1,99 **2,66**	1,95 **2,58**	1,90 **2,50**	1,85 **2,41**	1,82 **2,36**	1,78 **2,28**	1,76 **2,25**	1,72 **2,19**	1,70 **2,15**	1,69 **2,13**
27	4,21 **7,68**	3,35 **5,49**	2,96 **4,60**	2,73 **4,11**	2,57 **3,79**	2,46 **3,56**	2,37 **3,39**	2,30 **3,26**	2,25 **3,14**	2,20 **3,06**	2,16 **2,98**	2,13 **2,93**	2,08 **2,83**	2,03 **2,74**	1,97 **2,63**	1,93 **2,55**	1,88 **2,47**	1,84 **2,38**	1,80 **2,33**	1,76 **2,25**	1,74 **2,21**	1,71 **2,16**	1,68 **2,12**	1,67 **2,10**
28	4,20 **7,64**	3,34 **5,45**	2,95 **4,57**	2,71 **4,07**	2,56 **3,76**	2,44 **3,53**	2,36 **3,36**	2,29 **3,23**	2,24 **3,11**	2,19 **3,03**	2,15 **2,95**	2,12 **2,90**	2,06 **2,80**	2,02 **2,71**	1,96 **2,60**	1,91 **2,52**	1,87 **2,44**	1,81 **2,35**	1,78 **2,30**	1,75 **2,22**	1,72 **2,18**	1,69 **2,13**	1,67 **2,09**	1,65 **2,06**
29	4,18 **7,60**	3,33 **5,42**	2,93 **4,54**	2,70 **4,04**	2,54 **3,73**	2,43 **3,50**	2,35 **3,33**	2,28 **3,20**	2,22 **3,08**	2,18 **3,00**	2,14 **2,92**	2,10 **2,87**	2,05 **2,77**	2,00 **2,68**	1,94 **2,57**	1,90 **2,49**	1,85 **2,41**	1,80 **2,32**	1,77 **2,27**	1,73 **2,19**	1,71 **2,15**	1,68 **2,10**	1,65 **2,06**	1,64 **2,03**
30	4,17 **7,56**	3,32 **5,39**	2,92 **4,51**	2,69 **4,02**	2,53 **3,70**	2,42 **3,47**	2,34 **3,30**	2,27 **3,17**	2,21 **3,06**	2,16 **2,98**	2,12 **2,90**	2,09 **2,84**	2,04 **2,74**	1,99 **2,66**	1,93 **2,55**	1,89 **2,47**	1,84 **2,38**	1,79 **2,29**	1,76 **2,24**	1,72 **2,16**	1,69 **2,13**	1,66 **2,07**	1,64 **2,03**	1,62 **2,01**
32	4,15 **7,50**	3,30 **5,34**	2,90 **4,46**	2,67 **3,97**	2,51 **3,66**	2,40 **3,42**	2,32 **3,25**	2,25 **3,12**	2,19 **3,01**	2,14 **2,94**	2,10 **2,86**	2,07 **2,80**	2,02 **2,70**	1,97 **2,62**	1,91 **2,51**	1,86 **2,42**	1,82 **2,34**	1,76 **2,25**	1,74 **2,20**	1,69 **2,12**	1,67 **2,08**	1,64 **2,02**	1,61 **1,98**	1,59 **1,96**
34	4,13 **7,44**	3,28 **5,29**	2,88 **4,42**	2,65 **3,93**	2,49 **3,61**	2,38 **3,38**	2,30 **3,21**	2,23 **3,08**	2,17 **2,97**	2,12 **2,89**	2,08 **2,82**	2,05 **2,76**	2,00 **2,66**	1,95 **2,58**	1,89 **2,47**	1,84 **2,38**	1,80 **2,30**	1,74 **2,21**	1,71 **2,15**	1,67 **2,08**	1,64 **2,04**	1,61 **1,98**	1,59 **1,94**	1,57 **1,91**
36	4,11 **7,39**	3,26 **5,25**	2,86 **4,38**	2,63 **3,89**	2,48 **3,58**	2,36 **3,35**	2,28 **3,18**	2,21 **3,04**	2,15 **2,94**	2,10 **2,86**	2,06 **2,78**	2,03 **2,72**	1,98 **2,62**	1,93 **2,54**	1,87 **2,43**	1,82 **2,35**	1,78 **2,26**	1,72 **2,17**	1,69 **2,12**	1,65 **2,04**	1,62 **2,00**	1,59 **1,94**	1,56 **1,90**	1,55 **1,87**
38	4,10 **7,35**	3,25 **5,21**	2,85 **4,34**	2,62 **3,86**	2,46 **3,54**	2,35 **3,32**	2,26 **3,15**	2,19 **3,02**	2,14 **2,91**	2,09 **2,82**	2,05 **2,75**	2,02 **2,69**	1,96 **2,59**	1,92 **2,51**	1,85 **2,40**	1,80 **2,32**	1,76 **2,22**	1,71 **2,14**	1,67 **2,08**	1,63 **2,00**	1,60 **1,97**	1,57 **1,90**	1,54 **1,86**	1,53 **1,84**
40	4,08 **7,31**	3,23 **5,18**	2,84 **4,31**	2,61 **3,83**	2,45 **3,51**	2,34 **3,29**	2,25 **3,12**	2,18 **2,99**	2,12 **2,88**	2,07 **2,80**	2,04 **2,73**	2,00 **2,66**	1,95 **2,56**	1,90 **2,49**	1,84 **2,37**	1,79 **2,29**	1,74 **2,20**	1,69 **2,11**	1,66 **2,05**	1,61 **1,97**	1,59 **1,94**	1,55 **1,88**	1,53 **1,84**	1,51 **1,81**
42	4,07 **7,27**	3,22 **5,15**	2,83 **4,29**	2,59 **3,80**	2,44 **3,49**	2,32 **3,26**	2,24 **3,10**	2,17 **2,96**	2,11 **2,86**	2,06 **2,77**	2,02 **2,70**	1,99 **2,64**	1,94 **2,54**	1,89 **2,46**	1,82 **2,35**	1,78 **2,26**	1,73 **2,17**	1,68 **2,08**	1,64 **2,02**	1,60 **1,94**	1,57 **1,91**	1,54 **1,85**	1,51 **1,80**	1,49 **1,78**

(continua)

Tabela 3.1 Valores críticos de F correspondentes a $P < 0.05$ (letras suaves) e $P < 0.01$ (letras em negrito) (continuação)

v_d	1	2	3	4	5	6	7	8	9	10	11	12	14	16	20	24	30	40	50	75	100	200	500	∞
44	4,06	3,21	2,82	2,58	2,43	2,31	2,23	2,16	2,10	2,05	2,01	1,98	1,92	1,88	1,81	1,76	1,72	1,66	1,63	1,58	1,56	1,52	1,50	1,48
	7,24	**5,12**	**4,26**	**3,78**	**3,46**	**3,24**	**3,07**	**2,94**	**2,84**	**2,75**	**2,68**	**2,62**	**2,52**	**2,44**	**2,32**	**2,24**	**2,15**	**2,06**	**2,00**	**1,92**	**1,88**	**1,82**	**1,78**	**1,75**
46	4,05	3,20	2,81	2,57	2,42	2,30	2,22	2,14	2,09	2,04	2,00	1,97	1,91	1,87	1,80	1,75	1,71	1,65	1,62	1,57	1,54	1,51	1,48	1,46
	7,21	**5,10**	**4,24**	**3,76**	**3,44**	**3,22**	**3,05**	**2,92**	**2,82**	**2,73**	**2,66**	**2,60**	**2,50**	**2,42**	**2,30**	**2,22**	**2,13**	**2,04**	**1,98**	**1,90**	**1,86**	**1,80**	**1,76**	**1,72**
48	4,04	3,19	2,80	2,56	2,41	2,30	2,21	2,14	2,08	2,03	1,99	1,96	1,90	1,86	1,79	1,74	1,70	1,64	1,61	1,56	1,53	1,50	1,47	1,45
	7,19	**5,08**	**4,22**	**3,74**	**3,42**	**3,20**	**3,04**	**2,90**	**2,80**	**2,71**	**2,64**	**2,58**	**2,48**	**2,40**	**2,28**	**2,20**	**2,11**	**2,02**	**1,96**	**1,88**	**1,84**	**1,78**	**1,73**	**1,70**
50	4,03	3,18	2,79	2,56	2,40	2,29	2,20	2,13	2,07	2,02	1,98	1,95	1,90	1,85	1,78	1,74	1,69	1,63	1,60	1,55	1,52	1,48	1,46	1,44
	7,17	**5,06**	**4,20**	**3,72**	**3,41**	**3,18**	**3,02**	**2,88**	**2,78**	**2,70**	**2,62**	**2,56**	**2,46**	**2,39**	**2,26**	**2,18**	**2,10**	**2,00**	**1,94**	**1,86**	**1,82**	**1,76**	**1,71**	**1,68**
60	4,00	3,15	2,76	2,52	2,37	2,25	2,17	2,10	2,04	1,99	1,95	1,92	1,86	1,81	1,75	1,70	1,65	1,59	1,56	1,50	1,48	1,44	1,41	1,39
	7,08	**4,98**	**4,13**	**3,65**	**3,34**	**3,12**	**2,95**	**2,82**	**2,72**	**2,63**	**2,56**	**2,50**	**2,40**	**2,32**	**2,20**	**2,12**	**2,03**	**1,93**	**1,87**	**1,79**	**1,74**	**1,68**	**1,63**	**1,60**
70	3,98	3,13	2,74	2,50	2,35	2,23	2,14	2,07	2,01	1,97	1,93	1,89	1,84	1,79	1,72	1,67	1,62	1,56	1,53	1,47	1,45	1,40	1,37	1,35
	7,01	**4,92**	**4,08**	**3,60**	**3,29**	**3,07**	**2,91**	**2,77**	**2,67**	**2,59**	**2,51**	**2,45**	**2,35**	**2,28**	**2,15**	**2,07**	**1,98**	**1,88**	**1,82**	**1,74**	**1,69**	**1,62**	**1,56**	**1,53**
80	3,96	3,11	2,72	2,48	2,33	2,21	2,12	2,05	1,99	1,95	1,91	1,88	1,82	1,77	1,70	1,65	1,60	1,54	1,51	1,45	1,42	1,38	1,35	1,32
	6,96	**4,88**	**4,04**	**3,56**	**3,25**	**3,04**	**2,87**	**2,74**	**2,64**	**2,55**	**2,48**	**2,41**	**2,32**	**2,24**	**2,11**	**2,03**	**1,94**	**1,84**	**1,78**	**1,70**	**1,65**	**1,57**	**1,52**	**1,49**
100	3,94	3,09	2,70	2,46	2,30	2,19	2,10	2,03	1,97	1,92	1,88	1,85	1,79	1,75	1,68	1,63	1,57	1,51	1,48	1,42	1,39	1,34	1,30	1,28
	6,90	**4,82**	**3,98**	**3,51**	**3,20**	**2,99**	**2,82**	**2,69**	**2,59**	**2,51**	**2,43**	**2,36**	**2,26**	**2,19**	**2,06**	**1,98**	**1,89**	**1,79**	**1,73**	**1,64**	**1,59**	**1,51**	**1,46**	**1,43**
120	3,92	3,07	2,68	2,45	2,29	2,18	2,09	2,02	1,96	1,91	1,87	1,84	1,78	1,73	1,66	1,61	1,56	1,50	1,46	1,39	1,37	1,32	1,28	1,25
	6,85	**4,79**	**3,95**	**3,48**	**3,17**	**2,96**	**2,79**	**2,66**	**2,56**	**2,47**	**2,40**	**2,34**	**2,23**	**2,15**	**2,03**	**1,95**	**1,86**	**1,76**	**1,70**	**1,61**	**1,56**	**1,48**	**1,42**	**1,38**
∞	3,84	2,99	2,60	2,37	2,21	2,09	2,01	1,94	1,88	1,83	1,79	1,75	1,69	1,64	1,57	1,52	1,46	1,40	1,35	1,28	1,24	1,17	1,11	1,00
	6,63	**4,60**	**3,78**	**3,32**	**3,02**	**2,80**	**2,64**	**2,51**	**2,41**	**2,32**	**2,24**	**2,18**	**2,07**	**1,99**	**1,87**	**1,79**	**1,69**	**1,59**	**1,52**	**1,41**	**1,36**	**1,25**	**1,15**	**1,00**

v_n = graus de liberdade para o numerador; v_d = graus de liberdade para o denominador.
Reproduzida de Snedecor GW, Cochran WG. *Statistical Methods*, 8th ed. Copyright © 1989. Reproduzida com a permissão de John Wiley & Sons, Inc.

Tabela 4.1 Valores críticos de t (bicaudal)

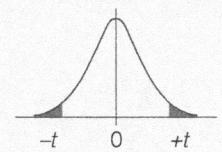

Probabilidade de um valor maior (P)

ν	0,50	0,20	0,10	0,05	0,02	0,01	0,005	0,002	0,001
1	1,000	3,078	6,314	12,706	31,821	63,657	127,321	318,309	636,619
2	0,816	1,886	2,920	4,303	6,965	9,925	14,089	22,327	31,599
3	0,765	1,638	2,353	3,182	4,541	5,841	7,453	10,215	12,924
4	0,741	1,533	2,132	2,776	3,747	4,604	5,598	7,173	8,610
5	0,727	1,476	2,015	2,571	3,365	4,032	4,773	5,893	6,869
6	0,718	1,440	1,943	2,447	3,143	3,707	4,317	5,208	5,959
7	0,711	1,415	1,895	2,365	2,998	3,449	4,029	4,785	5,408
8	0,706	1,397	1,860	2,306	2,896	3,355	3,833	4,501	5,041
9	0,703	1,383	1,833	2,262	2,821	3,250	3,690	4,297	4,781
10	0,700	1,372	1,812	2,228	2,764	3,169	3,581	4,144	4,587
11	0,697	1,363	1,796	2,201	2,718	3,106	3,497	4,025	4,437
12	0,695	1,356	1,782	2,179	2,681	3,055	3,428	3,930	4,318
13	0,694	1,350	1,771	2,160	2,650	3,012	3,372	3,852	4,221
14	0,692	1,345	1,761	2,145	2,624	2,977	3,326	3,787	4,140
15	0,691	1,341	1,753	2,131	2,602	2,947	3,286	3,733	4,073
16	0,690	1,337	1,746	2,120	2,583	2,921	3,252	3,686	4,015
17	0,689	1,333	1,740	2,110	2,567	2,898	3,222	3,646	3,965
18	0,688	1,330	1,734	2,101	2,552	2,878	3,197	3,610	3,922
19	0,688	1,328	1,729	2,093	2,539	2,861	3,174	3,579	3,883
20	0,687	1,325	1,725	2,086	2,528	2,845	3,153	3,552	3,850
21	0,686	1,323	1,721	2,080	2,518	2,831	3,135	3,527	3,819
22	0,686	1,321	1,717	2,074	2,508	2,819	3,119	3,505	3,792
23	0,685	1,319	1,714	2,069	2,500	2,807	3,104	3,485	3,768
24	0,685	1,318	1,711	2,064	2,492	2,797	3,091	3,467	3,745
25	0,684	1,316	1,708	2,060	2,485	2,787	3,078	3,450	3,725
26	0,684	1,315	1,706	2,056	2,479	2,779	3,067	3,435	3,707
27	0,684	1,314	1,703	2,052	2,473	2,771	3,057	3,421	3,690
28	0,683	1,313	1,701	2,048	2,467	2,763	3,047	3,408	3,674
29	0,683	1,311	1,699	2,045	2,462	2,756	3,038	3,396	3,659
30	0,683	1,310	1,697	2,042	2,457	2,750	3,030	3,385	3,646
31	0,682	1,309	1,696	2,040	2,453	2,744	3,022	3,375	3,633
32	0,682	1,309	1,694	2,037	2,449	2,738	3,015	3,365	3,622
33	0,682	1,308	1,692	2,035	2,445	2,733	3,008	3,356	3,611
34	0,682	1,307	1,691	2,032	2,441	2,728	3,002	3,348	3,601
35	0,682	1,306	1,690	2,030	2,438	2,724	2,996	3,340	3,591
36	0,681	1,306	1,688	2,028	2,434	2,719	2,990	3,333	3,582
37	0,681	1,305	1,687	2,026	2,431	2,715	2,985	3,326	3,574
38	0,681	1,304	1,686	2,024	2,429	2,712	2,980	3,319	3,566
39	0,681	1,304	1,685	2,023	2,426	2,708	2,976	3,313	3,558
40	0,681	1,303	1,684	2,021	2,423	2,704	2,971	3,307	3,551

(continua)

Tabela 4.1 Valores críticos de t (bicaudal) (continuação)

	Probabilidade de um valor maior (P)								
v	0,50	0,20	0,10	0,05	0,02	0,01	0,005	0,002	0,001
42	0,680	1,302	1,682	2,018	2,418	2,698	2,963	3,296	3,538
44	0,680	1,301	1,680	2,015	2,414	2,692	2,956	3,286	3,526
46	0,680	1,300	1,679	2,013	2,410	2,687	2,949	3,277	3,515
48	0,680	1,299	1,677	2,011	2,407	2,682	2,943	3,269	3,505
50	0,679	1,299	1,676	2,009	2,403	2,678	2,937	2,261	3,496
52	0,679	1,298	1,675	2,007	2,400	2,674	2,932	3,255	3,488
54	0,679	1,297	1,674	2,005	2,397	2,670	2,927	3,248	3,480
56	0,679	1,297	1,673	2,003	2,395	2,667	2,923	3,242	3,473
58	0,679	1,296	1,672	2,002	2,392	2,663	2,918	3,237	3,466
60	0,679	1,296	1,671	2,000	2,390	2,660	2,915	3,232	3,460
62	0,678	1,295	1,670	1,999	2,388	2,657	2,911	3,227	3,454
64	0,678	1,295	1,669	1,998	2,386	2,655	2,908	3,223	3,449
66	0,678	1,295	1,668	1,997	2,384	2,652	2,904	3,218	3,444
68	0,678	1,294	1,668	1,995	2,382	2,650	2,902	3,214	3,439
70	0,678	1,294	1,667	1,994	2,381	2,648	2,899	3,211	3,435
72	0,678	1,293	1,666	1,993	2,379	2,646	2,896	3,207	3,431
74	0,678	1,293	1,666	1,993	2,378	2,644	2,894	3,204	3,427
76	0,678	1,293	1,665	1,992	2,376	2,642	2,891	3,201	3,423
78	0,678	1,292	1,665	1,991	2,375	2,640	2,889	3,198	3,420
80	0,678	1,292	1,664	1,990	2,374	2,639	2,887	3,195	3,416
90	0,677	1,291	1,662	1,987	2,368	2,632	2,878	3,183	3,402
100	0,677	1,290	1,660	1,984	2,364	2,626	2,871	3,174	3,390
120	0,677	1,289	1,658	1,980	2,358	2,617	2,860	3,160	3,373
140	0,676	1,288	1,656	1,977	2,353	2,611	2,852	3,149	3,361
160	0,676	1,287	1,654	1,975	2,350	2,607	2,846	3,142	3,352
180	0,676	1,286	1,653	1,973	2,347	2,603	2,842	3,136	3,345
200	0,676	1,286	1,653	1,972	2,345	2,601	2,839	3,131	3,340
∞	0,6745	1,2816	1,6449	1,9600	2,3263	2,5758	2,8070	3,0902	3,2905
Normal	0,6745	1,2816	1,6449	1,9600	2,3263	2,5758	2,8070	3,0902	3,2905

Adaptada de Zar JH. Biostatistical Analysis, 2nd ed. Englewood Cliffs, NJ: Prentice-Hall; 1984, 484-485:table B.3, com permissão de Pearson Education, Inc., Upper Saddle River, NJ.

■ Tabela 4.4 Valores de P críticos de Holm-Sidak para comparações individuais para manter uma família de taxa de erro de 5% ($\alpha_T = 0{,}05$)

Número da comparação (j)	Número total de comparações (k)														
	1	2	3	4	5	6	7	8	9	10	11	12	13	14	15
1	0,500	0,253	0,170	0,127	0,102	0,085	0,073	0,064	0,057	0,051	0,047	0,043	0,039	0,037	0,034
2		0,500	0,253	0,170	0,127	0,102	0,085	0,073	0,064	0,057	0,051	0,047	0,043	0,039	0,037
3			0,500	0,253	0,170	0,127	0,102	0,085	0,073	0,064	0,057	0,051	0,047	0,043	0,039
4				0,500	0,253	0,170	0,127	0,102	0,085	0,073	0,064	0,057	0,051	0,047	0,043
5					0,500	0,253	0,170	0,127	0,102	0,085	0,073	0,064	0,057	0,051	0,047
6						0,500	0,253	0,170	0,127	0,102	0,085	0,073	0,064	0,057	0,051
7							0,500	0,253	0,170	0,127	0,102	0,085	0,073	0,064	0,057
8								0,500	0,253	0,170	0,127	0,102	0,085	0,073	0,064
9									0,500	0,253	0,170	0,127	0,102	0,085	0,073
10										0,500	0,253	0,170	0,127	0,102	0,085
11											0,500	0,253	0,170	0,127	0,102
12												0,500	0,253	0,170	0,127
13													0,500	0,253	0,170
14														0,500	0,253
15															0,500

$P_{crit} = 1 - (1 - \alpha_T)^{1/(k-j+1)}$.

Tabela 5.5   Valores críticos para a distribuição χ^2

	Probabilidade de um valor maior (P)							
v	0,50	0,25	0,10	0,05	0,025	0,01	0,005	0,001
1	,455	1,323	2,706	3,841	5,024	6,635	7,879	10,828
2	1,386	2,773	4,605	5,991	7,378	9,210	10,597	13,816
3	2,366	4,108	6,251	7,815	9,348	11,345	12,838	16,266
4	3,357	5,385	7,779	9,488	11,143	13,277	14,860	18,467
5	4,351	6,626	9,236	11,070	12,833	15,086	16,750	20,515
6	5,348	7,841	10,645	12,592	14,449	16,812	18,548	22,458
7	6,346	9,037	12,017	14,067	16,013	18,475	20,278	24,322
8	7,344	10,219	13,362	15,507	17,535	20,090	21,955	26,124
9	8,343	11,389	14,684	16,919	19,023	21,666	23,589	27,877
10	9,342	12,549	15,987	18,307	20,483	23,209	25,188	29,588
11	10,341	13,701	17,275	19,675	21,920	24,725	26,757	31,264
12	11,340	14,845	18,549	21,026	23,337	26,217	28,300	32,909
13	12,340	15,984	19,812	22,362	24,736	27,688	29,819	34,528
14	13,339	17,117	21,064	23,685	26,119	29,141	31,319	36,123
15	14,339	18,245	22,307	24,996	27,488	30,578	32,801	37,697
16	15,338	19,369	23,542	26,296	28,845	32,000	34,267	39,252
17	16,338	20,489	24,769	27,587	30,191	33,409	35,718	40,790
18	17,338	21,605	25,989	28,869	31,526	34,805	37,156	42,312
19	18,338	22,718	27,204	30,144	32,852	36,191	38,582	43,820
20	19,337	23,828	28,412	31,410	34,170	37,566	39,997	45,315
21	20,337	24,935	29,615	32,671	35,479	38,932	41,401	46,797
22	21,337	26,039	30,813	33,924	36,781	40,289	42,796	48,268
23	22,337	27,141	32,007	35,172	38,076	41,638	44,181	49,728
24	23,337	28,241	33,196	36,415	39,364	42,980	45,559	51,179
25	24,337	29,339	34,382	37,652	40,646	44,314	46,928	52,620
26	25,336	30,435	35,563	38,885	41,923	45,642	48,290	54,052
27	26,336	31,528	36,741	40,113	43,195	46,963	49,645	55,476
28	27,336	32,020	37,916	41,337	44,461	48,278	50,993	56,892
29	28,336	33,711	39,087	42,557	45,722	49,588	52,336	58,301
30	29,336	34,800	40,256	43,773	46,979	50,892	53,672	59,703
31	30,336	35,887	41,422	44,985	48,232	52,191	55,003	61,098
32	31,336	36,973	42,585	46,194	49,480	53,486	56,328	62,487
33	32,336	38,058	43,745	47,400	50,725	54,776	57,648	63,870
34	33,336	39,141	44,903	48,602	51,966	56,061	58,964	65,247
35	34,336	40,223	46,059	49,802	53,203	57,342	60,275	66,619
36	35,336	41,304	47,212	50,998	54,437	58,619	61,581	67,985
37	36,336	42,383	48,363	52,192	55,668	59,893	62,883	69,346
38	37,335	43,462	49,513	53,384	56,896	61,162	64,181	70,703
39	38,335	44,539	50,660	54,572	58,120	62,428	65,476	72,055
40	39,335	45,616	51,805	55,758	59,342	63,691	66,766	73,402
41	40,335	46,692	52,949	56,942	60,561	64,950	68,053	74,745
42	41,335	47,766	54,090	58,124	61,777	66,206	69,336	76,084
43	42,335	48,840	55,230	59,304	62,990	67,459	70,616	77,419
44	43,335	49,913	56,369	60,481	64,201	68,710	71,893	78,750
45	44,335	50,985	57,505	61,656	65,410	69,957	73,166	80,077
46	45,335	52,056	58,641	62,830	66,617	71,201	74,437	81,400
47	46,335	53,127	59,774	64,001	67,821	72,443	75,704	82,720
48	47,335	54,196	60,907	65,171	69,023	73,683	76,969	84,037
49	48,335	55,265	62,038	66,339	70,222	74,919	78,231	85,351
50	49,335	56,334	63,167	67,505	71,420	76,154	79,490	86,661

Adaptada from Zar JH, *Biostatistical Analysis*, 2nd ed, Englewood Cliffs, NJ: Prentice-Hall; 1984, 479-482:table B.1, com permissão de Pearson Education, Inc., Upper Saddle River, NJ.

Tabela 6.2   Valores críticos de t (unicaudal)

	Probabilidade de um valor maior (cauda superior)									
	0,995	0,99	0,98	0,975	0,95	0,90	0,85	0,80	0,70	0,60
	Probabilidade de um valor menor (cauda inferior)									
v	0,005	0,01	0,02	0,025	0,05	0,10	0,15	0,20	0,30	0,40
2	−9,925	−6,965	−4,849	−4,303	−2,920	−1,886	−1,386	−1,061	−0,617	−0,289
4	−4,604	−3,747	−2,999	−2,776	−2,132	−1,533	−1,190	−0,941	−0,569	−0,271
6	−3,707	−3,143	−2,612	−2,447	−1,943	−1,440	−1,134	−0,906	−0,553	−0,265
8	−3,355	−2,896	−2,449	−2,306	−1,860	−1,397	−1,108	−0,889	−0,546	−0,262
10	−3,169	−2,764	−2,359	−2,228	−1,812	−1,372	−1,093	−0,879	−0,542	−0,260
12	−3,055	−2,681	−2,303	−2,179	−1,782	−1,356	−1,083	−0,873	−0,539	−0,259
14	−2,977	−2,624	−2,264	−2,145	−1,761	−1,345	−1,076	−0,868	−0,537	−0,258
16	−2,921	−2,583	−2,235	−2,120	−1,746	−1,337	−1,071	−0,865	−0,535	−0,258
18	−2,878	−2,552	−2,214	−2,101	−1,734	−1,330	−1,067	−0,862	−0,534	−0,257
20	−2,845	−2,528	−2,197	−2,086	−1,725	−1,325	−1,064	−0,860	−0,533	−0,257
25	−2,787	−2,485	−2,167	−2,060	−1,708	−1,316	−1,058	−0,856	−0,531	−0,256
30	−2,750	−2,457	−2,147	−2,042	−1,697	−1,310	−1,055	−0,854	−0,530	−0,256
35	−2,724	−2,438	−2,133	−2,030	−1,690	−1,306	−1,052	−0,852	−0,529	−0,255
40	−2,704	−2,423	−2,123	−2,021	−1,684	−1,303	−1,050	−0,851	−0,529	−0,255
60	−2,660	−2,390	−2,099	−2,000	−1,671	−1,296	−1,045	−0,848	−0,527	−0,254
120	−2,617	−2,358	−2,076	−1,980	−1,658	−1,289	−1,041	−0,845	−0,526	−0,254
∞	−2,576	−2,326	−2,054	−1,960	−1,645	−1,282	−1,036	−0,842	−0,524	−0,253
Normal	−2,576	−2,326	−2,054	−1,960	−1,645	−1,282	−1,036	−0,842	−0,524	−0,253

(continua)

Tabela 6.2   Valores críticos de *t* (unicaudal) *(Continuação)*

				Probabilidade de um valor maior (cauda superior)						
0,50	0,40	0,30	0,20	0,15	0,10	0,05	0,025	0,02	0,01	0,005
				Probabilidade de um valor menor (cauda inferior)						
0,50	0,60	0,70	0,80	0,85	0,90	0,95	0,975	0,98	0,99	0,995
0	0,289	0,617	1,061	1,386	1,886	2,920	4,303	4,849	6,965	9,925
0	0,271	0,569	0,941	1,190	1,533	2,132	2,776	2,999	3,747	4,604
0	0,265	0,553	0,906	1,134	1,440	1,943	2,447	2,612	3,143	3,707
0	0,262	0,546	0,889	1,108	1,397	1,860	2,306	2,449	2,896	3,355
0	0,260	0,542	0,879	1,093	1,372	1,812	2,228	2,359	2,764	3,169
0	0,259	0,539	0,873	1,083	1,356	1,782	2,179	2,303	2,681	3,055
0	0,258	0,537	0,868	1,076	1,345	1,761	2,145	2,264	2,624	2,977
0	0,258	0,535	0,865	1,071	1,337	1,746	2,120	2,235	2,583	2,921
0	0,257	0,534	0,862	1,067	1,330	1,734	2,101	2,214	2,552	2,878
0	0,257	0,533	0,860	1,064	1,325	1,725	2,086	2,197	2,528	2,845
0	0,256	0,531	0,856	1,058	1,316	1,708	2,060	2,167	2,485	2,787
0	0,256	0,530	0,854	1,055	1,310	1,697	2,042	2,147	2,457	2,750
0	0,255	0,529	0,852	1,052	1,306	1,690	2,030	2,133	2,438	2,724
0	0,255	0,529	0,851	1,050	1,303	1,684	2,021	2,123	2,423	2,704
0	0,254	0,527	0,848	1,045	1,296	1,671	2,000	2,099	2,390	2,660
0	0,254	0,526	0,845	1,041	1,289	1,658	1,980	2,076	2,358	2,617
0	0,253	0,524	0,842	1,036	1,282	1,645	1,960	2,054	2,326	2,576
0	0,253	0,524	0,842	1,036	1,282	1,645	1,960	2,054	2,326	2,576

Tabela 8.7 Valores críticos para o coeficiente de correlação de postos de Spearman[*]

	Probabilidade de um valor maior (P)								
n	0,50	0,20	0,10	0,05	0,02	0,01	0,005	0,002	0,001
4	0,600	1,000	1,000						
5	0,500	0,800	0,900	1,000	1,000				
6	0,371	0,657	0,829	0,886	0,943	1,000	1,000		
7	0,321	0,571	0,714	0,786	0,893	0,929	0,964	1,000	1,000
8	0,310	0,524	0,643	0,738	0,833	0,881	0,905	0,952	0,976
9	0,267	0,483	0,600	0,700	0,783	0,833	0,867	0,917	0,933
10	0,248	0,455	0,564	0,648	0,745	0,794	0,830	0,879	0,903
11	0,236	0,427	0,536	0,618	0,709	0,755	0,800	0,845	0,873
12	0,217	0,406	0,503	0,587	0,678	0,727	0,769	0,818	0,846
13	0,209	0,385	0,484	0,560	0,648	0,703	0,747	0,791	0,824
14	0,200	0,367	0,464	0,538	0,626	0,679	0,723	0,771	0,802
15	0,189	0,354	0,446	0,521	0,604	0,654	0,700	0,750	0,779
16	0,182	0,341	0,429	0,503	0,582	0,635	0,679	0,729	0,762
17	0,176	0,328	0,414	0,485	0,566	0,615	0,662	0,713	0,748
18	0,170	0,317	0,401	0,472	0,550	0,600	0,643	0,695	0,728
19	0,165	0,309	0,391	0,460	0,535	0,584	0,628	0,677	0,712
20	0,161	0,299	0,380	0,447	0,520	0,570	0,612	0,662	0,696
21	0,156	0,292	0,370	0,435	0,508	0,556	0,599	0,648	0,681
22	0,152	0,284	0,361	0,425	0,496	0,544	0,586	0,634	0,667
23	0,148	0,278	0,353	0,415	0,486	0,532	0,573	0,622	0,654
24	0,144	0,271	0,344	0,406	0,476	0,521	0,562	0,610	0,642
25	0,142	0,265	0,337	0,398	0,466	0,511	0,551	0,598	0,630
26	0,138	0,259	0,331	0,390	0,457	0,501	0,541	0,587	0,619
27	0,136	0,255	0,324	0,382	0,448	0,491	0,531	0,577	0,608
28	0,133	0,250	0,317	0,375	0,440	0,483	0,522	0,567	0,598
29	0,130	0,245	0,312	0,368	0,433	0,475	0,513	0,558	0,589
30	0,128	0,240	0,306	0,362	0,425	0,467	0,504	0,549	0,580
31	0,126	0,236	0,301	0,356	0,418	0,459	0,496	0,541	0,571
32	0,124	0,232	0,296	0,350	0,412	0,452	0,489	0,533	0,563
33	0,121	0,229	0,291	0,345	0,405	0,446	0,482	0,525	0,554
34	0,120	0,225	0,287	0,340	0,399	0,439	0,475	0,517	0,547
35	0,118	0,222	0,283	0,335	0,394	0,433	0,468	0,510	0,539
36	0,116	0,219	0,279	0,330	0,388	0,427	0,462	0,504	0,533
37	0,114	0,216	0,275	0,325	0,383	0,421	0,456	0,497	0,526
38	0,113	0,212	0,271	0,321	0,378	0,415	0,450	0,491	0,519
39	0,111	0,210	0,267	0,317	0,373	0,410	0,444	0,485	0,513
40	0,110	0,207	0,264	0,313	0,368	0,405	0,439	0,479	0,507
41	0,108	0,204	0,261	0,309	0,364	0,400	0,433	0,473	0,501
42	0,107	0,202	0,257	0,305	0,359	0,395	0,428	0,468	0,495
43	0,105	0,199	0,254	0,301	0,355	0,391	0,423	0,463	0,490
44	0,104	0,197	0,251	0,298	0,351	0,386	0,419	0,458	0,484
45	0,103	0,194	0,248	0,294	0,347	0,382	0,414	0,453	0,479
46	0,102	0,192	0,246	0,291	0,343	0,378	0,410	0,448	0,474
47	0,101	0,190	0,243	0,288	0,340	0,374	0,405	0,443	0,469
48	0,100	0,188	0,240	0,285	0,336	0,370	0,401	0,439	0,465
49	0,098	0,186	0,238	0,282	0,333	0,366	0,397	0,434	0,460
50	0,097	0,184	0,235	0,279	0,329	0,363	0,393	0,430	0,456

Adaptada de Zar JH. *Biostatistical Analysis*, 4th ed. Englewood Cliffs, NJ: Prentice-Hall; 1999, Appendix 116-117. Utilizada com permissão.
[*] Para amostras maiores que 50, usar

$$t = \frac{r_s}{\sqrt{(1-r_s^2)/(n-2)}}$$

Com $v = n - 2$ graus de liberdade para obter o valor aproximado de P.

Tabela 10.3 Valores críticos da estatística T de soma de postos de Mann-Whitney (bicaudal)

		Níveis de probabilidade próximos			
		0,05		0,01	
n_S	n_B	Valores críticos	P	Valores críticos	P
3	4	6,18	0,057		
	5	6,21	0,036		
	5	7,20	0,071		
	6	7,23	0,048	6,24	0,024
	7	7,26	0,033	6,27	0,017
	7	8,25	0,067		
	8	8,28	0,042	6,30	0,012
4	4	11,25	0,057	10,26	0,026
	5	11,29	0,032	10,30	0,016
	5	12,28	0,063		
	6	12,32	0,038	10,34	0,010
	7	13,35	0,042	10,38	0,012
	8	14,38	0,048	11,41	0,008
	8	....	....	12,40	0,016
5	5	17,38	0,032	15,40	0,008
	5	18,37	0,056	16,39	0,016
	6	19,41	0,052	16,44	0,010
	7	20,45	0,048	17,48	0,010
	8	21,49	0,045	18,52	0,011
6	6	26,52	0,041	23,55	0,009
	6	....	....	24,54	0,015
	7	28,56	0,051	24,60	0,008
	7	....	....	25,59	0,014
	8	29,61	0,043	25,65	0,008
	8	30,60	0,059	26,64	0,013
7	7	37,68	0,053	33,72	0,011
	8	39,73	0,054	34,78	0,009
8	8	49,87	0,050	44,92	0,010

Calculada a partir da Tabela A-9 de Mosteller F, Rourke R. *Sturdy Statistics: Nonparametrics and Order Statistics*, Reading, MA: Addison-Wesley; 1973.

■ Tabela 10.7 Valores críticos de W de Wilcoxon (bicaudal)

n	Valor crítico	P
5	15	0,062
6	21	0,032
	19	0,062
7	28	0,016
	24	0,046
8	32	0,024
	28	0,054

Dados da Tabela A-11 de Mosteller F, Rourke R. *Sturdy Statistics: Nonparametrics and Order Statistics.* Reading, MA: Addison-Wesley; 1973.

■ Tabela 10.14 Valores críticos de χ_r^2 de Friedman

	k = 3 tratamentos			k = 4 tratamentos	
n	χ_r^2	P	n	χ_r^2	P
3	6,00	0,028	2	6,00	0,042
4	6,50	0,042	3	7,00	0,054
	8,00	0,005		8,20	0,017
5	5,20	0,093	4	7,50	0,054
	6,40	0,039		9,30	0,011
	8,40	0,008	5	7,80	0,049
6	5,33	0,072		9,96	0,009
	6,33	0,052	6	7,60	0,043
	9,00	0,008		10,20	0,010
7	6,00	0,051	7	7,63	0,051
	8,86	0,008		10,37	0,009
8	6,25	0,047	8	7,65	0,049
	9,00	0,010		10,35	0,010
9	6,22	0,048			
	8,67	0,010			
10	6,20	0,046			
	8,60	0,012			
11	6,54	0,043			
	8,91	0,011			
12	6,17	0,050			
	8,67	0,011			
13	6,00	0,050			
	8,67	0,012			
14	6,14	0,049			
	9,00	0,010			
15	6,40	0,047			
	8,93	0,010			

Dados de Owen DB. *Handbook of Statistical Tables.* US Department of Energy. Reading, MA: Addison-Wesley; 1962.

GRÁFICOS DE PODER DA ANÁLISE DE VARIÂNCIA*

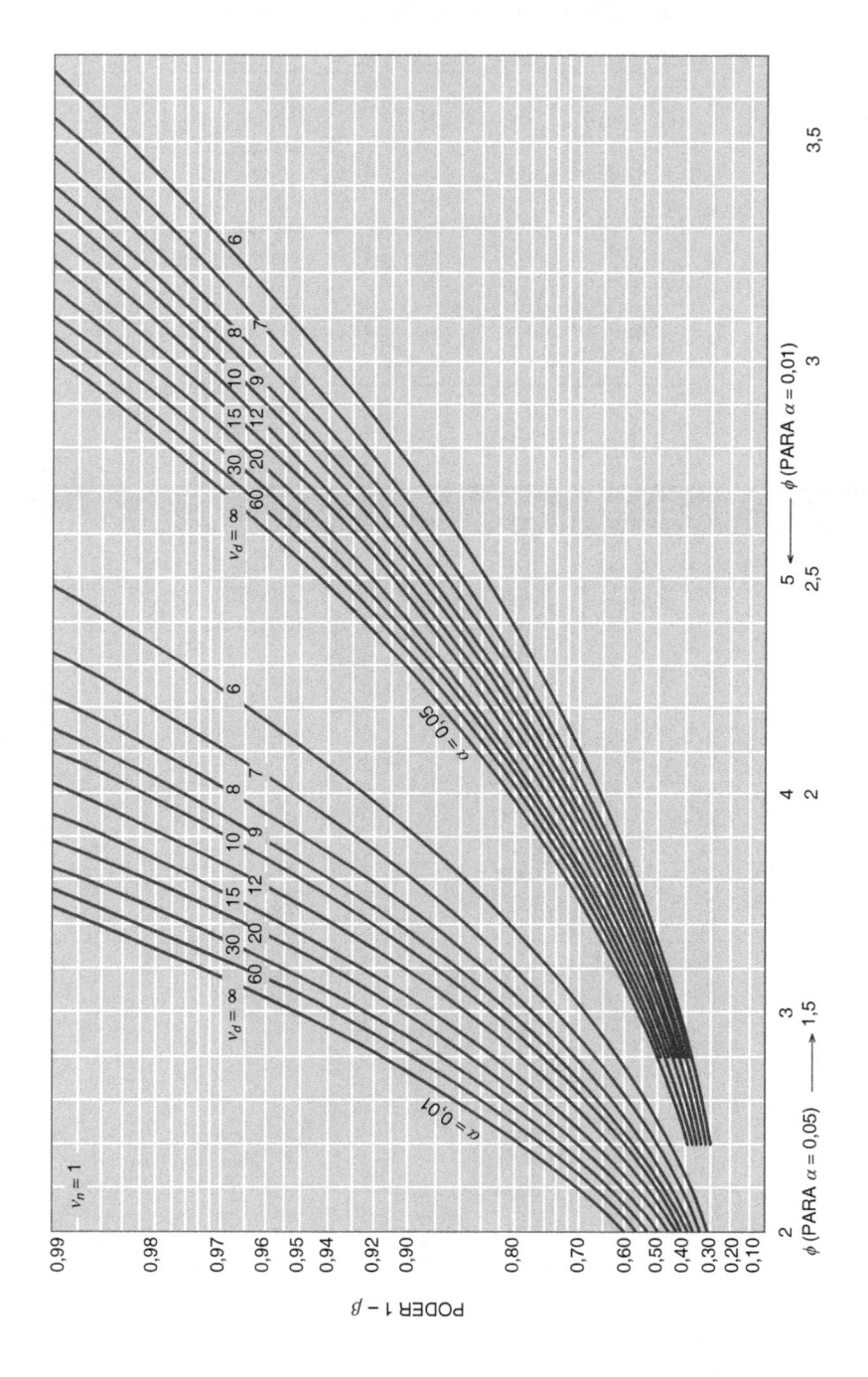

Figura B.1

---

*Estes gráficos são adaptados de Pearson ES, Hartley HO. Charts for the power function for analysis of variance tests, derived from the non-central F distribution. *Biometrika*. 1951;38:112-130.

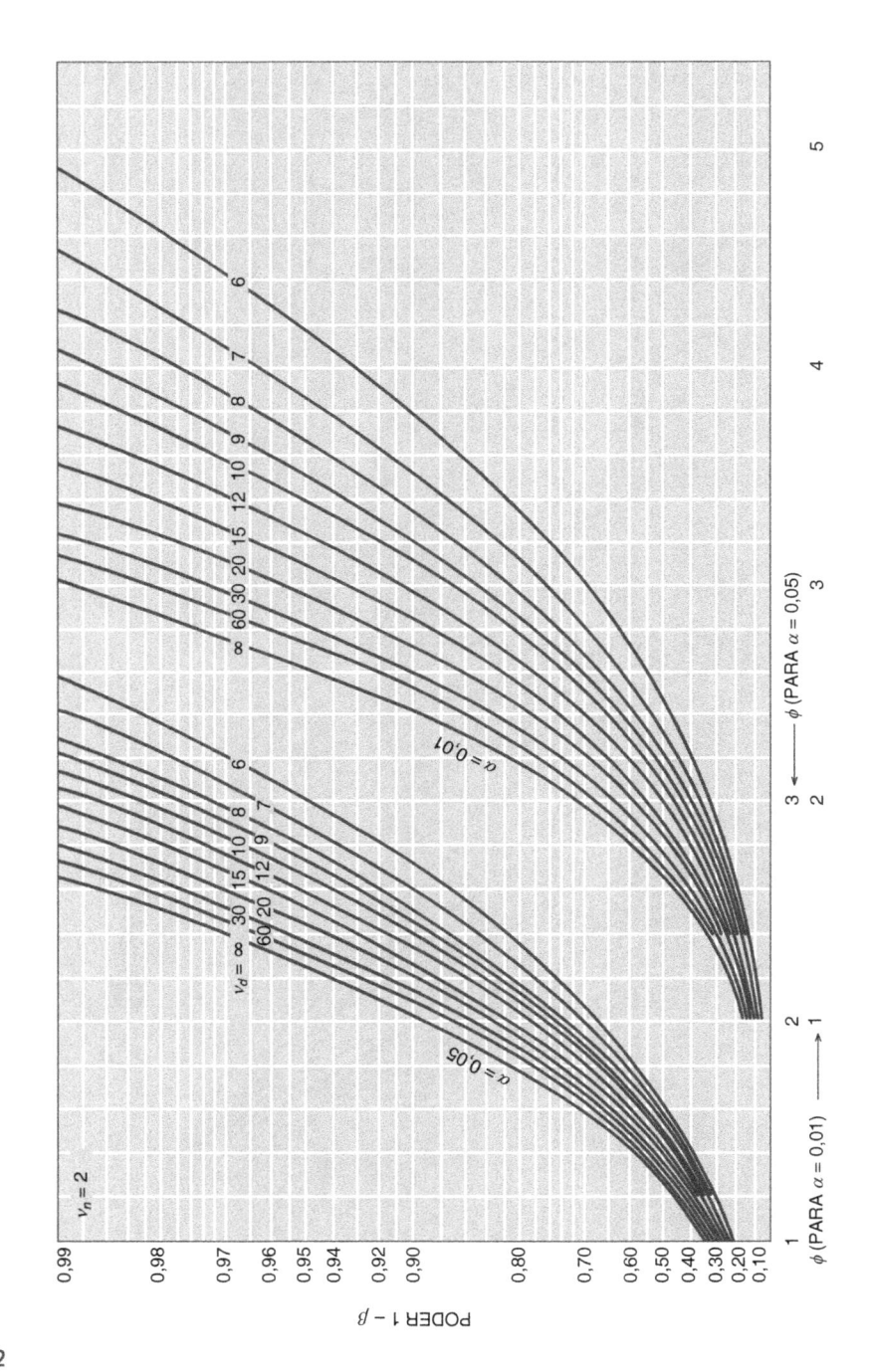

Figura B.2

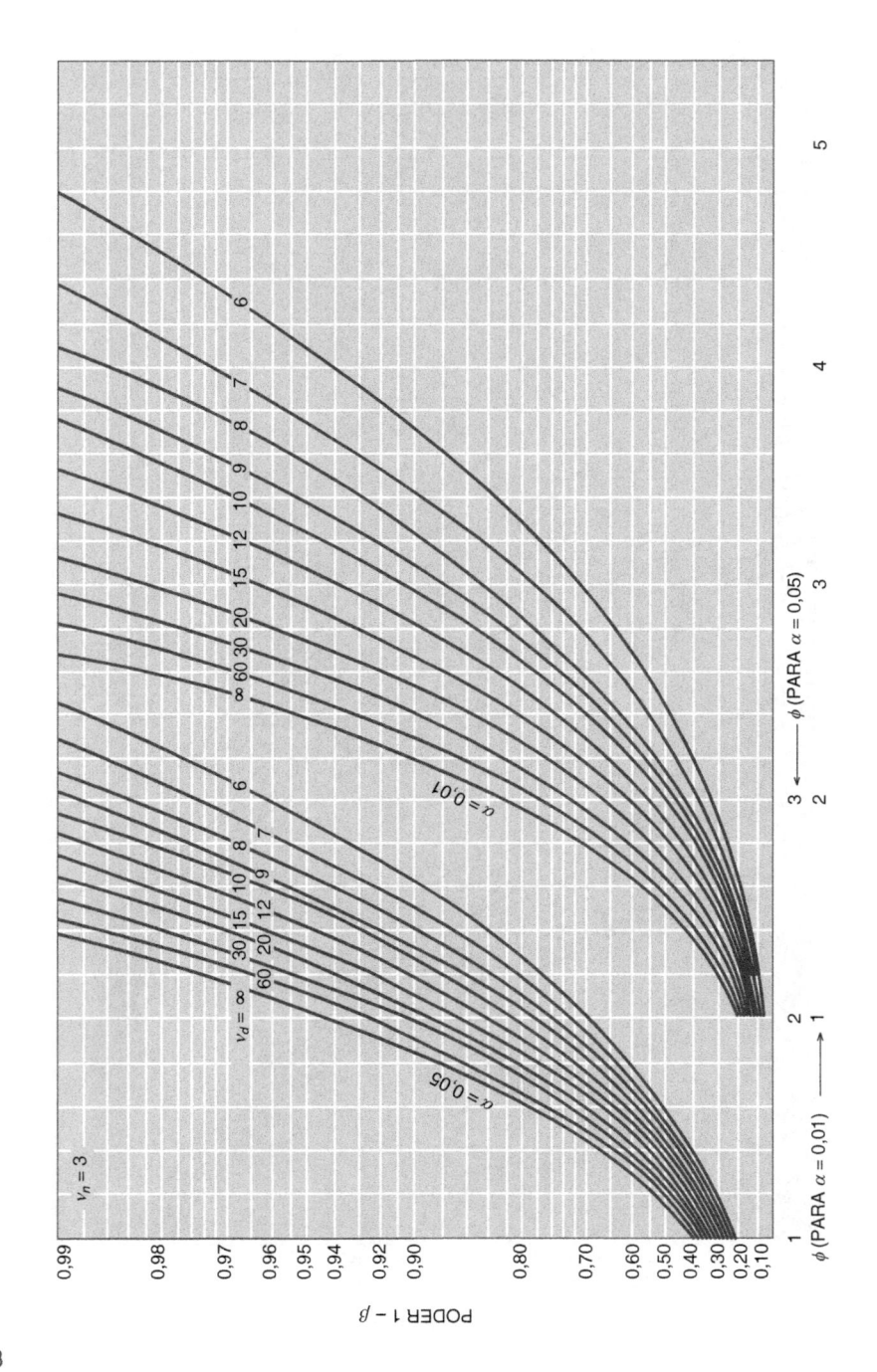

Figura B.3

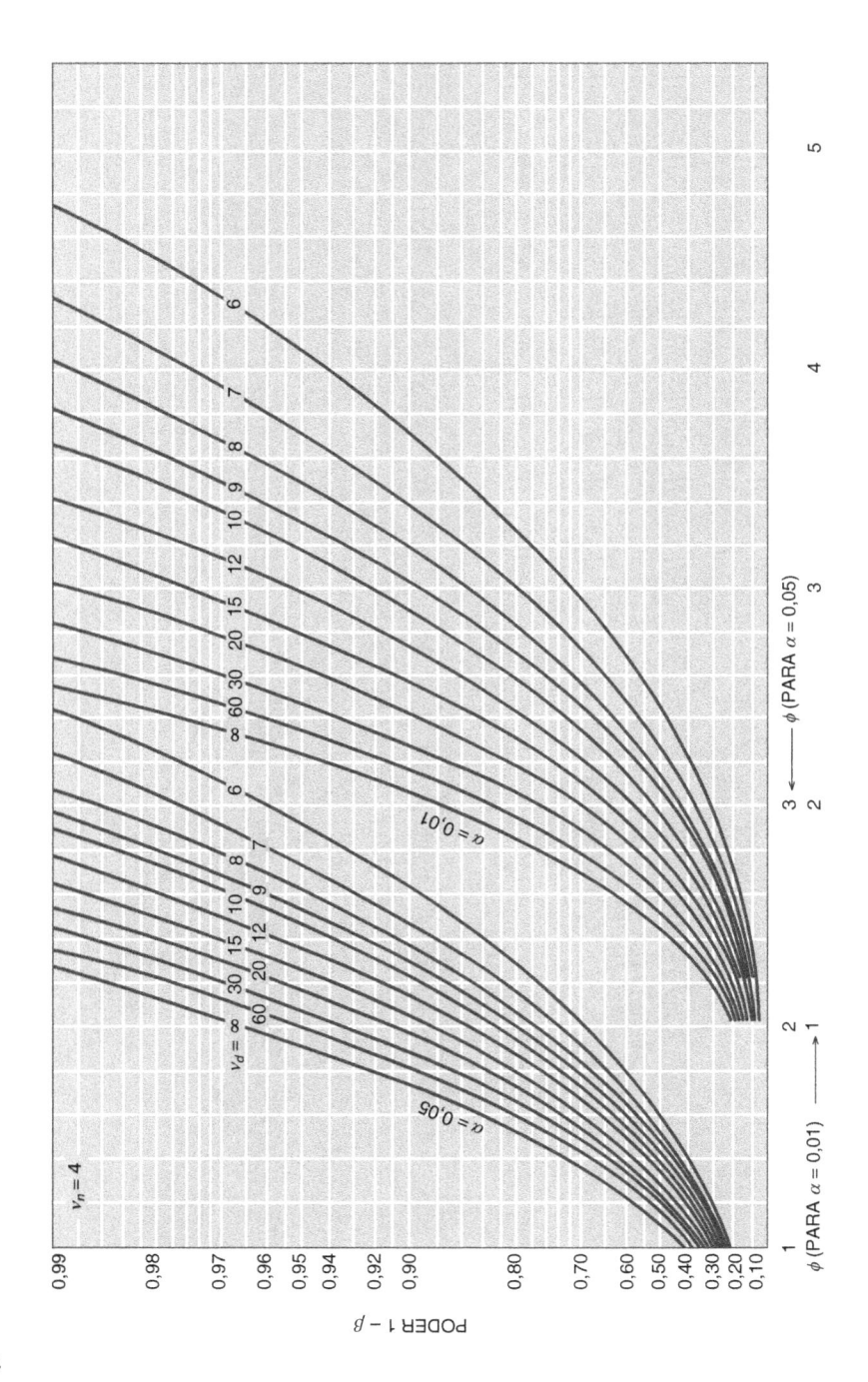

Figura B.4

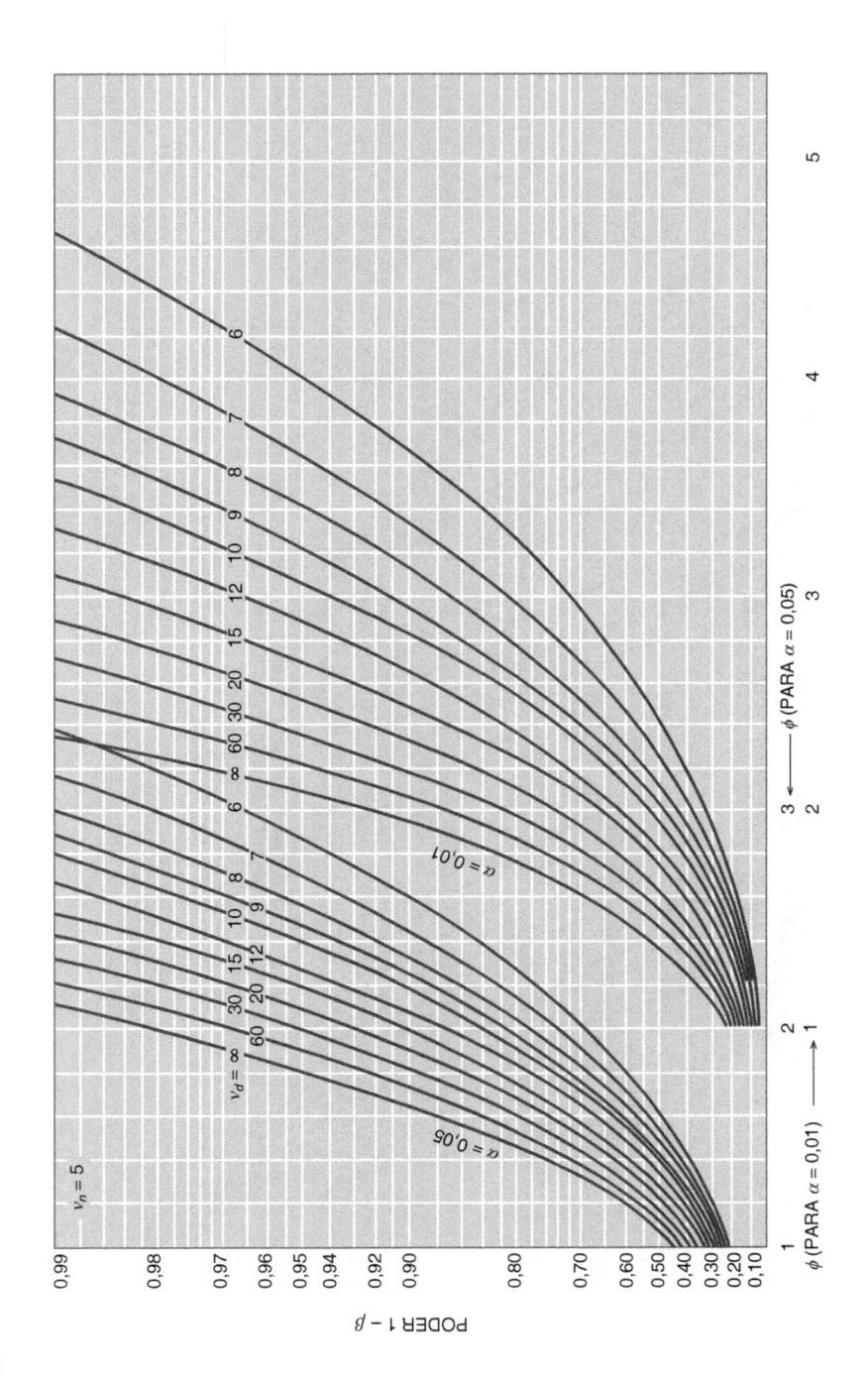

Figura B.5

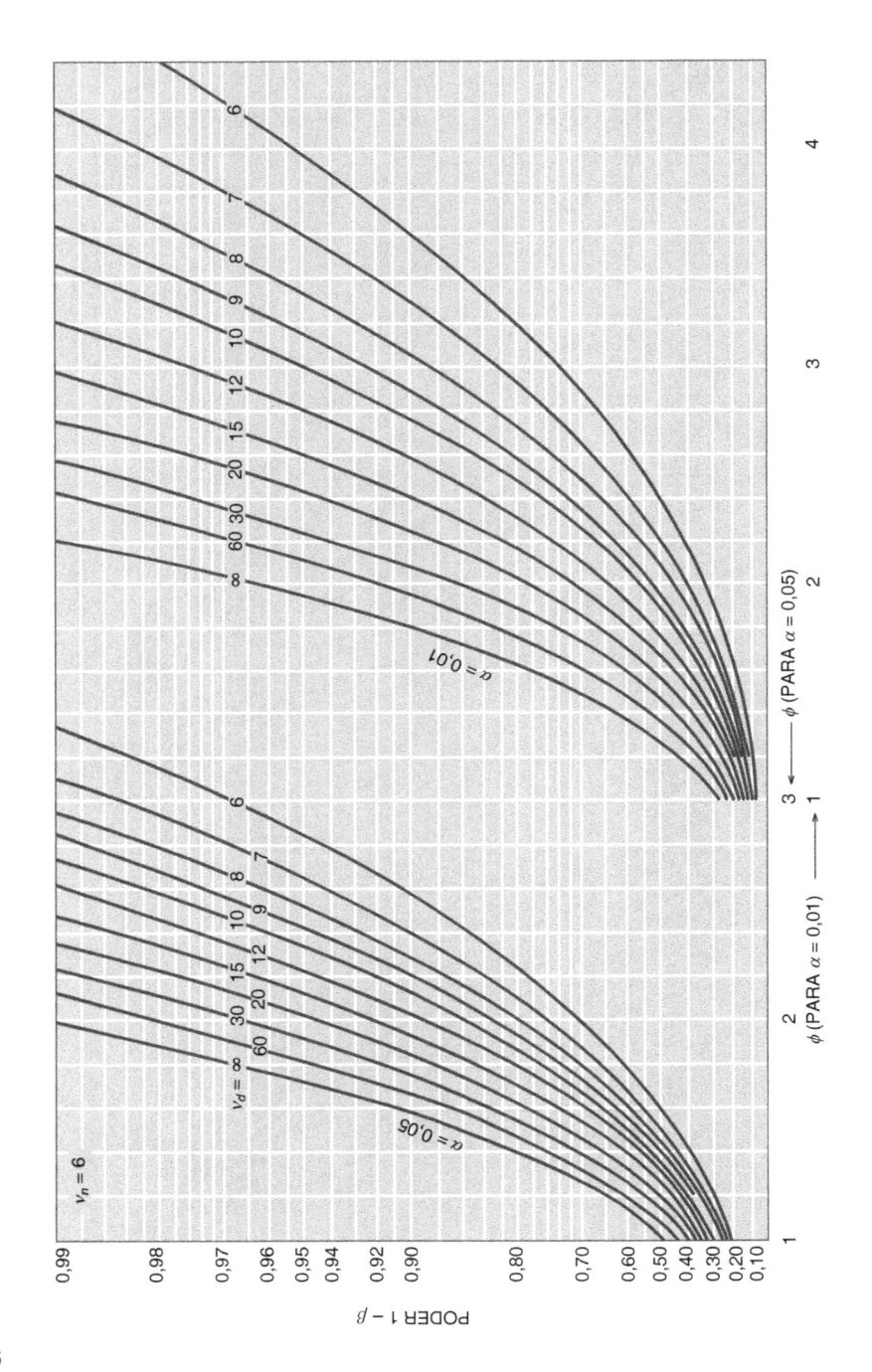

Figura B.6

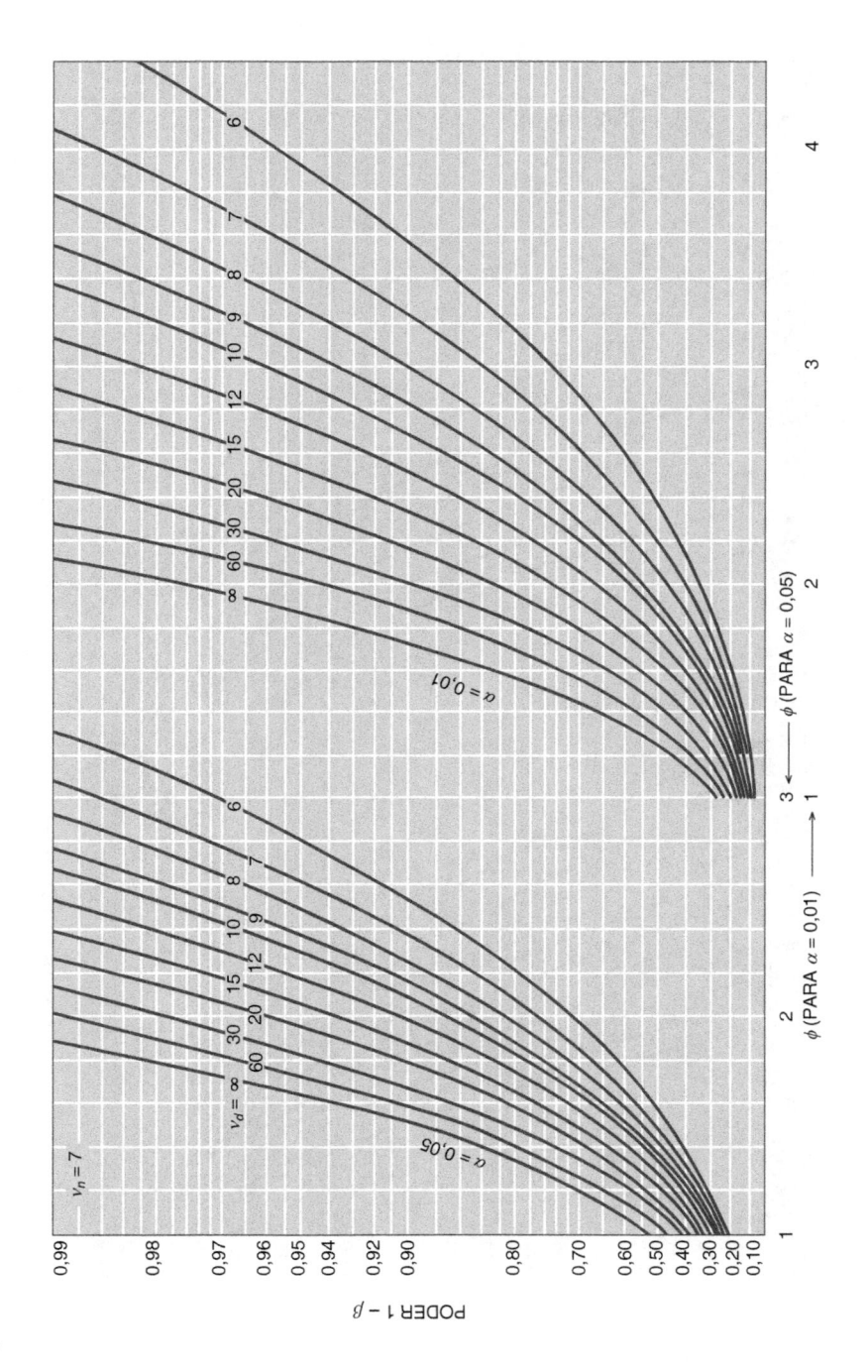

Figura B.7

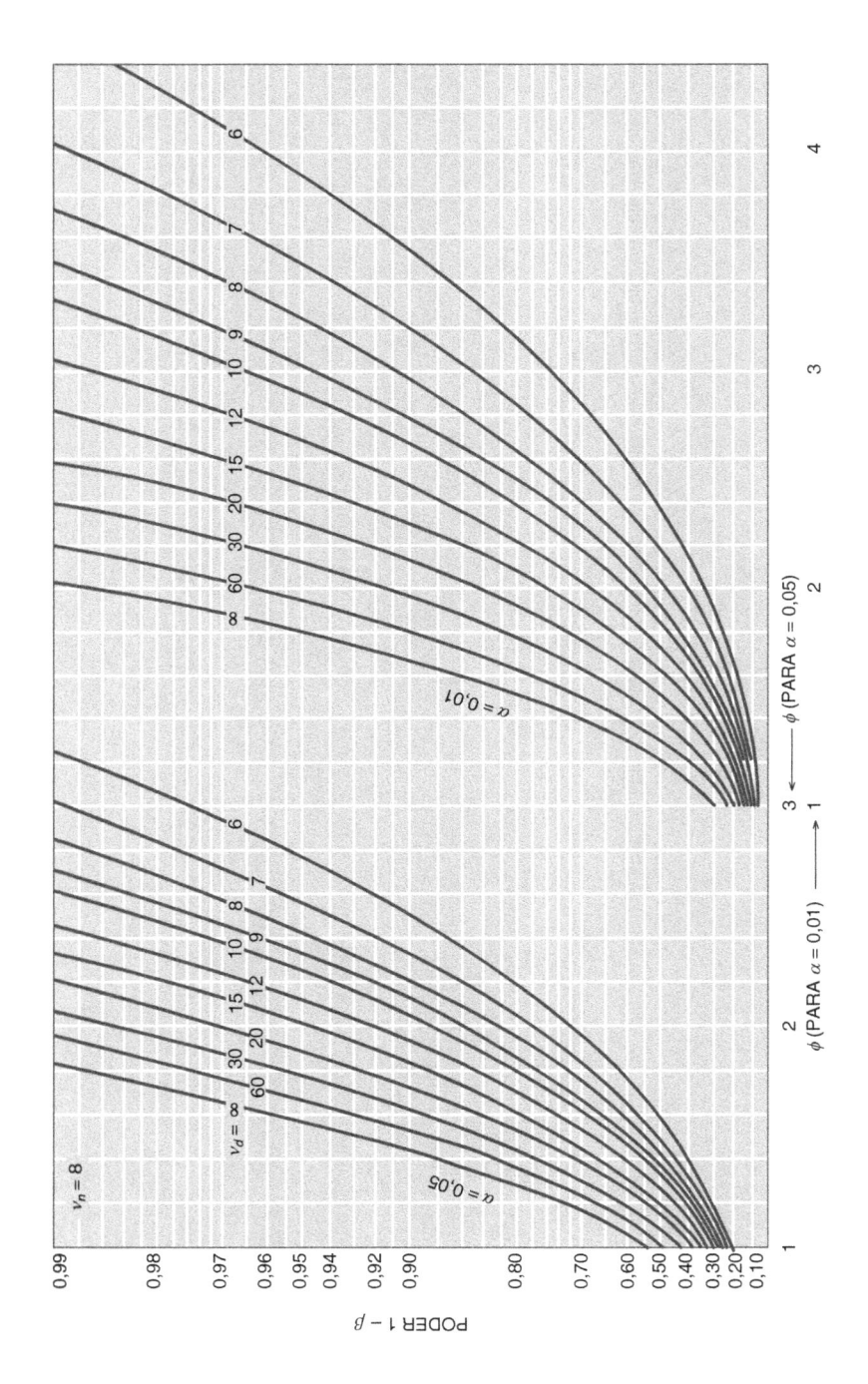

Figura B.8

APÊNDICE C

Respostas dos exercícios

2.1 A média é a soma das observações dividida pelo número de observações, 24: 965/24 = 40,2. Para encontrar a mediana, as observações foram listadas em ordem, então selecionou-se o (50/100)(24 + 1) = 12,5ésimo ponto, que é a média entre as 12ª e 13ª observações, (29 + 30)/2 = 29,5. O desvio-padrão é a raiz quadrada da soma de quadrados das diferenças entre as observações e a média dividida pelo tamanho amostral menos 1, 29,8. O 25º percentil é o (25/100)(24 + 1) = 6,25. Assim, o 25º percentil está entre a 5ª e a 6ª observações, em que foi feita a média para obter (13 + 13)/2 = 13. Da mesma forma, o 75º percentil é (75/100)(24 + 1) = 18,75; assim, é feita a média da 18ª e da 19ª observações para obter (70 + 70)/2 = 70. O fato de que a mediana é muito diferente da média (29,5 versus 40,2) e não localizada grosseiramente equidistante entre os quartis de cima e de baixo indica que os dados provavelmente não foram tomados de uma distribuição normal. (Se os dados fossem simetricamente distribuídos em torno da mediana, poderia ainda ter sido testada a normalidade calculando os 2,5ésimo, 16ésimo, 84ésimo e 97,5ésimo percentis e comparando-os com 2 e 1 valores de desvio-padrão abaixo e acima da média, como descrito na Fig. 2.10.)

2.2 Média = 61.668, mediana = 13.957, desvio-padrão = 117.539, 25ésimo percentil = 8.914, 75ésimo percentil = 63.555, média − 0,67 desvio-padrão = −17.083, média + 0,67 desvios-padrão = 140.419. Esses dados não parecem ter sido tomados de uma população normalmente distribuída por várias razões. (1) A média e a mediana são muito diferentes. (2) Todas as observações são (e tem de ser, uma vez que não se pode ter carga viral negativa) maiores que zero e o desvio-padrão é maior do que a média. Se a população fosse normalmente distribuída, teriam sido incluídos valores negativos de carga viral, o que é impossível. (3) A relação entre os percentis e o número de desvios-padrão em torno da média é diferente daquele que se esperaria se os dados fossem tomados de uma população normalmente distribuída.

2.3 Média = 4,30, mediana = 4,15, desvio-padrão = 0,67, 25ésimo percentil = 5,25, 75ésimo percentil = 4,79, média − 0,67 desvios-padrão = 3,85, média + 0,67 desvios-padrão = 4,75. Esses dados parecem ter sido tomados de uma população normalmente distribuída com base na comparação com a resposta do Problema 2.2.

2.4 Média = 1.709, mediana = 1.750, desvio-padrão = 825, 25ésimo percentil = 825, 75ésimo percentil = 2.400, média − 0,67 desvios-padrão = 1.157, média + 0,67 desvios-padrão = 2.262. Esses dados parecem ter sido tomados de uma população normalmente distribuída com base na comparação com a resposta do Problema 2.1.

2.5 Existe 1 chance em 6 de se obter os seguintes valores: 1, 2, 3, 4, 5 e 6. A média desta população é 3,5.

2.6 O resultado é uma amostra tomada a partir de uma distribuição de todas as médias das amostras de tamanho 2 tomadas das populações descritas no Problema 2.4. A sua média é uma estimativa da média populacional, e o seu desvio-padrão é uma estimativa do erro-padrão das amostras de tamanho 2 tomadas das populações descritas no Problema 2.4.

3.1 $F = 8,92$, $v_n = 1$, $v_d = 28$. Essas observações não são consistentes com a hipótese nula de que não há diferença na taxa média de produção de ATP em dois grupos; concluiu-se que a taxa de produção de ATP depende da resistência à insulina ($P < 0,01$).

3.2 $F = 64,13$, $v_n = 4$, $v_d = 995$. Fluxo mesoexpiratório forçado médio não é o mesmo, em média, em todos os grupos experimentais estudados ($P < 0,01$).

3.3 $F = 131.700/10.601 = 12,42$ com $v_n = 2 - 1 = 1$ e $v_d = 2(21 - 1) = 40$. A partir da tabela de valores críticos na Tabela 3.1, $P < 0,01$.

3.4 Sim. $F = 4.997/135 = 37,01$ com numerador 3 e denominador 156 graus de liberdade. Comparando esse valor com a tabela de valores críticos na Tabela 3.1, $P < 0,01$.

3.5 $F = 2,15$, $v_n = 1$, $v_d = 98$. Esse valor de F não é grande o suficiente para rejeitar a hipótese de que não há diferença de densidade óssea vertebral entre homens e mulheres de mesma idade que tiveram fraturas vertebrais ósseas.

3.6 $F = 3,450$, $v_n = 3$, $v_d = 96$. Profissionais da saúde em pelo menos uma unidade experimentaram mais *burnout* do que aqueles em outras ($P < 0,02$).

3.7 $F = 95,79$, $v_n = 3$, $v_d = 57$. Pelo menos uma raça de rato diferiu em resposta ao estrogênio ($P < 0,01$).

3.8 Não. $F = 1,11$, $v_n = 4$, $v_d = 130$, que não se aproximou do valor crítico de F que define os 5% de valores possíveis superiores sob a hipótese nula de que não há diferença entre os grupos, 2,37. Portanto, não se pode rejeitar a hipótese nula de que todas essas amostras foram tomadas a partir da mesma população.

4.1 $s^2 = (11,6^2 + 8,8^2)/2 = 106$ e $t = (54,4 - 58,2)/\sqrt{106/29 + 106/24} = 1,338$ com $v = 29 + 24 - 2 = 51$ graus de liberdade. A partir da Tabela 4.1, $0,20 < P < 0,10$; assim, não há diferença detectável de idade entre os dois grupos.

4.2 Sim. $t = 5,916$ com 138 graus de liberdade. $P < 0,001$.

4.3 $t = (555 - 394)/\sqrt{65^2/21 + 65^2/21} = 8.026$ com $v = 2(21 - 1) = 40$ graus de liberdade. A partir da Tabela 4.1, $P < 0,001$.

4.4 Como os erros-padrão da média são reportados, primeiramente eles precisam ser convertidos para desvios-padrão multiplicando cada um pela raiz quadrada do tamanho amostral, levando a desvios-padrão de 10,5 e 10,4, respectivamente,
antes de calcular $t = -0,154$ com 260 graus de liberdade. $P > 0,50$. Não há diferença detectável nas idades.

4.5 Problema 3.1: $t = 2,986$, $v = 40$, $P < 0,01$; Problema 3.3: $t = 3,525$, $v = 40$, $P < 0,001$; Problema 3.5: $t = -1,467$, $v = 98$, $P < 0,01$. Em todos os casos, pode-se rejeitar a hipótese nula de não diferença entre os grupos. $t^2 = F$.

4.6 Pessoas que trabalham em ambientes com fumaça de cigarro e fumantes leves formam um subgrupo; cada um dos outros grupos são subgrupos distintos. Aqui estão os resultados das comparações par a par usando o teste t de Holm-Sidak (com $v = 995$) com 1 = não fumantes em um ambiente livre de fumo, 2 = trabalham em ambientes com fumaça de cigarro, 3 = fumantes leves, 4 = fumantes moderados, 5 = fumantes intensos.

Comparação	P	$P_{crít}$	$P < 0,05$?
1 vs. 5	< 0,001	0,005	Sim
1 vs. 4	< 0,001	0,006	Sim
2 vs. 5	< 0,001	0,006	Sim
1 vs. 3	< 0,001	0,007	Sim
3 vs. 5	< 0,001	0,009	Sim
1 vs. 2	< 0,001	0,010	Sim
2 vs. 4	< 0,001	0,013	Sim
3 vs. 4	< 0,001	0,017	Sim
4 vs. 5	0,018	0,025	Sim
2 vs. 3	0,212	0,050	Não

4.7 Todos os grupos tiveram função pulmonar pior do que não fumantes respirando ar puro (grupo-controle).

Comparação	P	$P_{crít}$	$P < 0,05$?
5 vs. 1	< 0,001	0,013	Sim
4 vs. 1	< 0,001	0,017	Sim
3 vs. 1	< 0,001	0,025	Sim
2 vs. 1	< 0,001	0,050	Sim

4.8 O grupo-controle (não exposto) e o grupo de baixa exposição não são detectavelmente diferentes entre si. Os homens com uso médio e intenso têm esperma com menor viabilidade do que homens com exposição baixa/controle e outros. Por isso, existem três subgrupos de viabilidade de esperma: (1) controle e exposição baixa, (2) exposição média e (3) exposição intensa.

Comparação	P	$P_{crít}$	$P < 0,05$?
Controle vs. intensa	< 0,001	0,009	Sim
Baixa vs. intensa	< 0,001	0,010	Sim
Controle vs. média	< 0,001	0,013	Sim
Média vs. intensa	< 0,001	0,017	Sim
Baixa vs. média	< 0,001	0,025	Sim
Controle vs. baixa	0,126	0,050	Não
$v = 156$			

4.9 Existem apenas três comparações desde que todos os três grupos foram comparados contra o grupo-controle de homens que não usam telefones celulares. Nesse caso, conclui-se que a viabilidade de esperma em homens com baixo uso não é perceptivelmente diferente do controle, enquanto usuários médios e intensos tiverem uma viabilidade de esperma significativamente menor do que os usuários controle. Pode-se notar que não é possível fazer nenhuma afirmação quanto a diferenças ou falta de diferenças entre os três grupos de homens que usam telefones celulares.

Comparação	P	$P_{crít}$	$P < 0,05$?
Controle vs. intensa	< 0,001	0,017	Sim
Controle vs. média	< 0,001	0,025	Sim
Controle vs. baixa	0,126	0,050	Não
$v = 156$			

4.10 A taxa menor de *burnout* está no serviço de Hemofilia e a maior está na Medicina Interna. Estas taxas de *burnout* são significativamente diferentes umas das outras, incluindo a Medicina Interna e Doenças Infecciosas, a unidade com segunda maior taxa de *burnout*, o que cria uma ambiguidade na interpretação dos resultados. Algumas vezes tais ambiguidades surgem em testes de comparações múltiplas.

Comparação	P	$P_{crít}$	$P < 0,05$?
Med vs. Hem	0,004	0,009	Sim
DI vs. Hem	0,013	0,010	Não
Onc vs. Hem	0,034	0,013	Não
MI vs. Onc	0,426	0,017	Não
Med vs. DI	0,682	0,025	Não
DI vs. Onc	0,698	0,050	Não
$v = 96$			

4.11 a Não; **b** Não; **c** Não; **d** Sim.

5.1 Sim. $\chi^2 = 1,247$, $v = 1$, $P = 0,264$; não.

5.2 Suicídio violento: $\chi^2 = 1,380$, χ^2 corrigido com Yates = 0,870, $v = 1$, $P > 0,25$; suicídio sob a influência de álcool: $\chi^2 = 18,139$, χ^2 corrigido com Yates = 16,480, $v = 1$, $P < 0,001$; CAS $>$ = 150 mg/dL: $\chi^2 = 19,204$, χ^2 corrigido com Yates = 17,060, $v = 1$, $P < 0,001$; suicídios no final de semana: $\chi^2 = 4,850$, χ^2 corrigido com Yates = 4,020, $v = 1$, $P < 0,05$; divórcio parental: $\chi^2 = 5,260$, χ^2 corrigido com Yates = 4,340, $v = 1$, $P < 0,05$; violência parental: $\chi^2 = 9,870$, χ^2 corrigido com Yates = 8,320, $v = 1$, $P < 0,01$; abuso alcoólico parental: $\chi^2 = 4,810$, χ^2 corrigido com Yates = 3,890, $v = 1$, $P < 0,05$; abuso alcoólico paterno: $\chi^2 = 5,630$, χ^2 corrigido com Yates = 4,570, $v = 1$, $P < 0,05$. Os fatores-chave parecem ser suicídio sob influência de álcool, CAS $\geq$ 150 mg/dL, suicídios no final de semana, divórcio parental, violência parental, abuso alcoólico parental e abuso alcoólico paterno. Apesar da alta confiança que se pode ter ao reportar essas diferenças, provavelmente não são gritantes o suficiente para serem um valor preditivo em qualquer adolescente.

5.3 Existe uma possibilidade de que o fato de as famílias não terem aceitado ser entrevistadas reflita uma diferença sistemática entre os 106 suicidas que foram incluídos e aqueles que foram excluídos. Uma maneira de investigar se essa situação leva a vieses seria comparar o que se sabe sobre as famílias que deram entrevista com as famílias que não deram (usando variáveis como idade, condição socioeconômica, gênero da vítima) para ver se houve alguma diferença sistemática. Se não houverem diferenças, a ausência de entrevistas não é provavelmente um problema. Se houverem diferenças, a falta de entrevistas enviesaria as conclusões das análises.

5.4 Para os três grupos, $\chi^2 = 21,176$, $v = 2$, $P < 0,001$; assim, existe evidência de que pelo menos um grupo difere em número de remissões. Comparar apenas nefazodona e psicoterapia leva a:

	Remissão	Sem remissão
Nefazodona	36	131
Psicoterapia	41	132

$\chi^2 = 0,220$, χ^2 corrigido com Yates = 0,120, $v = 1$, $P > 0,6$. Comparar nefazodona com nefazodona e psicoterapia leva a:

	Remissão	Sem remissão
Nefazodona	36	131
Nefazodona e psicoterapia	75	104

$\chi^2 = 15{,}488$, $v = 1$, $P < 0{,}001$.
Comparar psicoterapia com nefazodona e psicoterapia leva a:

	Remissão	Sem remissão
Psicoterapia	41	132
Nefazodona e psicoterapia	75	104

A Tabela de Holm-Sidak para comparações par a par é

Comparação	χ^2	P	$P_{\text{crít}}$	$P < 0{,}05$?
N vs. N e P	15,488	< 0,001	0,017	Sim
P vs. N e P	12,378	< 0,001	0,025	Sim
N vs. P	0,120	> 0,6	0,050	Não
$v = 156$				

Nefazodona analisada de maneira isolada e psicoterapia analisada de maneira isolada tiveram desempenhos similares, que diferiram de nefazodona e psicoterapia combinadas.

5.5 Existe uma associação entre fundo de financiamento e se ou não o estudo concluiu que restrições ao fumo afetaram a indústria de hospitalidade. $\chi^2 = 71{,}861$, $v = 1$, $P < 0{,}001$. (Sem a correção de Yates $\chi^2 = 75{,}871$.) Notar que um teste de χ^2 é apropriado para esses dados mesmo que as frequências *observadas* sejam menores que 5 pois todas as contas *esperadas* excedem 5. São as frequências esperadas, e não as observadas, que determinam se um teste χ^2 pode ou não ser usado. A razão de chances para um estudo concluindo que as restrições ao fumo foram suportadas pela indústria de tabaco ou um de seus aliados é RC = $(29 \times 60)/(2 \times 2) = 435$.

5.6 O fato de a metanálise ser financiada por uma única companhia de remédios não estava associado a seus resultados ($\chi^2 = 1{,}301$, $v = 1$, $P > 0{,}25$), mas com as conclusões que apresentaram ($\chi^2 = 5{,}369$, $v = 1$, $P < 0{,}025$), sugerindo que não houveram vieses na condução da metanálise, mas sim na maneira como os resultados foram apresentados. (Os valores de χ^2 sem correção de Yates são 0,912 e 6,501.)

5.7 Para autores honorários entre todos os periódicos, a tabela de contingência é

Periódico	Autores não honorários	Artigos com autores honorários
American Journal of Cardiology	115	22
American Journal of Medicine	87	26
American Journal of Obstetrics and Gynecology	111	14
Annals of Internal Medicine	78	26
Journal of the American Medical Association	150	44
New England Journal of Medicine	112	24

$\chi^2 = 11{,}026$, $v = 5$, $0{,}05 < P < 0{,}10$, assim, não se rejeita a hipótese nula de que a taxa de autoria honorária não varia entre os periódicos. Uma vez que não é rejeitada a hipótese nula baseada em todos os periódicos, não há necessidade de subdividir a tabela entre periódicos de circulação pequena e grande. (Esta conclusão negativa deve ser tomada como tentativa, pois o valor crítico de χ^2 para $P = 0{,}05$ é 11,070, que os dados apenas perdem.) No total, 156 dos 809 artigos (19%) incluem autores honorários.

Para os autores-fantasma entre todos os periódicos, a tabela de contingência é

Periódico	Autores não fantasma	Artigos com autores-fantasma
American Journal of Cardiology	124	13
American Journal of Medicine	98	15
American Journal of Obstetrics and Gynecology	112	13
Annals of Internal Medicine	88	16
Journal of the American Medical Association	180	14
New England Journal of Medicine	114	22

$\chi^2 = 8{,}331$, $v = 5$, $0{,}25 < P < 0{,}10$, assim, não é rejeitada a hipótese nula de que a taxa de autoria fantasma não varia entre os periódicos. Uma vez que não é rejeitada a hipótese nula baseada em todos os periódicos, não há necessidade de subdividir a tabela entre periódicos de circulação pequena e grande. No total, 93 dos 809 artigos (11%) incluem autores-fantasma.

5.8 $\chi^2 = 4,880$, χ^2 corrigido com Yates = 4,450, $v = 1$, $P < 0,05$; sim.

5.9 Este é um estudo prospectivo, assim, pode-se calcular o risco relativo. Tratando a combinação de terapias como a condição do tratamento e valproato sozinho como a condição do controle, $n_{TD} = 59$, $n_T = 110$, $n_{CD} = 76$, e $n_C = 110$, assim o risco relativo de um episódio de humor emergente para pessoas sendo tratadas com terapias combinadas comparado com valproato sozinho é RR = (59/110)/(76/110) = 0,78. Pessoas sendo tratadas com terapia combinada têm menos probabilidade de terem um episódio do que pessoas sendo tratadas somente com valproato. Para ver se esta diferença é maior do que esperado ao acaso, calcula-se χ^2 para uma tabela de contingência 2 × 2:

Terapia	Episódio emergente	
	Sim	Não
Combinação	59	51
Valproato	76	34

Para esta tabela, $\chi^2 = 4,908$, $v = 1$, $P < 0,05$, assim, a diferença é estatisticamente significativa. (Sem a correção de Yates $\chi^2 = 5,541$.) A redução absoluta do risco é $0,69 - 0,54 = 0,15$, assim, o número necessário para tratar a fim de prevenir um episódio emergente é $1/0,15 = 6,7$ ou 7 pessoas.

5.10 $\chi^2 = 8,8124$, $v = 1$, $P < 0,005$. Ela não chegaria à mesma conclusão se observasse a população inteira pois a amostra não seria influenciada pelas taxas diferenciais de admissão.

5.11 RC = 1,40. $\chi^2 = 14,122$, $v = 1$; $P < 0,001$. Fumar aumenta significativamente as chances de desenvolver câncer de células renais.

5.12 RC = 0,74, $\chi^2 = 4,556$, $v = 1$; $P = 0,03$. Parar de fumar reduz significativamente a chance de câncer de células renais.

5.13 RR = 0,58, $\chi^2 = 127,055$, $v = 1$; $P < 0,001$. Terapia de reposição hormonal está associada à redução no risco de morte comparado com não usuários.

5.14 RR = 1,00, $\chi^2 = 0,002$, $v = 1$; $P = 0,962$. O uso passado de terapia de reposição hormonal não afeta o risco de morte se comparado com aqueles que nunca usaram.

6.1 $\phi = \delta/\sigma = 25/35 = 7$. A partir da Figura 6.9, o poder é 0,60.

6.2 A partir da Figura 6.9, seriam necessárias 35 pessoas em cada grupo de dieta.

6.3 A partir da Figura 6.9, $\phi = 0,9$. Usando um desvio-padrão de 35 mg/dL, $\delta = 31,8$ mg/dL.

6.4 O poder é 93% baseado na diferença de densidade óssea de 14, que é 20% de 70,3.

6.5 Vinte pessoas em cada grupo, com base na diferença de 21, que é 30% de 70,3.

6.6 Poder = 0,80.

6.7 A partir do Problema 3.3, usar o desvio-padrão para pessoas normais, 121 W, como a estimativa de σ. O tamanho amostral por grupo é $n = 21$. Para uma mudança de 50 W $\phi = \delta/\sigma = 50/121 = 0,4$. A partir da Figura 6.9, o poder é 0,26. Para uma mudança de 100 W, o poder é 0,74.

6.8 $n = 37$ por amostra.

6.9 O padrão desejado de respostas é

Antibiótico	Remissão	Sem remissão	Total
Nefazodona	0,107	0,215	0,322
Psicoterapia	0,111	0,222	0,333
Ambos	0,172	0,172	0,345
Total	0,390	0,609	1,000

$\phi = 2,6$, $v_n = (3-1)(2-1) = 2$, assim, a partir da Figura 6.10, poder = 0,98.

6.10 $N \approx 367$.

7.1 Intervalo de confiança de 95%: 1.233 até 2.185 ng/g; intervalo de confiança de 90%: 1.319 até 2.100 ng/g.

7.2 Intervalo de confiança de 95% para a diferença: 0,72 até 3,88 µmol/g de músculo/min. Uma vez que esse intervalo não inclui 0, rejeita-se a hipótese nula de não diferença ($P < 0,05$).

7.3 Intervalos de confiança de 95%: gel anestésico: 0 até 0,17; placebo: 0,08 até 0,32; diferença $-0,28$ até $+0,04$. Não se pode rejeitar a hipótese nula de não diferença no efeito entre o placebo e o gel anestésico. Essa é a mesma conclusão à qual chegou-se no Problema 5.1.

7.4 O intervalo de confiança de 95% para a diferença é 120 até 201 metros. Devido ao fato de o intervalo de confiança incluir zero, pode-se rejeitar a hipótese nula de não diferença com $P < 0{,}05$. No Problema 4.3, rejeitou-se a hipótese nula de não diferença com $P < 0{,}001$, que seria o mesmo, como verificado, se o intervalo de confiança de 99,9% excluísse 0. O intervalo de confiança de 99,9% para a diferença se estende a partir de $161 - 3{,}2905 \times 20{,}7 = 92{,}8$ até $161 + 3{,}2905 \times 20{,}7 = 229{,}1$, que não incluia 0, assim, poderia ter sido obtido o mesmo nível de confiança em rejeitar a hipótese nula usando intervalos de confiança, como feito usando um teste t no Capítulo 4.

7.5 O erro-padrão da proporção para os 49 estudos financiados por uma única companhia de remédios é 0,071, assim, o intervalo de confiança de 95% para a proporção com resultados positivos se estendeu de $0{,}55 - 1{,}960 \times 0{,}071 = 0{,}41$ até $0{,}55 + 1{,}960 \times 0{,}071 = 0{,}69$. Para os 75 estudos financiados de outras formas, o erro-padrão da proporção é de 0,055, assim, o intervalo de confiança de 95% se estendeu de $0{,}65 - 1{,}960 \times 0{,}055 = 0{,}54$ até $0{,}65 + 1{,}960 \times 0{,}055 = 0{,}76$.

7.6 O intervalo de confiança de 95% para 90% da população: −518 até 3.936 ng/g lipídeo; intervalo de confiança de 95% para 95% da população: −930 até 4.349 ng/g lipídeo. Os números negativos nas extremidades inferiores dos intervalos de confiança são possíveis membros das populações reais; estes números negativos refletem a natureza conservadora deste cálculo baseado em pequenos tamanhos amostrais.

7.7 $s_{\ln} \text{RC} = \sqrt{1/29 + 1/2 + 1/2 + 1/60} = 1{,}025$; assim, o intervalo de confiança de 95% para a razão de chances é

$$e^{\ln 435 - 1{,}96 \times 1{,}025} < \text{RC} < e^{\ln 435 + 1{,}96 \times 1{,}025}$$

$$e^{4{,}066} < \text{RC} < e^{8{,}084}$$

$$58 < \text{RC} < 3.242$$

O intervalo de confiança de 95% não inclui 1, assim, pode-se rejeitar a hipótese nula de que o fundo de financiamento não afeta as conclusões derivadas de uma metanálise.

7.8 RC = 1,40. O intervalo de confiança de 95% é de 1,18 até 1,66, que não inclui 1. Portanto, conclui-se que fumar aumenta significativamente a chance de câncer nas células renais.

7.9 RC = 0,74. O intervalo de confiança de 95% é de 0,57 até 0,96, que não inclui 1. Portanto, conclui-se que parar de fumar reduz significativamente as chances de desenvolver câncer nas células renais.

7.10 RR = 0,61. O intervalo de confiança de 95% é de 0,56 até 0,66, que não inclui 1. Portanto, conclui-se que terapia de reposição hormonal reduz o risco de morte.

7.11 RR = 1,00. O intervalo de confiança de 95% é de 0,94 até 1,07, que inclui 1. Portanto, não se pode concluir que o uso passado de terapia de reposição hormonal afeta o risco de morte.

8.1 a: $a = 3{,}00$, $b = 1{,}30$, $r = 0{,}792$; **b:** $a = 5{,}10$, $b = 1{,}24$, $r = 0{,}941$; **c:** $a = 5{,}60$, $b = 1{,}23$, $r = 0{,}973$. Notar que como a amplitude dos dados aumenta, o coeficiente de correlação aumenta.

8.2 a: $a = 24{,}3$, $b = 0{,}36$, $r = 0{,}561$; **b:** $a = 0{,}5$, $b = 1{,}15$, $r = 0{,}599$. A parte **a** ilustra o grande efeito que um ponto discrepante pode ter na reta de regressão. A parte **b** ilustra que, mesmo que ocorram dois padrões diferentes e distintos nos dados, isto não é refletido quando uma única reta de regressão é traçada ao longo dos dados. Este problema ilustra por que é importante olhar para os dados antes de calcular a reta de regressão por meio deles.

8.3 $a = 3{,}0$, $b = 0{,}5$, $r = 0{,}82$ para os quatro experimentos, apesar do fato de os padrões nos dados diferirem de experimento para experimento. Apenas dados do experimento 1 satisfazem os pressupostos da análise de regressão linear.

8.4 Sim. Com o leite materno, os níveis de PCB aumentam, o QI das crianças com 11 anos cai; a inclinação é −0,021 (erro-padrão 0,00754, assim, $t = -2{,}785$ com 12 graus de liberdade; $P < 0{,}05$). A correlação de momento-produto de Pearson, r, é −0,63 (também $P < 0{,}05$). Se for testada também a hipótese de não relação com a correlação de postos de Spearman, isso levaria a $r_s = -0{,}610$ ($P < 0{,}05$).

8.5 Usar o método de Bland-Altman para comparar os dois métodos de medição de estradiol. A diferença média é −25,9 pg/mL e o desvio-padrão das diferenças é 19,4 pg/mL. Esses resultados sugerem que não existe uma concordância particularmente boa entre os dois métodos, com a gota de sangue levando a resultados menores e uma quantia substancial de variabilidade dos resultados dos dois métodos em comparação com a magnitude das observações.

8.6 Estes resultados das regressões são calculados depois de conduzir as regressões com força relaxada como variável dependente contra ln (nível de arginina) como variável independente:

	Inclinação	Intercepto	$s_{y \cdot x}$	P
Acetilcolina	−7,85	−50,5	13,80	0,024
A23187	−10,3	−57,1	15,03	0,009
Estimativa comum	−9,03	−54,0	14,08	0,001

Para fazer o teste geral de coincidência, calcula-se

$$s^2_{y \cdot x_p} = \frac{(11-2)13,80^2 + (13-2)15,10^2}{11+13-4} = 211,40$$

e

$$s^2_{y \cdot x_{imp}} = \frac{(11+13-2)14,16^2 - (11+13-4)211,40}{2} = 91,56$$

de modo que $F = 91,56/211,40 = 0,433$ com $v_n = 2$ e $v_d = 20$, que nem sequer se aproxima do valor crítico de 3,49, necessário para rejeitar a hipótese nula de não diferença com $P < 0,05$. Assim, não se pode rejeitar a hipótese nula de que não há diferença entre as duas relações; dado o pequeno valor de F, pode-se ter razoável confiança para concluir que os dois estímulos diferentes têm efeitos similares nos níveis de força (relaxamento arterial).

8.7 Existe uma relação significativa. $r_S = 0,912$, $n = 20$, $P < 0,001$.

8.8 $r_S = 0,472$, $n = 25$, $P = 0,018$ (incluindo o ajuste por empate). Existe uma relação significativa entre estas duas maneiras diferentes de medir a extensão do câncer, mas a correlação é fraca para que eles não possam ser intercambiáveis para propósitos clínicos. Resultados sem ajuste por empate: $r_S = 0,402$, $n = 25$, $P = 0,047$.

8.9 Poder = 0,999.

8.10 $n = 20$, assim, este estudo teria de ser feito com um tamanho amostral menor do que o tamanho que foi usado.

8.11 Para responder esta questão, foram ajustadas retas de regressão aos dois grupos de homens, e após, feito um teste geral de coincidência. Para controlar $I = -1,77R + 2,59$, $r = -0,800$, $s_{inclinação} = 0,369$, $s_{intercepto} = 0,336$, $s_{I \times R} = 0,125$, $n = 15$. Para parentes: $I = -0,18 R + 0,932$, $r = -0,075$, $s_{inclinação} = 0,651$, $s_{intercepto} = 0,932$, $s_{I \times R} = 0,219$, $n = 15$. Para regressão comum: $I = -1,09 R + 1,88$, $r = -0,432$, $s_{inclinação} = 0,441$, $s_{intercepto} = 0,405$, $s_{I \times R} = 0,211$, $n = 30$. Teste geral de coincidência: $F = 6,657$ com $v_n = 2$ e $v_d = 26$; $P < 0,01$; as relações são diferentes. Teste para diferença nas inclinações: $t = -2,137$, $v = 26$, $P < 0,05$. Teste para diferença nos interceptos: $t = 2,396$, $v = 26$, $P < 0,05$. Portanto, as inclinações e os interceptos das duas retas são significativamente diferentes. A relação entre o condicionamento físico e o índice de insulina é diferente nestes dois grupos de homens.

9.1 A diferença média é 1,18 com erro-padrão 0,32. $t = -3,668$ com $v = 14 - 1 = 13$ graus de liberdade. A partir da Tabela 4.1, $P < 0,005$. O intervalo de confiança de 95% para a diferença é de 0,49 até 1,87.

9.2 Existe uma relação significativa. $t = 6,160$ com $v = 7$, $P < 0,001$.

9.3 $\delta = 9$ ms (metade de 18 ms diferença observada no Prob. 9.2) e $\sigma = 8,3$ ms é o desvio-padrão das diferenças antes e depois de inalar fumaça de cigarro, assim, o parâmetro de não centralidade $\phi = 9/8,3 = 1,1$. A partir do gráfico de poder na Figura 6.9, o poder é 0,75.

9.4 $F = 37,94$, $v_n = 1$, $v_d = 7$, $P < 0,01$. $F = t^2$.

9.5 $F = 0,519$, $v_n = 2$, $v_d = 6$. Este valor está muito aquém de 5,14, o valor crítico que define os 5% maiores valores de F em tais experimentos. Assim, não há evidências suficientes para concluir que há diferença na proteína C-reativa ao longo do tempo ($P > 0,50$).

9.6 Existem diferenças significativas entre as diferentes condições experimentais ($F = 50,77$, $v_n = 3$, $v_d = 33$). Comparações múltiplas usando os quadrados médios residuais e o teste t de Holm-Sidak mostra que os níveis de testosterona são maiores antes da captura do que em qualquer tempo depois. Além disso, níveis de testosterona depois de 48 horas de captura diminuíram, se comparado com o tempo de captura e com 12 horas pós-captura, que não diferiu.

9.7 Pelo teste de McNemar: $\chi^2 = 4{,}225$, $v = 1$, $P < 0{,}05$. Não; indometacina é significativamente melhor que o placebo.

9.10 Quando estes dados são apresentados desta forma, eles são analisados como uma tabela de contingência de 2 × 2. $\chi^2 = 2{,}402$, $v = 1$, $P < 0{,}10$, assim, não há associação significativa entre fármaco e melhoria no fechamento. Este teste, em contraste com a análise no Problema 9.8, falhou em detectar a diferença no efeito pois ignorou a natureza pareada dos dados e, por isso, é menos poderoso.

10.1 $z_T = 2{,}080$, $P < 0{,}05$; existe uma diferença significativa no nível de aderências entre os dois grupos. (Ajustar para empates, $z_T = 2{,}121$, $P < 0{,}05$.)

10.2 Um teste de Kruskal-Wallis leva a $H = 15{,}161$ com $v = 3$, $P = 0{,}002$. Há diferença significativa entre os tratamentos. A tabela a seguir mostra os resultados das comparações par a par usando o teste de Mann-Whitney com a correção de Holm-Sidak com família de taxa de erro de 5%.

Comparação	z_T	P	j	$P_{crit} = \alpha_T/(k-j+1)$	$P < P_{crit}$?
Base vs. C&P	3,609	< 0,001	1	0,0102	Sim
Info vs. C&P	1,993	0,046	2	0,0127	Não
Info vs. cartões	1,674	0,094	3	0,0170	Não*
Base vs. info	1,588	0,112	4	0,0253	Não*
Cartões vs. C&P	0,289	0,773	5	0,0500	Não*

*Uma vez que a segunda comparação não é significativa, todas as comparações subsequentes são consideradas não significativas.

Esta análise leva a um resultado ambíguo que mostra que nenhuma das intervenções é significativamente diferente das outras enquanto o patamar base difere de cartões mais palestras, mas não das outras intervenções.

10.3 Problema 9.5: Endotoxina e salbutamol não afetam os níveis de PCR ($\chi_r^2 = 1{,}5$, $k = 3$, $n = 4$, $P > 0{,}05$).

10.4 A captura produz diferenças significativas nos níveis de testosterona ($\chi_r^2 = 27{,}3$, $v = 3$, $P < 0{,}001$). A tabela a seguir mostra os resultados das comparações par a par usando o teste de postos sinalizados de Wilcoxon com correção de Holm-Sidak para família de taxa de erro de 5%.

Comparação	z_w	P	j	$P_{crit} = \alpha_T/(k-j+1)$	$P < P_{crit}$?
Início vs. captura	3,039	0,002	1	0,0085	Sim
Início vs. 12 h	3,039	0,002	2	0,0102	Sim
Início vs. 24 h	3,039	0,002	3	0,0127	Sim
12 h vs. 24 h	2,961	0,003	4	0,0170	Sim
Captura vs. 12 h	1,863	0,062	5	0,0253	Não
Captura vs. 24 h	1,627	0,103	6	0,0500	Não*

*Uma vez que a segunda comparação não é significativa, todas as comparações subsequentes são consideradas não significativas.

Os níveis de testosterona aumentam significativamente entre o início do estudo e depois da captura. A partir da captura até o final do experimento os níveis não são detectavelmente diferentes (embora exista uma diferença detectada entre 12 e 24 horas).

10.5 $T = 195{,}0$, $n_S = 15$, $n_B = 15$; $z_T = 1{,}535$ e $P > 0{,}10$. Eles não parecem ter níveis de colesterol diferentes.

10.6 O teste de soma de postos de Mann-Whitney leva a $z_T = 3{,}870$ ($P < 0{,}001$), assim, dependentes químicos com problemas com jogo exibem comportamento sexual de risco maior do que dependentes químicos sem problemas com jogo.

10.7 $W = -91{,}0$ com $n = 14$, assim, calcular

$$\sigma_w = \sqrt{14(14+1)(2\times 14+1)/6} = 31.86$$

então, $z_w = (|-91| - \tfrac{1}{2})/31{,}86 = 2{,}841$ e $P < 0{,}005$.

10.8 Sim, G é um teste estatístico legítimo. A distribuição amostral de G quando $n = 4$:

G	Maneiras possíveis de se obter o valor	Probabilidade
0	1	1/16
1	4	4/16
2	6	6/16
3	4	4/16
4	1	1/16

Quando $n = 6$:

G	Maneiras possíveis de se obter o valor	Probabilidade
0	1	1/64
1	6	6/64
2	15	15/64
3	20	20/64
4	15	15/64
5	6	6/64
6	1	1/64

G não pode ser usado para concluir que o tratamento no problema tem um efeito com $P < 0,05$, pois os dois valores possíveis mais extremos (i.e., as duas caudas da distribuição amostral de G), 0 e 4, podem ocorrer $1/16 + 1/16 = 1/8 = 0,125 = 12,5\%$ do tempo, que excede 5%. G pode ser usado para $n = 6$, em que os valores extremos, 0 e 6, ocorrem $1/64 + 1/64 = 2/64 = 0,033\%$ do tempo, assim, os valores (bicaudais) críticos (próximos de 5%) são 1 e 6.

11.1 Aqui está a curva de sobrevivência em forma de tabela:

Mês	Sobrevivência cumulativa $\hat{S}(t)$	Erro-padrão	Intervalo de confiança de 95% Inferior	Superior
1	0,971	0,028	0,916	1,000
2	0,943	0,039	0,866	1,000
3	0,857	0,059	0,741	0,973
4	0,828	0,064	0,702	0,953
5	0,798	0,068	0,664	0,932
6	0,768	0,072	0,628	0,909
7	0,709	0,078	0,557	0,861
8	0,680	0,080	0,524	0,836
9	0,650	0,082	0,490	0,810
12	0,582	0,086	0,413	0,751
13	0,548	0,088	0,376	0,719
15	0,513	0,089	0,340	0,687
16	0,411	0,088	0,237	0,584
20	0,308	0,084	0,144	0,472
21	0,274	0,081	0,115	0,433
28	0,235	0,079	0,081	0,389
34	0,196	0,075	0,049	0,342
56	0,130	0,073	0,000	0,273
62	0,065	0,059	0,000	0,180
84	0,000	0,000	0,000	0,000

O tempo mediano de sobrevivência é de 16 meses.

11.2 As curvas de sobrevivência para os dois grupos são:

Escore alto AIVD		Escore baixo AIVD	
Mês	Sobrevivência, $\hat{S}_{Hi}(t)$	Mês	Sobrevivência, $\hat{S}_{Lo}(t)$
14	0,988	6	0,967
20	0,963	12	0,934
24	0,925	18	0,867
28	0,913	24	0,85
30	0,887	28	0,782
38	0,861	32	0,714
48	0,834	36	0,643
		42	0,584
		47	0,522
		48	0,48

Utilizar o teste de *log rank* para comparar as duas curvas de sobrevivência. A soma das diferenças entre o número de sobreviventes esperado e observado para cada tempo é $-13,243$; o erro-padrão das diferenças é 3,090, assim, $z = -4,285$ (ou $-4,124$ com a correção de Yates). Conclui-se que existe diferença significativa entre os dois grupos de pessoas, $P < 0,001$.

11.3 $\psi = \ln 0,4/\ln 0,2 = 0,569$, assim, o número de mortes necessárias é

$$d = (1,960 + 0,842)^2 \left(\frac{1+0,569}{1-0,569}\right)^2 = 278,9$$

e o número necessário de pessoas em cada grupo seria $n = 278,9/(2 - 0,4 - 0,2) = 199$.

11.4 As curvas de sobrevivência para os testes de *log rank* estão na tabela a seguir. O tempo mediano de evento para terapia combinada foi de 21 meses e 9 meses para terapia com valproato. Assim, $U_L = -15,497$ e $s^2_{U_L} = 27,654$ e $z = (|-15,497| - \frac{1}{2})/\sqrt{27,654} = 2,852$, $P < 0,005$. A terapia combinada produziu resultados melhores do que o valproato administrado sem combinação.

	Curvas de sobrevivência		Teste de *log rank*					
	Terapia		Total		Fração com	Número esperado		Contribuição
Mês	combinada	Valproato	Em risco	Eventos	eventos	de eventos	Diferença	para s^2_{UL}
0	1,000	1,000	220	0	0,000	0,000	0,000	0,000
3	0,873	0,691	220	48	0,218	24,000	−10,000	9,425
6	0,718	0,523	170	35	0,206	19,765	−2,765	6,873
9	0,625	0,457	133	17	0,128	9,842	0,158	3,642
12	0,560	0,429	115	10	0,087	5,826	1,174	2,240
15	0,522	0,368	101	10	0,099	5,842	−1,842	2,211
18	0,502	0,337	89	5	0,056	2,978	−0,978	1,150
21	0,459	0,279	76	9	0,118	5,566	−1,566	1,897
24	0,447	0,279	53	1	0,019	0,679	0,321	0,218
27	0,447	0,279	26	0	0,000	0,000	0,000	0,000
30	0,447	0,279	4	0	0,000	0,000	0,000	0,000
33	0,447		1	0	0,000	0,000	0,000	0,000
36			0	0	0,000	0,000	0,000	0,000
						Total	−15,497	27,654

Índice

O *n* depois do número da página indica nota de rodapé.

A

Acompanhamentos perdidos, 230-231
Adenosina trifosfato (ATP), 44, 46
Aderências, 226-227
Aids, 24-26, 47-48, 227-228
Aleatorização:
   descrever o procedimento em artigos de periódicos, 258-259
   implicações éticas, 253-254
   necessidade, 248, 250-251
   para garantir conclusões corretas, 253-255
   para reduzir viés, 252-253
   procedimento, 252-253
   significado, 250-251
   tabela de número aleatórios, 11-12
Alogênico *versus* autólogo transplantes, 236, 238-244, 254-255
Amostra:
   definição, 10-11
   desvio-padrão, 16
   e poder, 103, 111-113
   e população, 10-11, 256-259
   e viés, 5, 12-14
   limitada, 7
   média, 16
   para calcular confiança, 129-132
   para estimar proporção, 77-80
   para regressão linear, 150-152
   viés devido à população de pacientes, 247
Amostra aleatória:
   definição, 10-11
   estratificada, 12-13
   exemplo, 10-12
   média, 16
   população, caraterísticas da, 16
   probabilidade de, 10-11
   procedimento, 11-13
   quadro, 11-13
   seleção (*Ver* Gerador de números aleatórios)
   simples, 11-13
   viés, 12-13
Análise de quadrados mínimos (*Ver* Regressão linear)
Análise de variância:
   (*Ver também* Teste *t*, pareado; Teste *t*, não pareado)
   abordagem geral, 27-31, 188-190
   bifatorial, 44, 46
   classes de procedimentos, 27
   exemplos, 39-44, 46, 56-57, 60, 190-193
   F, 32-39, 192-194
   fator-único, 32-39
   fórmulas computacionais, 261
   função de poder, 278-285
   graus de liberdade, 39, 193
   hipótese nula, 27, 188-189
   limitações, 205
   medidas repetidas (*Ver* Análise de variância de medidas repetidas)
   método baseado em postos (*Ver* Teste de Kruskal-Wallis)
   método paramétrico, 29-31
   notação em termos de soma de quadrados, 190-193
   particionando a soma de quadrados, 193-194
   poder, 117-120
   pressupostos, 27-29, 32-34, 205
   procedimentos de comparações múltiplas, 62-66, 69, 89-91, 199-200, 219-223, 225-226
   quadrados médios, 193
   quando usar, 205
   soma de quadrados dentro de grupos, 192
   soma de quadrados entre grupos, 141-142, 192-193
   soma total de quadrados, 193
   tabela, 194
   tamanho amostral, 117-118
   teste de Dunnett para isolar diferenças, 64n-65n
   teste de Holm-Sidak para isolar diferenças, 65-66, 69
   teste de Student-Newman-Keuls para isolar diferenças, 64n-65n
   teste de Tukey para isolar diferenças, 64n-65n
   teste *t*, 56-60, 186-187
   teste *t* de Bonferroni para isolar diferenças, 62-64, 66, 69
   teste *t* de Holm para isolar diferenças, 64-66, 69, 199-200
   teste *t* não pareado (*Ver* Teste *t*, não pareado)
   teste *t* pareado, 181-187
   tratamento da soma de quadrados, 190-193
   unifatorial, 32-39, 261
   variância dentro de grupos, 30-31, 33
   variância entre grupos, 32, 34, 193
Análise de variância com um único fator (*Ver* Análise de variância)
Análise de variância de medidas repetidas: (*Ver também* Teste de Friedman; Teste de postos sinalizados de Wilcoxon)
   análise de variância, tabela, 196
   comparações múltiplas, 199-200
   e teste *t* de Holm, 199-200
   exemplos, 196-200, 224-226
   fórmulas, 263
   graus de liberdade, 195-197
   média geral, 196
   notação, 196
   poder, 199-200
   procedimento geral, 195
   propósito, 185, 194-195
   quadrados mínimos, 193, 196-197
   quando usar, 249
   relação com teste *t* pareado, 188-189
   soma de quadrados dentro de sujeitos, 193, 195-198

soma de quadrados entre sujeitos, 194-197
soma total de quadrados, 193, 196-197
tamanho amostral, 192
Análise de variância unifatorial (*Ver* Análise de variância)
Análise linear de quadrados mínimos (*Ver* Regressão linear)
Análise sequencial, 125n-126n
Anastomose porta-cava:
  definição, 251-252
  e efeito placebo, 252-253
  viés em ensaios não controlados, 251-253
Anestesia, 97-98
Angina de peito, 251-252
Antibióticos:
  prescrição, 138-139
  uso inapropriado, 226-228
Área sob a curva (para definir o valor crítico do teste estatístico), 32-39
Artrite reumatoide, 162-166
Associação:
  (*Ver também* Coeficiente de correlação de momento-produto de Pearson; Coeficiente de correlação de postos de Spearman)
  e correlação, 165-166
  e regressão, 145-147
  versus causalidade, 146-147
Atlas Dartmouth de Cuidado em Saúde, 1
Ato de Cuidado Economicamente Viável e Proteção ao Paciente, 1
Autoria, 98-100
  autores honorários, 98-99
  autores-fantasma, 98-99
Avaliação de terapia, 2, 253-254
Aves de estimação, 13-15

B

Bifenis policlorados (PCBs), efeitos sobre a saúde, 24-26, 180-181
Burnout, 46-47

C

Câncer:
  boca, 181-183
  mama, 96-98, 141-143, 199-202
  pulmões, 13-15, 245
  renal, 100-101
Cannabis para controle da dor em neuropatia diabética, 22, 24, 72-73, 211-214
Caso
Causalidade:
  e regressão, 146-147
  em estudos observacionais *versus* experimentais, 42-44
  versus associação, 146-147
Cego, 12-14
Chocolate, 202
5% valor de P, 71-73

Cirurgia:
  adesões, 226-227
  ligadura da artéria mamária interna, 251-252
  para tratamento de câncer de pulmão, 245
Coeficiente de correlação:
  (*Ver também* Coeficiente de correlação de momento-produto de Pearson; Coeficiente de correlação de postos de Spearman)
  cálculo, 166-170
  caraterísticas gerais, 165-167
  e coeficiente de determinação, 167, 169-170
  força de associação, 145
  não paramétrico (*Ver* Coeficiente de correlação de postos de Spearman)
Coeficiente de correlação de momento-produto de Pearson:
  definição, 165-166
  e inclinação da regressão, 167, 169-170
  e regressão, 165-170
  fórmula, 262
  quando usar, 249
  relacionado com a soma de quadrados dos desvios em relação à reta de regressão, 166-170
  sem variável independente ou dependente explícita, 165-167
  teste de hipótese, 169-170
Coeficiente de correlação de ordem de posto (*Ver* Coeficiente de correlação de postos de Spearman)
Coeficiente de correlação de postos de Kendall, 171n
Coeficiente de correlação de postos de Spearman:
  descrição, 170-172
  exemplos, 170-173, 176
  fórmula, 171-172
  métodos não paramétricos, 206n-207n
  quando usar, 249
  tabela de valores críticos, 174
  versus coeficiente de correlação de momento-produto de Pearson, 170-172, 175
Coeficiente de determinação, 167, 169-170
Coleta de dados:
  estratificação, 12-13
  maneiras de, 13-14
  metas para, 7
Confiança, 131-133
Consumo de cigarro:
  e função plaquetária, 186-189, 217-218
  fumo passivo, 44, 46-47
Consumo de cigarros em filmes, e cérebros de fumantes, 45

Controle:
  e chances, 95-97
  e risco relativo, 92-94
  grupo, 41-42
  taxa de controle de evento, 94-95
  versus estudos prospectivos, 95-97
Correção de continuidade:
  (*Ver também* Correção de Yates, para continuidade)
  efeito, 86, 88
  necessário para, 81
  para estatística z, 81
  para razão de chances, 95-98
  para risco relativo, 92-95
  para tabelas de contingência 2 × 2, 86, 88
  para teste de postos sinalizados de Wilcoxon, 216
  para teste de soma de postos de Mann-Whitney, 211-212
Correção de Yates:
  (*Ver também* Correção de continuidade)
  e poder, 121n
  para continuidade, 81, 86, 88, 202
  para o teste de Gehan, 243-244
  para o teste de *log rank*, 243-244
  para qui-quadrado, 86, 88-89
Critério de rejeição, 65-66, 224-226
Cuidado médico:
  custos:
    devido à literatura médica imprecisa, 5
    e bioestatística, 1-2
    e resultado, 86, 88
    magnitude, 1
    para idosos, 245-246
    prescrições inadequadas, 138-139
    testes e farmacêuticos, uso de terapias, 257-258
    pacientes hospitalizados, 256-257
    papel dos clínicos, 2
Curvas de sobrevivência:
  comparação de duas, 235-236, 238
  comparado com teste de Gehan, 243-244
  comparado com teste de *log rank*, 236, 238-244
  erro-padrão para, 234-236, 235n
  estimando, 230-235
  estimativa de produto-limite de Kaplan-Meier, 233-234
  riscos proporcionais, 236, 238, 243-244
  tempo mediano de sobrevivência, 231-232, 234-235
Custo:
  de erros estatísticos, 5, 257-259

D

Dados, coleta (*Ver* Coleta de dados)
Dados censurados:
  censurados esquerdo *versus* censurados direito, 230n
  definição, 230-231
  para estimar curva de sobrevivência, 230-235

Dados de necropsia, $100n$-$101n$
Danos ao DNA, 157-161, 172-176
Delineamento do estudo, problemas, 250-251
Delineamento experimental:
  erros comuns, 5
  grupo-controle, 188-189
Depressão, 97-99
Desvio-padrão (DP):
  contrastado com erro-padrão da média, 19
  de diferença ou de soma, 50-52
  e intervalo de confiança a partir de uma observação amostral, 141-144
  em torno da reta de regressão, 151-153, 167, 169-170
  em uma população com ou sem determinado atributo, 78-79
  estimado a partir de uma amostra, 10-11, 16
  população, 7, 9-10, 76-77
Diabetes, 44, 46, 126, 180-184, 227-228
  e disfunção erétil, 181-184
  neuropatia, 22, 24-26, 72-73, 211-214
Dioxina, 99-100
Disfunção erétil, 181-183
Distribuição binomial, $79n$, 139-140, $139n$
Distribuição enviesada, 20-23
Distribuição gaussiana (*Ver* Distribuição normal)
Distribuição normal:
  aproximação, importância da, 10-11
  definição, 10-11
  descrito pela média e desvio-padrão, 10-11, 18-19, 22-24
  e distribuição t, 79-81, $135n$-$136n$
  e intervalos de confiança para a média, 133-135
  e método paramétrico, 30-31, 205-207
  e poder, 119-121
  e teorema do limite central, 19
  equação, 10-11
  necessário para teste t pareado, 185-187
  para calcular intervalos de confiança para proporções, 133-136
  para estimar proporções a partir de amostras, 77-78
  para o teste de soma de postos de Mann-Whitney, 208-210
  para obter, 26
  para teste de postos sinalizados de Wilcoxon, 213-218
  percentis, 20-22, 24
  população, 22-24
  procedimentos de teste de hipótese, 248-251
  tabela, 110-111
  teste para normalidade, 10-11, 205-208
  transformando dados, 24-26
  valores críticos (unicaudal), tabela, 110-111
Distribuição:
  da população, 8-10

enviesada, 20-23
F, 32-39
forma, 9-10
normal (*Ver* Distribuição normal)
parâmetros, 8-10
qui-quadrado, 84-86
T, 205-207
t, 55-56
W, 213, 215-218
Distribuição t:
  desenvolvimento, 50-57
  e distribuição normal, 133-136
  unicaudal *versus* bicaudal, 108-109
Doença arterial coronária, 254-257
Doença cardíaca:
  e fumo passivo, 13-15, 136-139
  metanálise, 136-139
Doença pulmonar obstrutiva crônica, 46-47, 72-74, 115-116
DP (*Ver* Desvio-padrão)

E

Ecocardiografia para avaliar regurgitação mitral, 176-178
Efeito do tamanho do tratamento:
  e poder, 110-114, 116
  que vale detectar, 124
Efeito placebo:
  após anastomose porto-cava, 251-253
  após cirurgia de ligadura da artéria mamária interna, 251-252
  definição, 2, $2n$, 22, 24
  e viés, 12-13
  exemplos, $4n$, 92-94, 251-252
  protocolo de cegamento para minimizar, 211-212
Efetividade de procedimentos médicos, 4-5
Empates:
  e coeficiente de correlação de postos de Spearman, 171-172
  e estatística de Kruskal-Wallis, 219-220, $219n$
  e qui-quadrado, $219n$
  e teste de Friedman, 223-225
  e teste de postos sinalizados de Wilcoxon, 216, $216n$
  e teste de soma de postos de Mann-Whitney, 208-210
Endotoxinas, 196-200, 203, 224-226
Ensaio aleatorizado:
  (*Ver também* Aleatorização)
  análises repetidas, 125-126
  aspectos práticos, 30, 250-251
  com resultados negativos, 125-126
  definição, 14-15
  e viés, 252-253
  estudos-piloto, 124
  exemplos, 14-16, 81-82, 211-212, 250-251, 253-257
  métodos de escolha para avaliar uma terapia, 14-16, $14n$-$15n$
  padrões comuns, 252-253
  poder de, 125-126
  tamanho amostral, 113-114

versus ensaios não aleatorizados, 14-16
Ensaio clínico:
  (*Ver também* Ensaio aleatorizado)
  amostragem estratificada, 12-13
  conclusões negativas, 135-137
  entre duas variáveis nominais, 92-94
  estudos prospectivos, 14-15, 92-96
  fonte de dados censurados, 230-231
  medidas de resultados, 86, 88
  versus estudos epidemiológicos, 92-95
Ensaio clínico aleatorizado (*Ver* Ensaio aleatorizado)
Ensaio independente de Bernoulli, 79-80
Ensaios de Bernoulli, 79-80
Ensaios não controlados, 250-251
EPM (erro-padrão da média) e teorema do limite central, 18-19
Erros:
  em periódicos médicos, 2
  no uso da estatística, 4-5
Erro β (*Ver* Erros do Tipo II)
Erro-padrão:
  contrastado com desvio-padrão, 18-19, 144
  custo de, 4-5, 257-259
  da curva de sobrevivência
    para a fórmula de Greenwood, 234-235
  da inclinação, definição, 154-157
  da média (EPM), e teorema do limite central, 19
  da razão de chances, 139-141
  de uma proporção, 78-79
  definição, 16-17
  desvio da fórmula, $52n$
  do intercepto, definição, 154-155
  do risco relativo, 139-141
  dos coeficientes de regressão, 153-157
  e amplitude populacional, 144
  e coeficiente de correlação de momento-produto de Pearson, 167, 169-170
  fórmula, 19
  para descrever variabilidade nos dados, 19
  para estimar:
    definição, 154
    variância entre grupos, 32, 34
Erros do Tipo I:
  definição, 106-107
  e erros do tipo II, 106-107, 110-111
  e intervalos de confiança, 129-130, 132-135
  e poder, 106-111
  em literatura médica, 124
  implicações éticas, 253-254
  notação contrastada com regressão, $147n$
Erros do Tipo II:
  definição, 106-107
  e erros do Tipo I, 106-107, 110-111
  e intervalos de confiança, 129-130, 132-133
  e poder, 106-111
  notação contrastada com regressão, $147n$

Escala de intervalo:
  características, 165-166
  definição, 75
  e procedimento de teste de hipótese, 248
Escala de medida:
  intervalo, 75
  nominal, 75
  ordinal, 165-166, 205
  relação com procedimento de teste de hipótese, 248
Escala nominal:
  definição, 75
  teste de hipótese, 248-251
Escala ordinal:
  correlação, 165-166
  definição, 165-166
  exemplo, 165-166
  teste de hipótese, 249, 249n
Espécies de oxigênio reativo, 157-161, 172, 175-173, 176
Esquizofrenia, 47-48
Estatística de teste: *(Ver também testes estatísticos específicos)*
  definição, 79-80
  F, 32-35
  propósito, 32-35, 248-251
  qui-quadrado, 83-86, 88
  r, 174
  t, 50, 58
Estatística descritiva, 25
Estatística t:
  definição geral, 56-57, 186
  e distribuição normal, 81, 133-136
  e intervalos para diferenças de médias, 127-128
  para comparar duas médias amostrais *(Ver Teste t, não pareado)*
  significado, 55-56
  tabela de valores críticos, para testar mudanças *(Ver Teste t, pareado)*
Estatísticos, frustrados, 257-259
Estimando proporções a partir de uma amostra, pressupostos subjacentes, 79-80
Estimativa de produto-limite de Kaplan-Meier da curva de sobrevivência, 233-234
Estratificação, 12-13 *(Ver também Amostra aleatória)*
Estrogênio, 47-48
Estudo de caso-controle:
  cálculo, 95-97
  definição, 95-96
  e razão de chances, 95-97
  exemplo, 96-98
  identificando, 95-96
  versus estudo prospectivo, 95-97
Estudo duplamente cego:
  definição, 211-212
  e viés, 13-14, 211-212, 188-189, 250-251
  exemplo, 211-214
  mecanismos para a realização de, 211-212
Estudo epidemiológico:
  medidas de associação, 92-94
  versus ensaios clínicos, 92-95
  versus estudos prospectivos, 92-95, 94n-95n
Estudo experimental:
  definição, 14-15
  exemplo, 14-16
  papel do estudo-piloto, 124
  comparado ao estudo observacional,13-16, 42-44
  limitações, 42-44
  vantagens, 42-44
  variáveis de confusão, 13-15, 39
Estudo experimental, *versus* estudo observacional, 42-44
Estudo prospectivo:
  definição, 14-15, 92-94
  dificuldades, 95-96
  e qui-quadrado, 94-95
  e risco relativo, 92-95
  ensaio clínico, 92-94
  exemplo, 92-95
  versus estudos de caso-controle, 95-96
  versus estudos epidemiológicos, 92-96, 95n
Estudo unicamente cego, 13-14, 188-189 *(Ver também Estudo duplamente cego)*
Estudos de coorte, 94n-95n
Estudos-piloto, 124
Exemplos:
  (Ver também Testes estatísticos específicos)
  adenosina trifosfato (ATP), 44, 46
  aderências pós-cirúrgicas, 226-227
  aids, 24-26, 47-48, 227-228
  analgesia, 97-98
  anastomose porto-cava, 251-253
  angina de peito, 251-252
  antibióticos, 226-228
  artigos com erros estatísticos, 4-5, 91-94
  autoria, 98-100
  aves de estimação, 13-15
  burnout, 46-47
  câncer de boca, 181-183
  câncer de mama, 96-98, 141-143, 199-202
  câncer de pulmão, 13-15, 245
  Cannabis e neuropatia diabética dolorosa, 24-26, 211-214
  cirurgia para tratar câncer de pulmão, 245
  conclusões falaciosas a partir de dados de necropsia, 100n-101n
  custo de tratamento de idosos, 245-246
  de amostras aleatórias, 10-13, 16-19
  depressão, 97-99
  diabetes, 44, 46, 180-184, 227-228
  dioxina, 99-100
  disfunção erétil, 181-183
  doença pulmonar obstrutiva crônica, 46-47, 115-116
  doenças cardíacas, 13-15, 136-139
  efeito nos cérebros de fumantes ao *ver* fumantes em filmes, 45
  endotoxinas, 196-200, 203, 224-226
  estudo observacional, 39-44
  fratura vertebral, 126
  fumo:
    e câncer das células renais, 100-101
    e função plaquetária, 186-189, 217-218
  fumo passivo:
    e aves de estimação, 13-15
    e câncer de mama, 96-98, 141-143
    e câncer de pulmão, 13-15
    e doença cardíaca, 13-15, 136-139, 147n, 217-218
    e função arterial, 181-183
    e função pulmonar, 46-47
    e taxa de variabilidade cardíaca, 203
  função do esperma e telefones celulares, 117-120, 157-161, 172-176, 247-248
  função endotelial, 181-183
  hipotermia em recém-nascidos de baixo peso, 120-122, 135-136, 141-142
  HIV, 24-26, 47-48, 227-228
  ligadura da artéria mamária interna, 251-252
  maconha, 219-223
  medicamentos antiasmáticos e endotoxinas, 196-200, 224-226
  medir o tamanho do coração, 176-179
  menopausa, 102
  neuropatia diabética dolorosa, 24-26, 211-214
  níveis de glicose, 227-228
  óleo fervente para ferimentos de bala, 254-255
  pesquisadores médicos, 19
  pessoas sem-teto, 73-75, 79-82
  população, 7-10
  prescrição de antibióticos, 138-139
  recém-nascidos de baixo peso, 120-122, 135-136, 141-142
  regurgitação mitral avaliada com ecocardiografia, 176-178
  relação entre fraqueza e perda muscular em artrite reumatoide, 162-166
  resistência à insulina em condicionamento físico, 183-184
  suicídio em adolescentes, 97-98
  tamanho do periódico e seletividade, 169-171
  taxa de variabilidade cardíaca, 203
  telefones celulares e função do esperma, 43, 157-161, 172-176, 247-248
  terapia de reposição hormonal, 102, 180-184, 203
  testamento de vida para pessoas sem-teto, 73-75, 79-82, 141-142
  testosterona, 203
  transplante de medula óssea para tratamento de leucemia em adultos, 236, 238-244, 254-255
  viés, 12-14
Experimento, 13-14

F

F, 32-39
  distribuição, 32-35, 39
  em termos de quadrados médios, 193
  em termos de soma de quadrados, graus de liberdade, 193
  estudo observacional, 39, 41-44
  exemplos, 39-44, 46
  função de poder, 278-285
  para análise de variância de medidas repetidas, 196-197
  para análise de variância unifatorial, 39
  para rejeitar a hipótese nula, 27, 32-35
  para tratar a coincidência global de duas retas de regressão, 162-163
  razão de variância, 32-35
  tabela de valores críticos, 36-38
Falácia de Berkson, 257-258
Falso-negativo, 106
Falso-positivo, 106
Fatorial, 91-92, 263
Fertilidade masculina, 47-48
Filmes, efeito do consumo de cigarros na função cerebral, 45
Fisher e 5% valor de P, 71-73
Flavonoides, 202
Força da associação (*Ver* Coeficiente de correlação)
Fórmula de Greenwood para erro-padrão da curva de sobrevivência, 234-235
Fraturas espinais, 46-48
Frequência esperada em tabela de contingência, 83-86
Fumo passivo:
  e aves de estimação, 13-15
  e câncer de mama, 96-98, 141-143
  e câncer de pulmão, 13-15
  e doenças cardíacas, 13-15, 136-139, 147n, 217-218
  e funcionamento arterial, 181-183
  e funcionamento do pulmão, 44, 46-47
  e taxa de variabilidade cardíaca, 203
  e variáveis de confusão, 13-15
  metanálise, 136-139
Fumo passivo e câncer de mama, 96-98
Função de risco, 236, 238, 238n
Função do esperma e telefones celulares, 39-43, 56-57, 60, 63-65, 117-120, 157-161, 172-176, 247-248
Função endotelial, 181-183
Funcionamento arterial, 181-183
Funções de sobrevivência:
  (*Ver também* Curvas de sobrevivência)
  definição, 231-232

G

Gerador de números aleatórios, 10-12
Graus de liberdade:
  análise de variância, 39, 192-193
  e soma de quadrados, 193
  e variância, 193
  para análise de variância de medidas repetidas, 196
  para regressão linear, 155-157, 169-170
  para tabelas de contingência, 85-86, 88
  para teste t não pareado, 56-57
  para teste t pareado, 186
  partição, 193-194
  propósito, 39
Grupo-controle:
  necessidade, 188-189, 250-251
  e viés, 4, 4n, 12-13, 250-253

H

Hipertensão e sensibilidade à insulina, 183-184
Hipotermia e recém-nascidos de baixo peso, 72-73, 120-122, 135-136, 141-142
Hipótese nula:
  definição, 27
  papel no teste de hipótese, 105-106
  para análise de variância, 27-29
  para poder, 119-120
  para razão de chances, 96-97
  para regressão, 155-157
  para risco relativo, 94-97
  para tabela de contingência, 82-84
  para teste t, 51-53
  precisa estar expressa em artigos, 258-259
  relação com valor de P, 66, 69-70
Histograma, 22, 24
HIV, 24-26, 47-48, 227-228
Hormônios, 180-184, 203

I

Implicações éticas:
  da aleatorização, 253-254
  e estudos mal-delineados, 258-259
Inclinação:
  comparação de duas inclinações de regressão com estatística t, 161-163
  da linha de médias, 146-149
  da reta de regressão, 151-152
  teste de hipótese, 155-157
Intercepto:
  (*Ver também* Regressão linear)
  comparando, 161-163
  da linha de médias, 147-149
  da reta de regressão, 151-152
  teste que nota o zero, 155-157
Interpolação, 261
Intervalo de confiança:
  definição, 127, 129-130
  dependência do delineamento amostral, 250-251
  dependente da amostra, 129-132
  exemplos, 129-132, 135-136, 138-139, 155-158
  para a população, 133-135
  para curva de sobrevivência, 234-236
  para diferenças de médias populacionais, 128, 128n, 133-135
  para diferenças de proporções, 133-136
  para inclinação, 155-157
  para intercepto, 157-158
  para linha de médias, 157-159
  para média, 128, 128n, 133-135
  para o poder, 128n
  para observação em uma regressão, 157-159
  para proporção, 138-141
  para razão de chances, 96n-97n, 139-143
  para regressão, 157-159
  para risco relativo, 96n-97n, 139-143
  para teste de hipótese, 127, 132-135, 157-159
  pressuposto de distribuição normal, 128
  significado, 128, 131-133

L

Leucemia, transplante de medula óssea para tratar, 236, 238-244, 254-255
Leucemia em adultos, transplante de medula óssea para tratamento de, 236, 238-244, 254-255
Ligadura da artéria mamária para tratar angina de peito, 251-252
Limite de tolerância, 142n
  (*Ver também* Intervalo de confiança)
Linha de médias:
  definição, 147-149
  inclinação, 147
  intercepto, 148-149
  intervalo de confiança, 157-159
  variação residual, 147-149
Literatura médica (*Ver* Periódicos médicos)
Logaritmo natural, 140n

M

Maconha, 219-223 (*Ver também Cannabis*)
Mediana:
  cálculo de, 21-23
  da amostra, 20-23
  da população, 7, 21-23
  definição, 21
  percentis, 20-23
Medicamentos antiasmáticos e endotoxina, 196-200, 224-226
Medidas:
  cegamento, 12-14
  viés, 12-14
Melhor ajuste (*Ver* Regressão linear)
Metanálise, 98-100, 135-139, 136n
Métodos baseados em postos:
  (*Ver também* Métodos não paramétricos; e procedimentos estatísticos específicos)
  abordagem geral, 205-207

Métodos livres de distribuição, 29n, 206-207 (Ver também Métodos não paramétricos)
Métodos não paramétricos:
  abordagem geral baseada em postos, 207-212
  comparações múltiplas, 219-223
  contraste com o método paramétrico, 206-208
  correlação de postos de Spearman, 170-172, 175, 206n-207n
  decisão para usar, 206-208
  e teste de McNemar, 206n-207n
  estatística de Kruskal-Wallis, 217-220
  métodos baseados em postos, 225-227
  para tabelas de contingência, 82
  poder, 206-207
  qui-quadrado, 83-91, 206-207
  teste de Friedman, 222-225
  teste de postos sinalizados de Wilcoxon, 213-218
  teste de soma de postos de Mann-Whitney, 207-212
  versus métodos paramétricos, 29-31, 250-251
Métodos paramétricos:
  análise de variância, 29-31
  contraste com métodos não paramétricos, 206-208
  correlação de momento-produto de Pearson, 165-167
  decisão para usar, 205-207
  regressão linear, 145
  requerem distribuição normal, 29-31

N

N, 10-11
$n!$, 91n-92n, 263
Negativo verdadeiro, 106-107
Nenhuma diferença significativa, significado, 103, 105
  (Ver também Resultado negativo; Poder)
Níveis de glicose, 227-228
Números aleatórios, tabela, 11-12

O

Observações pareadas (Ver Teste de Friedman; Análise de variância de medidas repetidas; Teste t, pareado; Teste de postos sinalizados de Wilcoxon)
Óleo fervente, para ferimentos de bala, 254-255

P

Pacientes hospitalizados, 256-257
Parâmetro:
  da população, 8
  para regressão linear, 146-149
Parâmetro de não centralidade:
  definição, 113-114, 117-118
  para análise de variância, 117-118
  para qui-quadrado, 122-123
  para tabela de contingência, 122-123
  para teste t, 113-114, 116
Particionando soma de quadrados e graus de liberdade:
  para análise de variância, 193-195
  para análise de variância de medidas repetidas, 194-197
PCBs, efeitos sobre a saúde, 24-26, 180-181
Pensamento desleixado, 257-259
Percentil:
  cálculo de, 21-23
  definição, 21
  distribuição enviesada, 22-23
  mediana, 21-23
  para a população, 7, 21-23
  para amostra, 21-22, 24, 36
  teste para distribuição normal, 22-24
Perda muscular em artrite reumatoide, 162-166
Periódicos médicos:
  acurácia, 5
  autoria, 98-100
  cartas ao editor, 258-259
  como melhorar, 257-259
  consequências dos erros, 5
  e viés, 5
  ensaios clínicos aleatorizados, 125-126
  erros e imprecisões, 4-5
  erros estatísticos comuns em artigos, 124-126
  falta de procedimentos de teste de hipótese, 5
  informação que deveria ser fornecida sobre métodos estatísticos, 257-259
  para manter informado, 4
  pesquisadores médicos, 19, 124-126
  qualidade de análises estatísticas, 2
  qualidade de evidência, 138-139
  revisões, 4-5
  seletividade, 169-171
Pesquisa de eficácia comparativa, 2
Pessoas sem-teto, 73-75, 79-82, 141-142
Planejamento para experimentos, poder para estimar tamanho amostral, 113-116
Poder:
  análise de variância, 117-118
  cálculo, 117-118
  com amostras desbalanceadas, 113-116
  comparações múltiplas, 106
  comparando proporções, 119-121
  da regressão linear, 173-177
  de métodos não paramétricos, 206-207
  de tabela de contingência, 122-123
  definição, 106
  distribuição normal, tabela, 110-111
  do teste t, 106-107, 113-116
  dos testes para taxas e proporções, 119-123
  e análise de variância de medidas repetidas, 199-200
  e correção de Yates, 121n
  e efeitos de tratamentos, 110-112
  e erros do Tipo I, 106-108, 110-111
  e erros do Tipo II, 106-107, 110-111
  e intervalos de confiança, 128n
  e razão de chances, 122-123
  e risco relativo, 122-123
  e tamanho amostral, 103, 113-114, 119-123
  e teste de hipótese, 117
  e teste de log rank, 243-245
  e variabilidade populacional, 111-114
  ensaio aleatorizado, 125-126
  exemplos, 117-120, 122-124
  fatores que determinam, 106-107
  função de poder do teste t, 111-114
  hipótese nula, 119-120
  não considerado em estudos publicados, 124-126
  papel do estudo-piloto, 124
  para correlação, 173-177
  para determinar tamanho amostral, 113-114, 116-117
  parâmetro de não centralidade, 117-118
  problemas práticos no uso, 124
  propósito, 103
  valor unicaudal, 110-111
População:
  aleatória (Ver Amostra aleatória)
  amostra, 10-11, 257-259 (descrita em artigo de periódico)
  amostra limitada, 7
  amplitude, 22-24
  assimetria, 20
  de postos possíveis, 207-208
  desvio quadrado médio a partir da média, 9-10
  desvio-padrão, 7, 9-11, 16
  dificuldades na identificação, 256-258
  distribuição, 7-10
  distribuição normal, 10-11, 21-23, 16
  e proporção, 76
  exemplos, 2-3, 7-10
  intervalo de confiança, 141-144
  mediana, 7, 21-22, 24
  medida de dispersão em torno da média, 9-10
  não observada, 10-11
  para média, 16, 133-135
  para regressão, 146-149
  parâmetro, para intervalo de confiança, 141-143
  percentis, 7, 20-22, 24
  poder do teste, 111-114
  significado, 7
  variabilidade, 7-10
  variância, 9-11
  viés, 12-14
Positivo verdadeiro, 106-107
Postos: (Ver também Métodos não paramétricos)
  para construir teste de hipótese, 206-210

procedimento de classificação, resumo dos métodos, 225-227
Predição:
  acurácia e intervalo de confiança para uma observação em regressão, 157-159
  com regressão linear, 145
Pressupostos:
  para análise de variância, 27-29, 32-39, 205
  para ensaios de Bernoulli, 79-80
  para intervalos de confiança, 128
  para teste t não pareado, 205
  para teste t pareado, 186, 205
Probabilidade:
  anterior, 71-72
  em uma amostra aleatória, 10-11
  posterior, 71-72
  regra de Bayes, 71-72, 71n-72n
Probabilidade anterior, 71-72
Probabilidade posterior, 71-72
Procedimento de comparação múltipla:
  análise retrospectiva de ensaios controlados aleatorizados, 254-257
  análises repetidas de dados acumulados, 253-254, 254n
  baseado em postos, 219-223
  baseado em teste t não pareado, 62-66, 69
  cálculo de valor crítico, 64-66
  contra um único grupo-controle, 66, 69
  critério de rejeição, 65-66
  definição, 62-63
  exemplos, 63-65, 89-92
  incorretamente feito com teste t, 57, 59-63
  para análise de variância, 62-66, 69
  para análise de variância de medidas repetidas, 199-200
  para medidas repetidas baseadas em postos, 225-226
  para subdivisão de tabelas de contingência, 89-91
  poder, 66, 69
  procedimento de Holm-Sidak, 65-66, 69
  teste de Hochberg, 64n-65n
  teste de Tukey, 64n-65n
  teste t de Bonferroni, 62-64
  teste t de Holm, 64-66
Procedimento *step-down*, 64-65
Proporção:
  da população, 76
  e poder, 119-121

Q

Quadrado médio, 192
  em análise de variância de medidas repetidas, 196-197
Quadro de amostragem, 11-12
Qualidade de evidência, 138-139
Qualidade de vida, 86, 88
Qui-quadrado:

análise de tabela de contingência, 82-89, 201, 249, 262
  como usar, 89-91
  contrastado com teste de McNemar, 201-202
  correção de Bonferroni para comparações múltiplas, 89-91
  correção de continuidade de Yates (*Ver* Correção de Yates, para continuidade)
  distribuição com um grau de liberdade, 85-86, 88
  e razão de chances, 95-97
  e risco relativo, 92-95
  empates, 219n
  para testar dados pareados em escala nominal, 201
  para testar por distribuição normal, 206-207
  poder, 122-123
  relação com z para comparar proporções, 84-86
  restrições no uso, 85-86, 88
  tabela de valores críticos, 87
  tamanho amostral, 122-123
  teste estatístico, 83-87
  usado com estatística de Friedman, 223-224

R

r (*Ver* Coeficiente de correlação)
Razão de chances:
  cálculo, 95-97
  e estudo de caso-controle, 95-97
  erro-padrão, 139-142
  exemplo, 96-98, 141-143
  fórmula, 95-96
  hipótese nula, 96-97
  interpretação, 92-95
  intervalos de confiança, 96n-97n, 139-142
  logaritmo natural, 139-141
  poder para, 122-123
  qui-quadrado, 96-97
  risco relativo, comparação com, 96n-97n
  tamanho amostral para, 122-123
Razão de riscos, 236, 238
Razão de variâncias (*Ver F*)
Reader's Digest, 251-252
Recém-nascidos de baixo peso e hipotermia, 72-73, 84-85, 120-122
Regra de Bayes, 71n-72n, 71-72
Regressão linear:
  associação *versus* causalidade, 147-148
  comparação:
    de duas inclinações, 161-163
    de duas retas de regressão, 161-166
    de interceptos, 161-162
  critério para melhor ajuste, 150-152
  efeito de intercambiar variáveis dependentes e independentes, 165-167

erro-padrão:
  da estimativa, 153-154
  da inclinação, 153-157
  do intercepto, 153-157
  exemplos, 2-3, 151-152
  fórmulas, 151-152, 262
  graus de liberdade, 155-157
  hipótese nula, 155-157
  inclinação e coeficiente de correlação, 165-167
  intervalo de confiança, 157-159
  linha de médias, 147-149
  melhor linha reta, 150-152
  múltipla, 177-180
  notação contrastando com os erros dos Tipos I e II, 147n
  para estimar o quanto uma variável muda com a outra, 145
  para fazer predições, 146
  população, 145-149
  procedimento paramétrico, 145
  quadrados mínimos, 151-152
  quando usar, 249
  relações não lineares, 156n-157n
  reta de regressão, 151-152
  teste de hipótese, 154-157
  teste geral de coincidência, 162-163
  variabilidade em torno da linha de médias, 146-149
  variável dependente, 146-149
  variável independente, 146-149
Regressão múltipla, 177-180
Regurgitação mitral, ecocardiografia para avaliação de, 173, 175-178
Relação linear (*Ver* Regressão linear)
Relação não linear, dificuldades para regressão linear, 155-157, 179-181
Resultado negativo:
  (*Ver também* Poder; Erros do Tipo II)
  contrastando com efeito não provado, 135-136
  de ensaios aleatorizados, 125-126
  interpretação, 125-126
Resumo do procedimento Média:
  amostra, 10-11, 16, 18-19
  da população, 7, 9-10
  para percentis de distribuição normal, 22-23
  parâmetro, 9-10
Retas de regressão, comparação de duas, 161-166
Risco relativo:
  cálculo, 92-95
  controle, 92-95
  e estudos prospectivos, 92-95
  e tabela de contingência 2 × 2, 94-95
  erro-padrão, 139-141
  exemplo, 92-95, 141-142
  fórmula, 92-94
  hipótese nula, 94-97
  interpretação, 92-95
  intervalos de confiança, 139-141
  poder para, 122-123
  qui-quadrado, 94-95
  razão de chances, 96n-97n

tamanho amostral para, 122-123
tratamento, 92-94
Riscos proporcionais:
  calculando poder e tamanho
    amostral para teste de *log rank*,
    243-245
  definição, 236, 238
  pressuposto para teste de *log rank*,
    236, 238, 243-244

S

Sensibilidade à insulina e hipertensão,
  183-184
Significância estatística:
  (*Ver também* Hipótese nula; Valor de *P*)
  5% valor de *P*, origem do, 71-73
  contraste com significância científica
    ou clínica, 127
  definição, 103
  dependência do tamanho amostral,
    127-128
  distinção com não provar efeito,
    103-104
  e ética, 258-259
  falta de, 125-126, 253-254
  Fisher e, 71-72
  origem, 71-73
Síntese de evidência, 247-248
Soma de quadrados:
  (*Ver também* Análise de variância;
    Análise de variância de medidas
    repetidas)
  dentro de grupos, 192
  do tratamento, 190-193
  e graus de liberdade, 192-193
  e variância, 190, 198-199
  em torno da reta de regressão, 167,
    169-170
  entre grupos, 192-193
  para definir *F*, 194
  para o tratamento, 190-191
  total, 193-194
Soma residual de quadrados da
  regressão linear, 167, 169-170
Soma total de quadrados:
  em análise de variância, 193
  em regressão linear, 167, 169-170
Suicídio, 97-98
Supervisão pobre de análise estatística,
  257-258

T

T (*Ver* Teste de soma de postos de
  Mann-Whitney)
Tabela de contingência:
  (*Ver também* Qui-quadrado;
    Teste exato de Fisher; Teste de
    McNemar; Razão de chances;
    Risco relativo)
  com mais de dois tratamentos ou
    resultados, 88-91
  definição, 82
  e comparação de proporções
    observadas, 88-91

e razão de chances, 95-97
e risco relativo, 92-95
exemplos, 83-91
graus de liberdade, 85-86, 88
para dados pareados, 201
poder, 122-123
quando usar, 249-251
qui-quadrado *versus* teste exato de
  Fisher, 89-94
restrições no uso de qui-quadrado,
  85-86, 88
resumo do processo, 89-91
subdividindo, 89-91
tamanho amostral, 122-123
Tabelas estatísticas (*Ver* Valores críticos)
Tamanho amostral:
  cálculo, 122-123
  comparando proporções, 119-122
  e intervalos de confiança, 139-140
  e poder, 103, 113-114, 119-123
  e teste de *log rank*, 243-244
  fórmula, 122
  para análise de variância, 117-118
  para correlação, 173-177
  para detectar efeito do tratamento,
    103, 110-112
  para razão de chances, 122-123
  para regressão, 173-177
  para risco relativo, 122-123
  para tabela de contingência, 122-123
  para teste *t*, 113-114
  parâmetro de não centralidade,
    113-114
  pequenos, em muitos estudos,
    125-126
Tamanho do periódico e seletividade,
  169-171
Taxa de controle de evento, 94-95
Taxa de variabilidade cardíaca, 203
Taxas de complicação, 139-141
Taxas e proporções:
  (*Ver também* Qui-quadrado; Tabela
    de contingência; Razão de
    chances; Risco relativo)
  intervalo de confiança aproximado
    para, 138-139
  intervalo de confiança exato, 139-141
  intervalo de confiança para diferença,
    133-136
Telefones celulares e função do esperma,
  39-43, 56-57, 60, 63-65, 157-161,
  172-176, 247-248
Tempo mediano de sobrevivência,
  estimando, 234-235
Tendência (*Ver* Regressão linear)
Teorema do limite central:
  afirmação, 19
  e intervalos de confiança, 139n
  e proporções, 78
  e regressão, 139n, 155-159
  implicações, 19
Testamento vital, 73-75, 79-82, 141-142
Teste bicaudal:
  valores críticos, tabela, 57-59
  versus testes unicaudais, 55-56,
    108-111

Teste de Bland-Altman:
  calibração, avaliada com, 173,
    175-178
  correlação, contrastada com, 173,
    175-178
  descrição, 173, 175-178
  exemplo, 176-178
  quando usar, 249
Teste de Dunnett, 64n-65n
Teste de Friedman:
  abordagem geral, 222-225
  comparações múltiplas, 225-226
  e qui-quadrado para amostras
    grandes, 223-224
  exemplos, 223-226
  fórmula, 223-224, 263
  resumo do procedimento, 223-225
  tabela de valores críticos, 224-225
Teste de Gehan:
  comparado com teste de log posto,
    243-244, 243n-244n
  correção de Yates para, 243-244
  definição, 243-244
  quando usar, 249
Teste de hipótese:
  (*Ver também* Significância estatística;
    *e procedimentos estatísticos
    específicos*)
  definição, 2-3
  dependência do desenho experimental
    e escala das medidas, 248
  exemplos, 2-4, 81-82
  identificação em periódicos médicos,
    5, 256-257
  limitações, 257-259
  minimizar o número de testes,
    256-257
  necessidade de hipótese para testar,
    257-259
  para coeficiente de correlação de postos
    de Spearman, 170-173, 176
  para o coeficiente de correlação de
    momento-produto de Pearson,
    165-167
  para proporções, 79-81
  para regressão, 155-158
  teste de significância, 4, 27
  unicaudal *versus* bicaudal, 55-56
  usando intervalo de confiança, 127,
    132-135, 155-158
Teste de Hochberg, 64n-65n
Teste de Holm-Sidak:
  comparado com teste *t* de Bonferroni,
    65-66, 69
  comparado com teste *t* de Holm,
    65-66, 69
  definição, 65-66
Teste de Kruskal-Wallis:
  comparações múltiplas, 219-223
  delinear o procedimento, 219-220
  e distribuição de qui-quadrado,
    217-220
  empates, 219-220, 219n
  exemplo, 219-223
  fórmula, 263
  posto médio, 219-220

quando usar, 249
Teste de *log rank*:
  comparado com teste de Gehan, 243-244
  correção de Yates para, 243-244
  e riscos proporcionais, 236, 238, 243-244, 243n-244n
  poder de, 243-245
  quando usar, 249
  tamanho amostral para, 243-245
Teste de McNemar:
  contrastado com teste de qui-quadrado para tabela de contingência, 201-202
  exemplo, 199-202
  fórmula, 262
  método não paramétrico, 206-207, 206n-207n
  para dados pareados medidos em escala nominal, 199-200
  propósito, 185
Teste de Newman-Keuls (*Ver* Teste de Student-Newman-Keuls)
Teste de postos sinalizados de Wilcoxon:
  abordagem geral, 213-215
  aproximação normal para números grandes, 213, 215-226
  correção de continuidade, 216
  empates, 216-218, 216n
  quando usar, 249
  resumo do procedimento, 216-218
  tabela de valores críticos, 216
Teste de soma de postos de Mann-Whitney:
  aproximação normal, 210-212
  correção de continuidade, 211-212
  exemplos, 208-212
  lógica, 207-208
  para amostras grandes, 208-214
  quando usar, 249
  resumo do procedimento, 208-210
  tabela de valores críticos, 210-211
  teste estatístico T, 207-208
  teste estatístico U, 208n
Teste de Student-Newman-Keuls (SNK), 64n-65n
Teste exato de Fisher, 89-94, 262
Teste SNK (*Ver* Teste de Student-Newman-Keuls)
Teste *t* de Student, 49-51
  (*Ver também* Teste *t*, pareado; Teste *t*, não pareado)
Teste *t* de Bonferroni (ou correção de Bonferroni):
  base do procedimento de comparações múltiplas, 62-65
  comparações múltiplas, 62-64
  comparado com o erro exato do Tipo I, 65-66
  critério de rejeição, 64-66
  definição, 62-64
  desigualdade, 62-63, 65-66
  exemplo, 63-65, 89-91
  grupo-controle, 66, 69
  para teste de soma de postos de Mann-Whitney, 219-220

para teste *t* não pareado, 62-63
subdividindo a tabela de contingência, 89-91
testes de acumulação de dados, 254n
versus teste de Holm-Sidak, 65-66, 69
versus teste *t* de Holm, 64-66
Teste *t* de Holm:
  análise de variância de medidas repetidas, 199-200
  comparações múltiplas, 64-66
  contra um controle único, 66, 69
  critério de rejeição, 64-66
  definição, 64-65
  exemplos, 64-66
  poder, 65-66
  procedimento, 64-65
  versus teste de Holm-Sidak, 65-66, 69
  versus teste *t* de Bonferroni, 64-66
Teste *t*:
  análise de variância, 57-60
  efeito da variabilidade populacional, 103
  efeito do tamanho amostral, 103
  mau uso, 57, 59-63, 124-126
  não pareado:
    (*Ver também* Teste de soma de postos de Mann-Whitney)
    abordagem geral, 49-51
    amostras tomadas a partir de populações diferentes, 104-106
    análogo não paramétrico, 206-207
    como análise de variância, 57-60
    definições, 49, 185
    diferenças dentro de sujeitos, 186-187
    efeito do tamanho amostral, 49-50, 54-57
    exemplos, 56-57, 60, 103-106
    fórmula, 51-52, 262
    graus de liberdade, 56-57, 186-187
    hipótese nula, 62-63
    mau uso, 57, 59-63
    para analisar experimentos com dados coletados antes e depois do tratamento no mesmo indivíduo, 185
    para comparações múltiplas, 62-66, 69
    poder, 106-107, 113-116
    pressupostos, 49-50, 186-187, 205
    procedimento mais comum em literatura médica, 49
    quando usar, 249
    resumo do procedimento, 179-180
    tamanhos amostrais desiguais, 56-57, 60
    unicaudal *versus* bicaudal, 55-56
  para comparar inclinações de regressão, 161-163
  para comparar interceptos de regressão, 162-163
  para comparar retas de regressão, 161-163
  para inclinações, 161-163

pareado: (*Ver também* Teste de postos sinalizados de Wilcoxon)
  definição, 185
  e análise de variância de medidas repetidas, 188-189
  erros comuns de uso, 188-189
  exemplos, 186-189
  graus de liberdade, 186-187
  pressupostos, 205
  propósito, 185, 188-189
  quando usar, 249
  poder da função, 117
  pressupostos, 205
  tamanho do efeito do tratamento, 103, 110-112
  teste de Holm-Sidak, 65-66, 69
  unicaudal, tabela de valores críticos, 110-111
  unicaudal *versus* bicaudal, 108-111
Teste unicaudal, 108-109
Teste unicaudal *versus* bicaudal, 55-56
Teste z:
  correção de continuidade para, 81
  e bicaudal, valores críticos, 119-121
  exemplos, 82-84
  para comparar proporções amostrais, 79-81
  poder, 119-121
Teste(s):
  acurácia, 4
  aproximação, 22, 24
  de hipótese (*Ver* Teste de hipótese)
  para normalidade (*Ver* Distribuição normal)
  propósito, 248-251
Testosterona, 203
Tomada de decisão:
  bayesiana, 71-72
  clínica, 69-72
  estatística, 69-72
  metanálise, 136-139
Tomada de decisão bayesiana:
  abordagem, 71-72
  interpretação dos valores de P, 71n-72n
Transformação logarítmica, 169-170
Transformação variável, 169-170
Transplante de medula óssea para tratamento de leucemia em adultos, 236, 238-244, 254-255
Transplantes autólogos *versus* alogênicos, 236, 238-244, 254-255
Transtorno bipolar, 99-101, 246
Tratamentos:
  definição, 190
  em risco relativo, 94-95

U

U (*Ver* Teste de soma de postos de Mann-Whitney)

V

Valor de P: (*Ver também* Poder)
  a partir da distribuição F, 32-34

altamente valorizado, 27
5% ponto de corte, origem do, 71-73
definição, 66, 69-70
dependência do desenho
   experimental, 247, 250-251
e a abordagem bayesiana, 69-72
e ética em ensaios aleatorizados,
   253-254
não ajustado, 68
para métodos não paramétricos,
   208-210
significado, 57, 59-60, 66, 69-73,
   250-251, 253-254
Valor unicaudal (*Ver* Distribuição normal)
Valores críticos:
   cálculo, 66, 69
   da estatística de Friedman, tabela,
      224-225
   da estatística de soma de postos de
      Mann-Whitney, T, tabela,
      210-211
   da estatística do teste de postos
      sinalizados de Wilcoxon, W,
      tabela, 216
   de coeficiente de correlação de postos
      de Spearman, tabela, 174

de F, tabela, 36-38
de qui-quadrado, tabela, 87
de t, (bicaudal), tabela, 58
do teste t (unicaudal), tabela, 110-111
normal (unicaudal), tabela, 110-111
unicaudal *versus* bicaudal, 108-109
Variabilidade da população, 7-11
Variância:
   base de todas as formas de análise de
      variância, 188-190
   efeito do poder, 113-116
   em torno da linha de médias, 147-149
   em torno da reta de regressão, 151-153
   estimada a partir de soma de
      quadrados e graus de liberdade,
      188-195
   fórmula, 261
   população, 9-11
Variância agrupada estimada:
   definição, 51-52
   para intervalos de confiança para
      diferenças nas médias, 127-128
   para proporção, 79-81
   para retas de regressão, 161-163
Variância dentro de grupos, 30-31, 33
Variância entre grupos, 32, 34

Variáveis nominais, 92-98
Variável de confusão:
   controle para, $14n$-$15n$
   definição, 13-14
   em estudos observacionais, 13-15, 58
   exemplo, 13-15
Variável de processo, 86, 88
Variável de resposta, 86, 88
Variável dependente, 146
Variável independente, 146
Viés:
   definição, 12-13
   devido ao desenho amostral pobre, 5
   devido aos observadores, 186-189
   e aleatorização, 30, 250-254
   e o grupo-controle, 250-253
   efeito placebo, 12-14
   em nome do tratamento, 5
   em processo de seleção, 252-253
   em uma amostra, 5, 12-14
   exemplos de, 12-14
   fontes, 12-14

Z

z (*Ver* Distribuição normal)